神経科学創世記

脳・神経疾患と人類

A・アール・ウォーカー
石島武一＝訳

工学図書

The Genesis
of
Neuroscience
by
A. Earl Walker

THE GENESIS OF NEUROSCIENCE
by
A. Earl Walker

Edited by Edward R. Laws, Jr. and George B. Udvarhelyi

日本語版への序文

私の亡き夫の最後の著書、*THE GENESIS OF NEUROSCIENCE* は一九九八年に初版が出て以来、神経科学の分野あるいはその周辺の分野の人たちに非常な好感をもって迎え入れられました。この本は医学の歴史への新たな興味のうねりをもたらし、また過去への理解が現代の神経科学の理解のために非常に重要であるという認識を高めたように思えます。遺伝学や細胞分子生物学、さらには薬物や装置の体内埋め込みなどの現代医学の最前線の技術を使うときにも、過去の歴史に親しむことは今日の中枢神経系の治療に関係する病態生理の理解を助けることになるのです。最近は宗教や霊的問題が治療の場で重要な役割を担っていることが改めて認識されてきました。一度は捨てられた薬草類が治療の場で重要性を増しています。さらに、昔の按摩術や鍼が今や大幅に受け入れられています。昔の諺の通り、歴史はまさにくり返すのです。

若い神経科学者が治療法の向上をめざして技術やコンピュータの開発に力を注ぐにあたって、この本によって歴史上の出来事も視野の中に入れるようになることを望みます。そうすることで、あなた方もまた永久に発展してやまないこの医科学の世界に重要な貢献をなすことができるようになると思います。

本書の日本語版出版は石島氏の情熱と努力に負っています。とくに、本書の中に使われている難解な言葉の解釈には苦労されたと思います。何百年も昔に使われた言葉は現代の私たちには理解できないものが多くありますが、氏は理解しやすい日本語に直すのに大変な努力をされたようです。そのお陰で、日本の読者の皆様は神経科学の歴史とその世界規模の発展の姿を理解することができると思います。夫ウォーカーによって書かれたこの神経科学の遺産と歴史の物語が将来の世代にも読み継がれ、大切にされることを望みます。

二〇〇五年六月
アグネス・M・ウォーカー

謝辞

本書を読まれる方はどなたでも、この本が真の愛の産物であるということにすぐに気づかれることと思う。われわれはこの機会に、本書の完成に関わった多くの方々に感謝の意を表したい。

まず第一に、故ウォーカー先生の未亡人、アグネス・マーシャル・ウォーカーさんに感謝する。アグネスさんはウォーカー先生と手をたずさえて原稿の作成に当たり、一部は自らがタイプ打ちをされている。また、そもそも本書の出版を思いついたのも彼女であるし、原稿や挿絵の整理、付録のための資料集め、参考文献の整理も行っている。夫人はすべての段階で実質的な推進者であり、われわれすべての者は、本書が傑出した神経科学者に捧げるにふさわしいものとなったことを彼女に感謝しなければならないだろう。

また、出版は、アメリカ脳神経外科学会（American Association of Neurological Surgeons＝ＡＡＮＳ）の好意によるものである。ＡＡＮＳ出版委員会の前委員長Dr.ダン・バローと後任のDr.ウォレン・セルマンは本書の企画と出版に賛同された。さらに、出版委員会のご支援と出版部門の多くの専門職の方々の助けがなければ、この仕事は成し遂げられなかったことだろう。ボルティモアにおいてはDr.ジョージ・ウドヴァハイが原稿と参考文献の編集作業を行っており、その際にはジョンズ・ホプキンス大学医学部ウェルシュ記念図書館の方々が助力してくれている。また、シャーロッツヴィルにおいてはDr.ローズが、ローズ夫人マーガレットの助けを借りて初稿を整理し、パメラ・リーク女史の助けを借りて原稿や文献目録の多くの部分を準備した。さらに彼は、国立医学図書館と館員の方々のご助力により幾つかの図版を手に入れている。最後の印刷・製本はニューハンプシャー州にあるＡＡＮＳの出版局で行った。Ms.ゲイ・パラッツォとニューハンプシャー事務局スタッフのお骨折りと見事な技量に感謝する。この企画に関与した者たちはみな誇りをもっており、製作にたずさわったわれわれ同様、読者がこの本の内容を楽しまれることを望んでいる。

エドワード・R・ローズJr.　MD, FACS
Professor of Neurosurgery, Professor of Medicine
University of Virginia
Charlottesville, Virginia

ジョージ・B・ウドヴァハイ　MD, FACS
Professor Emeritus of Neurosurgery
The Johns Hopkins University School of Medicine
Baltimore, Maryland

序　文

今は亡き私の夫、Dr. A・アール・ウォーカーは最後の一〇年以上を、ニューメキシコ大学に招かれて、学生たちに神経学と脳神経外科学の歴史を回顧する一連の講義を行いながら過ごしました。この講義は学生たちの間で大層な人気を呼ぶとともに好感をもって迎えられ、聴講生の数は増える一方だったのです。学生のみならず、大学の医師たちも大変な興味を示し、熱心に講義に出席しました。そして、講義録のコピーが欲しいという要望が無数に寄せられてくるに及んで、Dr. ウォーカーは、原稿を整理するか、出版する必要があると感じるようになりました。そう心に決めてからというものは、私たちが世界各地を回るときには沢山の文献を探す仕事が加わりました。こうした文献を含む本や雑誌の少なからぬものは大変に古くて、図書館の遙か地階の棚の中に隠れているので、他の資料の中から見つけ出すには時には大変な苦労をしたものでした。そうして見つけた本であっても、古さゆえに非常にもろくて壊れやすく、細心の注意を払いながら扱わなくてはなりません。羊皮紙に書かれた本はかなりしっかりしたものもあったのですが、かえって硬くて開くのがむずかしくなっているのでした。これらの文献を訳すには古英語と外国語についてのしっかりとした基礎知識が必要でした。たとえば、こうしたほこりの積もった古い書物の中に分け入って調査していると、医学用語や器具、調剤法などの用語について、用い方の解釈に迷うことがたびたびでした。古語や昔の著者や科学者の名前の綴り方は、時代、時代でたびたび変化しているのです。ある例では書き間違いが現代までつづいていることもありました！　これらの古い文献が出版された日付さえ、翻訳者の裁量にまったくまかされていたのです。それは本当に放り出したくなるような仕事でした。しかし、私たちはこうした価値の薄れた古書の中から真実を探し出すためにあらゆる努力を払いました。

これは私にとっては、私たちの時代に誰も経験したことのないような本当に特別な経験でした。編集された夫の原稿をタイプし、またタイプし直しているときに、神経科学の歴史のカタコンベともいうべき複雑に交叉した地下通路の中を探索していた私たちのあの頃のことを懐かしみ、愛情をこめて想い出しておりました。

アグネス・マーシャル・ウォーカー

ニューメキシコ州アルバカーキにて

ウォーカー先生のこと

A・アール・ウォーカー先生は、神経系の疾患の臨床と基礎の発展の橋渡し役を担った現代神経科学界の巨人の一人であった。この紹介文の中ではそのウォーカー先生の生涯と功績を振り返りたい。

先生は、出生地カナダから脳神経外科のさらなる研修を受けるため、この米国にやって来た。ロックフェラー財団のフェローシップでイェール大学やアムステルダム、ブリュッセルに行ったこともあるのだが、研修期間のほとんどをシカゴ大学で過ごしている。そして、スタッフとしてシカゴ大学に戻ってきて、一九四〇年代の初めには主任教授にまでなっている。先生が脳神経外科の訓練を受けはじめた頃は、神経科学が一つの専門分野としてひとり立ちしつつあるときだった。先生は脳外科医として出発した当初から、神経科学の分野における統合的で共同的な研究の重要性を見抜いていた。研究活動を始めた頃は、神経病理学、脳波学、神経生理学がまさに専門化しはじめた時期であり、その意味でまことに運にも恵まれた。パーシヴァル・ベイリー、ロイ・グリンカー、スティーブン・ポリヤークといった錚々たる人々の指導下で、先生はこの新しい分野における輝かしい発見を学び吸収し、脳神経外科医の新世代の若きリーダーの一人となって、神経科学の実験で得た発見を臨床の脳神経外科に応用していったのである。一九三八年に刊行された著書『霊長類の視床 *The Primate Thalamus*』は、脳の視床に関する研究の発展の基礎を作ったもので、先生の功績の一つと見なされている。さらには、研究室で得られた、科学的に厳しく検証された発見を臨床脳神経外科に応用し、脊髄視床路の構造、および頑痛や異常運動の治療のための中脳路切断術や大脳脚切断術の役割についてのわれわれの理解を深めている。また、先天性皮膚洞、先天性マジャンディ孔閉塞症、小脳血管芽腫、側頭葉腫瘍、テントヘルニア、脳震盪の生理学などでも学問的に貢献している。一九四六年の著書『神経学におけるペニシリン *Penicillin in Neurology*』は中枢神経に対する薬剤の影響に関する最初の包括的な研究であり、動物を使ったてんかんモデルの作成の基礎を作ったものである。先生の興味はそれから外傷性てんかんに向かい、この特殊な疾患をもつ患者たちの長期追跡研究を行なっており、四〇年にもわたる追跡により、頭部外傷とその後のてんかんの自然経過がわかっている。あるいは頭部外傷に伴う脳の代謝の変化にも興味をもって、頭部外傷にしばしば伴う頸椎骨折についても研究し、脳死の判定に必要な基準を作っている。

Dr.ウォルター・ダンディが他界したため、ウォーカー先生は一九四七年にジョンズ・ホプキンス大学医学部脳神経外科教授ならびにジョンズ・ホプキンス病院の脳神経外科主任に任命された。先生は在任中に脳神経外科の研修医のために、特に研究と医学の知識習得に重きを置いた素晴しい教育カリキュラムを作っている。また、実験てんかんの研究室を開設し、脳の神経回路についての素晴しい研究内容を論文にまとめて数多く発表してもいる。これ以外にも、神経計測研究室を設け、脳シンチスキャン、筋電図、臨床神経生理学、超音波装置などの近代技術を駆使した研究を行い、定位脳手術と電磁誘導加熱技術を組み合わせ、脳深部の遠隔焼灼術の可能性を探っている。先生の作った脳神経外科病理研究室は活発な活動を続け、一九六〇年初めには、電子顕微鏡、組織生化学、中枢神経系の酵素化学の研究能力を備えていた。癌に対する下垂体摘出術と大脳半球切除術を初めて行い、このことは先生の名誉になっている。Dr.ゲオルゲス・シャルテンブラントとウォーカー先生の編著『人脳の定位図譜 *Stereotaxy of the Human Brain*』は、脳神経外科の中のこの特殊な領域に関する最も学識に富んだ手引きとされている。

ウォーカー先生は一九七二年にジョンズ・ホプキンスを去り、アルバカーキ市のニューメキシコ大学に客員教授として招かれた。先生がもともと愛着をもっていたテーマ、すなわち神経科学の歴史に戻ることができたのは、この生涯最後の二〇年間という時期だった。ここに出来上がった本は、引退後のささやかな楽しみにも浸ることなく、神経科学の発展の道筋をさらに明らかにしようと自身を捧げた一人の男の、労苦に満ちた修行僧的な人生の集大成と言えるものである。出版を促したもう一つの理由は、われわれの考えによるならば、このところ急速に失われつつある学問的努力、すなわち、一人の人間によって書かれた一つの仕事をこの本が象徴しているからである。複数の執筆者による本の場合にしばしば見られる意見の混乱や見方のむらがここにはまったく存在しない。代わりにあるのは、高潔で豊かな学識を有する一人の人間の目を通して見た理念の継続した流れなのである。*The Genesis of Neuroscience* は歴史的文献を慎重に検証した上で物語りにまとめたものである。ウォーカー先生は数百という文献を集め、それらをすべて自身で読破し、要約を小型の文献カードに記録した。この仕事の話が出てから、先生が幾つもの図書館で古い文献や論文を渉猟するのに膨大な時間を費やしたことをわれわれはよく知っている。休暇を割いて、大英博物館の図書館で、王立外科大学の図書館で、パリの病院図書館で、あるいは別のところでも先生は長い時間を過ごしている。こうして蓄積した過去のデータと出版物をゆっくりと注意深く消化する過程の中で、思考が発展していき遂には臨床神経科学に応用される道筋をたどっていった。一人の人間が、その経験、その失敗、そして避けがたいある種の先入観をも含めて書き記した著作の迫力は、読者にも必ず伝わるものだとわれわれは十分に承知している。例えば、幾冊かの著作がそのようなものとして挙げられる。まず、ダグラス・ノースフィールドの『脳神経外科 *Neurosurgery*』は王立ロンドン病院における彼の生涯の経験を書き表わしたものである。ジョンズ・ホプキンス病院でも、フランク・フォードが『幼児と小児期の神経学 *Neurology of Infancy and Childhood*』を著しており、これは一人の人間の経験を記したものであり、一時は小児神経学の「バイブル」ともされた本である。フランク・ウォルシュの神経眼科学は斯界の記念碑的労作とされており、ウォルシュ自身がタイプし、一個人の作業能力の限界を証明するものと言われている。そこには、ウォルシュの豊富な臨床経験、鋭い洞察、彼が辿りついている診断と治療法の結論が収められている。もちろん、現代のわれわれの目で見るならば、時折、誤りも含まれている。しかし、これらの先駆者たちのユニークな経験の迫力と、彼らの物言いに含まれる独特な個人の趣きが、彼らの仕事をして医学文献の中の一里塚たらしめているわけである。

ここで、われわれがA・アール・ウォーカー先生の遺作の出版に踏み切った理由を述べておくべきだと思う。現代では、科学の分野の出版物は世界のどの文明国でも次々と世に送り出され、ネットワークの世界もこの種の情報で満ちている。神経科学という巨大な帝国の中の比較的小さな部分を占めているにすぎないとはいえ、これは脳神経外科の分野も例外でない。過去二〇年の間に分厚いテキストが無数に刊行されており、共同執筆者が一〇〇人を数えることもあるのだが、経験や意見が共同執筆者間で十分に調整されていることは稀である。しかし、ウォーカー先生の遺作である本書は例外である。

本書を出版して次の世代の神経科学者たちに読んでもらえるようにすべきだと考えたのには、次のような理由があった。まず第一に、ウォーカー先生への感謝のはなむけということである。幸いにしてわれわれは先生と共に働く恩恵に与った。そうして、われわれは、彼の洞察力や職業的規範、研究者としての職業的人生への献身という、いわば理想の姿を見るとともに、深く敬服したのであった。先生は四〇〇を超す科学論文を書き、この学問分野の質的向上に献身したことにより世界の隅々にまで名が知れ渡っている。一九五一年に先生は共著で『脳神経外科の歴史 *A History of Neurological Surgery*』を刊行しており、われわれの学問分野の歴史に対する独創的な貢献作の一冊に数えられている。その後の四五年の間に、異常なまでの技術革新がもたらされ、神経科学の基礎における新たな発見が相次いだ。それらのおかげで、安全性を向上させつつ人間の脳のあらゆる場所に手を加えられるようになっている。ウォーカー先生は常に歴史的な視野の重要性を強調していた。新たな世代が未知の領野に立ち向かえるのも、過去の偉大な巨人たちの遺産があるからである。先生は生涯の最後の数年間を、観察力と洞察力とたゆみない努力によって神経科学の基礎を築いた人々の功績を探求することに費やそうと決心された。

本書の出版の最後の理由——とりわけ、アメリカ脳神経外科学会の後援を得て出版する理由であるが、若き脳神経外科医に物事の別な探求方法と哲学を与えることである。希望とともに落とし穴も待ち受けているデジタル時代の幕開けにあって、刺激的で魅惑的な過去の研究の物語りを正当に位置づけることなく消し去ってしまうことがないように願うものである。このことは、われわれの学問分野の知的進化を適切に評価しようとするとき、一方で拡大しつつある技術的側面とのつり合いを保つうえで役に立つ。

ウォーカー先生は急逝された。先生が遺した原稿はいくらかの再構成と編集作業が必要だった。さらに、文献は正しい順序に並べ替えなければならなかった。われわれはまた、ウォーカー先生のファイルにはない何枚かの挿絵を加えている。先生はおそらく短いエピローグを書こうと思っていたにちがいない。だが、将来についての憶測を書こうとしていたとは思えない。先生は常に事実を提示することを好んでいたし、事実がおのずから何かを物語るのを期待していたからである。この学術的労作が、臨床や基礎の若き神経科学者たちをして先達の観察力や概念的思考を重んじるよすがとなるよう、心から希望している。読者は、一人の男の個人的な経験や知的誠実さ、そしてひたむきな学問的人生が生み出した成果を楽しんでもらえることだろう。

われわれは大きな喜びをもってウォーカー先生の遺作の出版に関わった。われわれは本書が、先生の職業的卓越性を示す業績集——その中には数多くの論文が含まれている——の中に新たな一項目を付け加え、さらには、アジアや南アメリカ、ヨーロッパ、そしてアフリカの多くの地域で記憶にとどめられている先生の非凡な統合の才能についての想い出に加えられることを祈っている。先生の高潔さと知的誠実さに対する畏敬の念は、先生と一緒に仕事をし、恩恵に浴したすべての者の心の中で生きつづけていくことだろう。

ジョージ・B・ウドヴァハイ
エドワード・R・ローズ Jr.

一九九八年一月

神経科学創世記＊目次

［凡例］

人名・地名等の表記について

①英語名・英語表記は、英語圏の人名および地名を除き、該当地域の言語に基づきカナ表記に改めた。
例）
原著：Theodoric → イタリア語：Teodorico → 本書：テオドリーコ
原著：Galen → ギリシア語：Galenos → 本書：ガレノス
原著：Florence → イタリア語：Firenze → 本書：フィレンツェ

②人名については初出時に、英文 References 参照の際の便宜のために、カナ表記と併せて、原著の英語表記も（ ）の中に示している。
ただし、カナ表記と英語表記は、前記①の理由により一致しないことがある。
例）
原著：Galen → ギリシア語：Galenos → 本書：ガレノス（Galen）
原著：William of Saliceto → イタリア語：Guglielmo Da Saliceto → 本書：グリエルモ・ダ・サリチェート（William of Saliceto）

③ラテン語名についても、すべてではないが、①②と同様の処理を行った。
ただし、ラテン語名に慣れ親しんだ読者の便宜を考慮して、（ ）の中にラテン語名も併せて示している。
例）
原著：Avicenna → アラビア語：Ibn Sina → 本書：イブン・シーナー（ラテン名＝アビセンナ Avicenna）
原著：Rhazes → アラビア語：ar-Razi → 本書：ラージー（ラテン名＝ラゼス Rhazes）

④幾人かの人物については出身地・居住地等を特定できず、推測によりカナに改めた。正確な読みに関しては、読者からのご指摘・ご叱正に委ねたい。
また、「訳者あとがき」にもあるように、医学界の慣用に従いカナに改めたものもある。
例）
Babinski → ババンスキー（一般的な読み）、バビンスキー（本書におけるカナ表記）

装幀＝徳宮　峻（閏月社）

第一章　神経科学の源流

新しい療法が良いからといって古い療法が悪いということにはならない。なぜなら、われわれの尊敬すべき先祖たちが病気から治らなかったならば、あなたも私も今日存在していないかもしれないからだ。——孔子

神経学の歴史の始まり

古代の人たちはどんな健康法を行っていたのだろうか。文書による記録がない以上、残された絵画や彫刻、古器物、古代病理学などに答えを求める以外にない。

ところで、医学史家がこれら物言わぬ証拠を検証するにあたっては観察と解釈の両面から過《あやま》ちを犯す危険性がある。病気に関する証拠とされる古代の絵画は当時の人たちの考え方によってかなり変形されている可能性がある。こうした絵画は多くは洞窟に保存されているが、それで当時の生活ぶりはわかっても病気がわかることは稀《まれ》である。また出土した骨に疾病《しっぺい》の証拠があったとしても、その分析と解釈には慎重な態度が必要である。小柄で風土病や流行病に弱かった当時の人たちは同じ病気に対しても現代人よりずっと弱かったにちがいない。古代の労働者の骨を見ると、たしかに彼らは感染、外傷、戦争な

どで若くして死んだことがうかがえる。一方、立派な墓に埋葬された頑丈な体つきの上流階級の者の骨は彼らが長生きしたことを示している。

絵画による情報伝達法が発達してくると、古代の医療は部族の長《おさ》や医術者、聖職者、あるいは彼らに仕える筆記者によって樹皮や板に記録された。折りにふれ吟味《ぎんみ》され改良された覚え書きはおそらくすぐに特別な印が付けられて、新しい注釈をつけ加え書き写されたことだろう。父から息子へ、あるいは師匠から弟子へと受け継がれてきたテキストは何年か経つうちに初めのものとは似ても似つかないものに変わっていったにちがいない。しかし、ある病気に対して有効とされた治療法は部族の療法として受け入れられていった。治療法は原因と目された事柄に応じて考え出されたであろう。たとえば悪霊によると考えられれば、呪文や恐ろしい面、催吐性《さいと》の薬草や悪臭のある、あるいは苦味の強い物質などを使ってそれをなだめたり追い出したりしようと試みた。これらの療法そのものは実際には効果はなくとも、若者の軽い病気に対してなら効果があったように見えたであろう。それでも、その効果は施療者の手柄と見なされたにちがいない。

原始人たちは病気の原因を悪霊に帰すことが多かったから、聖職者たちが病気の治療の主役を演じた。そのうえ、一般の人々は病気は罪に対する神の罰だと信じていたので、当然のこととして神の怒りをなだめるために贈り物を捧げて聖職者に頼んで祈ってもらった。かくして医術のルーツは部族民の宗教的な諸事と密接に絡《から》み合うようになっていった。聖書の時代では医学的診断を行うのは祭司であった。「そして祭司は皮膚の疫病を調べ、……そして髪の毛が……白く変色していれば……それは癩《らい》であり、祭司はその者を汚《けが》れたものと宣告しなければならない」(旧約聖書・レヴィ記)。

部族の組織化が進むにつれて多くの職業が専門化し、ある人たちは世襲や任命によって医療者としての役割を担うようになった。彼らはシャーマン、魔術師、祈禱師、まじない師などいろいろな名前で呼ばれた。かくして宗教職は徐々に医療職から分離していった。部族の高官と見なされたシャーマンは部族の意思決定にあたっていつも相談を受けた。ある医療者はその優れた腕前によって時として大層な評判を得、多くの崇拝者を得るようになる。そして死後も長く、その業績に不相応なほどの尊敬を集めることもあったであろう。彼の名を付けた寺院が建てられ、そこには多くの患者が遠方から訪れた。そして、治ったときには、患者は自らの症状を書き記し、治療法の効力を称《たた》えた記念の額を残していくこともあったであろう。こうして書かれた証言により治療術は、他の医療者に引き継がれていったのである。

聖職者や医療者たちの施療に加えて、特に治療に失敗したとき、悪霊を追い出すさらに劇的な方法が発達してきた。これは傷からの出血が患者の体から善にせよ悪にせよ霊を追い出すらしいという観察から始まったものである。病に苦しむ人の血にはその病気の原因となる霊が宿っていると考えられていた。それを追い出すことが瀉血《しゃけつ》の根拠だったようである。瀉血は皮膚を乱切《らんせつ》したり、吸い玉による吸血、静脈切開などで行われた。乱切は今でもメラネシアやポリネシア、エスキモー、ブラジル・インディアンなどの先住民の間で広く見られるものである。吸血は皮膚を切って直接吸うか瓢箪《ひょうたん》や獣の角を当てて吸う方法で行われるが、これも各地に広がっていた。静脈切開はナイフ、黒曜石、ガラス、燧石《ひうちいし》を使って切開するが、これもアフリカやインドネシアで広まった。普通は腕や脚の静脈が切開される。こうした瀉血は原始人や現代人の間でも原因のよくわからない病気に対して何らかの形で行われていたのであった。

先史時代の頭骨手術

外科手術は家庭や時には寺院でも行われたが、その技術は主として戦場で発達してきたものである。文書での記録はないが、頭蓋骨の傷跡から古代の戦争に使われた武器が推定できる。火薬の発明以前に兵士たちが用いた武器は、棍棒、投石器、槍、剣、弓矢であった。ほとんどの戦闘は白兵戦《はくへいせん》だったから、これらの武器はたいていの場合相手の頭に向けられた。その結果、よく頭蓋骨円蓋部に骨折を起こした。しかし鈍的打撃の場合は骨折を起こさずに昏睡《こんすい》だけをきたすこともある。このようなときは悪霊が入ったと解釈して、頭蓋骨に孔《あな》を開けてやれば出ていくのではないかと考えた。西ヨーロッパや南アメリカの墓跡で発見された多くの頭蓋骨が穿頭術《せんとう》を受けてはいるが骨折が見られないのは、死者を出すほどの戦闘の激しさと創傷外科医たちの技術を証明している。こうした骨欠損を説明する他の理由、たとえば儀式として聖痕を付けるとか、あるいは予防的な処置などは考えにくい。

こうした人為的に付けられた欠損をもつ何千年も前の頭蓋骨はチェコスロヴァキア、デンマーク、英国、フランス、ドイツ、ハンガリー、イベリア半島、イタリア、ポーランド、ロシア、スイスなどで発見されており、これが広く行われていた技術であることを示している。これらの新石器時代の人々の頭蓋のあるものは復元不能なほどに破砕されているが、あるものはよく保存されており、なかには孔の縁に肥厚《ひこう》のあるものもある。これは間違いなく穿頭術のあと長く生きていたことを示すものである。一九世紀にフランスで初めて発見された欠損をもつ頭蓋骨は戦闘による傷と考えられてきたが、プリュニエールはこれはある目的をもって人為的に開けられたものかもしれないと考えた（Pruniéres PB: Sur les objets de bronze, ambre, verre, etc. mêles aux silex et sur les races humaines dont on trouve les debris dans les dolmens de la Lozére. 1873)。彼はマシフ・サントラル南部の最高峰ロゼール山の近くにある先史時代の洞窟墳墓の中から大きな欠損をもつ頭蓋骨を発見したが、その欠損部の骨は滑《なめ》らかになっており治癒過程にあることを示していた（図1－1）。その後、人為的な孔をもつ頭蓋骨がヨーロッパ各地で続々と発見された。欠損部は左の頭頂部に最も多く、ときに後頭部あるいは前頭部に見られるが、側頭部にあることはごく稀である。形は一般に楕円形で、長軸は前後に走っている。稀には円形あるいは不規則形をしている。ほとんどの例では孔は一つであるが、五個ももっている頭蓋骨もある。欠損部の大きさは様々で、数センチから大きいものでは頭蓋の半分にも達するものまであった。有史前の頭蓋骨の欠損がすべて生前に開けられたものとはかぎらない。あるものは臨終間際に開けられたものらしく、あるものはおそら

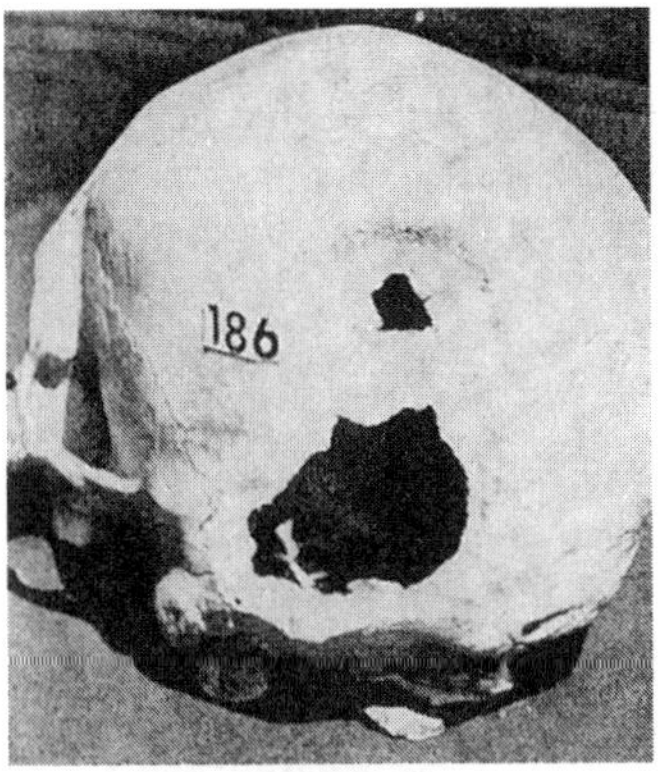

図1－1　治癒の痕跡を示す欠損部がある先史時代の頭蓋骨。（*From the collection of A. Earl Walker*）

く何らかの理由で死後に開けられたものらしい（図1－2）。

穿頭に用いられた道具は明らかでない。ごく初期には鋭利な石が使われたと思われるが、その後はおそらく金属製の鋭匙《えいひ》様の道具が用いられた。先の尖《とが》った石器を棒の先に付け、それを両手で素速く回転させて原始的なドリルの役をさせたかもしれない（図1－3）。孔のほとんどは粗い鋸歯《きょし》状の石で骨を掻《か》くことで開けられたように見える。このような鋭匙を使えば、頭蓋骨の外板を削って板間の血管層に達するのに数分とはかからない。内板は同様に格子状に削るか、あるいは放置して自然に剝げ落ちるのを待ってもよい。稀には小さなドリル穿孔を円形に連ねて開けて間の骨を折って開けることもあった。さ

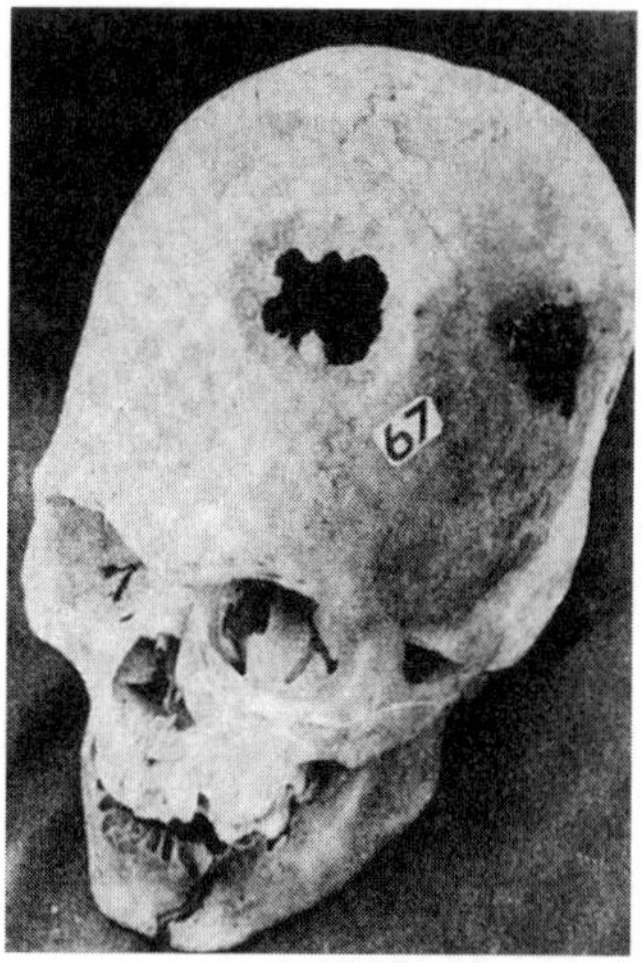

図1－2　粗末な器具で開けられた不規則な形の骨欠損が多数見られる先史時代の頭蓋骨。（*From the collection of A. Earl Walker*）

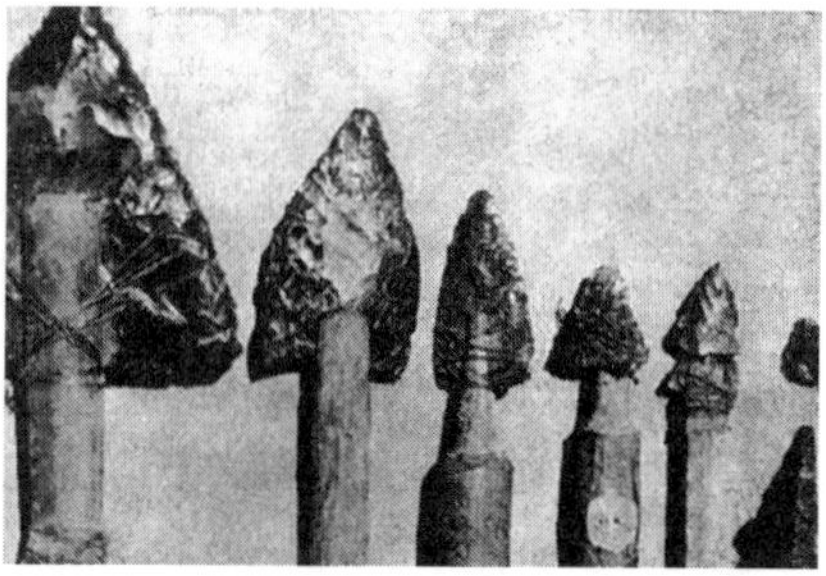

図1－3　穿頭に用いられた石製穿頭器。（*From the collection of A. Earl Walker*）

らに稀には鋸《のこぎり》で骨を切って四角形の欠損部を作ることもあった。ときには骨縫合部に逆〝T〟の字に削った印が見られる。おそらくある種の部族の印なのであろう。

この操作の間、患者がどういう状態でいたのかは不明である。おそらく患者は頭部外傷で意識不明になっているか、薬草と酒で眠っているか、意識を失うまで窒息させられたかであろう。方法は何であれ、手術はそれほどひどく痛いものでも長時間苦しむものでもなかったにちがいない。何故なら、新石器時代のある地方では人口の約四分の一がこの手術を受けているからである。

ヨーロッパの墳墓で発見される先史時代の穿頭頭蓋骨は紀元前数千年頃に生きた人たちのものである。同じ時代の新大陸でもほぼ同様の手術がペルーの砂地の海岸で行われていた。そこは何世紀かの昔まで高度な文明を誇った民族が肥沃な土地で農耕生活を営んでいた場所である。この古くからの文明に関して文書で書かれた記録は存在しないが、半島に残されていた墳墓洞窟の遺品によって彼らの高度な文明が証明された。二〇世紀初頭に、考古学者フリョ・セサル・テーヨ（Julio César Tello）がペルー中部のパラカスにあるいくつかの墓跡を発掘し、一つの高度に発達した文明の存在を考古学的に明らかにした。遺骸が納められた布製の棺桶には毛糸と綿で織られた多彩な色彩の豪華な布が入っていた。一緒にあった埋葬品の壺や籠や骨製品や石器はある程度の芸術性まで備えている。

パラカスの頭蓋骨については医学的に興味をひく二つの発見があった。第一に、ほとんどすべての頭蓋骨が穿頭術を受けており変形していたことである。ほぼ九〇%の頭蓋骨が骨欠損をもっていた。孔はたぶんトゥミ（tumi）と呼ばれる鑿《のみ》状の道具で穿《うが》たれたものであろう（図1－4）。患者が何らかの方法あるいは薬で麻酔されていたか否かは定かではない。ペルーでは麻酔性の作用をもつ植物を栽培していた多くの農場が見つかっている。その地方の先住民はダトゥラ・フェコス（Datura fecos）というスコポラミ

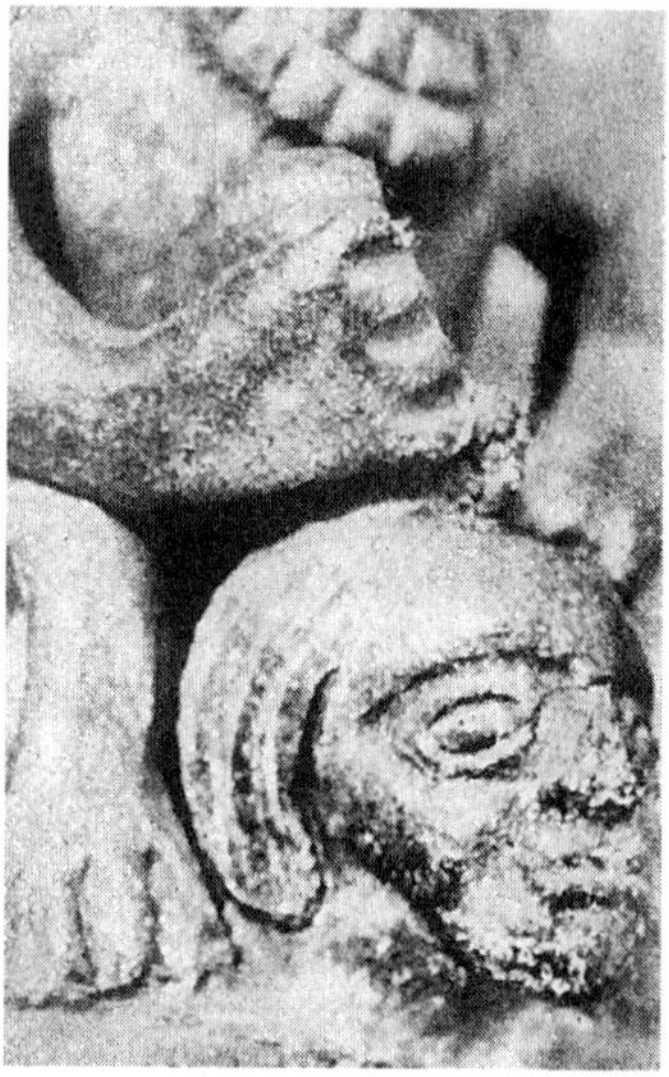

図1－4　コロンブス到来以前の新大陸の彫刻作品。トゥミを使って開頭する場面が刻まれている。(*From the collection of A. Earl Walker*)

ンを含んだ花を使って皮膚の無痛を起こす方法を知っていた。ココアの実は「インカの神聖な植物」と呼ばれ、頭皮を無感覚にさせる湿布剤の成分になっている。しかし古代のペルー人たちがこの麻酔剤を知っていたかどうかはわかっていない。またペルー人たちはアルコール飲料や催眠性の飲料を使って全身麻酔を行っていたと推測されてはきたが証明はされていない。穿頭の技術的な面については墳墓洞窟に多数の道具が発見されているのでかなりわかっており、後代の陶器の紋様も頭蓋骨の穿頭に使われたトゥミの使い方を示している。

感染が少なかった理由は、たぶん対象者が健康人だったこと、術野が清潔だったこと、そしてまだ感染創に使われたことのない道具が用いられたためであろう。パラカスの墓跡の中から消毒に使われる水銀塩が発見されたが、包帯時に塗布されたものと思われる。硫酸砒《ひ》素《そ》や硫酸銅も当時知られていたようである。同様に何種類もの薬草が軟膏に使われ、コカの葉から作った噛み錠剤も知られていた。古代ペルーのインディアンたちが死体保存のための没薬《もつやく》として抗菌力のある桂皮酸を多く含む物質を使っていたことは確かである。このようにシャーマンたちは術野を消毒する薬剤、頭皮を麻酔する薬草、傷を化膿から守る抗菌作用のある物質を塗った包帯などをもっていたわけである。

パラカスの墓跡の中からは頭蓋の手術に用いた多数の道具が発見された。硬質銅製のトゥミはテストした頭蓋骨の九〇％以上に簡単に孔を開けられた。この道具を使えばどんな大きさの孔でも数分以内に頭蓋骨の外・内板を通して開けられた。稀には錐《きり》で小さな孔をいくつも開けて、孔と孔の間の骨を折るか切るかして穿頭したと思われる例もある（表1－1）。

出血を抑えるには両耳のすぐ上のところで頭に紐《ひも》を固く巻きつけるか、両耳の上を指で圧迫したにちがいない。収斂《しゅうれん》性をもつ植物製剤も使用可能だった。先住民の外科医たちは傷口からの出血を抑えるた

表1－1　パラカスの穿孔頭蓋*
（グラーニャらの資料に基づく）

性　別		
	男	28
	女	1
欠損がある側		
	右	6
	左	15
	左右	6
	その他	2
欠損の大きさ		
	大	16
	中	8
	小	4
	不明	1
穿頭後の生存		
	Yes	14
	No	11
	不明	4

＊死後に開けたと思われる6例を含む

めに、タンニン酸を含んだ現地にはざらにあるプマククという灌木《かんぼく》のしぼり汁を現在まで使ってきている。

パラカスでは骨製の針も見つかっており、さらに木綿製の縫合糸を付けたままの遺体も発見されている。別の遺体は手術後間もなく死亡したと思われるが、頭皮を寄せるために傷の両側の頭髪を束ねて結び合わされていた。また、傷の上にはロール状に丸めた木綿布が当てられていた。骨欠損部に金や銀の板が置かれている例も時に見られる。

骨欠損の種類も様々である。グラーニャらはペルーの開頭された頭蓋骨の調査の結果を一九五四年に報告しているが（Graña F, Rocca ED, Graña L: *Las Trepanaciones Craneanas en el Perú en la Época Pre-Hispánica.* 1954）、それによると円形が一九四個、楕円形が二四個、三角形が四〇個、長方形三個、正方形が六個、多角形が四個、不規則形が二〇個であったという。開頭の部位は中心部あるいは頭頂部が最も多いが、その他の部位にも開けられている（図1－5）。グラーニャらの調査では左側が一六一例、右が七一例、両側が八三例であった。二ヶ所以上の開頭例もかなりあり、あるものは明らかに同時に開けられ、他のものは時間を置いて順次開頭されていた。五回も行われた例もある。四分の一の例では外板のみ削られて内板は無傷で残されていた。面白いのは男が女より多いことで、比率は四対一であった。パラカスでのこの手術での死亡率はさほど高くはなく、おそらく一〇％から一五％以下であったろうと想像される。これは骨の再生状況から推察するのだが、正確な数字は得られていない。というのは、報告者らは何百年も後に手術された他の地域の頭蓋骨も含めてしまったからである。

パラカスの頭蓋骨にはもう一つ医学的に注目すべきことがある。それは非常に高率に見られる（九〇％）人工的な頭蓋の変形である（図1－6）。前頭部あるいは後頭部が扁平《へんぺい》になっていて、そのため頭蓋骨が横に引き延ばされている。どうしてこうなったのかは、パラカスの洞窟で発見された多くの乳児の頭蓋がまだ変形器具に入れられたままになっていたことから理解できる。すなわち、新生児の初期に後頭部あるいは後頭〜前頭部に当て木を当てて、頭が望ましい形になるまで圧迫しつづけていたらしい。人工的な頭蓋の変形と開頭術の間の関係ははっきりしない。

穿頭の理由

長い時代にわたって人々は頭蓋骨の魔力にひきつけられてきた。パレスティナのイェリコの住居跡から紀元前七世紀の人たちの頭蓋骨とその破片が発見されている。こうした「頭蓋崇拝」による飾り物は

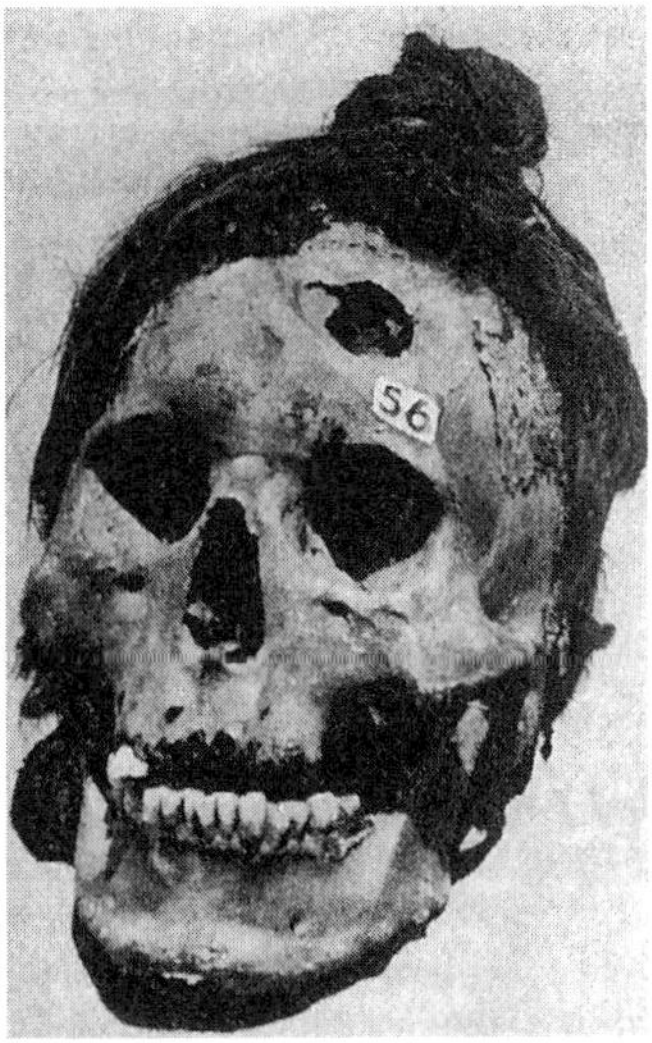

図1－5　トゥミによって開けられた骨欠損があるパラカスで出土した頭蓋骨。(*From the collection of A. Earl Walker*)

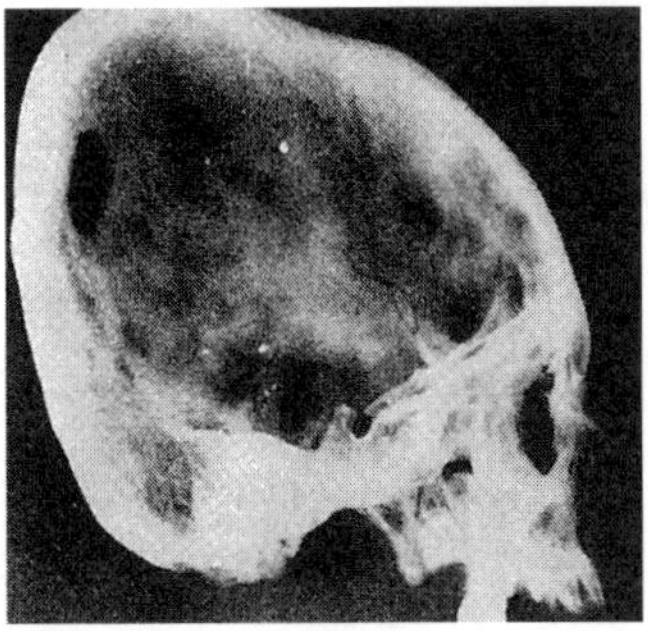

図1－6　人工的に変形させた頭蓋骨のX線写真。この風習は、パラカスにもあったものである。(*From the collection of A. Earl Walker*)

悪魔を追い払うため、事故や病気を予防するため、先祖の礼拝のため、一家の家宝として、宗教的な儀式のため、あるいは人喰いの記念品としてまで、様々な目的で使われてきたようである。理由は何であれ、こうした風習は中央ヨーロッパの骨収集室に見るように、紀元後になってもなおよく保たれてきていた。

頭蓋骨を儀式のために保持する習慣が確立されるにつれ、別な形の頭蓋崇拝がおこってきた。すなわち丸ごとの頭蓋骨の代わりにその一部を崇拝の対象にするのである。いろいろなサイズと形の「頭蓋の帽子」あるいはお守りをもつことによって元々の所有者の力が新しい所有者に授与されると信じられた。こうした遺品はおそらく死の直後に切り取られ、土産品あるいは装飾品として身につけられたものであろう。もちろんこの場合、頭蓋骨の切断面には治癒反応の兆候は何も見られないはずである。

頭蓋の欠損はネズミなどによっても開けられる。すなわち頭蓋の孔、特に大孔の縁を囓り取って中に入り込んで巣をつくるなどのことがあり得る。しかしそのときは欠損部の縁には歯型が付いて侵入者が何者であるかがわかるものである。

先史時代の人たちは戦争を好み、白兵戦をよく行ったから、頭皮が引き裂かれて剝がれ、骨片が頭蓋骨から打ち飛ばされたり外れたりする光景をよく見ていたはずである。たぶん、ほとんどの犠牲者は戦場で死んだろうが、頭蓋骨に孔が開いても助かった者も少しはいたにちがいない。それは世界各地の墓跡から欠損部の周りが肥厚した頭蓋骨が見出されていることでわかる。欠損部から放射状に走る線状骨折が外傷性であることを証明している。しかしある頭蓋骨には外傷を示唆する痕跡がない。

初めは、このような割れた、あるいは欠損した先史時代の頭蓋骨は誰の注意もひかなかった。それは戦闘の結果だと考えられたからである。ところが一八七四年にプリュニエールがフランスから出土した頭蓋の欠損が人工的なものであることを証明した（Pruniéres: Sur les crânes artifiellements perforés à l'époque des dolmens. 1874）。しかし外科医であり人類学者でもあったピエール・ポール・ブローカ（Pierre Paul Broca）は、明らかに外傷性とわかる線状骨折をもった欠損以外はなぜ生じたのかに関してあまり確信がもてなかった。その後、南米やヨーロッパで先史時代の頭蓋骨が続々と発見されるにおよび、この問題に対する興味が再びわき起こり再検討の機運が生じた。サラゴサ・ルビリア（Zaragosa Rubiria）とバラ・ロペスは、スペインの原始人たちは外傷を受けた人に対して手術をしたのだ、なぜなら多くの頭蓋欠損は外傷の側にあるから、と結論づけた（Vara Lopez R: *La Craniectomía a Través des los Siglos.* 1949）。手術の目的は壊死あるいは感染した組織を取り去ることで治癒を早めるためなのか、痛みをとるためか、あるいは悪魔を追い出すためなのかは不明とした。一見無傷の頭蓋に対する手術の目的は医学的な理由、すなわち頭蓋の腫瘍、感染、頭痛、てんかん、狂気などを治療するためだったろうと彼らは考えた。他の理由――経験的な、あるいは呪術的な、治療的な、宗教的な理由によっても穿頭術がときどき行われたかもしれない。ルビリアとロペスは穿頭術を受けた頭蓋が治癒機転を示していないものは手術で死亡したか、あるいは死後に開頭されたものであろうと書いている。その目的はお守りを得るためか、もっと奇抜な理由としては、脳か骨の一部をとってそれを（病気の）治療か予防に使おうとしたのではないかと推測している。

頭蓋骨に孔を生じる骨や脳の疾患は数多くある。感染、腫瘍、先天異常などの疾患で頭蓋骨欠損を生じることがあるが、古代の頭蓋で疾患を同定することは困難である。手術の後に感染の合併症として骨髄炎を起こす可能性はあるものの、グラーニャらは骨髄炎によるあばた状を呈した頭蓋骨を専門家に放射線で調べてもらい、感染は重大な問題ではなく、頻回に起こるものでもないと結論づけた。

原始人の部族にあっては頭皮や頭蓋骨の切除は社会的あるいは部族的、宗教的しきたりとしてたびたび行われていた。その中で最も一般的だったのは前頭・頭頂部の"T"の字で、これはその部の正中線に彫りつけるものであり、近代に至ってすら滅びなかった。これは儀礼的な習慣か個人の部族内での地位を示す紋章と考えられている。

グラーニャらが一九五四年に出版した先史時代の穿頭術についての著作は記述が詳細で図版が豊富に載っており、その中で彼らはペルーで入手した二〇〇〇以上の頭蓋骨の中の二五〇の開頭された頭蓋骨についての研究結果を報告している。その結論によれば、全部ではないとしても、あるものはたしかに医学的な治療のために開頭されたものであるという。二五〇の頭蓋骨のうち、二五・六%は骨折線や骨の陥凹によって外傷性であると言えるが、一八・二%は頭蓋円蓋部の骨の菲薄化《ひはく》や後頭蓋窩骨の膨隆やトルコ鞍《くら》の脱灰により脳腫瘍の存在が示唆された。一九二六年にムーディはより少数例について報告しており、もっと厳密な基準を用いている(Moodie RL: Studies in paleopathology. XVIII. Tumors of the head among pre-Columbian Peruvians. 1926)。グラーニャらによれば、六・八%に骨髄炎が証明され、二〇%に頭蓋の変形が見られたという。彼らは八つの頭蓋が死後に外科医の練習のために使われたとしているが、その根拠とした所見からは手術死だったとも解釈できる。また彼らは埋伏歯《まいふく》を発見し、この例では歯痛の治療のために開頭術が行われたという結論を引き出している。約半数の頭蓋では骨欠損の理由が明らかでないため、グラーニャらはこれらの例では頭痛、嘔吐、めまい、不安定歩行、けいれんその他の神経症状があったのだろう、そうでなく、もし意識があったとしたら自分の頭に孔を開けられるのに同意するはずはないからと、強引な結論を導いている。しかしながら、戦場での武器が棍棒、石、金属の玉などであった時代に、それらで頭を殴られたとき骨折を伴わずに重篤な脳障害で意識を失う場合も大いにあり得る。こうした頭部外傷に関する今日の経験から見れば、半数以上の外傷性昏睡の患者には骨折が見られなくても不思議はない。したがって、閉鎖性頭部外傷を救う目的で頭皮に挫傷があったり裂傷のある側に開頭術が行われたのは十分にあり得ることである。しかしグラーニャらは、もし穿頭が悪魔を追い出すために行われたなら骨欠損は全例同じ部位に作られるはずだとし、実際にはそうでないから手術は悪魔を追い出すためではなく、頭のいろいろな部位の血腫や腐骨《ふこつ》、膿瘍、腫瘍などを取るために行われたと述べている。

もし大多数の手術が成功していないなら、また時には目を見張るほどの効果を示さないなら、この療法は放棄されたはずだとグラーニャらはいう。しかし開頭術は三〇〇〇年もの長い間、高度な文明を誇った民族の中で行われた。アメリカ大陸での開頭術はヨーロッパ大陸での瀉血術と同じような治療効果があったと推測してよいのではあるまいか！

しかしながら、グラーニャらのデータをさらに仔細《しさい》に分析すると、いくつかの面白い事柄に気づかされる。第一に、数の上では圧倒的に男が多く、また四分の一（主として男）しか頭部外傷を受けてはいない。身体的な病気や神経疾患で死んだであろう残りの四分の三の中になぜもっと女が含まれていないのか。また左の中心部に欠損が圧倒的に多いということは限局性の脳の疾患を治療するために開けたとすることでは説明できない。今日の経験では左半球に特に疾患が多いという事実はないので、これは単に大部分の術者が右利きのために左のほうが開けやすかったという説明のほうが妥当である。また、脳腫瘍があったと考えられる九人のうち七人は、欠損部の縁の骨の増殖から見て術後長く生きていたことは確実であり、外科医の熟練を示している。さらに、一つの墓跡にあった二九人の遺体のうち九人までが脳腫瘍患者であった。このことはこの墓跡は神経疾患で亡くなった人たちの専用の墓地だったとしなければ説明できない。別の説明としては、この墓地は人工的な骨欠損の頭蓋を礼拝するための秘儀に使われたのかもしれない。

『文明と病気』を著《あらわ》したスイスの医学史家シゲリストが指摘するように、先史時代の原始民族の開頭術に関する状況は明らかに複雑なものである（Sigerist HE: *A History of Medicine*. 1951-1961）。しかし、開頭術の目的が部族あるいは宗教的な儀式のためであったとしても、頭蓋内の病的な状態を治療するためであったとしても、術者が極めて熟練した腕をもっていたことだけは確かである。

アジアおよび地中海地域の初期の医療

アッシリアとバビロニアの医学

神経系に関する最も古い知識は、ティグリス、ユーフラテス川流域の古代文明にまで遡る。治療術を編纂したアッシリア人は頭部への打撃の影響を知っていたし、上部頸椎《けいつい》への外傷が致命傷になることも知っていた。それだけでなく、割礼《かつれい》の手術の際に意識を喪失させるために頸部を圧迫して頸動脈を閉塞させることとさえ行っていた。

古代のバビロニアの医師たちは一般に、自身の治療術をただ一つの病気に限定していたと言われるが、脳の疾患に対して特別な治療を行った証拠は得られていない。ギリシアの歴史家ヘロドトス（Herodotus 紀元前五世紀）によれば、古代バビロニアとエジプトにおいては、病人は市場に連れ出され、その病気を治した経験のある通行人が治療法を告げたものだという。後代になると神官たちがこうして推奨された治療法を「聖書」として編纂し、それが最終的には医学法典として受け入れられた。たぶんこれらのテキストがギリシアの医療技術の基礎を作り、「ヒッポクラテス全集」に集大成されることになったのだろう。バビロニアの寺院内診療に加え、公《おおやけ》の学校で訓練を受け資格試験で免許を得た医師たちは彼らの自宅で患者たちに治療の指示を与え、手術や出産介助を行った。寺院内で血を見ることはタブーだったからである。頭部や脊椎の外傷はけっして稀ではなかったはずだが、治療法は記録されていない。おそらくその予後がよくないものだったからであろう。

ペルシアの医学

古代のペルシアでは祭司が精神的疾患と肉体的疾患の両方を治療した。その後、ペルシア帝国のダレイオス一世がギリシアの島々を征服したため、ペルシアの医師は紀元前五世紀末までにギリシア医学と接触している。当時においても医療行為は統制の対象となっており、見習い医師たちはまず異端者や外国人たちを治療して経験を積むよう要求された。そして、その腕前が認められれば一～二年後に彼らにはペルシア市民を治療する資格が与えられた。もし彼らがこの底辺の人々の治療に失敗すれば、何か他の職種で生計を立てざるを得なかった。

ヘロドトスは戦場での観察として面白いことを書いている。すなわちペルシア人は太陽から頭を守るために常に帽子をかぶっているので頭蓋骨は非常に薄く、小石でさえ簡単にそれを貫くことができるのに対し、彼らの敵であるエジプト人は子供の頃から頭を剃《そ》っているので頭蓋骨は非常に堅く、岩でさえそれを砕くことができないという。太陽に頭を曝《さら》すことがエジプト人の堅い頭蓋をつくったと言っているわけである。

その後、古代ローマ帝国が崩壊するまでの数世紀に関しては、ペルシアの医学についてはほとんど何もわかっていない。帝国崩壊後、ギリシアとローマの医学は小アジアの砂漠の中で細々と命脈を保っていた。ビザンティン帝国（東ローマ帝国）の首都、コンスタンティノープルの大主教であったネストリウス（在位＝四二八〜四三一）は異端であるとの理由によって上エジプトのエデッサへ追放された。しかしながら、ネストリウスの後継者たちの大部分はペルシアの統治下にある小アジアの小都市グンデシャープールに住んでおり、西暦五三〇年にペルシア王カワード一世の承認を得て、彼らはヒッポクラテス、ガレノス（英語名＝ガレン Galen）、アリストテレス（Aristotle）などのシリア語訳の書物をもとにして医学の中心をなす施設を創設し、ここには遠隔の地からも大勢の医学生が集まった。ローマの学校が次の世紀には閉鎖されてしまったので、医学と文献に強い関心をもっていた代々のペルシアの王たちは賢人たちを施設に集め、ギリシア人、ユダヤ人、ペルシア人、ヒンドゥー人の教師たちに、古代ギリシア、ローマの文献のシリア語訳、アラム語訳のテキストを講義させた。かくして六世紀の終わり頃までにはグンデシャープールは東方の文化と医学の中心地となった。病院が建てられ、それはバグダッドやダマスクスにおけるのちの病院のモデルになった。しかし、ペルシア帝国がイスラムに征服された後は、医学の中心は東はバグダッド、西はイベリア半島のコルドバへと移っていった。

聖書時代

聖書には病気に関する記述が多数あるかのように思いがちだが、実際は今日認められているような病気についての記載は少ない。てんかんは症状が劇的なためすべての文明圏で、すべての歴史家によって書かれてきたが、それでさえ間違いなくそれと診断できるものはない。聖書の中にはてんかん発作をもっていたように思われる人物が大勢登場してくる。福音書の中で最もよく知られている記述は、悪霊にとりつかれた息子をイエスの下に連れてきた父親の話である。彼は言う。「息子は悪霊にとりつかれ、そのために話ができません。悪霊に襲われると、いつも息子は打ち倒され、口から泡を吹き、歯ぎしりをして全身を硬直させます」。多くの人はラファエロが描いた「キリストの変容」はこの光景を表わしていると見ているが[*注1-1]、ある人[*訳注1-1]はこの絵は「真の」けいれん発作ではなく、ヒステリー発作を描いたものだと主張している（図1-7）。

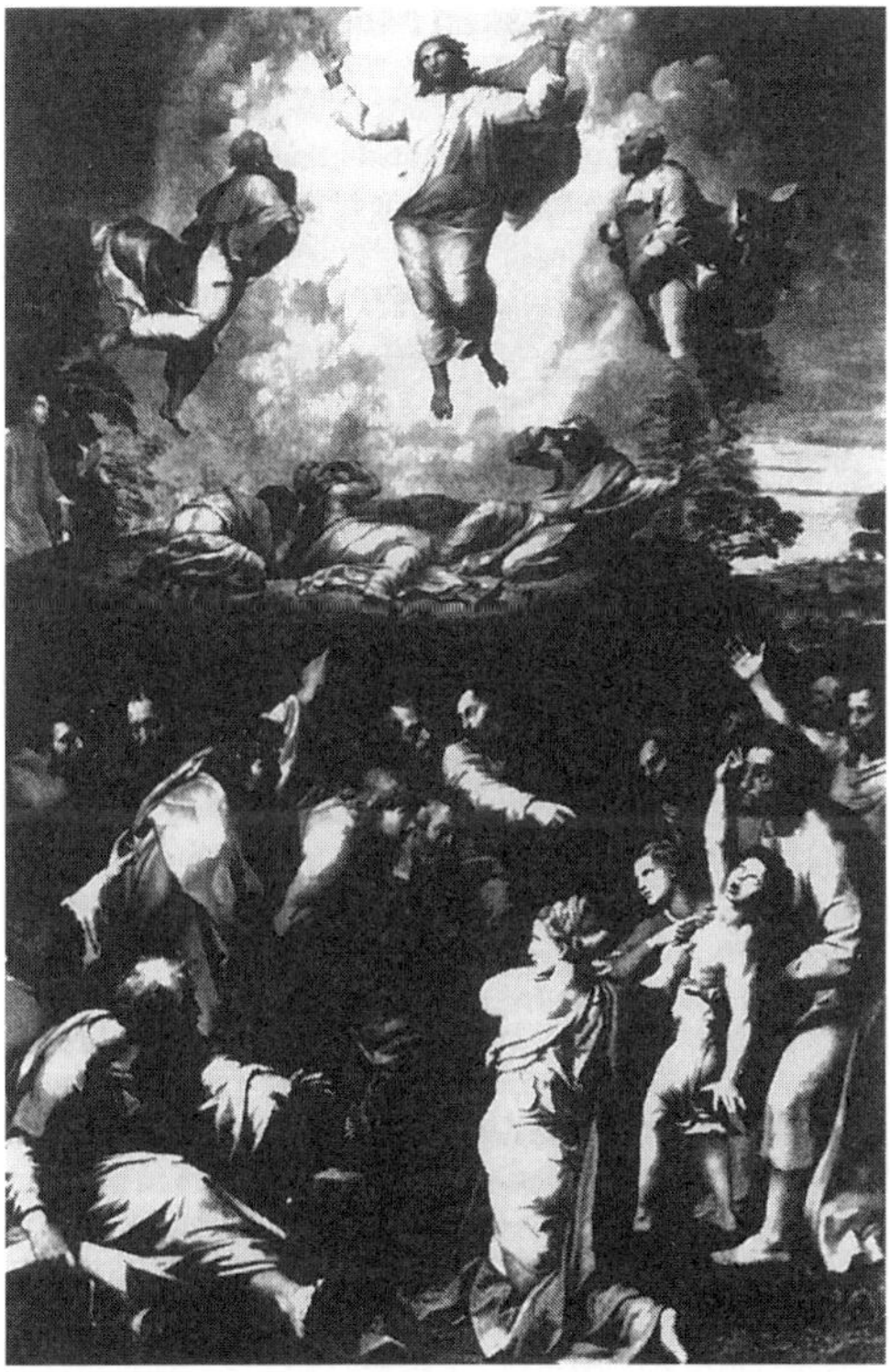

図1-7　ラファエロの「変容」（1518-1520）は、（悪霊に）“捕らえられた”人のてんかん発作を示したものと思われている。（ローマ、ヴァチカン美術館）

ヘブライ語の"napbal"という言葉は倒れるという意味であるが、あるヘブライ語の権威者はこれはてんかん発作を意味していると考えている。中世フランスの神学者ラシ（ヘブライ名＝ラビ・シェロモー・ベン・イースハーク　一〇四〇～一一〇五）は、族長アブラハムはてんかん発作をもっていたと指摘している。彼が引用する記述は創世記一七章三節にある。すなわち、「そのときアブラハムはうつ伏せに倒れた……そして神が彼に語りかけた……」というくだりである。この啓示の中で齢《よわい》九〇になるアブラハムは、彼の子孫は限りなく増えつづけ、カナンの地は末永く彼の領地になるだろうと告げられる。しかしこのような状態の下で、「お前の部族の男の子はすべて割礼を受けなければならない」という契約が行われ、以後、彼の子孫に受け継がれていくことになるのである。もしこれが言われるように精神運動発作だったとしたら、何世紀にもわたって続いてきた影響の大きさに嘆息する思いである。

もう一つのありふれた病気である脳卒中はラシによって神の死を招く口づけとして述べられている。旧約聖書の中で、サラ、モーゼ、アーロン、ミリアムらはすべて「神の口を通して死んだ」。もう一つの神経学的疾患である恐水症も漠然とした言葉でだが述べられている。

注1－1　ラファエロの芸術は、あいまいに語られた一五〇〇年前の出来事についての画家の考えを表わしているのだということに留意すべきである。

訳注1－1　この絵の画題は新約聖書からとられている。上半分は題名の通りキリストの「変容」であるが、下半分は「悪霊に憑かれた子供」である。「悪霊に憑かれた子供」の記述はまさにてんかんの大発作を思わせるものである。この二つの画題は互いに脈絡がないのだが、「キリストの変容」と「悪霊に憑かれた子供をキリストが癒す」物語はマタイ、マルコ、ルカの三福音書に、いずれも同じ章内で続きものとして書かれている。ラファエロはこれを一続きの聖書物語として描いたものと思われる。

東洋の医学

——頭はすべての知識のエッセンスを蓄える倉庫である

紀元前二七〇〇年頃、宗教家や占い師たちが民衆の病気を診ていた頃の中国において、皇帝は人体の構造に関する知識が不足していることを感じ、勅令をもって人体解剖を行わせた。しかしながら、頭部や脳については何も記述されていない。当時、治療は薬草を用いるのがもっぱらで、のちには鍼《はり》が治療法として導入された。この方法は症状に応じていろいろなタイプの針を体幹、四肢、頭の特定の部位に刺すもので、針は症状が改善するまで一定時間留置したり、こね回したり、調整したりしたものである。また、しばしば枯葉[*訳注1-2]の玉を皮膚の特定の部位に置いて火をつけ、小さな水疱をつくる治療法が行われた。のちには、鍼と灸《きゅう》を適当な部位に用いることで手術ができる程度の局所麻酔効果を得ることができるようになっている。紀元前までは中国人は鍼と灸の補助として薬草だけを使っていた。末期症状の患者にはある種の毒（たとえばマチンの実＝ストリキニーネの原料）や砒素なども使われたようである。

中国の医師は診察の際、触診による体温と脈拍の変化を特に重視し（図1-8）、紀元前二世紀には体温に関するテキストができ、それが数百年にわたって標準的な参考書となっている。三世紀後半、王叔和は脈拍の種々相を分析して、中国の草木の様々な組み合わせからなる薬を調合し、これらの多くの薬剤、すなわち大黄、鉄、キャスターオイル、カオリン（高陵）、トリカブト、樟脳、インド大麻、大風子油《だいふうしゆ》、麻黄などはのちに西洋医学の治療に導入された。

中国人の生活の中では治療法の価値はそれに対する皇帝の態度によって測られていたようである。紀元前二世紀頃の武帝は医療に関する八五〇巻もの書物を宮廷の書庫にもっていたと言われる。当時は医業を行うことは厳格に規制されていた。医師になろうとする者は試験によって知識を試され、その成績に基づいて俸給の額が決められた。中国の黄金時代と言われる七世紀の唐の時代には印刷術が発明され、印璽《いんじ》が作られ、やや下っては現在の本の原型である折り畳み式の紙が巻紙に取って代わった。ヨーロッパでグーテンベルクの聖書が印刷されるよりも前に可動式印刷機が発明された。紀元前、秦朝の時代から花火に使われていた火薬が非常な破壊力をもつことに気づき、極指向性磁針が発明され、船乗りたちの航海の指針となったのは一二世紀のことである。

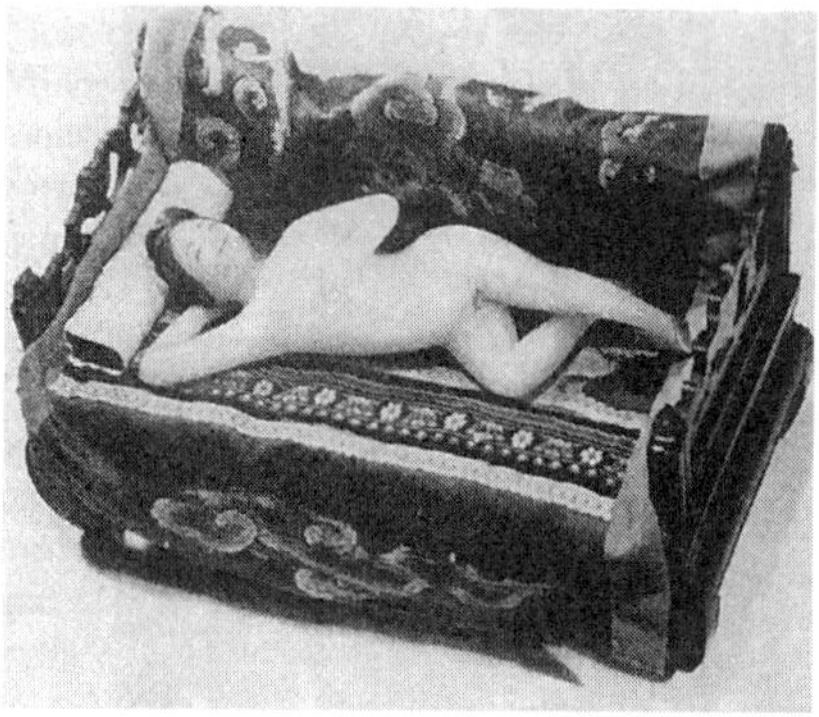

図1－8　古代中国の医師は診察はせず、このような人形を用いて、症状と症状のある場所を患者に言わせたものであるという。（*From the collection of A. Earl Walker*）

儒教の教えによって人体は神聖なものであり、無傷で丸ごと土に帰すべきものとされたため、解剖の知識は乏しく、外科治療はおおむね無視された。古代の書物には、頭は「皮膚と骨と脳」によってできていると書かれているが、神経系組織については貧弱な知識しかもたなかった。

しかしながら、少数ながらも「脳外科」に関する記述が、多少奇怪なものではあるが、紀元後間もない中国の文献の中に散見される。ニーダム（Needham）の『中国の科学と文明』によれば、「彼ら（大秦国人）の中に優れた医師がいて、彼は脳を開けて虫をとりだし、目眚（一種の盲目）を治した」という（『中国の科学と文明』新版第一巻、思索社、一九九一年、の訳による）。しかしこの病気が何であったのかははっきりしない。

中国での奇想天外な開頭術が、ブリューイット・テーラーの訳した書物の中に書かれている（Brewitt-Taylor CH: *San Kuo, or Romance of the Three Kingdoms*. 1925）。後漢末の名医・華陀《かだ》は両目の間に腫物ができて耐えがたい痒《かゆ》みに悩まされている男を手術したと言われている。腫瘍を切り開くとカナリアが飛び出し、くだんの男は治癒したという。華陀が一七〇〇年も前に大麻を用いた麻酔法を発見していたにもかかわらず、中国の外科は何の進歩も遂げなかった。これはおそらく、確固として確立された薬草と鍼灸術への信仰のほか、中国人は五体満足でなければ西方浄土に入れないという儒教の教義が原因であるように思われる。この信仰の故に、中国人は五体満足の身でありながら天寿を全《まっと》うせずにこの憂き世を去ることが稀でないことがあるのであろう。

オスラーは「中国の医学ははなはだしい停滞と不毛の印象を残し、それが何千年もの間、真の知識人たちに影響しつづけた」と言ったが（Osler W: *The Evolution of Modern Medicine: A Series of Lectures Delivered at Yale University on the Stillman Foundation in April, 1913*. 1922）、古代においてもいくつかの重要な進歩を見せている。鍼のほかに、中国人は一一世紀に天然痘ワクチンの接種を行っており、外科手術のための麻酔法を用いている。

訳注1－2 もぐさ灸

インドの医療

科学の世界はインドに負うところが大きい。われわれの計算法の基礎になっている「アラビア」数字は、磨崖《まがい》や石柱に刻まれたアショーカ王（在位＝紀元前二六八頃〜紀元前二三二頃）の法勅の数字を千年後にアラビア人たちが剽窃《ひょうせつ》したものだということを考えてみてもわかるであろう。アーリア人とインド人の数学者たちは紀元後間もなく一〇進法を編み出した。「ゼロ」の概念——おそらく数学の構成概念の中で最も重要なもの——は九世紀にヒンドゥー教徒が考え出して、アラブとマヤの文明が早くから取り入れたものである。代数学はギリシアとほぼ同時代にインドで発達し、アラブ人によってヨーロッパに広められたものである。さらに、「星を載せた天球は固定したもので、日ごとの惑星や星の出没は地球の回転によって起こるものである」という記述が、コペルニクスが惑星は太陽の周りを公転しているのだという説を公にした一五四三年より千年も前にインド人によって書かれている。

紀元以前、西洋文明（すなわちギリシア、イラン、メソポタミア）と東方文明（中国、インドとその周辺地域）との間の科学と芸術の交流は、西洋の書物で言われるよりもずっと盛んだったように思われる。人類の歴史を通じてアジアとヨーロッパの文明の混交は何度も起こっている。すなわち、スキタイ人の流入、アレクサンドロス大王の遠征、フン族、ゴート族、西ゴート族の進入、そしてムーア人の侵略、さらにそれに続く十字軍の侵攻などである。

こうした異民族間の交流の痕跡は、文化、建築様式、宗教、芸術、戦法、埋葬習慣などにはっきりと見て取れる。インド人は彼らに接した古代文明の衛生思想に長く影響を与えている。ヨーロッパ人たちが公衆衛生システムを確立するはるか昔にインド人たちは民衆のための公衆設備や医療設備をもっていた。また、紀元前六〇〇年頃にはすでにインドの医師たちは、筋肉、腱、神経叢、筋膜、脂肪組織、血管組織、種々の粘膜、リンパ組織などについての知識をもっており、縫合用の編み糸ももっていた。彼らは消化機能に関する知識や、生殖器官についてもある程度の概念を有していたが、頭部については「頭は三層よりなる――頭皮と骨と脳である」の一言で片づけていた。今日から見て神経系の疾患と思われる病気は、当時インド人たちが心の座と考えていた心臓に原因が求められた。したがって、脳とその入れ物は大して興味をもたれなかった。病気は「ユーモア」(humor＝体液――気、粘液、水、血)の異常が引き起こし、呪術と薬草で治し得るとされていた。

インドの医療はバラモン教の聖典である「ベーダ」に記載されている薬草と呪術から始まっている。彼らの黄金期には医師は非常に名誉ある職業と見なされていた。医師になることを許されるのはカーストの上位三つの階級(僧侶、軍人または農民、および商人)が普通だったが、隷属民シュードラあるいは奴隷階級からでさえ、もし身体、能力、人格の厳格な基準を満たせば医師になることは可能であった。入門者はまずヒッポクラテスの誓いによく似た善意の誓いを立てることを要求される。六ヶ月の見習い期間ののち五〜六年の徒弟生活を送り、その間に医書で学ぶ。テキストとしては、カニシカ王(二世紀)の侍医だったといわれるチャラカや伝説的人物スシュルタが編纂・改訂した「サンヒター」、そしてのちには、バーグバタ(七世紀頃。バーグバタは二人いたという説がある)による用語注釈集などが用いられた。この期間が終了すると、学生には難しい試験が科せられた。それに合格すると最後に、人間および医師としての行動指針が与えられた。

だが、紀元前四八〇年に釈迦が死ぬと、人体解剖は禁じられ、多くの外科医のみならず内科医までもが専門性と社会的な地位を喪失し、社会の中で神聖な存在とは見なされなくなっている。

インドにおける外科手術は、他のほとんどの国でもそうだったように、主として訓練された従者が、矢傷、あるいは稀には槍、剣による傷を治療するために行ったものだが、のちには医師の仕事になっていった。

インドが医療や他の自然科学の発祥の地であることは多くの歴史家が認めている。地中海沿岸地域で医学が栄えるずっと前に、インド人たちは病人に対する慈愛に満ちた介護を実践していた。断片的に残っているインド古典医学アーユル・ベーダの文献の中には、病気は体液の異常によって起こると書かれている。最初の完成された医学書は「チャラカ・サンヒター」であるとされるが、これは問答形式で書かれており、回答者はおそらくチャラカ（Caraka, Scirak, Scarab, Zarach などいろいろな名前でアラブ人は呼んでいた）だったと思われる。この書物が書かれたのは、紀元前一〇〇〇年頃とも、あるいは紀元一世紀の終わり頃とも言われているが、幾人かの手によって書かれたものとされている。原本は失われてしまっているが、写本は現存している。サンスクリット語からペルシア語やアラビア語への翻訳は紀元後ほどなくして行われた。

チャラカは多くの事項に言及したが、外科的事項は創傷の焼灼《しょうしゃく》と縫合についてのみ述べている。その当時、ギリシアも同様であるが、インドでは医学と哲学は密接に絡み合っていた。したがって、チャラカは霊魂と肉体を論ずるとき、それは六つの要素からなると考えた。すなわち、土、水、火、空気、エーテル、霊である。これらは基本的な体液の要素であり、これらを通して液体が体を活性化するのだとした。診断は視診、触診、心臓の聴診でなされ、治療としては適当な薬草の調合と、密や砂糖、米、麦、葡萄《ぶどう》などから作ったアルコール飲料などを処方した。神経系に関しては頭蓋骨、脊椎、頭蓋骨の各部と頭部の内容物（脳）についての記載はあるが、それらの機能についてはあまり記述されていない。

また、多くの神経疾患が知られていたようである。すなわち、てんかん（epilepsy あるいは五型あるとされていた apasmara）*訳注1-3、顔面麻痺、頭痛、聾《ろう》、単麻痺、片頭痛、梅毒性進行麻痺、失声、筋萎縮、けいれん、振戦などである。

釈迦の時代に書かれたと推測されているスシュルタの医学大綱には、身体の理学的検査法、脈拍の変化の種々相、尿検査法などが記されている。治療としては絶食療法、食事療法、入浴療法、浣腸、様々な物質の吸入、蛭《ひる》の吸着などを挙げている。スシュルタは解剖によって内臓の諸器官の知識に精通するよう医学生に勧めている。というのは、彼は外科というのは医師の弁《わきま》えておくべき知識の一部であり、けっして練度の低い助手の手にゆだねるべきものではないと考えていたからである。スシュルタは、鼻と耳の外傷の治療法の記述によっておそらく最もよく知られている人物である。鼻と耳の外傷は当時の剣をもっての戦いで一番被りやすいものだった。しかし、頭蓋内手術については彼は何も言っていない。スシュルタはそれ以外の部分の手術も数多く手がけている。癩の原因が細菌であり、人から人へ感染するものであるということも漠然とながら知っていたようである。それゆえにおそらくは、手術の前には爪を切り、髪と髭を刈り込み、清潔なガウンをまとったのであろう。

スシュルタの「サンヒター」の中には数多《あまた》の神経疾患が記されている。すなわち、けいれん、破傷風、不全麻痺、片麻痺、顔面麻痺、座骨神経痛、舞踏病、失神などのほかに、はっきりとは同定できない疾患もある（Keswani NH: *Medical Education in India Since Ancient Times*. 1968）。パーキンソン症候群でさえ、"vepathu"という名で記載されていたという。この疾患はヨーロッパでは、一世紀前にようやく発見されたものである。インド人は大麻や朝鮮アサガオについての知識ももっていた。それを催眠薬の材料として用いたのであろう。傷の縫合に使う針も含め、おびただしい多種多様な手術器具ももっていた。

インドではある種の手術（特に形成手術）がよく行われたが、頭部に対する手術の記録もいくつかあって、それらはたぶんに神秘的である。ペルシアの古い書物の中にサルバットあるいはサルナーブと呼ばれたインドの医師の話が出ている。彼は一時期、アリストテレスのもとに寄寓しており、滞在中のある日、ハサミムシが「自分で脳の中に入った」という患者を診たという。アリストテレスが薬を投与してその男を眠らせたのち、サルバットは頭蓋骨を開き不快な虫を取り出した。また、バッラーラという男の話では、ザーラのある有力な王が脳の病気（別な訳ではコイあるいはナマズが脳に入ったという）に罹《かか》っていた。王は粉薬で眠らされ、頭蓋骨が開けられ、不快な侵入者が取り除かれた。西暦一〇〇〇年頃に書かれたある文書には、インドの外科医は王を薬で眠らせて無感覚にしておいて頭蓋骨を穿頭したと記されている。これらの話は荒唐無稽に思えるが、こうした記録はインドの外科医が実際に頭蓋骨を開けていたということを示唆するに足るほど数多く残っている。

たとえ多くの歴史家が言うようにインドが医学と外科学の発祥の地ではないとしても、古代のインド人が健康科学に多大の貢献をしたことは動かしがたい事実である。多くのギリシアの医師はインド人の知識を認めて賞賛している。ヒッポクラテスも多くの薬物をインドから拝借したという。アレクサンドロス大王は多数のインド人医師を彼の陣営内に留めおき、お抱えのギリシアの医師たちにはわからない病気を治療させたという話があるが、それもさこそと思わせる。たしかに、チャラカやスシュルタの著作がサンスクリット語からアラビア語やペルシア語に翻訳された時点で、インド人とギリシア人の医学知識は混合されたと言えるであろう。このようにしてアラビア人——イブン・シーナー（ラテン名＝アビセンナ Avicenna　九八〇～一〇三八）やラージー（ラテン名＝ラゼス Razes　八六四頃～九二五／九三二）やセラピオン（八～九世紀）など——は東方の医療についての十分な知識を得ていた。インド人がどの程度ギリシアやペルシアの医学から影響を受けたか、またインドの知識がどの程度西洋医学を凌駕していたかを決めることは難しい。おそらく両者は相互に寄与し合う関係にあったのであろう。

訳注1－3　apasmara は、てんかんを意味する古代ヒンドゥー医学の用語。

エジプトの医学

エジプト人はナイル川の洪水に毎年浸される土地を測量するために数学と幾何学法を使っていた。たぶん、何人かの歴史家が言うように、算術の知識をウル（「カルデアのウル」〈旧約聖書〉）から仕入れたのかもしれない。位《くらい》を区切って、一〇進法で位が上がるごとに新しい記号を使うという彼らの計算法はやっかいである。九九九を表わすのに二七の記号を必要とするのである。それでもエジプト人は数と数とを掛け合わせ、分数を用いて割り算を行い、四角形の面積や立方体の体積、円周を計算し、円周率 π を三・一六とまで割り出していた。

また、何世紀にもわたって天球上の惑星と恒星の出現時刻を観測した結果から、農耕の周期に基づいた暦を編み出している。一月《ひとつき》を三〇日として、四ヶ月はナイル川の増水と渇水の季節、四ヶ月は穀物の耕作の季節、四ヶ月は穫り入れの季節とし、その季節の後に五日間を追加した。この暦では毎年六時間不足する。この誤差は紀元前一世紀のユリウス暦まで修正されなかった。

初期の医療は神官たちの呪術に頼っていた。のちになると医師が専門化しているが、彼らは外科手術、胃腸障害、産科、眼科のみを行い、一般の健康問題、衛生問題（貧民階級の美容術を含めて）は無教育の開業医に任されていた。

脳に関するエジプトにおける最初の言及は紀元前四二〇〇年頃の文献の中に見ることができる。ヒエログリフ（象形文字）を用いたこの巻物は、たぶんナイル河谷の神官が書いたものであろうが、死体処置の方法を述べている。神経学的な面で興味をそそるのは頭部の処理法の部分である。鈎《かぎ》状の棒を鼻孔から頭蓋内に差し込み、脳を少しずつ掻き出して、空になった頭蓋内に香料を詰めるのである。ばらばらに砕けた脳の機能についての死体保存人たちの考えは記されていない。

紀元前二六〇〇年頃、ジェセル王の宮廷内にイムヘテプという名の宰相がいて、上手の黒賢者、神官医師との評判を得ており、よく人を治し、その業績が大変有名になったため、のちには神として崇《あが》められた。彼の死後二〜三世紀も経たないうちに彼の後継者たちは寺院を建て、その中で患者を治療し、同時に礼拝も行った。のちにアメリカ人エドウィン・スミスによって発見されたパピルス文書は、おそらくはイムヘテプか彼の弟子の一人が記したものに基づいている。その文章の中には外傷患者四八人の記載が出ており、その中の一七人は神経系に損傷を受けた人だった。

脊髄と脳の外傷に対する治療を、アメリカにおけるエジプト学の創始者ブレステッドの訳本から抜き出してみよう（Breasted JH: *The Edwin Smith Surgical Papyrus Published in Facsimile and Hieroglyphic Transliteration with Translation and Commentary in Two Volumes*. 1930）。

頭骨にまで達するもさほど深からざる傷を有する患者を診察せるときは、傷を触診し、頭蓋骨が無傷にして穿孔、亀裂、破砕なくばかく申すべし、「傷は骨にまで達すといえども割れ目なく……深手にはあらず。予が治療すべし」と。しかして初日には新鮮な肉を以《もっ》て傷を縛り、しかるのち脂（蜜）を浸せる包帯を毎日、治癒の日まで続けるべし。

興味深いことにエジプト人は筋肉の止血作用を知っており、出血が止まったのちには、多少の抗菌力をもつと思われる蜜を浸した包帯をも勧めている。

頭蓋骨骨折は、たとえ髄膜刺激症状を伴っていても、やはり治療の対象としている。

頭部に骨に達する裂傷あり、頭蓋に穿孔を有する患者を診察せしときは傷を触診し、かつ、患者の頸が固く患者が己の両肩、両胸を見る能《あた》わざるほどならば、かく申すべし、「割創は大きく、骨に達し、かつ頭蓋に穿孔あり。さらに頸部に硬直あり。予が治療すべし」と。しかして初日には傷を縫合せしのち、新鮮な肉をその上に載せるべし。傷は緊縛すべからず。傷が落ちつくまで患者を杭に固定すべし。しかるのち、脂蜜を浸せる包帯を毎日、治癒の日まで続けるべし。*注1-2

しかしながら、もし傷が硬膜より深部にまで達していたときは深刻である。

頭部に骨に達する裂傷あり、骨が粉砕されて割れ、脳が露出せしときは、まず傷を触すべし。粉砕されし頭蓋骨が融けた銅の如くに壊され、汝《なんじ》の指の下で何かが新生児の頭の柔らかい部位の如くに拍動し動くを感ずるとき、また両鼻孔から出血し頸が硬直せるときは、かく申すべし、「この病気は治療不能なり」と。新生児の頭の拍動は骨が完成すればもはや触れること能わず。触れ得るのは頭骨が割れたときのみと知れ。

外科手技は単純で、単に傷の縁を引き合わせるだけである。理由は不明だが、穿頭術は実用化されていなかった。エジプトでは穿頭頭蓋骨は一個しか見つかっていない。

エドウィン・スミス・パピルスの筆者たちは神経系についてはあまり深い知識はもたなかったが、大脳半球円蓋部を覆っている膜について書いている。また、一側の脳が障害されると対側の手足が麻痺することや、脊髄損傷では別のタイプの麻痺が起こることも知っていた。頸椎骨折では対麻痺と尿失禁、射精が起こることを述べている。この場合、治癒の望みはないと考えたのか、治療法としては肉と蜜その他を当てるとしか書かれていない。

のちの医学文書——エバース・パピルスとネブ・セクスト・パピルス——では、てんかんに関する簡単な参考資料とともに一般的な問題のみが述べられているにすぎない。古代エジプト人たちの脳の解剖と機能に関する知識がどの程度だったか、これらの著述から推し測ることは困難である。とはいえ、彼らのミイラ作成技術からして、脳や胸腔内あるいは腹腔内臓器に関する一般的な知識がある程度あったことは確かである。脳による運動の制御という考えもある程度はもっていたように思われる。しかし、神経系の機能についての特別な理解はなかったようだ。身体構造の知識が不十分だった一方で、予防医学の面では進んでいた。彼らは個々人の衛生や催吐剤・浣腸などによる消化管の浄化には細心で、それが同時代の民族の中で彼らが最も健康的だった理由であろう。
エジプトは何世紀にもわたって大きな力を保っていたが、紀元前一二〇〇年頃の黄金期を過ぎてからは、医学的な進歩はほとんど示さなくなっている。ファラオの力が弱まるにつれ、神官の力が強くなった。末期には、紀元前三〇年頃まで続く相次ぐ侵略によって、エジプトはローマの一領国になり果てていた。青ナイルに発祥した健康療法は初めこそ他よりも優れていたが、やがてエーゲ海の島々やその周辺の土地に移り、その後二〇〇〇年間、遂にエジプトの地に戻ることはなかった。

注1－2　この訳は疑問視されてきた。なぜなら縫合術はこの時代よりも後に発達したからである。新鮮な肉（筋肉）は近年まで止血剤として使われてきた。

ギリシアの医学

紀元前三〇〇〇〜四〇〇〇年頃、地中海の人々は市民社会を発達させつつあり、それはのちに世界にあまねく広がった。しかし、彼らの医術についてはほとんど何もわかっていない。それより以前に発達した東方あるいはエジプトの医術がギリシアに影響を与えたことは、ホメロス（紀元前八世紀後半頃）の記述の中から読み取れる。彼の叙事詩に、兵士たちが仲間の浅い傷に包帯をする場面が描かれている。脳や脊髄の外傷が出てきていないのは、それらは致命的と考えられていたからであろう。神経系の解剖と機能に関するギリシア人の考え方は、人間存在を多方面から議論していた哲学者からうかがい知れる。その中で注目すべきは紀元前三世紀のコスのプラクサゴラス（Praxagorus）であろう。彼は万物の元素や様々な自然の構成要素を考えた。そして、生命は土、空気、火、水よりなるとし、それらは時には乾燥し、時に冷たくあるいは熱く、また時に湿気を帯びた種々相を呈すると述べている。これらの要素がユーモア（humor＝体液）——血液、胆汁、フレグム（phlegm＝漿液）、黒胆汁（black bile）——と結合し、その割合により健康度が決まると彼は言う。

クロトンのアルクマイオン（alcmaeon of Crotona　紀元前五〇〇頃）は、生きている動物や動物の死骸を解剖し、感覚受容器（すなわち目と耳）は脳の感覚の座に連なる導管をもち、それを通して外部の情報を脳に伝えると考えた。アルクマイオンは、すべての感覚はそれぞれに対応する脳の部位に伝わるが、さらに一つの共通のプールにも伝わるといい、それを共通感覚（sensorium commune）あるいは一種の魂（soul）と呼んでいる。前ヒッポクラテス後期の医師たちは、心（heart）と脳の関係についていろいろな説を提唱したが、魂（soul）の役割については述べていない。

合唱隊歌詩人ピンダロス（紀元前五二二／五一八頃〜紀元前四四二／四三八頃）の物語によるならば、古代ギリシア人たちはペロポネソス半島のエピダウロスにある温泉に病人を運び込んだという。そこには医師であり聖職者であるアスクレピオスという者がいて、その腕前があまりに有名になったため、「彼はたくさんの人を治し、死者を復活させるほどだったので、黄泉《よみ》の国の支配者であるプルト（ハデス）が、もはや誰も死なないので困るとゼウスに訴えた」という話が語られるまでになっていた。彼の後継者たちはエピダウロスに寺院を建て、すべてのギリシアの島々から病人が治療を求めて集まってきた。ギリシアの黄金期には、このような際立った有名な人物は、崇拝者が増えるにつれて神として礼拝されたものだった。だから、一世紀ほどのちにアスクレピオスがアポロンの子として神格化されたのも驚くにはあたらないことである。彼の学派はアスクレピアンあるいはアスクレピアドと呼ばれた。これらの弟子たちは青いエーゲ海の陽光溢れる海岸沿いの温泉にいくつかの寺院を建立し、そこでアスクレピアドの指示の下、水治療者たちがギリシアの各都市から集まってきた病み疲れた人たちにマッサージや元気づけの精神療法を施した。すべての病気は食事療法、温浴療法、ミネラルウォーター、暗示療法、マッサージ、それにおそらく薬草によって治療した。これらの中心的施設は神秘的な治癒の噂が広まるにつれ一種の神聖さをもまとっていった。

ありふれた病気の素朴な治療や傷の簡単な手当ては、古くは旅回りの浮浪者や聖職者によって行われたが、多少なりとも合理的と言える治療技術はこうした保養地をつくり出したギリシアの医療者により導入された。これらの温泉で、医師たちは自分の医学知識を息子たちや選ばれたごく少数の弟子たちに伝授した。それらの中で最も有名だったのは、エピダウロスやロードス島、クニドス、コス島の寺院の結社であった。

ギリシアの医療施設

大ヒッポクラテス（図1－9）が医師会員の息子として入会を許されたのはコス島のギルドであったという。彼の生涯は霧に包まれていて、何人かの歴史家は実在したのかどうかさえ疑問視しているほどで

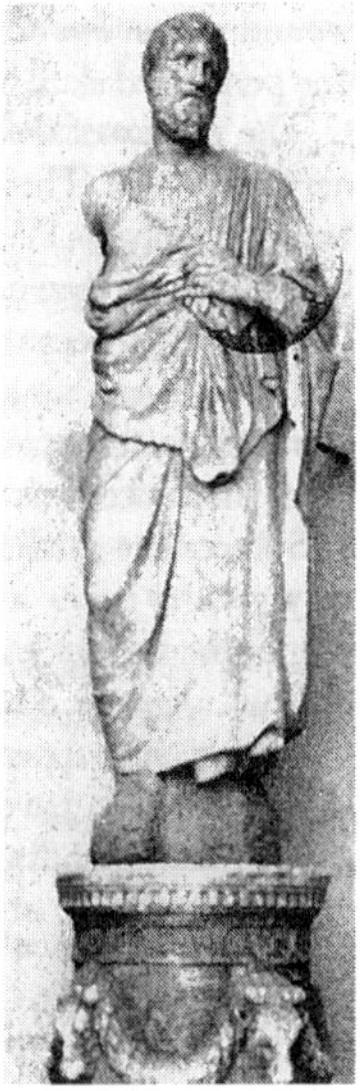

図1－9　ヒッポクラテス。（*From the collection of A. Earl Walker*）

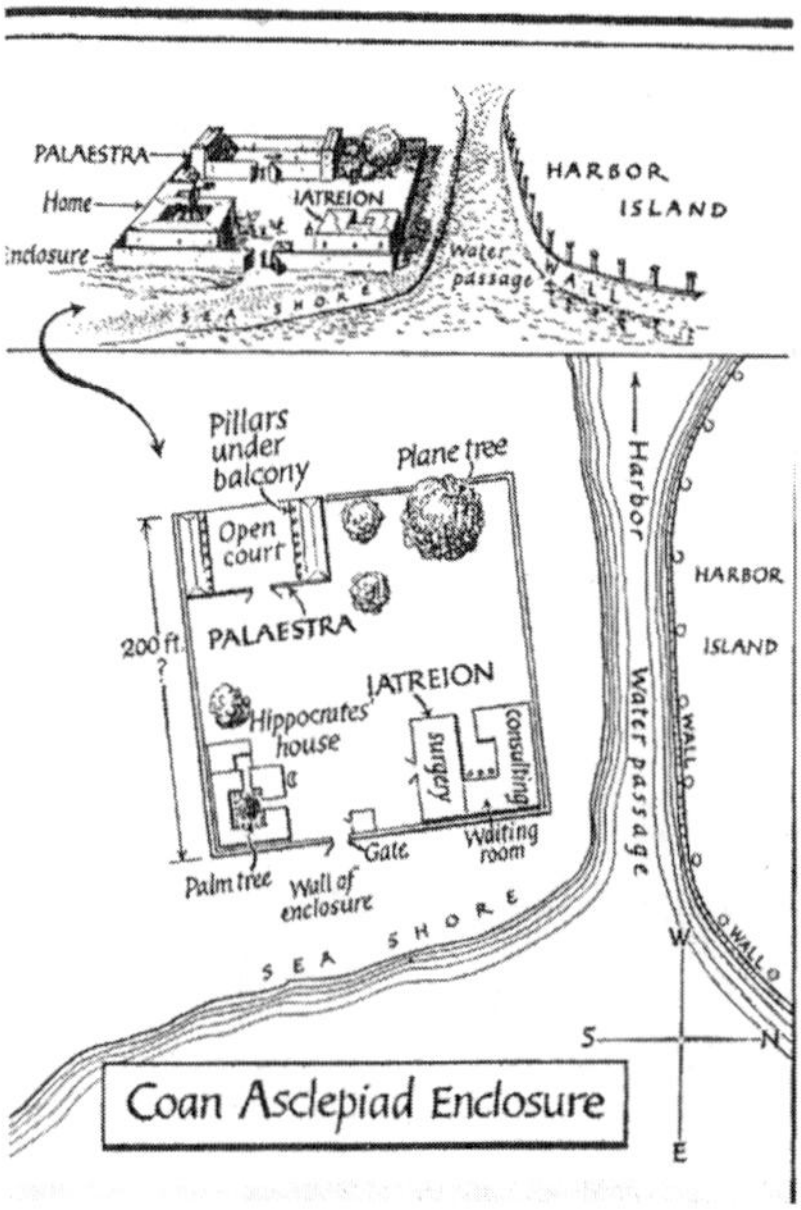

図1‐10　医療者組織アスクレピアドの施設平面図。ヒッポクラテスはここで医療に従事した。（*From the collection of A. Earl Walker*）

ある。彼は紀元前四六〇年頃コス島に生まれ、ギリシアの黄金期に成長している。ヒッポクラテスの父ヘラクレイデスは医学の基礎を息子に教えたにちがいない。当時の伝統として、天文学、気象学、美術、哲学などが医学教育の基礎科目とされており、彼もその教育を受けたであろう。他国の知識を吸収するため、エジプトや小アジアの諸国を旅したが、いつコス島に帰ったか、またどこで生涯の大部分を過ごしたかは定かではない（図1－10）。没したのは紀元前三七九年と推定されているが、それさえもはっきりしていない。肖像画も彫像も存命中には作られなかった。事実、彼に対するとてつもない賞賛も、死後一世紀を経た頃に語られはじめたものである。その頃、アレクサンドリアで図書館に医学文献を収集する事業が始まり、コス島の医師たちの書いた書物の価値が評価され、それが「ヒッポクラテス全集」として知られるようになっていた。しかしながら、ヒッポクラテスの書とされている文献の多くは、彼の死の直前か少し後に他の人たちの手によって書かれたものだろうとされている。実際、哲学者タレス（紀元前六世紀頃）の時代の家族や部族の慣行や、ヒッポクラテスと同時代のエンペドクレス（紀元前四九三頃〜紀元前四三三頃）やデモクリトス（紀元前四六〇頃〜紀元前三七〇頃）の文章が「ヒッポクラテス全集」の中に入っている。したがって、彼の記述とされてはいても、多くの著作はおそらく他の医師が書いている。この全集には治療法だけでなく、医の倫理、職業上の心得、手術室での注意、手術器具、布掛け法、傷の包帯法などが記されている。残存する文書の中で「頭部の傷について」を含む四つの文書だけはたしかにヒッポクラテスの自筆であるが、残念なことに、ヒッポクラテス文書の多くが失われており、残存するものは神経系疾患の概念についてのヒッポクラテスの考えを推測する手掛かりとはなりにくい。

ヒッポクラテスの誓い

医神アポロン、アスクレピオス、そして健康の女神（ヒュギエイア）、すべての治療の神（パナケイア）、さらにすべての男神・女神の名にかけて、われはこの宣誓と契約とをわが能力と判断力の限りを尽くして遵守することを誓う。この術を教え賜《たま》いし師を両親の如く敬慕し、財を分かち、求めに応じ師の必要とするものを捧げん。師の子息をわが兄弟と見なし、乞われればこの術を無報酬、無契約にて伝授せん。われは訓令、講義、その他の指導法により、わが子とわが師の子息、また医師法に従い契約と宣誓で結ばれし弟子たちにこの術の知識を伝授せん。然《しか》れども他のいかなる者にも洩《も》らすことはせず。われはわが能力と判断力の限りを尽くしてわが患者によかれと思わるる治療を施し、有害と思わるることはせず。求められても致死の薬物を与えず、またこれに類する助言も行わず。同様に婦人に対して堕胎を起こさせる器具を与えることもせず。純潔にして清廉潔白な生活をもってわが生涯を貫き、医業を実践せん。石に苦しむ人を切開することをせず、これを業とする人々に託さん。患家に入るときは患者の益のためにのみ入り、あらゆる悪意や堕落の行いを避けん。さらに自由人であれ奴隷であれ、女あるいは男の誘惑から身を遠ざけん。職業に関連し、あるいは関連せずとも、見聞きせる人の生活上の口外すべかざる秘密はすべて秘匿すべきこととして洩らさず。もしこの宣誓を破らず遵守する限りにおいては、万人より永遠の尊敬を受け、わが人生と医業を謳歌する恵みを与えられんことを！　しかしながらこの誓いを破り禁を犯せしときはその反対の酬《むく》いを与えらるべし！

神経系に関するヒッポクラテスの概念

ヒッポクラテスの時代には解剖学は生理学と区別されておらず、両者は同じ「自然」という言葉で括《くく》られていた。ヒッポクラテスは解剖は医学の基礎であるべきだと考えていたが、解剖は当時は不道徳で違法なものとして禁じられ、人体の構造に関する彼の知識は、動物の解剖についての父の教えか、創傷の治療を通して得られたものなのかもしれない。ヒッポクラテス文書にあるほとんどの解剖用語は、ホメロスの戦史の中でも使われている。

頭蓋とその中身の構造は、ヒッポクラテス学派の医師たちは頭の傷を調べたり動物を解剖したりしてある程度の知識をもっていたが、十分に理解していたとは言えなかった。彼らは二つの膜について述べている。すなわち、頭蓋に接する硬い外膜とその内側の、ほとんど調べられていない脳髄を包む薄い膜である。脳の血管は、血液を含むと考えられた静脈と、空気を運ぶと考えられた動脈の二種類に区別されていた。ヒッポクラテス文書の作者たちは、静脈の位置関係に関しては意見が一致していたわけではなかった。ある者は脳からそれは起こるとし、他の者は肝からとし、さらにある者は心臓や網膜からと言い、大きい静脈は脊柱に沿って上がってくると考えた。このような様々な説のために、奇妙な考えが現われた。「ヒッポクラテス全集」の中の「人間の自然性について」の作者（女婿のポリュボスと考えられている）は、両眼から二つの静脈が出ると書いている。左眼から出る静脈は体の右側に行き、右眼から出る静脈は体の左側に行くというのである。

ヒッポクラテス学派の医師たちは体内の各種の線維組織を区別せず、腱、靭帯、筋帽、神経その他の組織を一つの群に括っていた。心臓や脳の働きについての考え方も粗雑であった。脳は他の腺組織と同じく一つの腺だと思われており、「ユーモア」（体液）を分泌し、それを体のいろいろな部分に送るのだと考えた。もしこの体液が胆汁やフレグム（漿液）によって変質すると、それが脳に戻ってきて、卒中やてんかん、せん妄、その他の不快な状態を起こし、体の他のところに散らばると、「カタルや下痢」などを引き起こす。したがって、悪い体液が感受性のある腺、特に脳から除去されれば病気は治癒するであろう。「神聖病について」によるならば、一呼吸するごとに空気はまず脳に行き、それから体の他の部分に行くという。しかし、空気と血液の関係は不明である。ある者は血液は智恵を運ぶという。「心臓について」を記した者は、理性は本来左心室にあり、左心室は血液の中に分泌された純粋で輝く理性から栄養をとっているのだと書いている。また、ヒッポクラテスは脳は中枢の臓器で、体液を含んでおり、それが体のすべての部分に浸透していくと考えていた。

そして、そこ（脳）以外の何物からも、喜び、楽しみ、笑い、娯楽、そして嘆き、悲しみ、落胆、哀悼は出てこないということを人は知るべきである。そしてこれ（脳）によってわれわれは特別な方法で智恵と知識を獲得し、見そして聞き、不正と公正、悪と善、甘味と苦味を見分けるのである。われわれはそれらを習慣によって識別し、あるものをその有用性の故に受容するのである。

疑いもなくヒッポクラテス学派の医師たちは脳を感覚の座、運動活力の源と考えていた。もっとも、これらの働きについての概念ははなはだ漠然としたものではあったが。

脳の解剖学的構造をほとんど知っていなかったため、当時の医師たちは感覚に関して漠然とした考えしかもたなかった。脳は間違いなく感覚の認知臓器であるとは見ていたが、感覚が脳に達する経路についてはまったく想像の域を出ていなかった。視覚は、二つの眼球の映像が骨の中を走る二本の静脈を経て脳に達して認識されるとされていた。音は、耳の骨で運ばれ、髄膜を通って脳に達する。聴覚は、音が耳道を通って緊張した乾いた膜に到達し、それが共鳴することにより生じるのだとされていた。また、嗅覚は臭いをもった乾いた物質が鼻腔に入ることで伝えられる。

乏しい解剖学的知識にもかかわらず、ヒッポクラテス学派の医師たちはある種の神経疾患を驚くほど明晰に書き記している。頭痛やめまいといった日常よく遭遇する多くの神経疾患を、彼らはほとんど現代の用語を用いて書いている。頭痛についていえば、コス島の医師たちはその性質、部位（前頭部か後頭部か片側全部か）、軽いか激しいか、発熱や中耳炎、過労、運動、性交などの誘因があるかどうかなどを聴取している。痛みが鼻出血で緩解することがあることから、彼らは瀉血や下剤あるいは穿頭さえも勧めている。「ヒッポクラテス全集」のいくつかの巻に様々なタイプの頭痛が記されている。「流行病」の第七巻は眼性片頭痛について述べている。「患者は多くの場合、右の目に稲妻の閃光を見るような感じがし、少し経つと突然右のこめかみに激痛が起こる。それは次第に頭全体に広がり、項部から頸椎にまで下がっていく。もし患者が頭を動かそうとしたり口を開こうとすると、激しい硬直感に襲われる。嘔吐すると痛みが和《やわ》らぎあるいは終息する」。なんと完璧な片頭痛の記述ではないか。

数多くの文書に頭部外傷あるいは中耳炎による髄膜炎の病像が記されている。「頭部の傷について」には次のように書いてある。熱が上がり、傷口は「薫製《くんせい》の肉のように」変色し、そしてけいれんが普通は体の一側に起こる。「もし傷が頭の左側にあるならけいれんは体の右側に起こり、傷が右側にあれば左側に起こる。死は七〜一四日目頃にやってくる」。別の説明では頭部の外傷の重大さをくり返して述べている。これらの場合の死はおそらくは感染の結果によるものであろう。ヒッポクラテスはこのような患者には穿頭がよいと勧めている。ただし、こめかみの部位を切開すると対側にけいれんが起こることがあると注意している。このことはのちの書き手によっても確認されて、くり返し詳しく述べられている。これは古代の書き手が当時の　般的な言葉であった「外傷性髄膜炎」を記載したのだとスーケは考えている（Souques A: *Etapes de la Neurologie Dans l'Antiquité Grecque.* 1936）。特徴は、発熱、せん妄、嘔吐、局在性けいれん、傷の対側の四肢の麻痺である。

神経疾患に関するヒッポクラテスの概念

「ヒッポクラテス全集」の中で簡単に述べられている多くの症例は、今日よく知られている臨床分類に当てはめられる。しかし書かれている病歴に基づいて確定診断をつけることは難しい。「髄膜炎」とされていた症例が特にそうで、これは頭蓋内圧を亢進《こうしん》させる他の疾患、すなわち水頭症、脳膿瘍、寄生虫感染症、硬膜下血腫、脳腫瘍などすべてを包含する言葉であった。「めまい」(vertigo)という用語もよく用いられたが、これも明確には記述されていない。「箴言集《しんげん》」の中では、この言葉は聾、頭重、そして頭と眼球の運動を伴っためまいを指している。

ヒッポクラテス学派の医師たちは脳卒中はよく知っており、彼らはこれを突然の意識喪失で合併症状は伴っていてもいなくもよいと理解していた。前駆症状、たとえば頭痛、耳鳴り、めまい(dizziness)、言語不明瞭、四肢のしびれ、けいれん、記憶喪失などは発作の切迫を示すものとされていた。これらの前駆症状は「ヒッポクラテス全集」のいくつかの文書(「疾病について」の第二巻)に述べられている。この中では脳卒中の病態がよく記述されている。すなわち言語喪失、四肢の麻痺、口をあけて喉を鳴らす、進行する昏睡などである。突然の言語喪失は静脈の過剰な充溢によると考えられた。したがって、腕の静脈を切開するように勧められた。脳卒中を起こす危険因子は、老齢、寒冷、過剰の飲酒などが挙げられている。このような患者は高熱を発し、通常三~五日で死亡すると強調しているものの、もし生き延びれば回復するだろうとも言っている。激しい発汗や苦しそうな呼吸、眼球偏位と強制吐息を伴った昏睡状態などは死の近いことを示すとされていた。ありがたいことに、少数の疾患はすぐそれとわかるほどはっきりと描写されている。たとえば、てんかんである。これは文明を築いた多くの社会集団で悪魔が原因と考えられていたのだが、ここでは疾病の一つとして記されている。そもそも、名前がすでに超自然的である。「てんかん」(epilepsy)という言葉の語源はギリシア語の"epilambanein"――捕らえる、攻撃する――である。だから、この語は人が神あるいは悪魔に攻撃された、あるいは捕らえられたということを示している。

てんかんは古代の文書にも稀ならず書かれているが、明確な記述はほとんどない。おそらく発作が異様で恐ろしいので、何かわからないが超自然的なものによるとされてきたためであろう。

古代の多くの人たちはてんかんを神聖なものと見ていたが、ヒッポクラテス文書の何人かの作者は人体の他の疾病以上に神聖なものではけっしてないと断言している。彼らは、にせ医者や詐欺師、魔術師らはてんかんを神格化し、そのため、もし治療が成功すれば崇拝されるが、もし失敗しても責任を神々に押しつけるのだと責めている。「神聖病について」と名づけられたヒッポクラテス文書は、てんかんが神秘的な原因で起こることを否定していて、他の病気と同じくありふれた病気なのだから「神聖」という命名はよろしくないと非難している。また、てんかんは脳の病気であるともはっきり述べている。「神聖病について」の作者の名前は不明であり、実際、彼ははたしてヒッポクラテス学派の医師だったのだろうかと疑問視する学者も何人かいる。だが、ほとんどの歴史学者はこの論文はヒッポクラテス学派が書いたものだと認めている。

この人物が、現代の医師と同じように、てんかんにまつわる迷信を打破しようと試みたことは疑いもない。ヒッポクラテス学派の医師たちは、てんかんは人類が受け継いだ他のすべての病気と同じものだと考え、何か特別な神聖なものとは見なかった。「神聖な」という命名はいろいろに説明されてきた。古い時代には長い間、この病気は人間に神あるいは悪魔が宿るために起こるとされてきた。それらは発作の間は患者の体を離れ、居合わせた人あるいは見物人を傷つける。のちの“morbus comitiales”（市民会議病）というラテン語は、患者が発作を起こしたとき、汚染から身を守るために集会が解散されたことに基づいている。てんかん患者は不浄なものと見なされたので、人々は悪霊を追い出すために唾を吐いたものだった。この迷信は何世紀も続き、現代でさえ、ある文化圏では悪霊を閉じ込めて見物人にうつるのを防ぐため、けいれんを起こしている人の周りに円を描く。

「神聖病について」の作者によれば、多くの人はてんかん患者を不浄のもの、避けるべきものと考えた。このような迷信のために、当時てんかんをもつ人は、多くの公的活動（共同浴場へ入ることや会食をすることなど）を禁じられ、またある種の食物（魚、鳥、仔ウシ、ヤギ、シカ、ブタ、イヌ）、野菜（薄荷《はっか》、ニンニク、玉葱《たまねぎ》）を食べることを禁じられ、さらには黒い衣服やヤギ皮の衣服を着ることをも禁じられた。このように患者たちは他の人々への汚染を防ぐため、追放され隔離されたのである。こうした禁止措置と同時に、治療としては魔術師やにせ医者どもが患者を浄化すると称して様々な秘儀を行った。たとえば、闘技士の血を飲ませるとか、人間の骨を食べさせる（環椎は特に効き目があるとされた）とか、ヤドリ木を食べさせるとか、鉄を飲ませるなどである。ある者は、鉄の爪を患者が初めて発作を起こした場所の地面に打ち込むと、悪魔がそこに釘付けになり患者は治ると信じていた。珊瑚《さんご》とシャクヤク、マチン（新月のときに採ったもの）でできたお守りを首につけると病気が治るともされていた。こうした誤った治療法が様々に、ときとして正反対の理屈で実践された。たとえば、ある医師は患者にヤギの肉を食べることを禁じ、別の医師はそれを奨励し、葬式の際の荼毘《だび》の火で乾燥させたヤギ肉が特によいなどと言っていた。ヒッポクラテス学派の医師たちはこうした迷信的、魔術的、宗教的な治療に反対したが、多くの治療者はこのような超自然的な治療法を用いていたのであった。

医師やにせ医者たちが、てんかんを治すと称してこれほどまでに多様な治療を行っていた理由なのだが、容易に想像できそうである。この病気は間欠的に起こるものであり、発作の形も患者の身体的、精神的な状態によって変化する。それゆえに、家で毎日発作を起こす患者であっても、寺院に連れてこられると、数週間は発作が止まることもあるだろう。したがって、自分の治療法に夢中になっている治療者は、発作の軽減が本当は環境の変化によるものであるにもかかわらず、自分の治療法のおかげと誤って思い込んでしまう。この状態が単に一時的な緩解にすぎず、同じ治療を続けていても発作が前と同じように再発してくることがはっきりするまでには長い期間が必要である。このことが批判力をもたない医師をして己の治療法に有頂天にさせた理由であった。

てんかんの臨床面についても多くのことがヒッポクラテスの時代にわかっていた。てんかんは幼児期の初期、特に歯の生える頃に起こりやすく、二〇歳以後に起こることは非常に稀であるとされていた。「神聖病について」は、遺伝的な特徴があるとも示唆しているが、これはすべての疾患は遺伝によるものだという信念の反映であるだろう。発作は女より男に多い、そして性行動と関連しているとも考えられた。興味深いことに、てんかん発作は性的絶頂感に似ているとされ、ヒッポクラテスもデモクリトスも「性交は軽いてんかん発作である」と書いている。この理論を敷衍《ふえん》して、性交が発作を治すと考える医師がいる一方、性交を避けるべしと主張して、去勢すら勧める医師もいた。これらの古代の医師たちは、この病気は思春期には終息するが、もし終わらなければ治癒不能であると考えた。女性においては、月経や妊娠は発作を誘発する一因であると見なされた。その証拠とされたのは、月経期や妊娠中の子癇《しかん》時の発作頻度の増加であった。

様々な環境因子がけいれんの原因あるいは誘因であると考えられた。季節、風、雨などはすべて発病因子とされていた。日常生活の行動、たとえばある種の食物の摂取が原因となるとくり返し述べられ、アルコールを飲んだ乳母の母乳も赤ん坊にてんかんを起こさせる恐れがあるという。ほとんどすべての人間の活動――運動、睡眠、そして如何《いか》なる種類の精神的障害も、けいれんを起こし得ると考えられた。

ただし、不思議なことに、おそらくは頭部外傷を除いて人間の不調や病気の類は発作の原因にはならないと一般に考えられていた。

ヒッポクラテスは、患者が意識を喪失し、音や光や痛み刺激に反応せず、体が一側に引き上げられてねじれた場合は発作であると定義している。運動期には両手がけいれんし、歯をくいしばり、顔が土気色になり、両眼が上方に偏位し、両足を蹴り、口から泡を吹く。患者は窒息し、尿失禁をきたすこともあり、多量の発汗を伴っている。のちの書き手たちは発作の記述をさらに詳細なものにするとともに、発作の前兆についても書いている。そうした前兆を感じたときは、患者は自分で引きこもり、横になれたわけである。こうした大きな発作を生き生きとした言葉で描写している文章は、現代の神経内科医がよく知っている大発作の記述そのものである。それのみならず、ある執筆者たちは意識を回復してからの錯乱状態も書いている。すなわち、全身倦怠、頭重感、視覚の歪み、頭部の静脈の怒張、発作後の錯乱期には友人さえも識別できないことなどである。

「ヒッポクラテス全集」にはいくつもの種類の発作が載っており、その中のあるものは今日の目で見ても容易に頷《うなず》け、あるものは今でいう発作と異なっている。ヒッポクラテス学派の医師たちとのちのローマの後継者たちは、夜驚症とめまいをてんかんに関係あるものと考えた。

ヒッポクラテス学派の医師たちは、もし発作が思春期前に起こったならそれは治るが、二五歳以後に起こったら持続すると考えた（「箴言集」第五章）。「予言」第一巻の作者は、新生児期あるいは二五歳から四五歳の壮年期に起こったてんかんは根治が難しいと書いている。さらに、局在性ではなく全般けいれんで始まる発作は治すのが困難であると認識していた。彼らは顔、手、足の全身を含む全般けいれんは持続時間が短く、顔から始まる局在性の発作は持続時間が最も長く、手や足から始まる発作なら治療しやすいと思っていた。

ヒッポクラテス学派の医師たちは、発熱、特に四日熱マラリアは時にてんかんを治すことを知っていた。しかし彼らにはまた、子供の発熱はけいれんを引き起こすこともわかっていた。他の多くの病気と同様に、遺伝がてんかんの主要な原因であり、年齢も原因と予後の重要な因子であるという。新生児期のけいれんは死を招くことが多く、もし助かったとしても口、目、首、手などに後遺症を残すこと、そしてさらには発作が起こりやすくなることもすでに理解されていた。

ヒッポクラテス文書の作者たちは頭部外傷の後に発作が起こることをよく認識していたし、それはしばしば体の一側に起こることも知っていた。「もし傷が頭の右側にあるなら体の左側がけいれんし、もし傷が左側にあるなら右の上下肢がけいれんする」。この場合はただちに穿頭を行うように勧めているが、こめかみ部分、特に側頭筋と側頭動脈を切らないように注意している。でないと、けいれんが起こるという。

若年者の自然発作に対しては、摂生法や食事療法、転地、生活様式の転換などを勧めている（『箴言集』第二章）。同様のことが「神聖病について」でも推奨されている。

大多数の患者は小児期に発病し思春期には消失するものの、もし続くなら年とともに悪化する。また、発作は満月の夜とか睡眠中のみとか、あるリズムをもって襲来する傾向があることもわかっていた。病気が慢性化すると非社交的で無愛想になる。それだけでなく、若いときからてんかんをもっていると、精神状態が泥酔者のようになる。高齢者は発作で死亡する率が高いが、もし死なければ発作を起こさなくなる。

発作に伴う危険性や合併症——死、外傷、斜視や眼球振盪などの目の変化、さらには発作が続いた結果としての四肢の麻痺も知られていた。ヒッポクラテスはてんかん患者が老齢に達すると片麻痺を生じる可能性があると書いている。

生活様式の変化（特に思春期の）や転地や生活習慣の変化が、発作が続くのを止める可能性があることも示唆されている。局在性をもたない全般けいれんは予後が悪く、一方、発作が手や足から起こる場合は回復の可能性があるという。面白いことにヒッポクラテスは「四日熱にかかった人はてんかんにならない。そしててんかんになってから四日熱にかかった人はてんかんから解放される」と言っている。てんかんを止めるために四日熱にかからせることさえ試みられた。

ヒッポクラテス文書の作者たちは、二〇歳以後に起こったてんかんは治らないとしているが、ある者は抑制可能だという意見をもっていた。スーケによれば、彼らは幼児のけいれんや発作は歯が生えるために起こると考えた。子供の発作の原因として中毒や環境の変化や無月経、初潮などの生理的因子が挙げられている。

発作を目撃すればてんかんの診断は簡単であるが、発作間欠期では難しい。しかし、それはギリシア人やバビロニア人にとっては重要だった。というのは、奴隷を買ったとき、一二ヶ月以内に発作を起こしたら、買い手は奴隷を返して代金を取り戻せたからである。当時、人為的に発作を起こさせる方法として、目の前で陶工用のろくろを回転させた。もし奴隷がそれで目がくらんだり発作を起こしたりしたならば、売り主のもとへ戻された。もちろんこれは、現代の光感受性てんかんのはしりであった。悪臭を放つ物質を嗅がせることも誘発の手段として使われた。

ヒッポクラテス学派の医師たちは、てんかん発作と他の原因によるけいれんを区別すべきだと強調したが、どうやって区別したのかははっきりしない。当時記載された子宮の病気は、現在「ヒステリー」

発作と呼ばれているものとは関係がない。異様な発作は明らかに典型的なてんかん発作とは区別された。精神運動発作は狂状態（mania）の一型と考えられていたようである。

てんかんの病因論については多少悩んだ形跡が見て取れる。「神聖病について」ではこう書かれている。

しかしもし空気が脳と血管から遮断されると、人は無言になり意識を喪失し、窒息して失禁する。肺は呼吸を遮断され、泡をつくり口から吹き出す。眼球の小血管は激しく脈打ち、そのために眼球は偏位する。下肢では息が閉じこめられ、その結果けいれんと痛みが起こり患者は足を蹴る。一方、手は血液が停止して力が抜け、けいれんを起こす。

プラトン（Plato）とヒッポクラテス文書の作者のある者は、「もし『白い』漿液が黒い胆汁と混ぜ合わされると、その循環が阻害されて『神聖病』が起こる」と述べている。他のヒッポクラテス文書には、血液に混合された空気は血管を閉塞し、そのため血の流れが阻害されて不規則となり、けいれんを起こすと書いてある。アリストテレスは食物が蒸気を作り、それが脳に上がっていくと信じていたが、これはまた睡眠という現象の説明のためにも使われた。言い換えれば、睡眠はてんかん発作であり、だから発作は睡眠中に起こりやすい。アリストテレスはまた、てんかんは黒い胆汁によって起こるうつ病であると言っている。この見方はヒッポクラテス学派の「ほとんどのうつ病患者はてんかんをもっているのが普通であり、てんかん患者はうつ病である」との言葉に支えられたものだと思われる。もう一つ、コスのプラクサゴラスの見方とされるものは、漿液が泡を生じさせ、それが心臓から出る心の息吹《いぶき》（psychic pneuma）の道筋を塞《ふさ》ぐために体が振るえてけいれんすると述べている。その他いろいろ奇抜な説が出されたが、それらはこの不可思議な問題をさらに混乱させただけだった。

ヒッポクラテス学派の治療法

ヒッポクラテス学派の医師たちは、てんかん患者を効果的に治療するのは難しいと知っていた。長期にわたって罹患している患者は不治であるとの認識により、早期の治療が勧められた。若年者で手足から始まる発作をもつ者は予後がよいが、高齢者では悪かった。前兆をもって始まる発作には、不快な臭いを嗅がせたり、苦いものを舐《な》めさせたり、あるいは冷たく硬直した手足に湿布を当てたりすることで発作の拡大を防ごうとした。四肢から起こる発作に対しては、四肢を引っ張ったり縛ったりしてプネウマ（息吹）の拡散を防いでけいれんをその手足に限局しようと試みた。

全般発作に対しては別の治療法が勧められたが、それらの多くは極めて不快なものだった。ほとんどの治療法の基本は下剤、利尿と運動からなり、補助療法として多種多様な一風変わった運動や食物の摂取が加わった。患者は運動をしたのちに酢と蜜を飲み、休息をとる。夜になると歩かされ、休み、また歩かされ、そして沐浴《もくよく》させられる。休息の間と食事の前には酢と蜜の混ざったヒソプの液を飲まされる。発作に明らかなリズムのある場合には、発作の予想される一日か二日前に瀉血を受けるか催吐剤を飲まされ、同時に下剤をかけるか浣腸された。こうした方法に加え、特別な臓器、たとえばラクダの脳とかオンドリやヤギの睾丸などを食べなければならなかった。それでも効果がなければ、外科医が後頭部をギリシア語のX字型に切開し頭皮を焼灼するか、穿頭器でブレグマ（bregma）の部分に孔を開けた。*訳注1－4 カッパドキアのアレタイオス（Aretaeus 一五〇頃～二〇〇頃）は骨の内外板を通して孔を開け、膿と軟膏を塗り込んで硬膜を骨から離すようにしたほうがよいと勧めている。そのうちに傷は化膿し、遂には瘢痕化して治癒し、「患者は……てんかんが治るのである」。しかしながら、多くの医師たちはこうした動脈切開、焼灼、穿頭といった外科治療に懐疑的であり信用していなかった。ヒッポクラテスののち何世紀かを経てローマ人がギリシア人に代わって医療の主導権を握ってからも、てんかんに関する概念と治療法はほとんど変わっていなかった。

ヒッポクラテスの仕事の中では、「頭部の傷について」が最も正確に書かれた本である。作者はまず頭蓋の縫合について述べ、それから内外板の間の多孔性の板間層が血で膨らんだ細い血管で満たされている様子を記している。さらに、頭蓋骨の厚さは部位によって様々であり、部位ごとに外傷に対する脆弱性が異なることを書いている。彼の観察によればブレグマのあたりが最も外傷に弱いという。「頭の後部に傷を受けた人のほうが前部に受けた人よりも助かりやすい」という結論は、この知識を人の頭蓋ではなく動物の解剖で得たことを物語っている。

これを書いた人は頭部の傷、特に頭蓋骨の状態に関して極めて詳細な説明を加えている。

一、骨折（fracture）＝骨の破壊であり、必然的に挫傷と合併している。

二、挫傷（contusion）＝骨の外傷であり、骨はまだ自然の状態を保っているように見える。この状態ははっきりと定義づけされていない。なぜなら氏名不明の作者が言うように、たくさんの種類の挫傷があり、肉眼では明らかに見えないからである。実際、受傷の直後では骨が傷ついたかどうかはわからないものである。

三、陥凹骨折（depressed fracture）。

四、ぎざぎざの傷（dented injury）。

打撃部位から離れた部位に外傷ができること（contre coup）も観察されている。

これらの外傷のうち、挫傷（骨が露出していてもいなくても）や亀裂、挫傷（骨折を伴うか否かを問わず）を伴う陥凹骨折（hedra）のあるものは穿頭を必要とするという。陥凹骨折は特に骨が砕けて落ち込んでいるものなどはほとんど穿頭を必要とせず、骨折も挫傷も伴わない陥凹（hedra）は穿頭を行う必要がない。ヒッポクラテスは明らかに脳の状態よりも骨の状態を重視していた。彼は致死の可能性をもつ頭蓋の挫傷と亀裂骨折の危険性により関心をもっていた。致死的要因――目に見えず、後になって起こってくるもの――は明らかではないのだが、おそらくは脳の圧迫と感染からくる昏睡である。通常は頭皮の傷も伴っている陥凹し粉砕している開放性の傷（hedra）の場合は穿頭は必要がないと言う以上、ギリシア人たちは明らかに、外部に自由に排液している傷ならば致命的ではないのだと体得していたに相異ない。しかし、もし頭蓋内への交通性が阻害されたら、頭皮が無傷であろうとも穿頭は避けられなくなってくる。したがって、線状骨折があるか否かを早期に診断することが重要だった。ヒッポクラテスは書いている。

……もし骨折か挫傷が疑われたら、それを確かめるために、真っ黒な油を溶かして傷口をそれで満たせ。そして油を塗った布を当て、次に大麦粉を練った罨法《あんぽう》を当てて包帯をせよ。翌日、傷をきれいに拭い去り、骨を剝離子で搔爬《そうは》してみよ。もし骨が正常でなくて骨折や挫傷があるなら、それ以外の搔爬された部分は白いが、色素の浸み込んだ骨折や挫傷の部では搔爬した痕が黒く見える。しかしそれ以外の部は白い。次に、黒く見える骨折部を剝離子でさらに深く搔爬せよ。そしてもし亀裂部分の骨を削っていって亀裂が消失してしまうようなら、剝離子の搔爬で消えてしまう程度の骨折であり、骨挫傷は軽度であったと結論できる。これは大して危険性もなく続発症の心配も少ない。しかし、もし骨折が深部にまで及んでいて、いくら搔爬しても黒い色が消えないときは穿頭が必要である。

穿頭術については詳細に記述されている。

……骨を脳膜まで一気に鋸で切ってはならない。脳膜を露出して傷口に長時間曝《さら》すと遂にはそれはキノコ状の膨隆を示すようになるからである。さらに、もし骨を一気に脳膜まで切り下げて骨を取り去ろうとすると、鋸操作で脳膜を損傷する危険性がある。穿頭の際は骨をほんの少し残しておいて骨が動くようになったところで鋸操作を止める。そうして骨が自然に落ちるのに任せるべきである。鋸で骨を貫通せず、一部を残しておけばけっして害は起こらず、骨は十分薄くなっている。他の点については傷に合ったと思われる治療法を施すべきである。穿頭にあたっては骨が過熱しないように穿頭器を頻回に外して冷水につけよ。なぜなら穿頭器は回転で熱くなり、骨を熱して乾燥させて焦がし、その結果目的以上の大きさの骨片が切り取られるからである。そしてもし骨を脳膜まで一気に切り下ろして骨を外そうと望むなら、同様に穿頭器を頻回に外して冷水につけなければならない。しかしもし患者の治療を最初から引き受けたのではなく、時が経ってから他人から受け継いだのであれば、鋸歯つきの穿頭器で一気に脳膜まで切り下げなければならない。その操作中には頻回に穿頭器を取り外して固い消息子で調べるか、切開の傷痕に沿って確かめよ。骨の下に何かが存在しているときは骨は普通より容易に切開され、あるいは骨が普通より浮いているからである。

重症例についても述べられている。

患者が治療不能で救命不可能な致死的損傷を頭部に受けているときは、患者が死に近づきつつあると宣言し、これから患者に起こるであろう諸症状を予告してよい。もし骨が折れ、割れ目を作り、あるいは挫傷やその他の傷がありながら誤ってそれを見落とし、使うべき剝離子や穿頭器を使わずに骨を正常と見なして放置すれば、発熱が起こってくるであろう。それは冬なら一四日以内に、夏なら七日以内に起こってくる。そして熱とともに傷口は変色し炎症は消失し、粘稠性を帯び、漬け物のような外観を呈し、やや黄褐色の土気色になる。それから骨は壊死に陥り、以前は白かったものが黒くなり、遂には蒼白になる。しかし中で化膿が完成すると、小水疱が傷口に形成され、患者はせん妄状態で死ぬ。ほとんどの場合、けいれんが対側に起こる。すなわち、もし傷が頭の左側にあればけいれんは体の右側に起こり、傷が右側にあれば左側に起こる。そしてある者は卒中状態に陥る。そしてこのようにして患者は夏ならば七日の終わり、冬ならば一四日の終わりまでに死亡する。これらの症状はいつも同じように現われるので、傷が比較的古いものか新しいものかを症状から判断できる。しかし、もし熱が起こりつつあり、これらの症状のどれかを伴っていることがわかったら、時を移さず骨を膜（脳膜）まで切るか、剝離子で削った後（この状態では簡単に切ったり削ったりできる）、周囲の状況を考慮しながら他の適当と思われる治療法を施すべきである。

狂犬病は同時代の人々に認識されてはいたのだが、ヒッポクラテス学派の記述はあいまいで不確かである。アルコール中毒は当時は多くはなかったが、彼らはそれを三段階に分けている。第一段階は軽度の中毒で思考の障害である。第二段階は重度の中毒で昏睡を伴う。そして、最後はアルコール性錯乱である。飲酒の結果、手が震えるなら錯乱かけいれんが起こると予想できると述べられている。その際には催吐剤、熱した洗浄剤、瀉血などが推奨されている。あるいは「流行病」の第二巻にあるように、「もし中毒（泥酔）の後で頭痛があるなら、一コテュレ（約〇・二七リットル）の純粋な葡萄酒を飲め」ということになる。「ヒステリー」という用語は「子宮の窒息」を表わすのに用いられた。これは若い女性に見られ、移動した子宮が肝臓に押しつけられるために起こると考えられた。これは現在ヒステリーと呼ばれているものとは関係がない。

ヒッポクラテス文書は躁うつ病にも触れているが、必ずしも周期性をもつものとは思わなかった。彼らはうつ病を神経衰弱、心気症、強迫状態、高所恐怖症や種々の心身医学的な障害と関連づけた。これらの訴えは、胃腸や胆汁の不調、疲れ、外傷、環境の急変などで現われる。また、過剰な飲食、過剰な運動、気候の極端な変化などでももたらされる。したがって、その治療法は簡単である――すなわち、食事療法と理学療法、一般衛生だけである。ヒッポクラテス学派の医師たちは診断と治療方法よりも、むしろ予後に興味をもっていた。ところが、残念ながら治療に関する文献が失われてしまっているために、彼らの治療の結果はわからない。

穿頭術についての詳細な説明書の存在は、当時の外科医が外科器具の取り扱いにかなり習熟していたことを意味している。ギリシア人がポンペイで発見された開頭術用の器具と似た器具をもっていたことからするならば、彼らの知識はエドウィン・スミス・パピルスの時代からはるかに進歩したものだった。彼らはおそらく北ヨーロッパ人から手術を学んだと思われる。その墓跡からは先史時代の開頭術の証拠が出土している。しかし源がどこであれ、ギリシアの外科医は完璧な技術をもっていた。

エドウィン・スミス・パピルスの作者は脊髄の外傷により麻痺が起こることを知っていた。だが、のちの何人かの哲学者たち、特にアリストテレスは脊髄と背骨の骨髄を混同して捉えていたし、プラトンは脊髄と脳とは一体をなすと考えていた。「脊髄脳（myelencephalon）は骨で覆われ、筋肉で取り囲まれている。それは神聖な魂の宿である脳と分節をもった脊髄に分けられる。脊髄からは『神経』が出て脳と心臓や肝臓を結んでいる」。プラトンは愛をもった女の魂は脊髄の下のほうに、勇気をもった男の魂は上のほうに位置するのだと言っていた。

ヒッポクラテス文書の作者たちは、脊髄の構造と機能について漠然とながらも知識はもっていたようである。ヒッポクラテスの言葉を書き記したとされる書物の脊髄の章が残っていたら、脊髄の解剖と機能に関する彼らの知識が明らかにされていたかもしれないが、脊髄損傷についてはいくらか細かく記したものの、脊椎外傷による麻痺となると、脊髄の役割を理解していたのかどうかはっきりしない。また、脊髄が脳から出ていて骨髄とは別物であるということを知っていたかどうかも定かではない。彼らが強調したのは骨性の脊柱のことだった。というのは「墜落の結果、背骨が後方に突出したときは脱臼を治療する」と言っており、さらに、上部頸椎の脱臼によって全身の筋力の喪失と麻痺が起こったときは脊椎のずれによるとされている。このようなずれは患者を梯子に載せてゆすったりするような方法で修復できないとも述べている。そのうえ、ヒッポクラテス学派の医師たちは、感染によって起こったと思われる麻痺状態をも脊柱の脱臼によると言っている。たとえば、彼らが記載した患者の何人かは頸椎の脱臼例と同じような経過で死んでおり、咽頭痛を訴え、多量の漿液を出し、発熱、呼吸困難、顔と口と軟口蓋の麻痺を示している。スーケの説得力のある解釈によるならば、これらはジフテリア後の麻痺だったのであり、孤発性ではなく流行性のものだった。

この時代のギリシアの医師の臨床における慧眼と経験は並外れたものであり、実に多くを知っていた。すなわち、対側の麻痺、外傷あるいは副鼻腔炎による髄膜炎、黒内障、脳卒中、全般性あるいは局在性てんかん、片頭痛、破傷風、アルコーリズム、遺伝性精神病、ある種の精神疾患の周期性、うつ状態や心気症状態、脅迫症や恐怖症、対麻痺と四肢麻痺、脊髄振盪と挫傷、ジフテリー性麻痺、坐骨神経痛その他の脊髄の障害などである。神経学の知識の宝庫とも言えるだろう。

訳注1－4　冠状縫合と矢状縫合の接合点。幼児期に大泉門のあったところ。Bregma とはギリシア語で湿らすの意。

アレクサンドリアの医療

ヒッポクラテスの没後、アレクサンドリア学派の成立までの一世紀の間に、ギリシアの政治情勢に変化が起こった。マケドニアのフィリッポス二世がテーバイ（テーベ）、アテナイ（アテネ）、最後にはスパルタにも侵攻して征服し、彼の息子、アレクサンドロス大王（紀元前三五六～紀元前三二三）は王位を受け継ぐとギリシアの軍隊を使ってアジアへの侵攻を開始した。このような状況の下で医学は軽んじられ、その結果、この時期には注目に値する医師はほとんど出現していない。わずかにコスのプラクサゴラスとクリュシッポスが、彼の弟子であるヘロフィロス（Herophilus　紀元前三〇〇頃）とエラシストラトス（Erasistratus　紀元前三世紀）の書物によって知られている程度であった。

当時は哲学者アリストテレス（紀元前三八四～紀元前三二二）の時代であった。だが、彼は神経系に関する知識が乏しく誤りも多かった。実際、もし脳を見ていたとしても動物の脳だったと思われる。脳は頭の前の部分にあると書いているからである。脳には静脈も血液もなく、だから冷たいのだと信じていたし、それに対して心臓と肺は温かく血液に満ちており、脊髄は血液はないものの脳と違って温かいとも述べている。また、心臓はすべての器官の共通感覚（sensoium commune, soul）の座だと考えていた。心臓へ入る二つの導管を見出して味覚と触覚を伝えるものだと解釈し、すべての他の感覚も似たような導管をもつにちがいないと結論づけた。それゆえに、心臓は生命の基礎であり、血液の源泉であり、血液は静脈を通じて身体のあらゆる部分に行き渡る。また、心臓は理性、感受性、智恵の座であり、随意運動の中枢だった。彼は、脳が感覚臓器であることを否定した。目や耳や鼻との間に何のつながりもないではないかと信じていたからである。それだけでなく、脳は湿っていて冷たく、無感覚で血液をもたないと思っていた。アリストテレスの研究者たちは彼がなぜそう考えたのか、理由づけを試みている。最も単純な説は、彼は人間の脳に接したことがなかったからだというものである。

アレクサンドロス大王の死後、幕僚であったプトレマイオス一世ソテルは大王の遺骸を擁していち早くエジプトに割拠し、プトレマイオス朝の首都アレクサンドリアは交通と貿易の要衝として栄えた。また、プトレマイオス一世はアレキサンドリアを第二のアテネとして、世界中から著名な芸術と学術の大家が集まるような文化の中心にしようと企てた。彼は二〇万冊の希覯《きこう》本や貴重な文献を集めている。図書館のために、多くのヒッポクラテス・テキストが書写された。図書館設立のための要員として各分野の傑出した学者たち（すなわち、詩人、歴史家、哲学者、医師、数学者、芸術家など）が集められ、聖職者により統括された。ヘロフィロスが小アジアからやってきたのは、この科学の中枢とも言うべき図書館のためであったという。彼は、年代は明らかではないがカルケドンで生まれ、コス島の高名なアスクレピオス派のプラクサゴラスにより教育された。彼の助手のエラシストラトスは紀元前三一〇年頃にケオス島に生まれ、アンティオキアで成長し、医師である父の跡を継ぐためにアテネで教育を受け、のちにコス島で医師としての経験を積んでいる。

残念ながらヘロフィロスとエラシストラトスの著作はともに失われてしまっている。のちの人々（特にガレノス）により引用された彼らの著述の断片によりわずかにうかがい知るのみである。しかし、不幸にしてガレノスは人体を機械と見なすエラシストラトスの対比論が気にくわず、そのため著作からの引用は多分に歪められている可能性がある。

以前に禁止されていた解剖学の研究は、プトレマイオス一世ソテルが人体解剖を許可したことにより復活している。実際、一二〇〇～一三〇〇年のちのローマの著作家ケルスス（Celsus　生没年不詳。ティベリウス帝治下［西暦一四～三七］の人）の言によるならば、ヘロフィロスとエラシストラトスは終身刑あるいは死刑の宣告を受けた囚人たちを生きながらにして解剖することを許された。このような悪評が事実ではなかったとしても、ヘロフィロスは解剖研究を残酷だと見なす市民たちから激しく糾弾されていた。しかしながら、人体解剖をもとにして、彼は末梢神経を記載し、それが脳あるいは脊髄から出ていることを明らかにし、末梢神経に運動と感覚の機能があると結論づけた。彼は明らかに脳を切っている。そしてその割面を見て、中に空洞あるいは脳室があることに気づいている。しかし、その中に液体が満ちていることには気づかず、その存在さえも無視してしまった。切ったときに水は流れ出てしまったからにちがいない。

アリストテレスも脳の中の空洞を知ってはいたが、ヘロフィロスははるかに詳細な記述を行っており、側脳室、正中の脳室、第四脳室について述べている。第四脳室は小脳の脳室として記載され、第四脳室の正中線上の最尾側の点に対して“calamus scriptorius”（筆尖）という名をつけている。また、脳を覆う二枚の膜を、硬さに基づき“dura mater”（硬膜）、“pia mater”（軟膜）と呼んでいる。彼は、頸動脈と椎骨動脈が脳底部で形成する血管網を“rete mirabile”（怪網）という名で記しているが、その重要性については認識していなかった。あるいは、脳の静脈を追跡し、硬膜の静脈洞、さらにはそれが後頭部で合流する槽――もしくはブドウ絞り桶――のことを書いている。それは今日、彼にちなんで“torcular Herophili”（静脈洞交会）と呼ばれているものである。そして遂には、脳幹の延長物――脊髄――を研究し、そこから運動と感覚の神経が出ていることも示された。

エラシストラトスはヘロフィロスの発見を確認したうえで、それをさらに詳細なものにした。彼は脳脊髄軸と脊髄神経の起源を明らかにしており、一時期は運動神経だけが脊髄の白質から出ると信じたが、のちには感覚神経も脊髄から出ることを認めるようになっている。しかし、運動神経を靭帯や腱からはっきりと区別していなかった。また、ヒトと動物の脳の脳室系について書き、二つの側脳室と正中の脳室との連絡口に注目している。これはずっとのちに「モンロー孔」(foramen of Monro) と呼ばれるようになったものである。

アレクサンドリア人は神経系の本質についてはどちらかといえば単純な考えをもっていた（図1－11）。彼らの哲学的な考察は彼らを奇妙な結論に導いた。エラシストラトスは言っている。動脈は吸入される大量の空気で満たされており、静脈は血液の貯水槽であるにちがいない。なぜなら、「自然が同じ機能のために二種類の脈管を作るということはあり得ないからである」。呼吸時に空気は気管、気管支、肺を通り抜け、次いで肺の血管に入り心臓の左心室に達すると彼は考えた。左心室の中で空気は命の息吹*訳注1－5 (pneuma vital) に変えられる。心臓が収縮するたびに息吹は大動脈に打ち出され体のすべての部分に送られる。脳に送られた息吹は怪網を通り抜け、最後に中央の脳室に入り、そこで第二の変質を遂げて心の息吹（psychic pneuma）に変化する。命と心の息吹は「命の精気」（vital spirit）と「動物の精気」（animal spirit）としてルネサンス期まで医師たちが記述してきたものである。エラシストラトスは、魂（soul、生命の原基）は脳室内、特に第四脳室の中にあると思っていた。心の息吹が外界の事物から来る粒子と振動を受け取り、感覚と認識を作り出すのはこの脳室においてである。次いで、粒子と振動は運動神経に入り、筋肉に対して命令を伝える。命の息吹は動脈によって体のあらゆる部位に運ばれ、そこで静脈によって運ばれた血液と接触する。この接触によって血液は栄養を補給され、命の息吹は刺激され、かくして熱

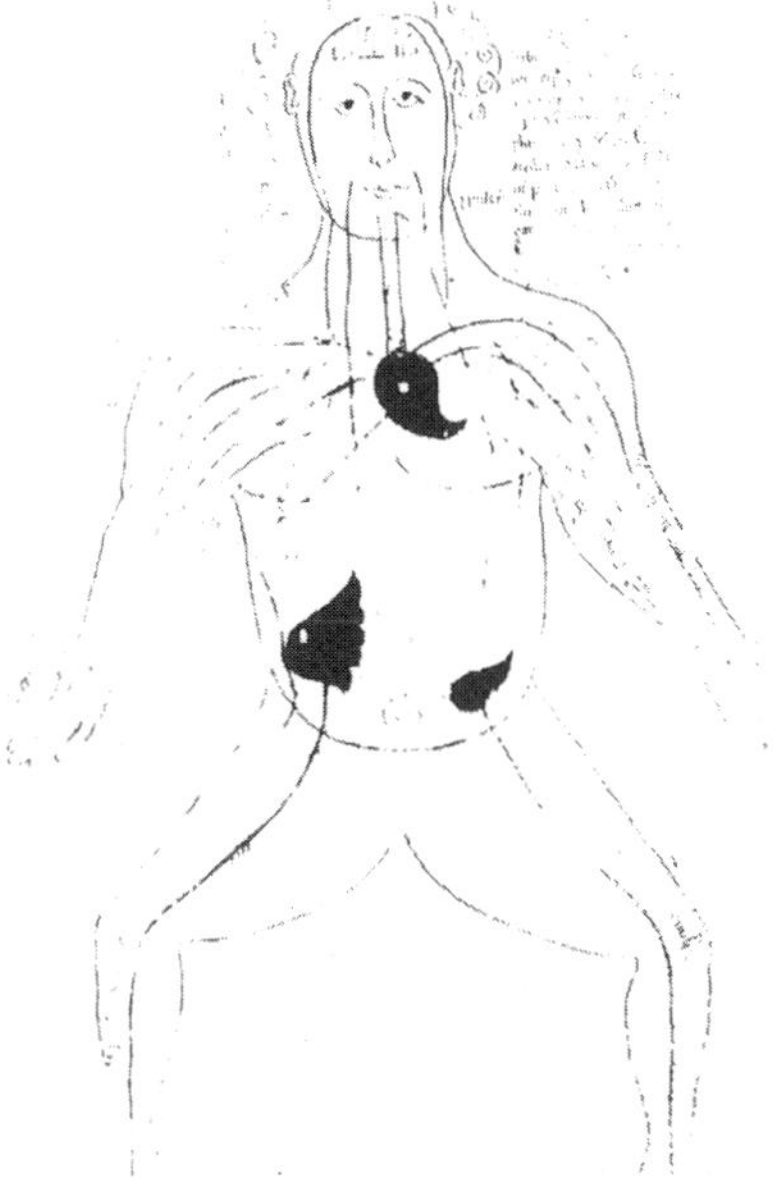

図1-11　アレクサンドリアの13世紀の文献にある人体図。（*From the collection of A. Earl Walker*）

とエネルギーと生命が生じる。要するに、身体の生命は命の息吹により、知能の生命は心の息吹（psychic pneuma）によって保たれているのである。この二つの息吹あるいは霊の説は医師たちや哲学者たちに支持され、大きな修整を加えられることなくウィリアム・ハーヴェイ（William Harvey　一五七八〜一六五七）の時代まで続くのである。

　エラシストラトスは脳回に対して非常に近代的な意味づけを与えていた。被造物の中で最も賢い動物である人間が最も複雑な脳回をもっているところから、その複雑さは知能の高さを表わすと結論づけたのである。同じ論法を用いて、小脳の脳回または小脳回の細かさは筋肉運動の素早さと力に相関するとも言っている。このことは彼が、小脳は運動の調節に関与すると考えていた証と解釈できる。しかし、この解釈は現在参照可能な断片的な彼の著述を見るかぎりでは少々疑問をなしとはしない。

　アレクサンドリアの医師たちは、麻痺は脊髄でなく硬膜の損傷によって生じるのだと確信していた。一方、ヘロフィロスは麻痺は運動機能または感覚機能、あるいは両者の喪失の結果なのだと認識していた。彼は、特別な理由が見当たらない突然死を心臓の麻痺によるものとした。神経機能の障害は、体液（humor）が濃縮してゼラチン状になって血管を塞ぎ、そのために息吹の流れ、特に運動指令を伝える流れが止まるか止まりかけているために起こると考えた。

　アレクサンドリアは当時の世界の交通の要衝だったので、様々な植物や木や薬があらゆるところからもたらされた。ヘロフィロスは、それらが治療薬として使える可能性があると見て、いろいろな病気に試している。単剤で効果がないときは何種類もの薬を組み合わせて使用した。かたや、エラシストラトスはこうした多剤併用療法には熱意を示さず、単純な薬、特に植物を極めて少量使うことを好んだ。たとえば胆汁赤痢（bilious dysentery）には三滴の葡萄酒を処方している。この二人の医師はよく意見を戦わせてはいたものの、水治療と体操、食事療法については意見が合っていた。

ヘロフィロスはエラシストラトスよりも弟子が多く有名だった。彼はどちらかというと解剖学者であり、脳脊髄液系、末梢神経の運動、感覚機能、大脳の脳室、脈絡膜、脳の静脈循環のことなどを書いている。一方、エラシストラトスはどちらかというと生理学者であり、生理学の創始者と呼ぶ者もいる。たしかに、脳回の機能を示唆したし、小脳回の運動調節における役割も推測されたようである。二人はアリストテレスの没後ちょうど二〇年目に当たる年に、神経系に関する共同研究のプランを作った。死体解剖を許可した聡明で自由な精神をもった王の支持がなければ、神経系の構造と性質が明らかになるまでに何世紀も要したことであろう。しかし、この二人の偉大なアレクサンドリア人の亡き後に、解剖に反対する庶民の間の偏見と宗教的な教条が再び台頭しはじめた。のちのプトレマイオス家の王たちは解剖学者たちを支持しなくなったので、死体解剖は放棄され、アレクサンドリアの医師たちは動物を使った死体解剖と生体解剖を細々と続けるほかなくなった。

アレクサンドリアの医師たちからガレノスに至る何世紀かの間は、神経学的な知識はほとんど進歩しなかった。解剖が規制されたため、神経系の解剖学は、ヘロフィロスとエラシストラトス、およびその少数の後継者たちの業績に頼りつづけていたのであった。また、外科よりも内科的な臨床と治療に注意が向けられた。そのため、アレクサンドリアの図書館に所蔵され、よく知られていたヒッポクラテス文書が医学教育の基礎のほとんどだった。アレクサンドリアの学派の名声はその頃につとに高まって、ヒッポクラテス文書はますます評価され、崇拝された。

訳注1－5　wind、breath を表わすギリシア語のプネウマ（πνευμα）から出た語。しかし、ギリシア末期の哲学やキリスト教古代哲学では生命原理、精神、霊、聖霊、命の力などをも表わす（ギリシア語新約聖書釈義辞典、教文館、一九九五）。旧訳聖書では「息吹」の

意味で使われているのは九回、「霊」の意味で使われているのは一七一回である（鈴木宣明）。また旧約聖書創世記二章の七節、「主なる神は、土（アドマ）の塵で人（アダム）を形づくり、その鼻に命の息を吹き入れられた。人はこうして生きる者となった」の中の「命の息」は七十人訳聖書（紀元前二八四〜二四七に完成したギリシア語訳旧約聖書）ではプネウマと同語根のプノエー（*πνοη*）が使われている。これは風、息（呼気）の意味が強いが、紀元後には霊、魂の意味ももつようになったという（雨宮慧）。紀元前三一〇年生まれのエラシストラトスの師のヘロフィロスのそのまた師であるプラクサゴラスがすでにpneumaという概念を使っているとすれば、七十人訳聖書の影響はないとみるべきであるが、世俗ギリシア語の中ですでに非常に早い時期に霊、あるいは自然力といった意味で用いられることがあったというので（前掲辞典）、pneumaの中に「命の源である息」という意味合いが込められていたと訳者は考えたい。その意味で、pneumaを単なる風、空気としてでなく「息吹」と訳した。

ローマの神経科学

紀元以前のローマ人は、無教育の医師や聖職者たちが与える葡萄酒や薬草などの民衆薬に頼っていた。しかし、紀元前七〇〇年頃にはすでに産科学が発達し、法律（lex regra）に従い、生きている胎児を救うために開腹術を行っていた。その結果、紀元前一四六年にコリントスが壊滅してギリシアの都市同盟が没落し、ギリシアの医師たちのローマへの移住が始まる前に、おびただしい数の医学用語がすでに普通に使われていた。しかし、当時のローマ出身の医師たちは大した教育を受けてはおらず、金持ち階級や「最高位の」一族はギリシアの医師がローマに来ることを歓迎し、ローマでの開業を認めるために市民権を与えて迎え入れた。ローマ皇帝でさえローマの医師でなくギリシアの医師を指名して宮廷に呼んだものである。

アレクサンドリアが没落しローマの力が強まるにつれ、ローマは世界の医学の中心を占めるようになっていく。しかし、軍隊組織における医師の地位は大変低いものだった。その主な理由は、医療に関する法的規制がなかったことで、医療を行おうと思う者は、男であれ女であれ、誰でも医療に従事でき、特別な勉強も試験もいらなかった。その結果、奴隷でも自由市民でも自宅や路上で医療を行え、そうした医療は市民の軽蔑の的になっていた。こうした中で豊富な知識と経験をもつギリシアの医師はローマの中で羨望の目で見られるような地位を独占するに至っている。

ローマの医学教育

アレクサンドリア医学の最盛期からローマ医学が頂点に達するまでの数世紀の間の注目すべき出来事は、多数の学派が医学の理論と実践に名乗りを上げたことである。メソディスト学派の創始者たちは、人体は体表の孔も自由に通り抜ける原子によって成り立っていると考えた。過剰な乾燥や緊張、切迫などに見舞われると原子が異常に弛緩《しかん》した状態になるか不自然な混合状態が起こり、原子の動きが妨げられて、病気が発生するという。この状態を診断するには基礎的な解剖・生理学の知識は必要がない。だから、この医療大系を習得するにはものの六ヶ月もあれば十分だった。その結果、社会のくずのような者も含めてあらゆる種類の職人たちが医師になれた。治療法は、安静剤や収斂剤で正常な緊張状態を回復させることであり、したがって治療は単純で、マッサージ、運動、入浴、少量の葡萄酒などが用いられた。創始者の一人、ビテュニアのアスクレピアデス（Asclepiades　紀元前一世紀頃）は患者を親切に扱うことでローマ人の人気を集めていた。彼は催吐剤や下剤の代わりに単純な薬を処方し、歩くこと、運動をすること、マッサージを受けることと水治療を推奨したが、抜け目のない診断家であるとも思われていた。ある日、通りで肉屋の葬列に出くわした彼は、遺体を見るなり叫んだそうだ。「この男は死んでないぞ。松明《たいまつ》の火を消して家に帰らせろ」。男は生き返り、その後も長く生きたという。もう一人の非常に尊敬されていたメソディスト医師のソラノス（Soranus　二世紀初め）は、いくつかの神経学的疾患、特に頭痛とてんかんについて書いている。

メソディスト学派はガレノスの時代にあってもかなりの人気を保っていた。アレクサンドリアとローマで最も大きく力の強い学派であって、その影響は中世にまで及んでいる。一方、他の学派としては学説と理論を重んじた教条派（Dogmatists）や、逆に実用的な観察と経験を重んじた経験派（Empiricists）があるものの、両派の治療は似通っていて大した違いは見られなかった。他の教団としては息吹学派（pneumatists）や百科全書派が挙げられる。だが、その影響力は小さく一時的なものだった。これらの学派に属する中では最も著名で、最も多くの著作を残した大プリニウス（Pliny the Elder　二三頃〜七九）は『博物誌』を著した。これはデューラントをして「ローマの無知に対する永遠の貢献」と言わしめたものである（Durant W: *The Story of Civilization.* 1954）。

ローマ時代の医学教育はいいかげんなものであった。多くの教師は非公式の教育に従事したが、ある者は市や州から任命されて、医学、哲学、文学、論理学などの決められた課程を教えていた。これらの教授たちは任命されるにあたってはしばしば政治的な手段を利用しており、実際的な医療にはあまり熟達していなかった。しかし、少数の高名な医師は自分の専門分野をしっかりと教えたものである。最も優れた学校は、アレクサンドリア、アテナイ（アテネ）、ビュザンティオン（イスタンブール）、アンティオキアの各地にあった。そのため大部分のローマの医師は一時期をアレクサンドリアで過ごしている。しかしガレノスによれば、アレクサンドリアにおける教育も大変粗雑で、教師が古い文献を読み上げ、稀に個人的見解をつけ加える程度のものだった。明らかに最もよい教育は、十分に熟達した医師や外科医の下で徒弟奉公しながら身につけていくものだった。

ローマ軍の医療

軍隊の要求に応えるために、軍の医療隊は、外科医、野戦病院、野営地に隣接した病院などからなる組織を発達させた。個々の兵士は軽い傷を処置できる救急セットをもっていたが、もっと重い外傷、すなわち胸郭や腹腔の傷、あるいは四肢の切断を要する傷は、外科医——しばしばギリシア人の外科医——が治療した。病院で使われた器具は、二〇世紀の初めに手術室で使われていたものと大差ない——すなわち、ヘラ、スプーン、点滴瓶、鉗子、剥離子、メス、鋭匙、消息子、ガーゼ、異物摘出器、焼灼器、針、瀉血のための吸い玉などである。切るよりも探る方法が多かったため、先端の尖った鉄や青銅の器具と溝の付いた消息子がよく用いられた。鋏は蝶番《ちょうつがい》よりもバネつきのものが使われた。穿頭器、ハンマー、骨鉗子も必要なときには使用できた。傷は少数の縫合でゆるく閉じるのが普通であった。戦場での死亡率は、熟練した医師でも疾病、壊血病、寒冷、疫病、栄養失調の死亡率より高く、多くの兵士を失った。

ローマの医療

軍隊は卓越した医療技術をもっていたが、ローマの民衆は一部の富裕階級を除き、教育も訓練も不十分な治療師によって扱われていた。

当時の医療の実態が明らかになったのは、ヨーロッパのある修道院から『医術について』という古書が発見されてからである。この本は著名なローマの著作家ケルススが書いたものである。彼は文章が大変面白いので「医学界のキケロ」とあだ名された。ローマの貴族で科学に関する著述家でもあるケルススは一世紀に生きた人物で、農業、戦争、雄弁術、法律、哲学、医学などに関してラテン語で著作を著した。それらは生前はあまり話題にならなかったが、のちに医学に関するテキストが人気を集めるようになっている。ただ惜しいことに彼の著作はムーア人の侵攻の際に失われ、著作の一つが千年後（一四四三年）に発見された。それは印刷された古い時代の医学教科書の一冊であり、レオナルドによれば、「ケルススの解剖に関する知識は……大したことはなかったし、生理学についてはヒッポクラテスの考えそのままだし、彼の産科学も単純だった。しかしながら、外科については抜きん出ていた」（Leonardo RA: *History of Surgery*. 1943）。彼はある事柄についてはヒッポクラテスの説に反対している。たとえば、ヒッポクラテスはどのようなものであれ頭蓋骨骨折には穿頭術を推奨したが、ケルススは陥凹骨折にのみ適用すべきだと言っている。

ケルススの著作はラテン語で書かれていたので、ギリシア語をほとんど読めないローマ人には人気があったが、ヒッポクラテスの文書に注釈を付けた程度のもので、神経学的な内容はほとんど含まれていない。しかし同時代の医師たちやその医療技術に言及し、ローマの医学や当時の考え方、哲学に批判を加えている。

初期の頃は、治療技術は哲学の一分野と見なされていた。病気の治療法と物理学は同じ創始者から出ていたからである。……したがって、（歴史の教えるところによれば）多くの哲学者は医学の大家でもあった。最も有名なのはピタゴラス、エンペドクレス、デモクリトスである。コス島のヒッポクラテスは医学の研究を哲学から分離した最初の人である。次に現れたのがディオクレスであり、そのすぐ後にプラクサゴラスとクリュシッポスが続き、その後にヘロフィロスとエラシストラトスがくる。最後の二人は単に医療の実践家であるだけでなく、新しい治療法の創始者でもあった。この時代には治療法は三つの派に分かれていた。一つは食事療法で治療する派であり、もう一つは薬を使う派で、最後は理学療法派である。当時は人体の構造を知りそれを治療に応用する目的で生体あるいは死体解剖をすることが許されていた。消化管や他の内臓諸器官を徹底的に調べるためには死体解剖が必須とされた。（それどころか）……ヘロフィロスとエラシストラトスは司法の許可を得て牢獄から送られてきた罪人たちを生きながらにして解剖し、普段は隠されていて……痛みの座を誰も知らない内臓の諸部分を注意深く観察した。もし医師が各臓器、各消化器について前もって十分な知識をもっていないなら、病気に侵された部位を治療することはできない。そして内臓が外傷の際に露出されたとき、その臓器の健康なときの様子を知らなければそれが健康であるか否かの判断がつかず、もし異常であったとしても的確な治療を施すことができない。

ケルススは、内臓についての十分な知識があれば、体表の疾患の治療までもがずっと正確になると論じ、「すべての年齢の善良な市民のための治療法を模索するために、少数の罪人に拷問の犠牲を強いたとしても、それは多くの人が言うような残虐行為ではない」と述べている。

よく受ける質問であるが、死の兆候が確実に差し迫っており、医師が匙を投げてしまったような患者が時として回復したり、葬儀の行列の最中に死んだと思われた人が生き返るという話さえあるが何故だろうか？　さらに、名医の誉《ほま》れの高いデモクリトスが言っていること、すなわち医師が本当に信頼できる死の基準は実のところ存在せず、死が迫っていることを確実に診断する方法があるとは思わない、ということは本当だろうか。この問いに対して、同じ症状が未熟な医師だけでなく熟達した医師をもしばしば欺《あざむ》くものだという議論、さらにアスクレピアデスが盛大な葬儀へ向かう行列に遭遇してその死者が生きていることを見抜いたこと、そして医師の誤診をもってただちに医療技術そのものの責に帰するべきではないという議論に私は便乗しようとは思わない。私はもっと謙虚に答えよう、医学というものは推理の技術であるということ、そして推理の性格の故に、長い目で見れば正しかったと判明することがあるとしても、ときには間違うことがあるものだ、と。

ケルススは頭部外傷についての素晴しい記述を残している。もっともその大部分は過去の書き手、特にヒッポクラテスの著作からの引用である。

頭部に打撃を受けた患者をみた場合、ただちに以下のことを確かめなければならない。胆汁を嘔吐したか、視力あるいは言語を喪失しているか、鼻孔または耳孔から出血があるか、打撃によって倒れたのか、倒れて意識を喪失して昏睡状態になったのか。これらの症状は、頭蓋の骨折の場合以外には起こらないものである。そしてこれらの症状が起こった場合は、危険を伴うが手術が絶対に必要だと結論してよいであろう。しかし、もし意識障害をきたし、せん妄状態になり――もしまた麻痺やけいれんが続いて起こるようなら、硬膜が損傷されている可能性が高く、患者はさらに一層絶望的である。一方、もしこれらの症状のいずれも起こらなければ、骨折の存在はかなり疑わしい。そして次の段階として、外傷の原因となった武器に注目すべきである。それが石か木か鉄その他の金属か、――さらにまたそれが滑らかなものか粗なものか、打撃の力が小さかったか大きかったか、打撃が激しかったか弱かったかを調べなければならない。打撃が弱いほど頭蓋が衝撃に耐える可能性は大きいからである。しかし最良の方法は確かな証拠をもって事実を確認することである。そのためには消息子をもって傷を探らなければならない。消息子は小さすぎたり鋭すぎてはいけない。もとからある洞に入り込んで骨折と誤る可能性があるからである。また太すぎてもいけない。小さな骨折を見落とすからである。消息子が骨に触れ、その表面全体が滑らかでよくすべれば骨は異常ないと考えてよいであろう。消息子がざらざらした部分に触れたら、特に骨縫合部以外のところでそれに触れたら、それは骨折の証拠である。ヒッポクラテスは彼でさえ骨縫合を骨折と誤ったことがあったと記録している。このように、卓越した博識に裏打ちされて自信に満ちた真の偉人でさえこうしたことは常に起こり得るものである。誇るべきものをもたない凡人は自分の評判を落とすようなことをあえてするべきではない。自己の過ちを率直に公言することは卓越した天才にのみできることである。彼はそれでも十分に地位を保てるほどの名声をもっているからである。特に彼のような人は後に続く人たちのために同じ過ちをくり返さないように警告する立場にあり、真理の灯を掲げる役割をもっているから話は別である。

こうすればわれわれは騙されて間違うことはないだろう。最も安全な方法は骨を露出することである。上に述べたように、同じ場所に自然の骨縫合と打撃による亀裂が同時に存在するのか、亀裂が縫合の近くにあるのか、両者の相対的位置関係さえはっきりしない場合があるからである。さらに、もし打撃が激しかったときは、消息子で何も触れなくとも、そこを露出してみるとよいことがよくある。露出しても亀裂がはっきりしないときは骨にインクを刷り込み、しばらく経ってからそこを剝離子で掻いてみるとよい。もし多少なりとも亀裂があれば、そこにインクが滲み込んでいてそれとわかるはずである。

ケルススとローマの外科医にとっては、頭蓋骨の状態が主たる関心事だったように思われる。というのは、「頭蓋骨骨折はもし治療しなければ重篤な感染を起こす……古い医師たちはすべての亀裂や骨折に対してただちに開頭術を施すのが習しであった。しかし、頭蓋骨用に作られた軟膏をまず試みてみるほうがはるかによい。それによって亀裂はしばしば一種の癒合組織で満たされ、それが骨に対する瘢痕組織として働き、より広範な骨折さえそれで癒合されるのである……」と言っているからである。

出血や髄液の漏出は重大な合併症として認識された。「稀に……骨には損傷がないのに脳膜の静脈が破綻して出血を起こすことがある（硬膜下血腫）。血は固まって激痛を引き起こし、ときには患者は盲となる」。骨の状態が第一に考慮されたとはいえ、頭蓋内腔での出血や髄液の漏出が重大な続発症であることも意識されていたわけである。しかしながら、ケルススは脳実質そのものの状態については何も述べていない。

当時、外科は退潮期にあった。頭部や脊椎に対する手術は数少ない熟達した外科医といえどもごく稀にしか行わなかった。しかし、この時代の一部の医師は神経学的疾患、特にてんかん発作に関して興味ある観察結果を残している。たとえば、一世紀後期の息吹学派（pneumatist）の一人であったカッパドキアのアレタイオスは、ヒッポクラテス文書の行き過ぎた修飾であり反復であった著作のために軽蔑されてはきたものの、てんかんを色鮮やかに描いている。

発作が近づいてくると日の前に閃光が走る。それは紫か、暗い色か、あるいはあらゆる色調が混ぜ合わさった「まだら模様の虹の弓のように」見える。耳鳴りがし、重苦しい臭いと異常ないらだちと憤りの気分を感じる。ある者は精神的疲労から、ある者は小川の速い水の流れや、回る風車のオモチャや回転する車を一心に見つめることで倒れる。ときには松脂石のような不快な臭いを嗅ぐことで発作を起こす。けいれんはしばしば頭部に限局し、あるいは頭部が発作の起始部位となる。また別な例では頭部から最も離れた部位の神経から発作が始まり、それは最初に侵された部位に一致する。

これらの患者では拇指あるいは拇趾が収縮し、引き続いて痛みや無感覚や震えが起こり、それが頭部へかけ登る。発作が頭部に達すると、患者はあたかも石か木の棍棒でなぐられたようなガンという衝撃を感じる。そして患者は発作の後、頭を強く殴られたと訴える。

この記述を現代の装いで言い換えるなら、視覚性あるいは聴覚性前兆、光誘発発作、拇指あるいは拇趾起始の発作、攣縮中の四肢を紐で縛るなどの刺激による発作の中途抑制、強直・間代発作、不随意性の大小便失禁、流涎《りゅうぜん》過多、けいれん終了後の昏迷などとなるであろう。しかしながら、アレタイオスは形而上的な記述で結んでいる。「発作は月の怒りを引き起こした人を襲うように見える。だからこの病気は『神聖病』と名づけられるのである。それはまた他の理由で起きるかもしれない。それは発作源が非常に強いとき（偉大なものは神聖だから）、神以外に人の力の治療が及ばないとき、あるいはその人に悪魔が入り込んだとき、あるいはそのすべてが起こったときである。それが神聖病と呼ばれるゆえんである」。

アレタイオスは、卒中とは全身の認知力、理解力、そして運動力が麻痺した状態であるとはっきりと定義している。対麻痺は体の一部の感覚と運動機能が喪失したものと言っている。感覚の喪失は稀ではあるが、「感覚消失」（anaisthesia）と名づけられた。不全麻痺とは膀胱のコントロールが不能な状態であるという。また、脊髄の障害による麻痺と脳の障害による麻痺とが明瞭に区別されていた。「もし脊髄を覆う脊椎のどんな場所でも打撃を受けたら……その部につながる部位が麻痺する。左も右も麻痺する。それは脊髄の右側も左側もともに侵されるからである。頭部に打撃が加えられたときは、打撃部位がそれ（脳）の右側であれば体の左側が麻痺する……これは神経が交叉していることが理由である。右の脳から出た神経は同側の上下肢にまっすぐ行くのではなく、左右の神経が出たところで合流し、その直後にちょうどわれわれが使っているXという文字のように交叉してそれぞれ対側の上下肢に行くからである」。

アレタイオスは、頭の神経は脊髄とは違う配列をしているとも述べている。頭部の外傷の際、感覚の消失が起こっても運動能力は消失しないことがあるという。驚くべき観察眼である。彼はまた、病気の際に瞳孔の大きさがいろいろに変わることにも気づいている。しかし、その重要性は理解していなかった。

頭痛の章では、片頭痛（migraine）と片側頭痛（hemicrania）を明快に記述している。「患者が……突然杖で後頭部を殴られたような激痛を感じ、吐き気を感じ、胆汁様のものを嘔吐し、そして倒れ、さらに悪化すれば死に至る」と書いているのは、くも膜下出血と思われる。この観察眼の鋭い医師は、現代の研究者が後代の学者の発見と見なしている数多くの神経学的症状をすでに記載していたわけである。

産科と婦人科の業績で有名なソラノスは、神経疾患についても鋭い観察を行っている。彼はてんかんは髄膜から起こると考えた。また、アスクレピアデスがてんかんは「頭部への打撃、特に膜を貫通するような打撃」によって起こるとしたと書いている。さらに、強い光がてんかん発作を誘発することがあると言っている。てんかんの治療としては、食事療法、便通を整えること、日常生活での安静、過剰な運動を避けることなどを勧めており、利尿剤や下剤など、より積極的な当時の治療は退けた。

ソラノスは破傷風の症状を知っていた。それは傷が治りかけのときに起こり、頚が硬直し、歯を噛みしめ、嚥下《えんげ》が困難になることを観察している。恐水病についても見事な描写を行った——それは狂犬に噛まれてから四〇日目頃に始まる。激しい渇きがありながら水を飲むことを恐れ、速くて弱い脈拍、発熱と嘔吐を伴いさらに進むと死に至る。彼は「無益な苦痛を与える治療法を勧める医者」を軽蔑し、「……なぜならこの病気は急性で進行が速く激烈で、事実上常に進行性であるから」と言っている。あるいは、ソラノスはめまい患者は突然倒れ、しかしただちに起き上がり、意識消失もけいれんも伴わないことを観察し、その点でてんかんとは別物であると述べている。しかし、当時の一部の医師は、めまい患者も軽い意識障害を伴うことがあるとし、そのためにめまいを「小てんかん」（a little epilepsy）と呼んでいた。麻痺、坐骨神経痛、卒中、頭痛などはすべてヒッポクラテス学派の医師たちにより詳しく論述されている。

アウレリアヌス（Aurelianus　五世紀頃）は書物の中で坐骨神経痛を見事に描いた。その誘因として寒冷への暴露、外傷、過剰な運動などを挙げたのちに、臨床症状をこう述べている。

この疾患はどの年齢層にも見られるが、中年に最も多い。座骨神経痛では一側あるいは両側の腰に痛みが生じる。両側の場合、「重複坐骨神経痛」(double sciatica) とよく呼ばれる。痛みのほかに下肢の重感と歩行時の異常な困難を感じる。ある例では皮膚の軽い知覚鈍麻と虫の這うような刺激を感じる。ある例ではそれが針で刺すような痛みと灼熱感になり、患者は這い回る虫に拷問を受けているような苦痛を感じる。……痛みは腰から始まり患側を通って臀部《でんぶ》の中ほどから鼠径《そけい》部の上部、あるいはさらに膝の屈曲部を通って下腿裏面、さらに踝《くるぶし》から足先にまで達する。のちに慢性期になると、下肢全体が栄養障害のために細くなる。……下肢の筋力は低下し、拘縮のために短縮する。……ある者はつま先で歩き、ある者は前屈が不能なため体幹を直立させて背を弓なりに反らして歩く。さらにある者は体幹をまっすぐにしたまま前倒しの姿勢で歩く。

神経科学におけるガレノスの貢献

一～二世紀、この頃最も卓越し、業績をあげた人物は、小アジア、ギリシア領の文化都市ペルガモンに西暦一二九年に生まれたガレノス(英語名＝ガレン Galen)である。ガレノスの父親は建築家で、幅広い教養を身に付けていた。母は気性が激しく言葉が荒いので有名だった。彼は一般教育を終えたのち、一七歳からペルガモンのアスクレピアド(医療者組織)で医学を学び、各地の中心的医療施設を旅したのちに、アレクサンドリアに落ち着いた。そこでは五年を過ごしたが、彼にとってはあまり刺激的とは言えなかったようである。「医学の講義は無学の輩《やから》によって行われ……それは長たらしい非理論的な講義であった」。滞在中、彼は五巻からなる医学用語辞典を編纂したが、それは惜しくも現在は失われてしまっている。講義は面白くなかったが、その代わりに解剖学、特にたくさんの人骨を研究する時間を得たという。

二八歳のとき、ガレノスは故郷のペルガモンに帰り、当時は区別されていなかった神経と腱の修復方法を発展させた。その技法についてのギリシア語の厳密な記述は残っていないが、油で煮た小麦粉を傷に塗ることで傷を無菌的あるいは半無菌的に保ち、創傷の一次治癒を促《うなが》すものであろう。それ以前の外科医たちは、このような傷は熱湯で洗い、油と水で煮た包帯を当てたものだが、傷が開いてしまって患者の多くは死んでいる。一方、ガレノスは彼の治療法の成功により、町の司教の注目を引き、求められて闘技場で行われる格闘技に付き添う外科医となった。このことは彼に多数の傷を治療する機会を与えている。なぜなら、格闘技や戦車による競争は闘技士たちにしばしば重い傷を負わせたからだ。頭部、四肢、腹部の広範にわたる損傷は以前は致命的と考えられたが、ガレノスはそれを保存的方法で修復し、怪我人は炎症も化膿も起こすことなく治っている。彼は書いている。「大きなもの（傷）でさえ炎症を起こさずに二日ないし四日で実質的な治癒レベルに達した」と。騎馬に乗った闘技士が膝蓋骨の上を剣でなで切りにされて大腿四頭筋の腱を切断された。彼はそのとき、断端を縫い合わせているのだが、この独特な治療が奏功し、以前だったら助かったとしても足萎《あしな》えの不具者になっていたと思われる負傷者が完全に治癒した。

闘技場づきの医師として、ガレノスは腹部や四肢の外傷のほか、あらゆる種類の頭部の外傷も経験している。これらの傷を閉じる際、負傷者を眠らせるために何らかの麻酔剤、たとえば阿片、マンダラゲやヒヨスの葉の液などが使われたように思われる。ガレノス自身は特にそうは言っていないが、同時代の外科医――イサドロスとセルピオン――が麻酔薬を使ったと述べている。

ガレノスは明らかに「頭部の傷について」の中で推奨されたヒッポクラテスの治療法を踏襲しており、頭皮の傷を固く縫わずに煮沸したばかりの葡萄酒（sapa）に浸した布で傷を乾かし、この方法で多くの者が回復したと言っている。

五期の間（約四年間）、ガレノスはペルガモンの闘技士のための外科医として働いた。しかし、その頃パルティア人との戦が勃発し、若者たちはみな戦場に送られたため競技どころではなくなった。戦争勃発から一年半ほどを経て、ローマ軍がパルティア軍を小アジアに押し戻しつつあった西暦一六三年の初め頃、ガレノスはペルガモンを離れ、ローマに移住して医業を始めた。初めのうちは、市のいくつかの有力な医師団体の治療法を批判したため、かなりの敵意を招いている。しかし、たちまちのうちに名声を獲得し、皇帝の侍医に任命された。その後三〇年にわたってガレノスは、精力的な医療活動を行いながら著作と生理学の実験を続けていくことになるのであった。

彼は貴族に叙せられそうになったとき、臨床と研究の仕事が奪われてしまうことを恐れて再びペルガモンに戻っている。だが、それから程なくして、皇帝マルクス・アウレリウス（一二一～一八〇）とルキウス・アウレリウス・ウェルス（一三〇～一六九）が彼に対してローマに戻れと言ってきた。皇帝はそのとき、ガレノスが軍医に任命されることを望まないので、ウェルスの息子に仕えさせ、このような立場でガレノスは研究と著述を続けていけることになり、彼の医師としての名声はますます高まっていくのだが、反面で多くの学派からは反発を受けるようにもなっている。彼は著作の「出版」を進めていたが、一九一年にテンプルム・パーキス（Templum Pacis　平和神殿）が火事になり、不幸にして著作の後半部（第一二巻～第一五巻）が焼失している。だが、原稿は手元にあったので、改訂版の出版に着手し、死ぬ前に完成させている。この改訂版には多くの神経疾患についての記載があった。それらは九世紀まではアラブ世界で継承されていたのだが、その後、第一一巻の初めから後の部分が失われ、一九世紀になってから、ネストリウス派の医師・翻訳家フナイン・ブン・イスハーク（八〇八～八七三）による（シリア語からの）アラビア語訳が発見された。その英語への翻訳はダックワースが行った（Duckworth WLH: *Galen on Anatomical Procedures, The Later Books.* 1962）。

ローマで出されたガレノスの名の付いた著作の多くは偽物であると見られているが、彼の直筆であると確認された十分な量の草稿が長い年月を越えて現代にまで伝わっており、それが彼の科学者としての偉大さを確固たるものにしている。

ガレノスの解剖学の知識はほとんどがサルやブタその他の動物の解剖から得たものだったが、アレクサンドリアでは人体解剖を行ったようである。アレクサンドリアで人骨を観察する機会に恵まれたことは確かであって、そのおかげで頭蓋骨や脊椎に関する明確な考えをもっていた。彼によるなら、頭蓋腔は最も高貴な種々の機能、動物性機能あるいは理知の機能あるいは不滅の霊魂を収める場所だった。頭蓋腔の上前の部分に脳があり、脳は卵形をしていて表面は灰白色で、内部は白色であると言っている。それは二つの半分に分けられた部分あるいは半球からなり、縦の深い溝で分けられている。両半球の下後部には小脳（cerebellum）あるいは小さな脳（small brain）があり、その量は脳全体の四分の一にやや足りないほどである。大脳と小脳をつなげている帯状の組織があり、それは脊髄に連続している。脳に関するこのような記述は、人間の脳というより下等動物、おそらくは牡ウシの脳についての観察によるもののように思われる。

ガレノスは実験中に面白いことに気がついた。生きている動物の頭蓋骨の円蓋部を開くと、呼吸の動きに似た上下動を脳が行っていることである。そこで彼は脳は空気を吸い込むと膨らみ、吐き出すと縮むと考えた。すなわち、大気中の物質が篩骨《しこつ》板を通って頭蓋腔内に入り、脳の排泄物は鼻と喉を通って吐き出されている。しかし、吸い込まれた空気はすべてが吐き出されるわけではない。一部は前脳室に入り込み、脈絡叢の血管によって運ばれてきた生命の精気（vital spirit）と合体し、こうして動物性精気（animal spirits）が作られ、丸くて細い蠕虫状の管（シルヴィウス水道）を通って第四脳室に達するのである。動物性精気は大脳、小脳、脊髄の実質内に入り、さらに神経を通って全身のあらゆる場所へ届けられ、各部位に必要な活力を与えている。

ガレノスは脊髄の機能については素晴しい研究を残したが、彼の実験解剖学の技術は脳には役立たなかった。その結果、脳とその被膜に関する彼の知識はアレクサンドリアの学者たちから大して進歩していなかった。牡ウシや北アフリカのサル、そしておそらくは稀ながら行っていたヒトの死体の観察から得た神経解剖学の知識は、脳の被膜、大脳半球の表面的形状、内部の各脳室とその相互連絡などに限られていた。彼は七対の脳神経を同定し、脊髄神経に感覚と運動の部分があることを記載した。脊髄に関する最も刮目《かつもく》すべき業績は、脊髄をいろいろなレベルで切断した際に生じる運動・感覚機能の欠落症状を明らかにしたことである。

ガレノスは動物を麻酔して非動化する薬剤をもたなかったが、ブタの反回喉頭神経を切断すると悲鳴をあげないようになることに気がついた。この方法を使って静かな気持ちで実験し、脊髄の運動、感覚枝を同定したり、種々なレベルでの脊髄切断に対する生理学的効果を記載した。

また、脳の摘出法についての緻密な説明を行うとともに、その際に認められる脳神経を明確に書き記している。さらには脳底部にある「動脈の交錯」が“rete mirabile”（怪網）を形成する様を書いている。

動物の前脳室を圧迫すると軽い昏迷を起こすにすぎないが、中脳室を圧迫すると昏迷はより深くなり、脳室を頸のうなじ付近で圧迫すると「重篤な深い意識障害」が生じることにも気がついた。前脳室の圧迫の場合は意識は完全に回復するのに、後脳室の圧迫または切開の場合は動物が回復することは稀だという。

ヘロフィロスは菱脳《りょうのう》から続く脊髄が神経を出すことを確認したが、脊髄の機能を初めて定義したのはガレノスである。彼は書いている。「もし脊髄がまったく存在しないなら以下の二つのうちのどちらかになるであろう。すなわち、動物は頸から下の運動能力を完全に喪失するか、そうならないためには脳から体のすべての部分に神経が直接下降することが絶対的に必要となる」。脊髄の保護組織として骨、椎間板、軟膜を挙げたほか、「椎体の滑りをよくする軟骨の両側に付着する前脊椎靭帯」をも挙げている。「脊髄の二つの膜は脳全体を包んでいる膜と外見上酷似している。ただ、脊椎では頭と違って二つの膜の間に空隙がない。したがって、頭部との違いは硬膜が軟膜に接して全体を包むほかに、非常に強固で線維質に富んだ第三の被膜が外側からそれらを包んでいることである」。ガレノスはさらに進めていう。「それぞれの椎体の接続部から神経が両側に出る。神経根はまん丸い椎間孔から出るが、各椎間孔の大きさはそこを通る神経の太さに対応している」。

脊髄の各髄節の役割あるいは機能を決定するために、各椎体レベルで脊髄を切断して動物の状態を観察している。彼は二つの椎体の間で「髄」の中にナイフを入れ、それを左右に動かして「髄」の切断もれがないように完全にナイフを横断させた。すると、「感覚の機能と運動の機能」は横断レベル以下で失われた。ガレノスはこう書いている。

第一椎体の高さで切断すると動物の四肢は麻痺し、呼吸運動も完全に停止する。この現象は第二、第三椎体の後縁で切断しても同様に見られる。第四椎体後縁での切断でも、ここから（第四、第五椎体間から）出る神経を含めて完全に脊髄を切断すれば同じ結果となる。しかしこのような切断を受けた動物は依然として第一髄節の（つまり上部の）頸を動かすことができる。第五椎体後縁で切断すると、横隔膜はほとんど無傷で残るが、胸廓の他のすべての部分は麻痺して動きが停止する。第六椎体後縁での切断では、胸廓を上方へ挙上する筋肉は同様に障害を受けるが、横隔膜は第五椎体での切断のときに比べて障害はさらに軽度になる。しかし第七椎体後縁での切断、特に第八椎体以下の切断ではよりはっきりと、横隔膜のすべての運動性は障害されずに保たれる。そしてこれはほとんどの例で第六椎体での切断に比べて障害の程度ははるかに軽い。同様に胸廓挙上筋とすべての頸部の筋肉は障害を免れるが、肋間筋も同時に無傷で残るわけではない。もし頸部の椎体のどのレベルででも脊髄が切断され、全後脳（whole hind-brain）が第一胸椎レベルの脊髄から離断されると肋間筋は運動性を完全に失う。第一胸椎の下で脊髄を完全に切断すると肋間筋は完全に機能を失い、一方第二胸椎の下で切断すると肋間筋のわずかな部分は機能を保つという事実が（髄節性脊髄機能の）よい証拠となる。

なんと正確な観察であろう！　ガレノスは研究をさらに進め、脊髄の半切や縦切の実験も行っている。

脊髄の横断を正中線までに止めると全四肢麻痺は起こらず、切断の直下にある部分にのみ麻痺が起こる。すなわち右側を切れば右の麻痺が、左を切れば左の麻痺が起こる。
もし脊髄を正中線に沿って縦に切ると、肋間神経の麻痺は右にも左にも起こらない。また腰髄領域で切断しても足の麻痺は起こらない。

彼のこの実験がブタを使ったことを考慮すれば、縦切の後の知覚障害を検査しなかったことは許される。

ガレノスはヒッポクラテスの「自然」という概念、あるいは動物またはヒトをして一定の行動を起こさせる内因性の力という概念を踏襲しており、この考え方に基づいて、すべてのものは四つの要素（土、空気、火、水）から成り立つとした。そしてこの四要素は四つの性質（温、冷、乾、湿）のいずれかをもつと考えた。また、人体は四つの体液——血液、漿液、黄色胆汁、黒色胆汁——をもち、これらも四つの性質のいずれかをもつと言っている。そこで彼は、疾患部位をひとたび特定した後は四つの体液とその性質の何が病的であるかにのみ関心を払った。

てんかんの原因と発生機序に関する見解は、彼の体液の考えに縛られており、あまり興味深いものではない。彼はてんかんを三種類に区別した。一つは特発性あるいは脳の一次性疾患に起因するもの、次は心臓から脳への感応性反応によるもの、三つ目は心臓以外の部位からの感応性反応によって起こる脳の障害によるものである。

ガレノスはてんかんを全身のけいれん性運動を伴った意識の障害であり、発作は種々の感覚性あるいは運動性の警告症状あるいは前兆を伴う場合があると定義した。

それは身体のすべての部分のけいれんであり、破傷風のように持続的ではなく発作的に起こるものである。意識と感覚の喪失を伴い、このことは発作の原因が脳にあることを明らかに示している。

脳の一次性疾患によるてんかんと感応性反応によるてんかんがはっきりと区別されていた。かつてアレタイオスが焦点性（ジャックソン型）てんかん発作の進行について書いているが、ガレノスの記述はより詳細である。「発作は四肢のいずれかから起こり、次いで頭部に上っていく。患者はその間は意識がはっきりしている。ある子供は発作が自分の足から始まり大腿に上り、一側胴体から首にまで広がり、遂に顔に達したとき意識を失った様子を語った。この子供は感覚については述べていないが、別の若い男は疾風（a fresh breeze　ギリシア語ではアウラ aura）のような感じを受けたと言っている」。このように、彼は発作の先触れをするすべての現象に対して「アウラ」という用語を当てはめた。

ガレノスは四肢に限局する発作は脊髄起源であり、顔を含む発作は脳起源であると主張した。大脳半球の交叉性支配はヒッポクラテスがはっきりと認識していたことであり、ヒッポクラテスの教えをだいたいにおいては受け入れていたのだが、彼がそのことを知っていたか、信じていたかどうかは著作からはうかがい知れない。てんかん発作は濃い粘稠な体液または漿液が脳の構造を変えるか、心の息吹（psychic pneuma）の通過を阻害して脳室の中に蓄積させることにより脳が傷つけられて起こるという。

治療についてはてんかんの種類にしたがって違ったものを推奨していた。上行性アウラをもつ発作には、患者を清め、発作を起こす肢を縛り、そこに芥子《からし》のような刺激性の薬を塗った。心臓からの感応性のてんかんには、特別に配合して作ったウィート・ブレッド[*訳注1-6]を、やや渋みの強い薄めた葡萄酒と一緒に毎朝摂るようにさせていた。また、年に二度か三度、患者は胃の中の余り物をなくすために苦いオリーヴで清めるよう勧められた。三番目の型のてんかんには、漿液を体外に出すために下剤を飲ませるか瀉血した。患者は暴飲暴食を避け、節制するよう勧められた。ガレノスは迷信に基づいた治療法、たとえば野ウサギの胃袋とかロバの肝臓とか満月の晩にツバメの胃袋から採れた石で作った守り札などは軽蔑したが、まったく信じなかったわけでもないらしい。というのは、お守りとしてシャクヤク（の根）を身につけていた間は何ヶ月も発作が起こらず、それを外した途端にまた発作に見舞われた患者たちを何人か知っていると書いているからである。そこで彼は言っている。「根から何らかの微粒子がこぼれ落ち、それを呼吸で吸い込み、侵された部位を治すとか、空気自身が根によって和らいだり変わったりすると考えることは理論的ではない」。

手術の手順についても書いている――外科医個人の準備、術衣、指の爪の処置、患者と術者との配置、術野の照明、そして手術器具の配置などである。手術器具についてはいろいろなサイズのメス、ハンマー、硬膜の損傷を防ぐためのレンズ型のノブのついた平鑿または丸鑿、ドリル、穿頭器、挙上子、鈍的剝離子などを挙げている。頭蓋の手術には木槌と陥入防止ノブつきの鑿を好んだが、ときには穿頭器や陥入防止カラーのついたドリルも用いられている。骨片が陥凹しているときは遊離骨片を除去した。頭蓋の複雑（開放）骨折が数多く治癒するのを見てきたと西暦一九六年に述べているが、彼自身がこうした患者に手術したのかどうかは定かではない。なぜならローマにおける晩年の彼はほとんど手術を行わなかったことがはっきりしているからである。当時はもっぱら宮殿での仕事と著述にのみ専念していた。

同時代の人たち――外科医と解剖学者たち――に対するガレノスの批評はあまり好意的とは言えなかった。彼らの著書は「間違いだらけ」だと思っていた。その理由はおそらく自身の著作が死後しばらく経つまでは評価されなかったためだろう。

ガレノスは自身の医業についても率直に語っている。神経学的な問題に関しては、いくつかのありふれた疾患について書いている。『メランコリア *melancholia*』という表題が付けられた文章の中ではうつ病、強迫神経症、ノイローゼ、恐怖症などが取り上げられているのだが、これらはすべて胆汁の異常によるものであり、ある疾患では胆汁が全血液を侵し、他の疾患では脳のみを侵すという。彼は鑑別診断を重視していた。したがって、もし全血液が胆汁を含んでいるなら瀉血するが、脳だけが胆汁性の血液に侵されているなら瀉血は不要と考えた。

また、頭痛をいくつかの型に分類していた。めまいも頭痛の一種と見なし、蒸気と熱い息吹（pneuma）が脳の血管に上がっていき脳に過剰に充満するからだと考えた。一方、片頭痛は香料のような臭いで誘発され、やはり熱い息吹（pneuma）と蒸気が原因だと言っている。それは持続性かつ難治性で、頭痛の間は、患者は騒音（小さな話し声さえ）やまぶしい光、周囲の動きにも耐えられず、暗い部屋にいることを求めるというふうに述べている。その痛みはハンマーで殴られたような、ときには頭を締めつけられるような、あるいは頭が割れるようなと表現される。両眼を含むこともあり、あるいは頭の一側に限局することもあるという。

ガレノスの時代には、ヒステリーは子宮内に女性の精子が貯留するために起こると考えられた。その特徴はまず呼吸困難で、時として子宮性無呼吸と呼ばれたものである。その他として運動・感覚の障害、失神、脈拍微弱などが挙げられている。名称を別とすれば、この状態は現代医学でいう“grande hysterie" とほとんど共通点をもっていない。神経系疾患に対するガレノスの治療法は各疾患に固有のものではなくて、睡眠、労働、食事、運動、心理療法などと、旅の間に収集した薬剤だった。

ガレノスが卓越した神経学的知識をもっていたことは間違いないが、残念ながら彼とても当時のいくつかの大きな誤った考えに影響されている。それは、神経とそれによく似た腱組織を区別しなかったこと、脳室と鼻咽腔が交通していると考えたことであり、脳血管の役割についての誤解もあった。

ガレノスは血液は栄養物を運ぶと想像し、それは肝臓を出て大静脈を通り、頸静脈から硬膜の静脈洞に入って脳に行くと考えた。脳動脈に関する彼の記述はより詳細なものとなっており、動脈は栄養物を含まず息吹（pneuma）のみを運び、息吹（pneuma）は怪網を通って脳室と神経に達するという。さらに大きな誤解は血管系の解釈である。彼は、精気（spirit）あるいは息吹（pneuma）が呼吸によって外界から気管を通って肺の中に吸い込まれ、肺静脈から左心室に至ると思っていた。息吹は大動脈を通って肝臓に達する。肝臓は門脈から入ってくる乳糜《にゅうび》から血液を作る。肝臓は静脈系の中心で、血液に特別な息吹あるいは自然の精気（natural spirit）を付与していると考えた。自然の霊と消化管からの栄養物を付与された血液は、肝臓により静脈系を通って潮が満ち引きするように体内に広がっていくという。

静脈血はまた大静脈を通って右心室に入り、そこから肺動脈に行き肺で不純物が排泄されて、呼気とともに放出される。純化された血液はそれから静脈系に流れ戻る。右心室内の血液の一部は心室間の隔壁に開いた目に見えない小孔を通って左心室に入り、そこで肺から取り込まれて肺静脈で運ばれてきた空気と接触する。かくして、血液は外界の精気（world spirit）から吸い込まれた息吹と接触することで高度に純化された生命の精気（vital spirit）となり、動脈を通して運ばれるのである。脳動脈はこの生命の精気を運び、それは脳の中で動物性精気（animal spirit）となり神経を通って体中の臓器に達する。心臓の拡張期は能動相であり、収縮期は受動相と考えられた。拡張期の間に心臓は左心室に空気を、右心室に血液を吸い込み、収縮期には心臓は小さくなり空気と血液を外に吐き出す。

ガレノスはすべての動脈は大動脈から出ること、そしてそれらは空気ではなく血液を含んでいると述べている。彼は心臓の弁の機能を正しく記述しており、肺動脈弁は右心室から肺動脈に駆出された血液が右心室に逆流することを防いでいると書いている。彼ははっきりとこう言っている。「血液は肺動脈から（肺を通して）肺静脈へ運ばれるだけでなく、左心室へ、さらにそこから動脈へと運ばれる」。また、終末動脈と終末静脈の間に吻合《ふんごう》があるとも確信していた。「もしたくさんの動脈を切ることによって動物を殺すと、動脈に沿った静脈内腔も空になる。動脈と静脈の間に吻合がなければこうしたことはけっして起こらないだろう」。それでもなお、血液循環ということには思い至らなかったのである。

ギャリソンはガレノスのもう一つの誤りを指摘している（Garrison FH: *An Introduction to the History of Medicine, 4th ed.* 1929, *Contributions to the History of Medicine.* 1966）。それは膿が出ることあるいは化膿を、創傷が治癒する過程の中で必須と考えたことである。これが創傷の一次治癒法導入の障害になった。ガレノスは傲慢で非社交的な態度の故に同時代の医師たちの間に多くの敵を作っている。そのため彼の仕事は存命中には大した評価を受けなかったが、名声は死後、時を重ねるとともに上がっていった。特に皇帝ユリアヌスがオリバシウス（Oribasius　三二五～四〇〇）をして彼の著作、特に治療法に関する文献を編纂、復刻させてからはその傾向に拍車がかかった。また、教会が彼の理論を受け入れたということは、後世の人たちが彼の非凡な才能により恩恵を受けるだろうと確信し著作を保存したことを意味している。それればかりでなく、教会の認証を得たことは、彼の考えに疑問を投げかける行為は神を冒瀆《ぼうとく》するものであり、宗教的熱情に対する挑戦と見なされることをも意味した。

ガレノスの死後、時の経過とともにローマ皇帝の軍の最高指揮官としての地位は衰えた。四世紀から七世紀の間には、頭部や脊椎の手術にあえて挑もうという外科医はほとんどいなかった。オリバシウスは皇帝ユリアヌスの命を受けて百科全書的な大著をラテン語で書いたが、その中に過去の医師、特にガレノスの教えを盛り込んだ。この七〇巻にもおよぶ学術書には過去の多くの医学論文からの正確な抜粋が載っており、今はその三分の一しか残っていないが、過去の医学研究の貴重な資料となっている。もう一人の優れた編者は、ティグリス生まれのアミダのアエティオス（Aetius of Amida　五〇二〜五七五）であり、外科の問題について書き記した最初のキリスト教徒の医師であった。彼はのどの痛みの後に現われた軟口蓋の麻痺、おそらくはジフテリー後の麻痺のことを書いている。アエティオスは東方に住んでいたので、多くの中国の薬、チョウジや樟脳などを知っており、それらを西洋の調剤書の中に採り入れた。ほぼ同時代に、トラレスのアレクサンドロス（Alexander of Tralles　六世紀）は、多くの国々で豊富な臨床経験を積んだのちにローマで開業して成功を収めた。おそらく彼はこの時代の最も偉大な医師であったが、何ヶ国語にも訳された膨大な著作も、神経系に関する知識の進歩にはほとんど貢献していない。また、ガレノスの博学な後継者ではあったが、重篤な患者に対しては大きな治療効果をもつと信じられていた魔術的な薬をためらわずに処方した。

ビザンティン時代に最も多くの著述を残した人物は七世紀に生きたパウルス・アエギネタ（Paul of Aegina　六二〇〜六九〇）にちがいない。経験を積んだ外科医のはずだが、彼の開頭術の説明は不完全なものである。パウルス・アエギネタはアレクサンドリアに住み、当時の医療についての大綱を書き、この書は独創的な内容は何も付加されてはいないのに、その後ほとんど千年もの長きにわたって参考書として使われた。ローマ時代後期の医師たちは、当時は注目された者もいるにはいたが、神経系に関する知見や神経疾患の治療の進歩に貢献した者はいなかった。

しかし、衰退は医学だけの特別な現象ではなく、ローマ帝国全体の衰亡の表われの一つにすぎなかった。医療の衰退にさらに拍車をかけたのは五世紀に制定された医師に対するある種の法的な規制であった。西ゴート・ローマ法典では次のように定められている。「医師は……（患者と）以下の契約をし、宣誓をしなければならない。もし患者が死んだ場合は報酬を受けない、もし静脈切開で貴人を傷つけた場合は一〇〇ソリュドス（約二二五ドル）を支払う、もし貴人が死んだ場合は医師は死者の縁者に引き渡され、彼らの気の済むままの仕打ちを受ける、もし奴隷を殺すか傷つけた場合は医師は同じ代価のもので弁償しなければならない」。

ローマ帝国の威信が傾いた頃、コンスタンティヌス大帝は紀元前七世紀にボスポラス海峡に沿って建設されたビュザンティオンを「第二のローマ」（コンスタンティノポリス）に選定し、西暦三三〇年にそこを東ローマ帝国（ビザンティン帝国）の首都と定めた。この美しい、天然の要害に守られた新首都は二世紀の間に人口一〇〇万人近くの大都市へと姿を変えた。美しい様々な建築物と魅惑的な芸術を備えたこの文化都市は、北方や西方民族からたびたび攻撃を受け、ローマの守備隊はそれを防ぎきれず、特に帝国が分裂してからは略奪者たちの好餌となった。このような環境の下では科学と医学が繁栄するはずはなく、その結果、初期の栄光あるローマのように医学の進歩を生むことも、優れた医師を輩出することもなく終わっている。

訳注1－6 精白小麦粉と全粒粉を混ぜて作ったパン。

他の地域での神経学の状態

ローマ時代には、世界の遠隔の地における医療は初歩的な水準に止まっていた。アメリカ、オーストラリア、アフリカ、南洋諸島などでの医療についてはほとんど資料が得られていない。これらの地域の人々の骨——特に頭蓋骨——からですら、外科の技量や医療理論を推定できる証拠は得られていない。

第二章　ガレノスから一八世紀まで――概観

六世紀から一三世紀における医術の復興

五世紀にローマ帝国が衰退してからヨーロッパの医療水準は低下した。わずかにローマやコンスタンティノポリス、アレクサンドリアなど、その地区の行政や富裕階級の長たちが主治医たちを支えていた大都市は別として、医療の実践は無教育で経験の乏しい職人の手に任ねられた。したがって民衆は、一般的な病気の治療は教会が頼りで、そこで用いられる療法は沐浴、薬草、悪霊を追い出すための祈禱、小手術など単純なものだったので、聖職者たちは民衆の心身両面の求めを満たすことができたのだった。しかし、北方からの東ゴート族の侵攻により、弱体化した軍の守備線が脅かされると、僧たちはイタリア中部〜南部のモンテ・カッシノ山やベネヴェント、スキッラーチェなどの修道院に集まり、そこにラテン語、ギリシア語、古代ラテン語の医学書を持ち込んだ。のちにイスラム教徒が地中海沿岸に侵入してアレクサンドリアや東洋の芸術品や書物を焼き払い、破壊したときにも、これらの書物は教会の地下室や貴族の館で保護された。しかしながら、五世紀から一四世紀に至る時期にも、医術の導入と実践を行った傑出した人々はいたのであった。

　征服者たちは被征服民族の芸術や文献、医術などを我がものにしたいと切望しており、いくつかのラテン語、ギリシア語の文献がアラビア語やシリア語に訳されている。古代の言語で教育を受けたアラブの医師は、ヒッポクラテスやローマの医師の教えを翻訳して自著の中に取り込んだ。東でも西でも翻訳家のための学校ができ、ギリシアやローマの文献がイスラムの知識階級の人にも読めるように訳されて、昔の宝が継承された。イスラム教徒は医学、特に基礎科学には無知であると言われてきたが、解剖は禁じられ、動物実験も違法とされていたものの、アラブ人たちは確実に人体の仕組みについてのある程度の知識はもっていた。『アラビアン・ナイト』*注2-1（『千夜一夜物語』）の中で、奴隷の少女が脳の構造と機能を説明しており、当時の彼らの知識がよく示されている。この話はおそらく一〇世紀のものと思われるが、少女は人体がどうできているか、脳や脊髄や脳室の構造について述べ、脳室は常識、想像力、思慮、認識、記憶などの座であると言っている。もしこの少女の神経系の知識がアラブ人の脳や脊髄に関する理解を示しているとするならば、一般に考えられていたよりずっと進んだものであった。

　当時のアラブの医師の文献を見ると、彼らの医術は一部の歴史家が信じているほど劣ってなどはいなかった。アッバース朝（七五〇～一二五八）の首都がバグダッドに移されたのち、当時の最高の医師と考えられていたラージー（ラテン名＝ラゼス Rhazes　八六四頃～九二五／九三二　図2-1）が、『包含の書』という名の著作を出した。その中で彼は自身の経験を記すとともに、パウルス・アエギネタ、ヒッポクラテス、オリバシウス、アミダのアエティオスなどの記述を引用している。彼は自身の医療の経験を述べ、シラ

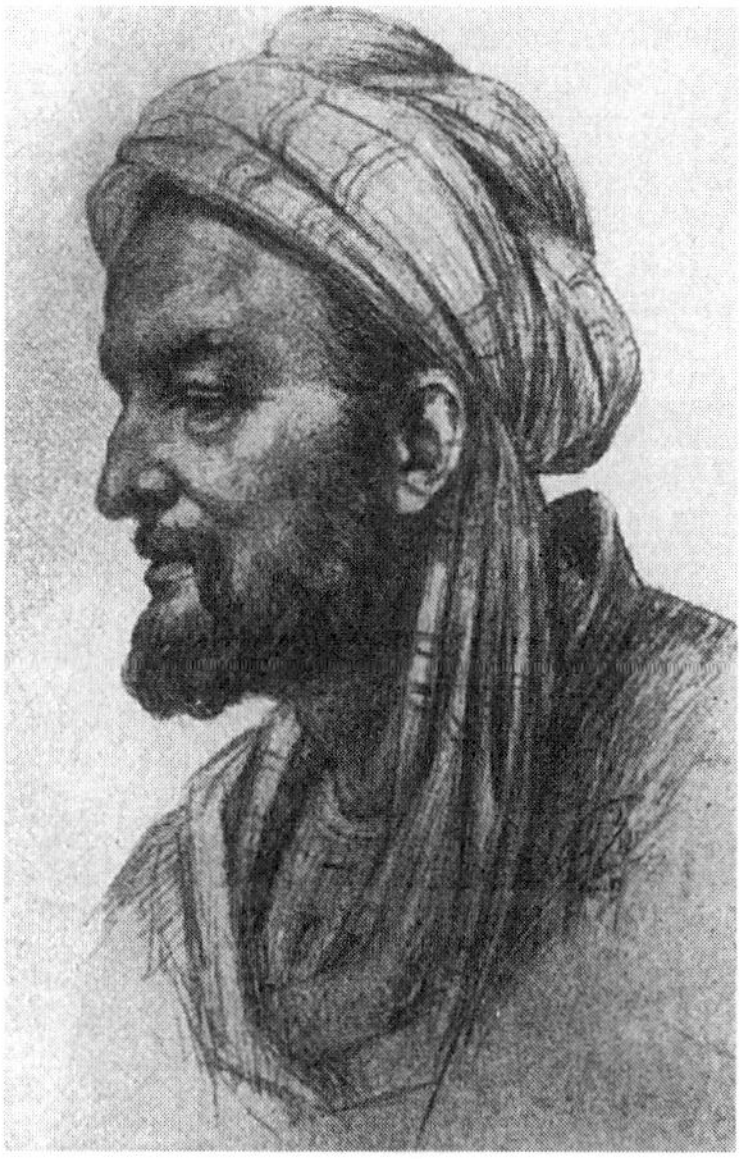

図2-1　中世イラン屈指の医学者ラージー。（*From the collection of A. Earl Walker*）

ミ寄生症に対する水銀軟膏の使用、創傷縫合用のカットグート[*訳注2-1]の使用、のちに二分脊椎と名づけられた新生児の背中の嚢胞性腫瘍などのことを初めて書いた。著作は非常に有名になり、印刷術の普及とも相俟って、はるかのちの一八八六年に至るまで版を重ねたものである。

ラージーに続く偉大なペルシアの医師は、アリー・ブン・アルアッバース（ラテン名＝ハリー・アッバース Haly Abbas　?～九九四）である。彼が有名になったのは、アラビア語の彼の医書をコンスタンティヌス・アフリカヌス（Constantinus Africanus　一〇二〇頃～八七頃）がラテン語に翻訳したからである。この書物は当時のアラブの医学を明確に、そしてやや批判的に書いているのだが、神経系には何も言及していない。

西暦一〇〇〇年前後にもう一人の有名なアラブの医師、イブン・シーナー（ラテン名＝アビセンナ Avicenna 九八〇～一〇三八）が現われた。彼は医学を含む多くの事柄について、けばけばしい文体で多数の書籍を書いている。ブハラの近くに生まれ早熟だった彼はスルタンの書庫での読書によって医学とイスラム法学の知識を身に付けた。哲学、神学、天文学、詩に関する書物を二〇冊も書き、さらにそれ以上の数の医学書を残しているのだが、その中のあるものは「三文文《さんもんぶん》」ともされてきた。しかしながら、『医学典範』と題された大著の中で、外科の下級な技術を除くすべての医学の分野について細かすぎるほどの厳密な文章化を行った。この著作は七〇〇年にもわたってヨーロッパの医学教育の基礎となったものである。多くの神経学的な事項――中枢性・末梢性顔面麻痺、瞳孔反応、顔面痛など――も書いてあり、さらには髄膜炎（meningitis）と髄膜症（meningism）を区別した。

八世紀初頭のヨーロッパでは、ワリード一世に率いられたイスラムの勢力がアフリカの地中海沿岸を蹂躙《じゅうりん》し、シシリー島とスペインの一部を占領し、ムーア人たちはイベリア半島のコルドバに後ウマイヤ朝を打ち立てた。小さな町であったコルドバはそのため急速に発展し、文芸と科学の中心となり、多くの病院や一二万五〇〇〇冊ものアラビア語の書籍を揃えた図書館も建設されている。また、有名な医師、外科医を輩出したが、なかでも抜きん出たイスラムの外科医がアブー・アルカーシム（ラテン名＝アルブカシス Albucasis 九三六頃～一〇一三頃）で、パウルス・アエギネタの著作をもとに内科編と外科編に分かれた書物を書いた。外科編には多少粗雑ではあるが初めて手術器具の図解が入れられている（図２－２）。また、頭蓋骨骨折の治療のための手術法も記されている。すなわち、挙上子、骨切断器（lenticular）、鋭匙などを用いて骨片を除去するか、頭蓋に小穿孔を連続して開け、間の骨を彎曲した鋸で切って骨片を除去するのであるという。頭蓋骨骨折以外に、脊髄損傷についても書かれており、その結果としての麻痺にも注目されている。一一世紀の初期に書かれた彼の著作は、当時は唯一の外科教科書であり、ギ・ド・ショーリアク（Guy de Chauliac　一三〇〇頃〜七〇頃）の時代までイタリアの外科医に引用された。印刷術が導入されると、ヨーロッパの数ヶ国語に訳されて、いくつもの版が作られた。

一二世紀に入ると、コルドバに二人の医師、イブン・ズフル（ラテン名＝アベンゾアル Avenzoar　一〇九一／九四〜一一六一／六二）とイブン・ルシュド（ラテン名＝アベロエス Averroës　一一二六〜九八）が現われてい

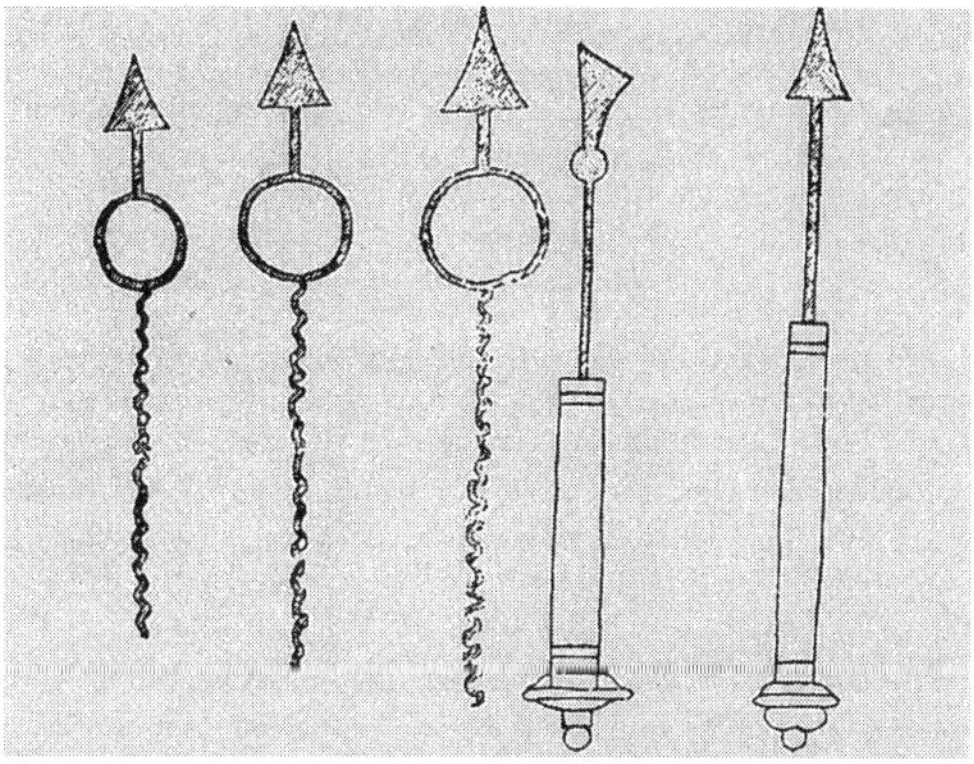

図2-2　アラブの外科医が頭部外傷の治療や開頭のために用いた手術器具。(*From the collection of A. Earl Walker*)

る。イブン・ズフルは手術を多少は行ったものの、イブン・ルシュドは医師というより哲学者がふさわしく、アリストテレスの哲学書の注釈を著したことで名が残っている。コルドバの二人の外科医、アブー・アルカシームもイブン・ズフルも、陥凹骨折に対しては、ギリシアの大家たちが推奨していた穿頭術は行わないと言っている。彼らが当時利用できた穿頭器が図解通りのものであるなら、穿頭術を嫌ったのはもっともなことと理解できる。もう一人、一二世紀のコルドバで傑出した医師といえば、イブン・マイムーン（ラテン名＝マイモニデス Maimonides　一一三五〜一二〇四）の名が挙げられる。彼は中世のユダヤ人の中では最も優れた医師である。一三歳のとき、彼と彼の一家はコルドバを陥れたイスラムのある一派から、イスラムに改宗するか、死か、追放かという選択を迫られた。一家は賢明な選択をし、モロッコのフェスに移住した。のちに一家は文化都市カイロに移り、そこでイブン・マイムーンは王の一族の侍医となり、忙しい日常業務の合い間を縫って、医学その他の問題を、ヘブライ文字とアラビア語で著した。このことが彼をして医学よりも宗教的注釈書、特にミシュナ（口伝律法集成）と律法の注釈で有名にさせた理由であろう。

もう一人のイスラムの医師は、イブン・アンナフィース（Ibn-al-Nafis　一二〇八頃〜八八）である。彼はダマスクスで生まれ、そこで教育も受けており、のちにカイロに移り、マンスリヤ医科学校で学んでいる。イブン・アンナフィースは、イブン・シーナーのテキストの注釈書の中で、驚くほど明快な文章で小循環について述べている。これはセルベトゥス（スペイン名＝ミゲル・セルベト　一五一一〜五三）がこの問題に絡んで異端者として火刑に処せられた三〇〇年も前のことである。

ヒト、および肺をもっている動物の心臓には血液を純化して空気と混合させるもう一つの部屋が存在することがまた必要である。なぜならもし濃い血液と空気が混合すると、均一な結合物はできないからである。この部屋は心臓の二つの部屋の中の右の部屋である。

　この部屋で純化された後、血液は動物の精気（animal spirit）が作られる左の部屋へ移らなければならない。しかし二つの部屋の間には考えられていたような通路はない。両者の間の隔壁には明らかな開窓はなくて密閉されている。またガレノスが考えたような目に見えない孔を想定するのもこの血液の通路としては不適当である。なぜなら心臓には孔は開いていないし液体を通さない。したがって薄められた血液は“vena arterialis”（直訳すれば「動脈静脈」——肺動脈のこと）を通って肺に行き、その実質内を循環して空気と混合する。空気を含んだ血液は純化されて“arteria venalis”（直訳すれば「静脈動脈」——肺静脈のこと）を通って心臓の二つの部屋のうちの左の部屋に達する。空気と混合した血液はそこで動物の精気に変化されるのである。

　このことを実証するためにイブン・アンナフィースが実験的研究をしたとは思えない。もし行ったとするならば、彼の仮説はただちに受け入れられていたであろう。

　解剖を行わなかったアラブの医師たちは人体の構造と機能に関して、特に神経系のそれについてはガレノスの知識程度に止まっていた。イスラムの医師は外科を不浄なものと見なしていた。その結果、熟練した外科医でさえ腐敗と「よい膿」は創傷治癒過程に必須なものと考えていたので、頭の手術は避けていた。しかしながら、こと薬に関しては膨大な知識をもっていた。それには中国やインドから得たもの——竜涎香《りゅうぜんこう》、樟脳、桂皮、チョウジ、没薬、ニクズク、センナ、白檀油《びゃくだんゆ》——や、『薬物誌』を著したディオスコリデス（Dioskorides　一世紀）が何世紀も前に書きためていた西方の調剤書から得られたものとが含まれる。これらの薬物の調剤は、シロップ、砂糖水、アルコール、トラガカントゴム製薬剤などの賦形剤を使うことによりさらに容易になっている。こうした薬物の使用と病人の介護のための素晴しい病院、そして革新的な医学教育制度の出現などが相俟ってイスラムの医療は進歩を遂げた。

スペインのアラブ系の学校では学生と教授が加わった弁証法的討論会が行われ、この「学術的討論」は、のちの学位論文審査の際の「公式問答」の基礎かもしれない。初めに主題が述べられ、次にそれに対する反対意見が出され、その後、論理学のみならず、特に宗教的な基盤に立っての両面からの議論が交わされた。教授と学生の双方が加わったこうした公開の討論会は、それまでの退屈な医学講義を生き生きとしたものにさせたにちがいない。

イスラムのくびきから解放されたとき、キリスト教やユダヤ教の哲学者や医師たちは、イスラム医学の貢献を認めざるを得なかった。アラブ人は振る舞いが粗野であるが故に大多数のヨーロッパ人から嫌われてはいたものの、イベリア半島トレドでの古代医学文献の翻訳を通じてヨーロッパに進歩した医療の種をまき、医学の各分野での才能の育成に、ヨーロッパ人が与えた評価以上の寄与がある。彼らは中国やインドから、製薬、調剤についての数多《あまた》の新しい考えを取り入れてきて紹介し、数多くの病院を建てて病人の治療にあてるとともに何世紀も進歩しなくなっていた医学教育を向上させた。

ローマ帝国の外側の国々、フランス、オランダ、英国、ドイツなどの医療はどうだっただろうか。六世紀から一一世紀にかけてのいわゆる暗黒の時代には、これらの国々の医療は未開社会なみであったと考えてしまいがちである。実際、治療は、キリスト教の聖人やその形見、護符、魔術師の呪文などの超自然的な方法によるか、経験から知られた薬草、あるいは手術、食事療法に頼っていた。しかしこうした非科学的な治療法も、若い人には結構有効だったのである。床屋外科医の時代以前の中世の医師による瀉血を除けば、外科手術は単純な切開と包帯だけで、修道院の修道士たちが十分にできる範囲のものだった。ローマの影響がまだ残っていた地中海沿岸の地域では、修道院の聖職者たちがわずかの薬草、食事療法、瀉血などを用いて住民の治療に当たっていた。十字軍の活動が活発になると、医療は進歩しはじめた。

輝く太陽と暖かい水に恵まれた地中海沿岸では、九世紀の初め頃から湯治場と保養地が作られるようになっていた。良質の温泉で有名だったイタリア南部のサレルノに伝わる伝承で、ありそうもない話であるが、ギリシア人、ローマ人、アラブ人、ユダヤ人の四人の医師が在俗の健康クリニックを経営していたという。ここではスペインから来た何人かの医師を雇っていて、彼らはアラブ人の手を経て多少なりとも汚されたギリシア医学を修得した者たちだった。傷ついた十字軍の兵士たちが東から、またローマの貴族たちが西のほうから回復期の保養のためにサレルノまで来たという。次の世紀に入ると、教会からまったく独立した医学校が設立されて隆盛を極めた。一〇四六年、コンスタンティヌス・アフリカヌスはブーリア公ロベール・ギスカール（一〇一五頃〜八五）に勧められ、サレルノにアラビア語の文献を運び込んだ。彼は、アラビア語、ラテン語、ギリシア語の知識があったので、アラビア語の書物を翻訳できた。それらの文献の多くは昔のテキストの断片を収録したものである。彼の主要な業績は、アリー・ブン・アルアッバースが書いたと思われる『医術の鑑』（『王の書』）と題されたアラビア語の文献をラテン語に翻訳したことであろう。これには、作者の名がないものの、ギリシアの医学書の抄録が多数掲載されており、臨床編では脈拍、体温、ベッドサイドでの尿の視診の重要さが強調されている。この本は、他の文献によって昔の知識を得られるようになるまで約一世紀の長きにわたり、サレルノの医師が古典的な医療を知る際に唯一の手掛かりとなるものだった。間もなくコンスタンティヌス・アフリカヌスはモンテ・カッシノのベネディクト会修道院に引退するが、彼の著作活動は多くのサレルノの医師を刺激し、解剖、医学、外科学の書物を書かせている。その中のあるものは記憶しやすいように詩の形をとっていた。『サレルノ養生訓』としてよく知られ人気のあった要約書などは医師たちに臨床的な指針や治療上の注意を与えてくれるテキストとして何世紀もの間使われた。

かつてはなおざりにされていた解剖学は、人体解剖が合法化されてから復活している。初期の解剖学の著作としてはボローニャ大学のモンディーノ（Mondino　一二七〇〜一三二六）によって書かれた本（『解剖学』）があり、その中に神経組織の肉眼所見が載っている。

一〇世紀から一一世紀の間は、小外科手術は教会からは無視されて規制もなく、理髪師や正規の訓練を受けたことのない巡回外科医が担っていた。一二世紀末の外科医ルジエーロ（Roger Frugardi of Salerno）がサレルノ医学に接するまでは、この種の素朴な外科があるだけだった。一一七〇年に書かれた『外科実技書 *Practica chirurgiae*』で彼はアラブの外科医の手術法を書いている。のちに、この時代の手術法は『四大家による外科 *The Surgery of the Four Masters*』に取り込まれ、何世紀にもわたって外科教育の教科書として使われた。

一二三五年にコルドバが、一二五八年にバグダッドが崩壊してからアラブの医学は衰退したが、サレルノ学派と各地における大学の出現に刺激され、幾人かの外科医たちがイタリアで活動しはじめた。一三世紀の中頃には、ボローニャのウーゴ・ダ・ルッチと彼の弟子――おそらく彼の息子のテオドリーコ（Theodoric）――がアラブ医学の創傷治療の殻を打ち破った。ボローニャの医師であったウーゴは何の著書も遺さなかったが、息子のテオドリーコは少し後に、「ルジエーロとオルランドが書いたように、創傷に膿を生じることは治癒過程として必要ではない」と書いている。彼がこのように断言する前に、パドヴァ大学の教授であったブルーノ・ダ・ロンゴブッコ（Bruno of Longoburgo　一二〇〇〜八六）が一二五二年の『外科学大全 *Cyrurgia magna*』の中で、一次治癒を目指した「真の癒合」と二次治癒を目指した「肉芽あるいは瘢痕による癒合」をすでにはっきりと区別させている。

毛髪や油、軟膏などが創傷の治癒を妨げることに気づいたブルーノは、傷を洗い清めてすべての異物を取り去り、縫合してから乾いた包帯で覆うことを勧めている。これは明らかに無菌手術の提案である。アドリア海に面したチェルヴィアの司教になったテオドリーコは一四年後に草稿を書き、彼の師の治療法を支持している。その中で彼はブルーノの著作の内容をたっぷり拝借しているが、出典は明らかにしていない。

面白いことに、テオドリーコの著作が出たすぐ後に、ボローニャの高名な外科医グリエルモ・ダ・サリチェート（William of Saliceto　一二一〇〜七七）が『外科学 *Cyrurgia*』と題する書物を出している。これはギャリソンが外科学発達の一里塚と評したテキストである（Garrison FH: *An Introduction to the History of Medicine, 4th ed.* 1929, *Contributions to the History of Medicine.* 1966）。この中ではしかし、ウーゴとテオドリーコの乾燥、無菌手術にまったく言及していない。さらに、グリエルモの弟子で、のちにサン・コーム・コレージュで講義をし、頭部外傷についての素晴しい著作を残したミラノのランフランク（Lanfranc of Milan）も、テオドリーコの乾燥法による創傷修復法を取り上げてはいなかった。しかし、一三世紀の後半になって、ランフランクの弟子でありモンペリエの外科学の創設者となったアンリ・ド・モンドヴィル（Henri de Mondeville　一二六〇頃〜一三二〇）が、明らかにテオドリーコといくらかは接触があったらしく、創傷の乾燥治療法を強く推し、「化膿してからよりもその前に乾燥させるほうがずっとよい」と述べている。彼は患者に鼻孔を閉じさせ、頰を膨らまさせて頭の傷から汚物を取り除いた。そのうえで、傷をていねいに洗い清め、乾いた包帯を当てて、葡萄酒を処方し、患者を元気にさせたという。一三〇六年から一三一三年に書かれたモンドヴィルの『外科学 *Chirurgie*』には解剖の章と手術の模様を描いた一三枚の小さな挿し絵が載っており、外科学の教科書に載せられた最初の挿し絵となっている。

一四世紀の中頃、当時最高の碩学で権威者であり、「外科学の父」とも呼ばれるフランスのギ・ド・ショーリアクは、外科的創傷に対する葡萄酒に浸した包帯法（wine dressing）のことをけなしつつ、テオドリーコを「ブルーノのすべての考えとウーゴのいくつかを剽窃した」と非難した。だが、結果的には創傷外科を何世紀か後戻りさせたにすぎなかった。

注2－1　アラビア、エジプト、インド、ペルシアその他の国々からとった約二〇〇の民話集。ジョン・ペインとサー・リチャード・F・バートンが一八八〇年代に英訳した。

訳注2－1　動物の腸壁から作った縫合糸。

ルネサンス時代

神経系の外科

一四世紀の頃は、結石や外傷、創傷のための切開は、ほとんどが浮浪人によって行われた。ほんの少数の、多くは聖職者としての教育を受けた医師だけが、熟練した外科医の下で徒弟として経験を積んだのである。そうした訓練を授けた外科医の一人にギ・ド・ショーリアクがいる（図2－3）。彼はフランスのオーヴェルニュの近くのショーリアクという小さな村に生まれている。モンペリエで教育を受け、叙

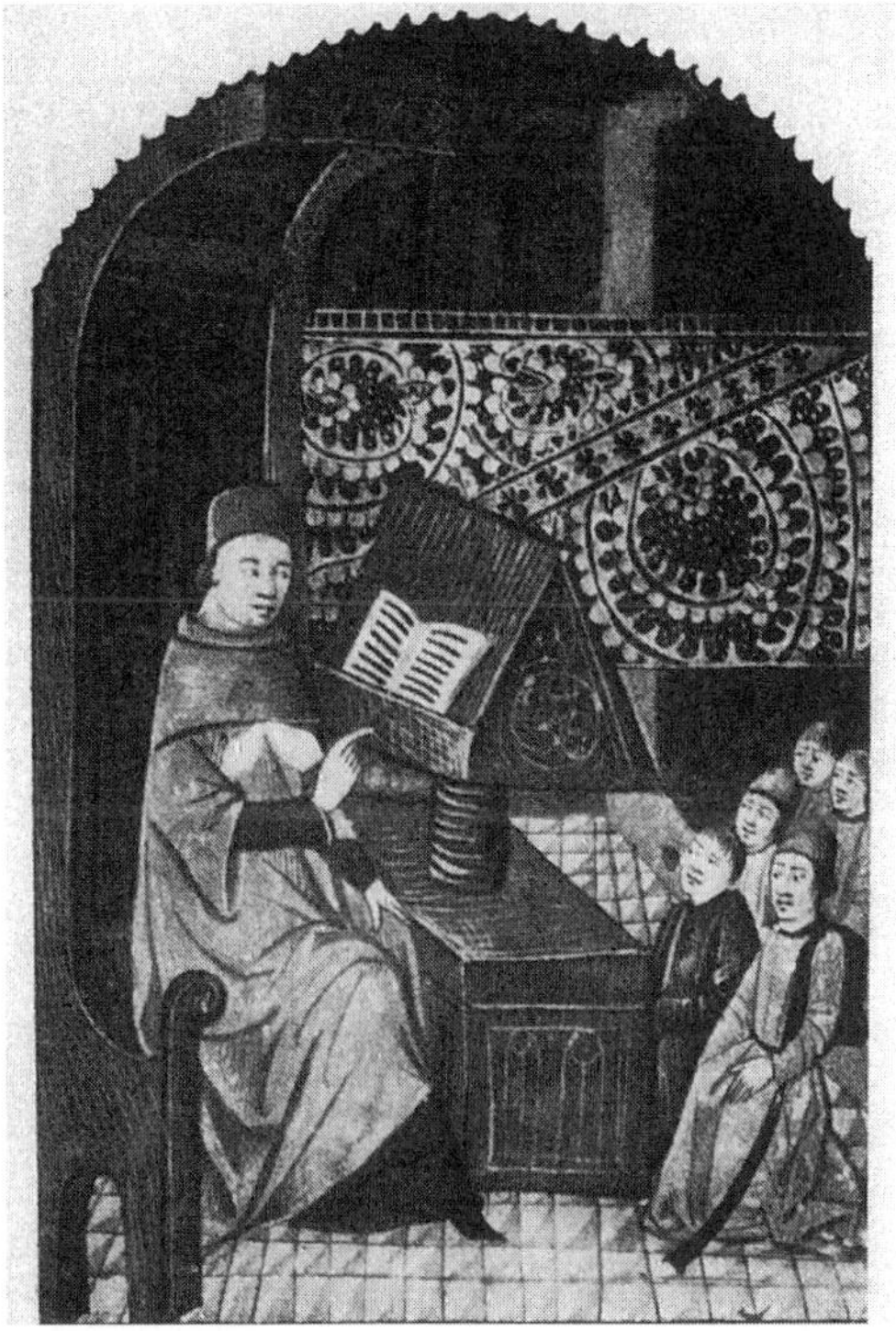

図2-3　ギ・ド・ショーリアク。(*From the collection of A. Earl Walker*)

階を経て聖職者になり、その後総長のレーモン・ド・モリエールの庇護の下で医学を修めた。彼が学んだのはガレノス医学のアラビア語版のテキストで、アラブ人とイタリア人の医師から訓練を受け、モンペリエで活躍していたアンリ・ド・モンドヴィルの弟子になったと言われている。しかし、そうだとしても、ごく短い期間だったはずである。というのは、モンドヴィルはショーリアクが二〇歳のときに死んでいるからである。ショーリアクはボローニャとパリの著名な医師を訪ねて、内科学と外科学の経験を積み、その成果としてリヨンに帰ったとき、教会当局は彼を床屋外科医ではなく専門の外科医に認定している。また、教会と密接な関係をもっていたため、法王庁がフランスのアヴィニョンで統治していたこの時期に、法王クレメンス六世、インノケンティウス六世、ウルバヌス五世の侍医として仕えている。そのおかげでアラビア医学の文献に接する機会を得、ガレノスの著作からの抜粋を読むことができたのである。これらの文献をもとに、ショーリアクは一三六三年に『外科技法 *Ars chirurgica*』と題する一四世紀の医学の大要をラテン語の方言で著した。これはのちに正しいラテン語、フランス語、スペイン語、その他の言葉に翻訳された。この著作は活版印刷が誕生し発展しはじめた一四七八年に出版されて、一八世紀に至るまで時代時代に版を重ねた。

中世の外科医たちの多くは戦傷の治療の中で経験を積んだものであるが、ショーリアクの治療法は市民生活および偉大なアラブの医師たち——イブン・ズフル、アブー・アルカーシム、ラージー、アリー・ブン・アルアッバース、イブン・シーナーなど——の著作に基礎を置いていた。それらはすべてガレノスのアラビア語版のテキストに拠っていた。ブレナンによれば、これらの書物はヨーロッパでは一一世紀までは知られておらず、一一世紀にアラビア語に訳されてから知られるようになったものだという。ヒッポクラテスやケルスス、パウルス・アエギネタなどが訳されるよりずっと前のことである。ショーリアクが昔のヒッポクラテスの誓いによく似た精神を表明している外科医の規範を作ったのは、彼の教会を背景とした立場から考えるなら十分にうなずけることである。

外科医に必要な条件は四つある。第一はよく学ぶこと、第二は熟達者であること、第三は手が巧みであること、そして第四は順応性のあること、これである。第一のためには、外科医は外科手術の原則だけでなく内科学の理論とその臨床の原則を弁えていなければならない。第二のためには、他の多くの人の手術を見学しなければならない。第三のためには、手先の器用さのみならず、状況を正しく認識するためのよい判断力と記憶力をもたねばならない。第四のためには、外科医は周囲の環境に自己を順応させる能力をもたねばならない。外科医は確信をもったことに対しては勇敢に、しかし危険に対しては臆病であれ。すべての誤った治療行為を避けよ。病者には親切に、病者の関係者には思いやりをもって接せよ。予後の判定を下すときには慎重であれ。外科医は謙虚で、威厳に満ち、穏和にして哀れみ深く、情け深くあれ。金銭に対しては貪欲にならず、不当に高額な報酬を強要することなかれ。報酬は外科医の労力、患者の資力、結果の質、医師自身の権威に見合ったものとせよ。

（『外科技法』総論・序文から）

ショーリアクはテキストの中で、「一次治癒」とは創傷が異物を介在せずに癒合する場合とし、「二次治癒」とは異物の介在によって傷が癒合する場合と定義している。また、頭皮や頭蓋骨に傷を受けた人が救命され得ることも認めている。実際、彼は脳表に小さな傷を負った人物が回復する例を見ている。しかし、こうも言っている。「脳と頭蓋骨の損傷はそれに引き続く呼吸器の障害のために致命的となる。ガレノスによれば呼吸器の障害によって心臓のよい活性が破綻し、すべての動物は死ぬのである」。

サレルノの影響力が低下するにつれ、地中海沿岸の他の都市に医学の中心的組織が育っていった。その最初の一つが、八世紀頃まではスペインとイタリアを結ぶ街道の宿場にすぎなかったモンペリエに設立された学校である。西暦七三二年のトゥール・ポアティエにおける戦いでフランク王国の宮宰カール・マルテルがイスラム軍に勝利してからこの学校は、いわば中核をなすものとして栄えていった。他の多くの都市の宗教、政治の束縛から自由であったモンペリエは経済の中心地となり、抑圧された地方から多くの学者がここに集まり、科学と文化が花開いた。一二八〇年、教皇の命によって学校は大学に格上げされている。医学の分野ではイスラムの影響を受けた授業が行われ、イブン・シーナー、フナイン・ブン・イスハーク（ラテン名＝ヨハンニティウス Johannitas 八〇八～八七三）のテキストや、ガレノスやヒッポクラテスのアラビア語訳のテキストが用いられた。ヴィルヌヴのアルノー（Arnaud de Villeneuve 一二三五頃～一三一一頃）やモンドヴィル、ショーリアクなどの傑出した医師、外科医たちがモンペリエ大学の学問的名声を高めていった。

モンペリエ医科大学の名声は、一三四八年、一三六〇年、一三七二年、一三八二年と四度にわたって流行したペストによって人口が激減するまでついえなかった。最初の二回の流行の時期を生きたショーリアクは、この疫病に二つの型があることを記載している。一つは流行の初期に起こる肺炎型、次はリンパ腺腫型（腺ペスト）で、これは流行の後期に多く、より軽い型である。さらにはこれが接触により広がるものであることも認識しており、絶えざる焚き火《たび》の火でさえも、予防する有効な手段ではないと考えていた。薬、下剤、瀉血、様々な食事療法などあらゆる治療法が試みられたが、結果はすべてが無効であった。

この度重なる疫病の襲来により医科大学は衰退に向かっていく。一四世紀には二〇〇人以上の学生や教授が在籍したのに、一五世紀の終わりにはわずかに七〇人が残っているにすぎなかった。民衆暴動が起こったとき、学生たちはパドヴァやペルピニャンなどのより安全な避難地に去っていってしまったのである。一六二二年にフランスによってモンペリエが併合され、スペイン医学との接触が断たれたのちは衰退の一途を辿っている。

脳と脊髄の概念

エジプトの第一一～第一二王朝時代に人々は人体のスケッチや絵画を残したが、神経系は描いていない。また、様々な理由で開頭術を行った他の地域の人たちも脳を調べた形跡がない。おそらく、ヨーロッパで粗雑ながらも頭と脳の内容をスケッチとして描いたのは、一三世紀のサレルノにおけるものが最初であろう。しかし、頭蓋骨に線を引き、いくつかの区画に分けてはいるが、特別な機能局在が区画ごとに示されていたわけではない（図2－4）。このとき以来、「病気の人間」の頭や体の中に病気が巣喰っている区画を描いた図柄がよく見られるようになってくる。頭の略図の中に円や四角の区画を描き、その中や近くに脳の各種の機能を書き込んだものも現われてくる。書かれている機能は単純な精神機能、すなわち一般常識、心象形成、想像、判断、思考、記憶などである。これらの機能の位置づけはいろいろであるが、一般的に言えることは、すべての五感と身体情報を受け止めていると考えられていた「共通感覚」（sensus communis）が最も前になっている。幻想と想像は次の区画に位置づけられたが、判断と思考も時として同じかその近くの区画に入れられた。記憶は後ろに置かれるのが常であった。初めの頃はこれらの機能局在は頭全体の中に描かれていたが、やや過ぎると脳室の中に配置され、最後には大脳半球の表面や深部の様々な場所に描かれた。クラーク（Clarke）とデューハースト（Dewhurst）は中世に描かれたこれらの図をいくつも集め、中世の人々が様々な機能をどこに割り振っていたかという相対頻度を表にまとめた（表2－1）。

時折、当時の外科医たちは、脳に傷を負いながら予想される欠落症状をきたさない例があると言って

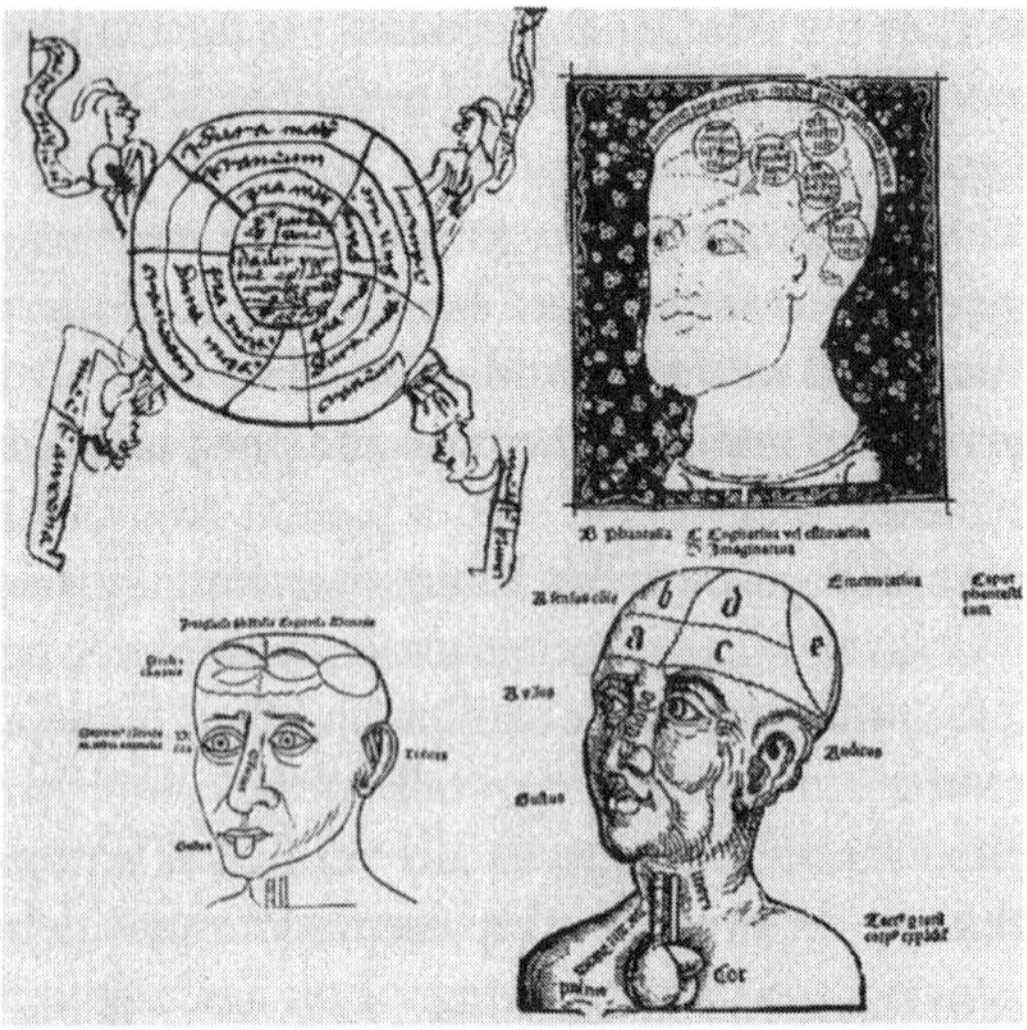

図2-4　中世の文献に描かれた脳の機能局在。
(*From the collection of A. Earl Walker*)

表2-1　脳内構造と機能の局在

機　能	独立した小区画	関連区画	合　計
統合感覚	23	16	39
幻　想	9	14	23
想　像	23	18	41
判　断	20	12	32
思　考	17	18	35
記　憶	26	18	44

いる。テオドリーコも、彼の師のウーゴが第四脳室を完全に欠いている鞍《くら》作り職人を治療したことがあると書いている。この患者は正常な記憶力をもち、自分の仕事を満足に遂行していたという。ショーリアクは、脳の後部に傷を負い、初めは記憶が障害されたが、のちに完全に回復した患者のことを見た経験があると言っている。イタリア・ベネチアのニッコロ・マッサ（Niccolò Massa）は、頭蓋底を槍で突かれたため完全な失語症になった患者が、陥入して（脳に）突き刺さった骨片を除去したところ、助手たちに話しかけはじめて驚かせた例を記している。こうしたばらばらに記録された症例は、解剖で部位が確かめられたわけではないので正しい証拠とはできないが、脳のいろいろな機能がより広い領域に存在していることを暗示している。

一六世紀――神経系統

一六世紀という時代は、ヨーロッパにとっては政治的に、社会的に、経済的に、また人間の健康面でも変革の時代であったと言える。医学の世界でも基礎医学、臨床医学の両面が進歩しつつあったのである。

解剖はごく早い時期から法律的に認められた。以前から解剖はいくらかは行われていたのだが、解剖を一般公開で行ったのは、一三世紀、モンディーノが最初であろうと一般には考えられている（図2-5）。彼は、解剖執行人が死体の中の臓器を指し示すのに合わせてガレノスの教科書を読み上げたという。その後の何世紀かにわたり、こうした公開の解剖はヨーロッパの多くの中心的医学組織で時々行われていた。初めてこうした儀式的なやり方を打ち破り、自らがメスをとって臓器を供覧した解剖学者は、

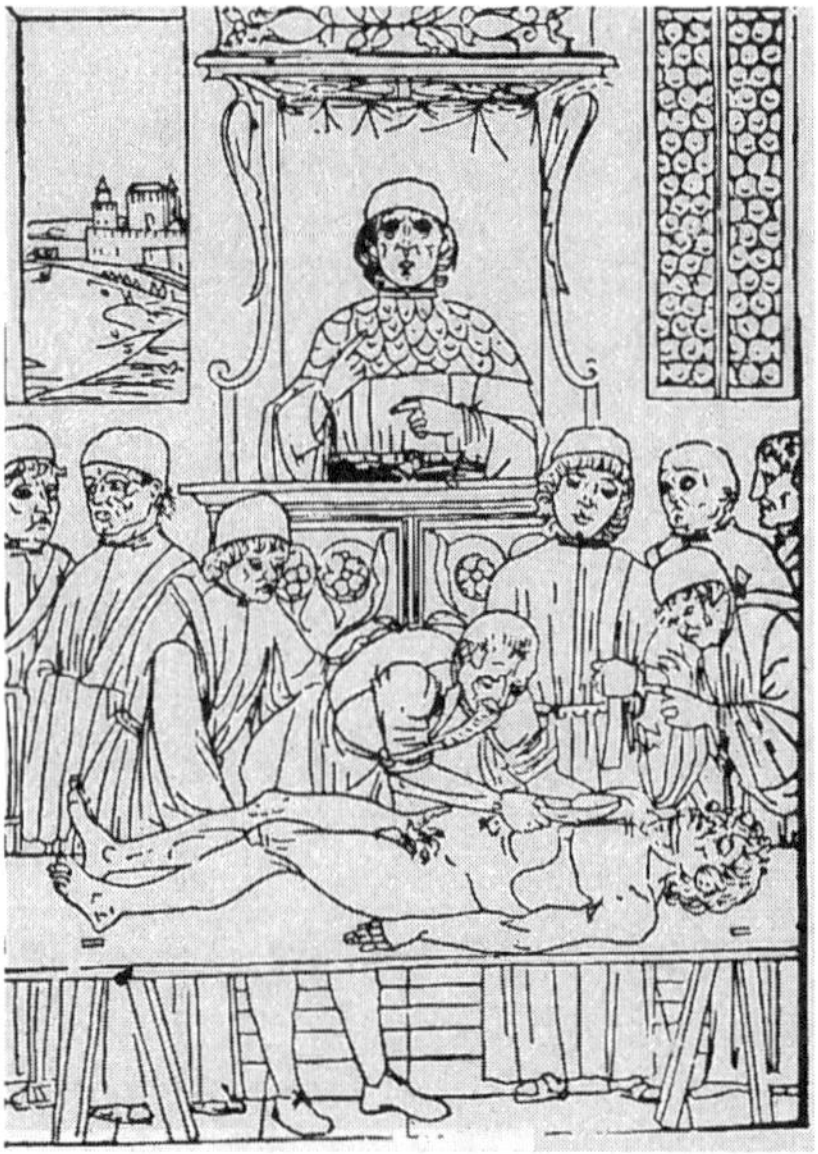

図2－5　公開の人体解剖は、モンディーノが13世紀に初めて行ったとされている。（*From the collection of A. Earl Walker*）

パドヴァ大学のヴェサリウス（Vesalius　一五一四〜六四）であったろう。ヴェサリウスはガレノスの熱心な崇拝者ではあったものの、ガレノスの解剖学の記載の中にいくつかの誤りを見出した。誤りの多くは、ガレノスがサルやブタを解剖していたことに由来する。それらの脳の構造とヒトの脳の構造は比較し得るものではない。ヴェサリウスは自分が解剖したものを画家に描かせ、稀には自分でも描いている。こうしてできあがった人体解剖の美しいイラストは正確なばかりでなく見た目を楽しませるものだった。彼はこれらのイラストをもとにして、一五四三年に名著『人体の構造 *De corporis humani fabrica libri-septem*』を出している。

この古典の序文の中で、ヴェサリウスは臨床医学の実践について論じている。当時、臨床医学は理論派と経験派と技術派の三つに分かれていた。理論派は合理的な食事療法に追随し、経験派は薬物療法を追い求め、技術派は外科手術を重んじた。ヴェサリウスは、イタリアの医師は解剖を召使いにやらせて自分は脇に立って眺めるだけで、自分の手を使って働くことを恥じるようになったと嘆いている。同じように、内科医はもはや自分では薬を調合せずに薬剤師にやらせているし、外科医も床屋に切開させていると憤り嘆き悲しんだ。さらには、多くの者たちの著述も案に違わず、ガレノスの意見の要約を載せているにすぎないし、「ガレノスの正しい記述から二〇〇回以上も外れたことを書いている」と彼は言う。

一五世紀までには死体解剖はほとんどあらゆるヨーロッパの国々で行われ、正常な解剖だけでなく、疾病に侵された臓器の研究も始まった。その結果、神経系の構造が次第に明らかにされていった。ヴェサリウスの弟子であるガブリエロ・ファロピオ（Gabriele Fallopius　一五二三〜六二）は、鼓索、蝶形骨洞、三叉神経や聴神経や舌咽神経の走行など、数々の神経構造を記載した。コンスタンツォ・ヴァロリオ（Constanzo Varolio　一五四三〜七五）は、首を切断して頭蓋骨の底部を開いて脳の底面の構造を明らかにした。

死後の解剖は人体の正常な構造を知るためだけでなく、死因を特定するためにも行われた。このような検査は、それまではイスラム教の教えによって禁止されていたものである。六世紀頃、コンスタンティノポリス（イスタンブール）で行われた死因を特定する解剖についてイタリアの解剖学者モルガーニ（Morgagni　一六八二〜一七七一）が言及しているが、最初の合法的な死体解剖による死因の検索は、一二七五年にボローニャでサリチェートにより行われた。英国の科学史家シンガー（Singer）が一四世紀の解剖風景画を復刻しており、そこでは頭部は調べられてはいないようだ。次の世紀までには解剖はごく普通のこととなっている。フィレンチェのアントーニョ・ベニヴィエニ（Antonio Benivieni　一四四三〜一五〇二）は解剖を正式に願い出ているが、彼の所見の短い記述から察すると、検索は疾病に侵されたと思われる部分に限られており、完全な解剖ではなかったようである。その後間もなくして、ボローニャの傑出した外科医ベレンガーリオ・ダ・カルピ（Berengario da Carpi　?〜一五三〇?）が死体全体を解剖し、脳のイラストを作っている。「フランスのガレノス」と言われ、症候と徴候を区別したジャン・フランソア・フェルネル（Jean François Fernel　一四九七?〜一五五八）も、病気に侵された臓器の肉眼所見を記載し、特に結節性の腫瘍を肉芽腫やポリープと呼び、肉状の腫瘍を肉腫と呼んだ。彼は肉腫が延髄に発生し、脊髄を圧迫している所見も残している。

一六世紀初期のスイスには、化学者の息子でずけずけとものを言う独善的な医師、テオフラステュス・ボンバステュス・フォン・ホーエンハイム（一四九三〜一五四一）が現われた。彼は疾病の源泉を霊(astral)と考え、疾病は自家中毒をもたらし、その結果精神と肉体の機能不全を起こすと述べた。このような神秘的な病気の治療のために、様々な治療法を用いている。すなわち、鉱泉浴、チンキ剤、特に塩基性金属類（水銀、鉛、砒素、銅、カリウムなど）を好んでいる。彼は自身を「パラケルスス」(Paracelsus＝超ケルスス）と呼び、古い治療法を医療の万能薬とけなし、自らの個別治療法の優越性を自賛した。そのために、英国諸島から、ギリシア、アレクサンドリア、スウェーデンにまで至る各地から治療を望む巡礼者たちが押し寄せた。しかしながら、大言壮語と饒舌は、彼の教えの真の価値を覆い隠すように作用した。一五三六年にはスイス・ドイツ語で創傷の治療法についての本を出し、その中で彼は頭部も含めた創傷は出血を止めて清潔にしてやればけっして危険なものではないと言い、創傷の治療法は大学では教えない、ジプシー（ロマ）からすら学べるのに！　と嘆いている。彼の教えと治療法は、ある意味では近代的なものだった。しかし、様々な神秘主義がちりばめられていたために、医学者からは無視され、劇作家シェリダン作の「恋敵」でマラプロプ夫人が言うように、治療薬理学の導入という業績よりも誤りばかりが後世に伝えられている。とはいえ、当時においては大変尊敬されていて、シェークスピアが戯曲「終わりよければすべてよし」の中でパラケルススとガレノスを引き合いに出しているほどである。彼は神経系のある種の疾患、特にてんかん、麻痺、失語症、舞踏病などのことを知ってはいたが、病因の理解と治療法の進歩の面においては何ら貢献しなかった。

一六世紀の外科

ヨーロッパの人々がいわゆる「暗黒の時代」から抜け出ようとしていた時期に、医療の面でも進歩が見られ、医療従事者には三つの階層ができつつあった。すなわち、内科医と外科医と床屋外科医である。その結果、医療の実践にはある程度の法的規制が敷かれたが、下級の外科手術に対しては規制は敷かれず野放しだった。このことは、よりよい訓練を受けた外科医といえども、床屋外科医や巡回外科医たちと競合関係にあったことを意味している。したがって、外科治療はある種の軽蔑の目で見られていた。英国では、理髪業の職人組合がヘンリ八世から贔屓《ひいき》され、その許可の下に外科医をも糾合した理髪－外科医共同組合を設立している。フランスでも、サン・コーム・コレージュが設立されたのちは医療従事者グループは同様の階層に分かれたが、外科医は内科医の例に倣《なら》って角帽と長いガウンをまとって床屋外科医たちの試験官気取りであったという。一方、戦場において、あるいはパリの病院における包帯係として技術を学んだ床屋外科医は、しばしば、長いガウンをまとった傲慢な外科医よりも現場の知識は豊富であった。このことは、三種の医療従事者の間でより激しい競争と論争を引き起こすことになった。オランダとドイツでは、外科医は"bleeders"（放血者、軽蔑をこめて）と見られており、病人の治療はしばしば巡回のやぶ医者に任された。したがって、頭部外傷患者や神経学的疾患に侵された患者は自然の成り行きに任され、聖職者の祈りだけが与えられた。

外科の発達を一六世紀まで阻害したものは、ほとんどの文献がギリシア語やラテン語で書かれていて、自国語しか話せない床屋外科医にはそれが読めないことであった。ある外科医たちは床屋外科医のために教科書を書き、あるいは昔の著作を自国語に訳した。初めは内科医たちはそれを苦々しく思ったが、それ以外の者たちからは喜ばれた。フランスのフランソア一世（在位＝一五一五〜四七）の侍医で、ガレノスとギ・ド・ショーリアクの著作をフランス語に翻訳したジャン・カナップの言葉を聞こう。

> あえて言おう。私はギリシア語やラテン語という武器を欠きながらも、自分の技術に関係ある知識を倦《う》むことなく取り入れようと努力する多くの外科医を見てきた。彼らはその成果から判断すれば、ギリシア語やラテン語を知っていることで特別な人間だと自認しているお偉いさんたちよりも、上位ではなくとも、少なくとも対等な位置にはいるのだ。
>
> （Canappe J: *L'anatomie des os du corps humain.* 1541）

アンブロアーズ・パレ（Ambroise Parré　一五〇九／一八頃〜九〇）は激しい反対にもめげることなく、一五四五年に外科論文をフランス語で書いている。こうした便宜があっても、床屋医師が文盲の弟子たちを教育するのは困難であり、結局、文字を知らない弟子たち、あるいは明らかな偽医者は治療の場から駆逐された。しかし、多くの床屋外科医はヨーロッパの戦場で修練を積んでいったし、外科医と床屋外科医の担当分野が徐々に分かれてもいっている。床屋外科医は法律により調髪をし、髭を剃り、軟膏や膏薬やパップ剤を塗り、ときには歯を抜くことはできたものの、瀉血は禁じられていた。外科医は静脈切開をし手術できたが、調髪は行えなくなっている。

アンブロアーズ・パレの貢献

一三四六年の百年戦争・クレシーの戦いで使われた火薬は新しいタイプの外傷を人々にもたらすものだった。それは初めは毒によるものと考えられ、そのため化膿を促進させて治療すべきだと思われた。そこで、ダ・ヴィーゴやブルンシュヴィヒやゲルスドルフなどの軍医たちは沸騰させた油や焼灼により毒を消そうとしていたが、外科医たちのある者はこうした荒治療を非難した。また、一五五一年にボローニャのマッジ（Maggius）は、動物実験で、こうした傷は単純な洗浄によっても治せることを示している。その一二年後に英国人トマス・ゲール（Thomas Gale）も同様に、単純な包帯被覆を説いている。

創傷に対するこうした野蛮な治療法に「剣の一撃」（coup de la grace）を加えたのは、アンブロアーズ・パレであった（図2－6）。彼は一五〇九年から一五一八年の間にフランスで生まれ、一五三〇年代の初めにパリの床屋外科医の弟子となり、外科医としての生涯がこのとき始まった。そこでは、客の髭剃り、髪梳き、刺絡作り、傷の包帯法、そして手術不能な腫瘍や潰瘍の手当法などを学んでいる。また彼は、ギ・ド・ショーリアクの著作を読んでいたらしい。というのは、のちに書いたものの中にショーリアクの言葉がしばしば引用されているからである。パレはパリの市立病院（オテル・デュー病院）で三年間住み込み医師として働いた後、一五三七年にフランス陸軍の軍医になった。彼の名声を高めたきっかけ

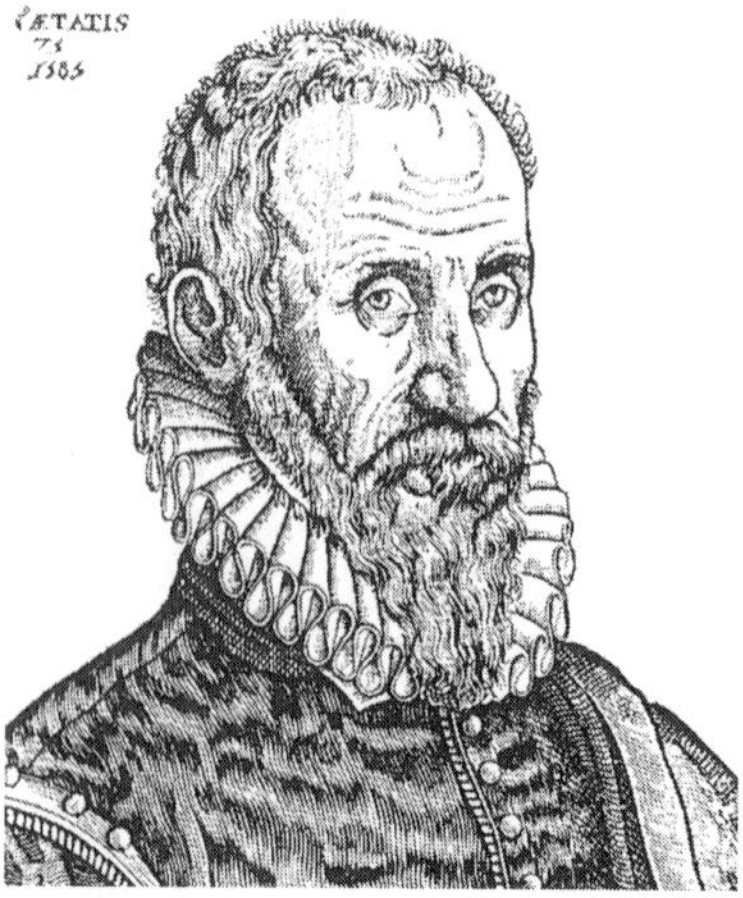

図2－6　アンブロアーズ・パレ。16世紀、フランス陸軍の外科医であったパレは、頭部外傷の治療に関して近代的な概念を創始した。（*From* A History of Neurosurgery. *Greenblatt SH, Dagi TF, Epstein M, editors. Park Ridge, Ill: American Association of Neurological Surgeons, 1997, p356*）

は、残酷な焼灼油を拒否し、楽な包帯法に固執したことにある。彼が数多の頭部外傷を「昔の外科医が教えた通りの油浸包帯」で治療したことは確実である。また、ショーリアクその他が認めたように、頭部外傷は必ずしも致命的ではないと認識していた。彼は言う。「頭部に小さな傷を負った多くの兵士が死ぬが、大きな傷を負い、ときには一部が欠損するような傷を負った者も助かることがある」。しかし、彼はこうも書いた。「脳と脳膜の傷は致命傷になる可能性が非常に高い。なぜなら、そうした傷は呼吸に必要な胸の神経その他の機能を麻痺させて死に至らしめるからである」。

パレは頭部外傷を分類して、骨の亀裂を伴うか伴わない頭皮の損傷、骨折、挫傷、陥凹骨折、切傷、対側損傷、脳震盪を挙げている。治療法は単純であった。頭皮のみの裂傷の場合は、傷を洗浄して周囲を剃毛し縫合する。頭皮が欠損している場合は、傷口に詰め物を当てて肉芽が増殖するのを待った。骨折が明らかな場合、あるいは疑われる場合は、穿頭して骨片、血塊、挫滅組織（化膿組織）を除去して薬を塗った。しかし、もし骨片全体が動く場合、あるいは骨折が縫合線を越えている場合、あるいは骨折が頭蓋底やブレグマ、大泉門、側頭骨にある場合には穿頭は禁忌とされている。意識のない頭部外傷患者には頭の静脈からの瀉血とパップ剤や浣腸を勧めている。また、どんな頭部外傷も放置してはならない、特に骨折のある場合はなおさらであるとも強調している。主に使った手術器具は、穿頭器、鋸、鑿と、破砕骨片を除去する際の骨挙上子だった。

パレは正規の教育を受けていない床屋外科医だったにもかかわらず、脳と脊髄の多くの疾患についての著述を残している。水頭症については、頭皮と骨膜の間、あるいは骨膜と骨の間、あるいは骨と硬膜の間、あるいは脳室の中に水が溜まったものだと言っている。初めの二つは、頭皮を切開して水を排出してやれば治せるものと考えた。脳室内の水の貯留はヴェサリウスとアブー・アルカーシム（アルブカシス）がすでに記載していたが、パレは、これは治療できないと言っている。パレは三つのタイプの神経・筋のけいれんを記している。すなわち、破傷風、後弓緊張（opistotonus）、前弓緊張（emprosthotonus）であるが、治療法は述べていない。また、麻痺を神経の軟化によって起こる体の一部または全体の感覚・運動機能の障害であるとし、後者を卒中と名づけた。失神は、全機能の突然の喪失と定義され、死に至る可能性があるという。それが出血あるいは精気（spirits）の喪失によって起こるときは顔面は蒼白となり発汗し、運動は停止して倒れてしまう。ときに耳鳴りを伴って起こる視野の暗点やめまいは、蒸気状の精気が血管内を上昇して頭に至り、それが葡萄酒を飲みすぎたときのように混乱して荒れるために起こると考え、これに対する治療として、パウルス・アエギネタが耳の後ろの動脈を切ることを勧めたと述べている。さらに、片頭痛あるいは一側の頭痛はこめかみまたは頭頂部の痛みであるとし、（静脈）洞、動脈、脳膜、脳などの局所的な異常で起こるか、急性腹症などの全身的な疾患で起こると考え、治療としては、様々な薬と同時に、重症の場合は側頭動脈の切断を勧めている。彼はたしかに、かなりの数の民間薬や数多の実地の治療法を知ってはいたが、理論についてはほとんど何も知らなかった。それでも、その卓越した外科技術と戦場での勇気のために当時の最も偉大な外科医と見なされ、そればかりでなく、患者に対する慈愛の態度ゆえに万人から愛され崇拝された。それゆえ、一五九〇年に亡くなるまで貴族と王室から非常な信頼を寄せられた。

一六世紀のヨーロッパでは、結石の切開、ヘルニア、白内障、感染症などの治療はいかがわしい浮浪者の手によって恥ずかしげもなく残酷に行われていた。ギャリソンは当時のヨーロッパ全体における有能な外科医としてわずかに七人の名を挙げているが（Garrison FH: *An Introduction to the History of Medicine, 4th ed.* 1929, *Contributions to the History of Medicine.* 1966）、その中の幾人かは神経系への手術はしていない。ファロピオの師であるイタリアのジョヴァンニ・デラ・クローチェ（Giovanni della Croce）は論文の中で当時の手術器具と手術風景を克明に描いており、三〇〇年後にアダムズは彼の「ヒッポクラテス全集」の訳本の中にそのコピーを載せている（Adams F: *The Genuine Works of Hippocrates.* 1849）。

一七世紀——神経学の誕生

一七世紀における大規模な医学の中心は、ライデンとパリ、モンペリエに存在し、当時のヨーロッパのほとんどの大学における解剖学の教育は講義のみで行われたが、フランスではレーモン・ヴュサンス

(Raymond Vieussens) が六〇〇件の解剖を行い、ポーランドでは仰々《ぎょうぎょう》しい衣服をまとった医師の指導の下で、オランダの画家たちが解剖図を描いていた。ただし、その頃は脳については表面的な観察しかされていなかったようである。というのは、デンマーク生まれの解剖学者であり、地質学者、鉱物学者かつ神学者でもあったステノ (Steno) が一六六九年に「その内部構造についてはまったく暗黒である」と述べているからである。彼は、脳には「灰色と白の二つの構造があり、白の構造は神経と連続していてそれが体中に延びている」と述べている。

トマス・ウィリスの脳の解説

脳の構造と機能に関する研究は、「見えざる大学」(Invisible College) との異名をもった英国の研究者集団により進められつつあり、代表者は、一六四二年から一六四六年にかけてオックスフォード大学で教育を受けた若く指導力に富んだ人物だった。彼、すなわち明晰な頭脳と豊かな想像力の持ち主トマス・ウィリス (Thomas Willis) は、初めオックスフォードで開業したが、一六六〇年にロンドンに移り、そこで上流社会の顧客を獲得し、聡明な若者たちをもひきつけた(図2-7)。その中の幾人かがのちにロイヤル・ソサエティ(王立協会)を設立することになるのだが、ロバート・フック(発明の才のある顕微鏡学者)、ジョン・ロック(内科医で哲学者)、リチャード・ローワー、トマス・ミリント(王立医科大学の学長で、のちにウィリスの後継者としてオックスフォード大学のサー・ウィリアム・セドリ創設自然哲学科の教授となる)、建築家のサー・クリストファー・レンらの名前が挙げられる。何人かの批評家は、ウィリスは自分の助手たちを利用したと非難してきた。たしかにローワー (Lower) は数多の脳を見事な技量で解剖し、ウィリスはそのイラストを自著に載せたものだった。このような有能な助手がいな

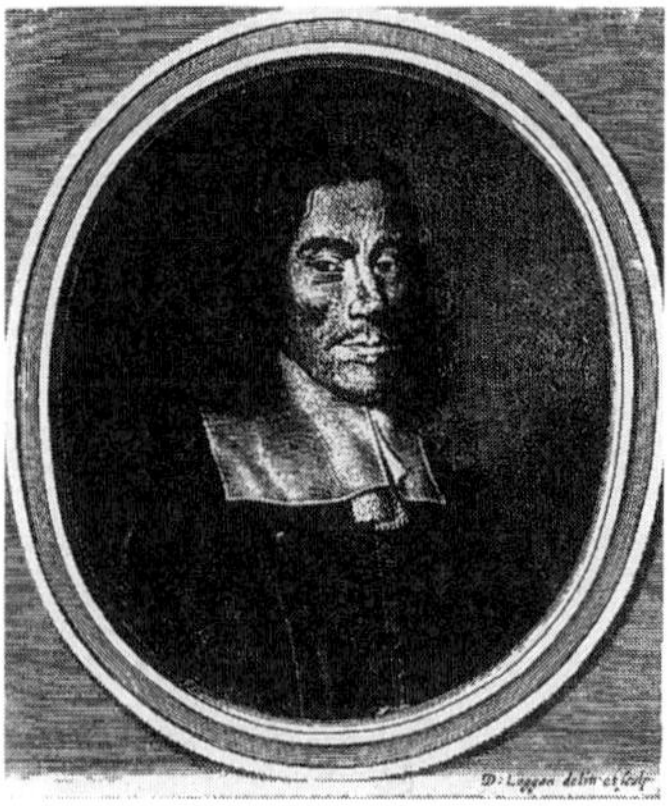

図2－7　トマス・ウィリス（1621-1675）。（*From* A History of Neurosurgery, *p113*）

ければ、臨床と著述を同時に遂行することは不可能であったにちがいない。しかしながら、助手に実験させておいて自分では意味づけだけしたという批判者の辛辣《しんらつ》な言葉は当たっていない。なぜなら、ファインデルが断言するように、協力者たちは彼の指導に敬意を払い、彼らの協力に対するウィリスの謝辞に満足していたからである（Feindel W (ed): *Thomas Willis: The Anatomy of the Brain and Nerves. Classics of Neurology and Neurosurgery Library*. 1983）。

トマス・ウィリスの名声は、脳の血管分布に関する説明ならびに、おびただしい数に上る基礎的な研究によっている。ヒトや動物の脳の肉眼所見の記述、脳神経の分類、神経学的疾患の生き生きとした臨床的観察とその病理学的考察などは、すべてが彼の名声を高めさせるものだった（図2－8）。ウィリスは脳の機能を解明するために比較研究を行った最も古い科学者であり、一五種類の哺乳動物とその他の動物、鳥、魚、牡蠣《かき》、エビ、ミミズなどの神経系を解剖し機能の比較を行っている。彼以前にはヒトにせよ動物にせよ、脳の観察は頭蓋円蓋部を取り除いてから、脳を頭蓋内に置いたままスライスに切って行われ、そのため脳の底面は明らかにされていなかった。しかしウィリスは、神経と血管を脳底面で「切断して」脳を取り出し、それを裏返して観察したため、脳の底面の構造と位置関係をよく見ることが可能となった。それればかりでなく、脳を固定して形を保つために、おそらくは葡萄酒のような固定液を

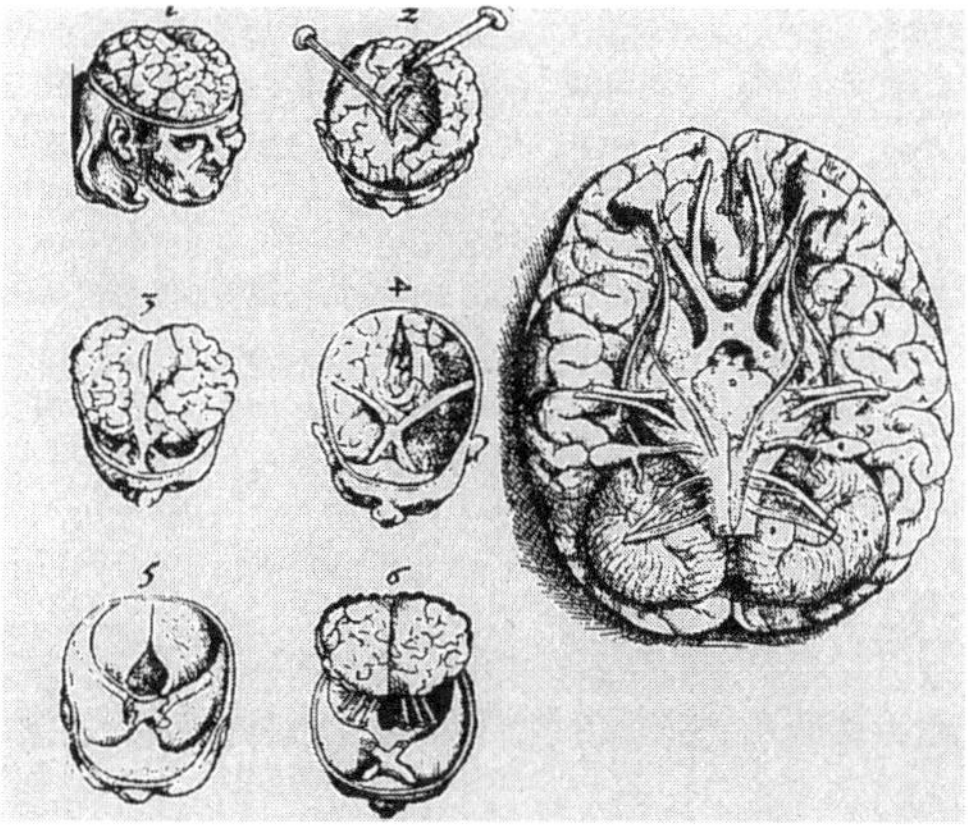

図2－8　ウィリスは剖検脳の様々な様相を描いている。（*From the collection of A. Earl Walker*）

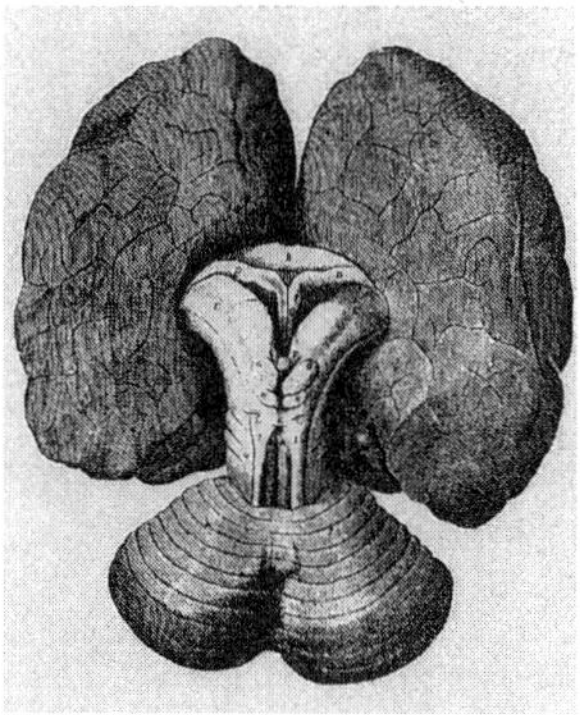

図2－9　ウィリスの『脳解剖学 *The Anatomy of the Brain*』挿し絵。クリストファー・レンが描いている。（*From the collection of A. Earl Walker*）

使ったようである。レン（Wren）が描いたウィリスが作った脳標本のイラストは、以前の解剖学者が描いた脳より大脳皮質が自然な形を示している（図2-9）。さらに、ウィリスは虫眼鏡を使って皮質模様を詳細に追跡してもいる。彼による脳神経の命名は、ドイツの解剖学者ザムエル・トーマス・フォン・ゼンメリング（Samuel Thomas von Söemmerring　一七五五〜一八三〇）の時代まで使われていくことになる。なお、ウィリスが同定した第Ⅰから第Ⅵまでの脳神経は今日知られているものと違わない。顔面神経は聴神経とはっきりと区別されなかった。しかしながら彼は、内耳孔に入る神経には二つのタイプがあると書いている。第Ⅷ神経は舌咽神経、迷走神経、脊髄副神経のすべてを含んでおり、頸静脈孔に入るとされている。第Ⅸ神経は舌下神経であり、第Ⅹ神経は上部頸随の神経根であった。脊髄副神経の詳細な記載にちなんで、それには彼の名が付けられている。また、彼が「肋間神経」と呼んだ自律神経は以前よりもずっと詳細に記載され、大動脈弓、動脈、そして心臓へ行く神経も記されている。

ウィリスの特筆すべき業績は間違いなく脳底の動脈分布の解明である。脳底の動脈は多くの解剖学者によってすでに観察されていたが、その走行様式の理解はヒトと動物とでは構造に違いがあることが原因となって混乱していた。動物では血管の網目——怪網（rete mirabile）——が脳幹の底面を覆っている。しかし、一五世紀に人体解剖が合法化されると、ヒトの脳の底面の場合は網状血管を見つけることができないと言う解剖学者が現われた。ベレンガーリオ・ダ・カルピ（Berengario da Carpi　?〜一五三〇?）はその存在を否定したし、一五四三年にヴェサリウスは、ガレノスはウシの脳のことを述べているのだと指摘した。ウシの脳にはたしかにそのような脳底血管の網がある。しかし、“rete mirabile”はけっして忘れ去られることはなかった。たとえば、ヴァロリオは一五七三年に、「交互に交叉する血管の網状構造があり、それはもし呼びたければ“rete mirabile”と呼び得る」と書いているし、また、マッサも一五三六年に“rete”の概念を肯定している。ただし、彼は、側脳室の脈絡叢が動物の精気（spirits）を排泄物として生産すると考えていた。

次の世紀に入ると、スイスのヨーハン・ヤーコプ・ヴェプファ（Johann Jakob Wepfer　一六二〇～九五）が脳血管の樹状構造を書き記し、“rete”という概念を笑っている。同じ時代に、ウィリスは脳の血液循環の見事な説明を行い、「脳底を覆い、“rete mirabile”を構成している血管群」を記載した。それだけでなく彼は、動脈内に様々な物質——温水、空気、色つき液、インクなどを注入して脳の循環に関して詳細な研究を行った。頸動脈に色素を注入して脳底から脳内への色素の移動を追跡したわけである。その少し前にも何人かの解剖学者が脳の血管走行を記している。ヴェサリウスのイラストは空想的で誤りが多いが、一七世紀のヴェスリング（Vesling　一五九八～一六四九）やカッセリオ（Casserius　一五五二?～一六一六）の脳血管のスケッチはより正確に描かれている。ヴェスリングのものは脳底の神経構造が模式的で粗っぽく描かれているものの、脳底の血管は正しく表現されている。ただし、脳底の血管は不均衡で、後大脳動脈と小脳橋角動脈が欠けている。さらに、左右の前大脳動脈は相互に連絡し合うことなく脳梁回に沿って走っている。カッセリオの図はそれよりも正確なのだが、左の後交通動脈と右の後大脳動脈が欠けており、多くの脳神経と脳底動脈の枝が示されていない。こうした欠点を見てからウィリスの図を眺めると、それがいかに先達のものより精密かがよくわかる。間違いなくウィリスは、血管吻合という概念と、一つの血管が閉塞したときに側副血行を維持するという吻合の役割についても明快な考えをもっていた。すなわち彼が脳底における主要動脈の「相互結合」（conjoyning）の重要性を指摘したのは疑いようのない事実であって、この動脈系はスイスのアルブレヒト・フォン・ハラー（Albrecht von Haller　一七〇八～七七）によって（動脈）輪と名づけられた。この系は、この多角形の輪のどれか一つが閉塞しても、脳の最も重要な部分の血流が途絶えない機能を提供しているのである。

ウィリスは脳の複雑な機能は基底核で営まれると見ていたが、その機能については奇妙な考えをもっていた。すなわち、感覚神経は精気を線状体——共通感覚中枢（sensorium commune）——にもたらし、次いで精気は脳梁から大脳皮質に広がりその後の効果を引き起こす。運動性の動物性精気は、同じ経路を逆の方向に辿り、線状体を通って出ていく。線状体を感覚だけでなく運動の重要な器官と位置づけていたわけである。

このような空想的な考えは助手たちの多くに、のちには批評家たちにも懐疑的に受け止められた。フォスターはこう言っている。「ウィリスは……言葉を愛し、イラストを議論のように見なし……類推を事実のように見なしていた」（Foster H: *Lectures on the History of Physiology During the Sixteenth, Seventeenth and Eighteenth Centuries*. 1901）。批判的な科学者は彼の説を受け入れなかった。それでも、解剖学的、臨床的な観察は鋭く、神経系の働きに関する彼のおかしな考えを補って余りあるものだった。

ウィリスは臨床家としても鋭い洞察の人であった。その一例として彼の、聾の婦人が太鼓が打ち鳴らされているときだけ音を聞くことができたという観察結果が挙げられる。このような小さな現象を機能の原理に結びつける驚くべき才能により、観察された臨床症候を近代的な一つの病理学的分野で定義できた。彼の数多くの臨床記録から興味ある例をいくつか拾ってみよう。まず、頭痛に関するやや長い論文の中で、痛みは頭蓋の内あるいは外の組織から起こると書いているが、骨は髄膜ほどは痛みに敏感ではないと明記している。そして、大脳、小脳およびその内部構造は「痛みを感じない。なぜならそれらは感覚神経を欠いているからだ」と言っている。片頭痛はウィリスもよく知ってはいたが、ローマ人の見事な記述に何も追加はしていない。別の患者は頭蓋内圧亢進による頭痛があった。五〇歳前後のこの女性は六ヶ月間激しい頭痛に苦しんでおり、もうろう状態になって倒れたが、回復後もなお頭痛に悩まされ、再び昏睡に陥り死亡した。頭蓋骨を開けると、固い腫瘍が硬膜と軟膜の間にあるのが見つかった。

次の二症例はおそらく硬膜下血腫であろう。若い男性が二週間ほど激しい頭痛を訴えていて、頭痛は発熱で増悪した。その後、彼はけいれんを起こし、わけのわからぬことを口走った。死後、「頭蓋を開いてみると……ただちに血液が噴出し、半パイントと数オンスの量になった。さらに、膜自体は赤い腫瘍が付着していて、全体が異常に変色して見えた。これらの覆いを取り除くと脳と脳室のすべての空隙は透明な水で満たされ、脳実質も水を含み柔らかかった」。第二例では血腫は側頭骨縫合の下に貯留していた。頭痛に対するウィリスの治療は、特に独創的なものではなかった——食事制限、安静、浣腸による便の排泄などであり、「痛みの原因が頭の膜から蒸発するようにさせる」というものである。ときには後頭部に発泡膏を貼ることもあった。また、手術はほとんどしなかった。ある患者に対して穿頭術を勧めたことがあると言ってはいるが、喜んでそれを受けようという者など一人もいないことがわかっていた。実際、頭蓋骨を開いて空気に曝したところで、腫脹や膿瘍や固い腫瘍が蒸発するなどとは思わなかった。

嗜眠《しみん》についての議論の中で、ウィリスは硬膜下水腫に言及したことがあるのだが、水頭症も知っていた。というのは、脳室が水で拡大し、脳全体に水が溢れていた症例を見たことがあると言っているからである。また、嗜眠は必ずしも脳室から生じるとはかぎらない。なぜなら、脳室が水で満ち溢れたり血液で拡大してもなお、「患者は生きている間は昏睡にも強い昏迷状態にもならなかった」からである。

卒中についてもかなりの長さの論文を書き、卒中は、原因は不明ながら、意識喪失であると考えていた。彼は言う。「血管から漏出した血液、破裂した膿瘍の内容、多量の漿液の流入などは脳内の統合性を破綻させるのが常である」。解剖例で、「右の頸動脈が頭蓋内に入ったところで骨のように、あるいは石のように固くなっており、その内腔が完全に閉塞されていた」症例を経験したとも書いている。また、「この患者が卒中で死んだのではないということは驚くべきことである」とも述べている。そればかりではなく、次のようにも記している。「私は病状が悪化して脈も呼吸も完全に止まり、体が硬直して冷たくなり、死亡したと見なされて棺桶に入れられながら、二〜三日後に蘇生した例を稀ながら見たことがある。しかし、こうした発作から目覚めた人は、発作が長くても短くても、それだけの理由では卒中で普通見られるような全身あるいは半身の麻痺を示すことはない」。卒中は普通は突然起こるものだと言っているが、ときには徐々に進行することも理解していた。今日われわれが進行性片麻痺*訳注2-2 (stuttering hemiplegia) と呼ぶ麻痺を次のような言葉で書いている。「最初は患者は軽い努力で手足を動かそうとする。しかしある時間が経つと麻痺は徐々に増悪し、遂にはほとんどの例で死亡する」。

ウィリスは麻痺が様々な原因で起こることを知っていた。てんかん発作後の麻痺も知っていた可能性が十分にある。「痙縮あるいはけいれんは時として麻痺をもたらす」と言っているからである。偽性麻痺については次のように記している。「患者は朝にはしっかりと歩ける……しかし午《ひる》近くになると……手や足をほとんど動かせなくなる」。彼はこの病気に罹患したおしゃべりな婦人の例を引用している。「彼女は早口で熱心に長々と話したのち一言も話せなくなり、魚のように無口になってしまった」。これが重症筋無力症の典型的な記載であることは容易に理解できる。

ウィリスは別の臨床症状についても活写しており、これまた医学生でも即座にそれと判断できよう。「患者は正常に飲食し、出歩き、家庭内の事柄を十分に処理できる。しかし話したり歩いたりしているとき、あるいは、そう、食事をしている間にも、食物を口に頬ばったままこっくりをし、呼び覚まさなければ急速に眠りに落ちてしまう」。ナルコレプシーのこれ以上明快な説明を他に求めることができるだろうか?

器質的な神経学的症候だけでなく、精神的疾患にも興味をもっていた。彼は精神状態の異常のうち、短いものを「錯乱」と呼び、長く続くものを"phrenzie"あるいは「精神病」(psychosis)と呼んでいる。なお、ウィリスには時として推論を理屈抜きに推し進めるきらいが見て取れる。たとえば、あるとき彼は、ベッドに縛りつけておかねばならないくらい激しく荒れ狂っている屈強な若い女性の治療に呼ばれているが、この状態は七~八日間続いているといい、絶えず冷水を求めていた。そこで、ウィリスは真夜中に彼女を川に連れていき、ボートに乗せ、衣服を剥いで腰にロープをつけてから水の中に放り込んだ。彼女は溺れまいと必死で泳ぎ、一五分ほどのち、すっかりしらふの正常な状態になって上がってきた。これについてウィリスはこう言ったという。「治療はめでたく瞬時に成功した。彼女の体内の生命と動物の精気の炎がともに過剰に燃え上がり、それが正しい療法、すなわち業火を水で濡らして冷やすことで取り去られたからである」。いくばくかは誇大な理屈づけである!

ウィリスの臨床症状の記載を現代の疾患分類に当てはめて解釈しようとする者がいる。たとえば、ファインデルはウィリスが側頭葉てんかんを最初に記した人だと信じているが、この空想癖のある一七世紀の臨床家の文章をあまりに深読みすべきではないと思う。

しかしながら、医学の中の特別な分野の名づけ親であると認めることはやぶさかでなく、「神経学」(neurology)という言葉を導入したのはウィリスその人なのである。もちろん想像できるように、彼が定義した言葉は今日使われている用語とは枠組みが多少異なるのだが。一六八一年版の著作の中で、この語は"The doctrine of nerves"(神経の定理)と記されたテキストの中に現われてくる。これはまた

“the table of … hard words”（難解用語……表）という一覧の中にも載せられている。興味深いことに、“neuro”という語のルーツは、現代の辞書にはギリシア語の“neuron”から出たと書いてあるが、実はもともとは「sinew（腱）、tendon（腱）、bowstring（弓の弦）」という意味合いをもっており、これらの組織を古い時代の解剖学者は神経と混同していたわけである。ウィリスによるこの用語の限定された定義は脳や脊髄に拡大されることなく、そのまま一世紀のちまで使われていた。

ウィリスのように極めて明晰な頭脳をもちながらも自己過信の強い人物を、神経科学の発達史の中でどのように位置づけるべきかは大変難しい問題である。彼はこの分野における同時代の、またはそれ以前の著作をほとんど引用していない。もちろん彼は、一五〜一六世紀に出版された解剖学の多くの著作を知っていたはずである。ところが、ヴェサリウスの革命的で美しいイラストのある著作は無視されている。ヴェサリウスやファロピオと同時代の解剖学者エウスタキオ（Eustachius 一五二〇頃〜七四）の図譜は一五五二年に作られているが、一七一四年に初めて印刷されたので、ウィリスが知らなかったとしても了解できよう。しかし、ヴァロリオやカッセリオの脳底の図譜は手に入ったはずである。リヴェリウスの神経疾患に関するテキストに触れられることもなかったが、二人の著作は基本的に同じ問題を取り扱っているのである（表2−2）。リヴェリウスの本はウィリスのものより一〇年も前に出されているが、ウィリスはこのモンペリエ大学の教授の著作を知らなかったようにも思われる。もし本当にそうだとすれば、神経疾患に関する知識は、たぶん学問の世界ではあまり広まらなかったのであろう。当時は神経学の系図がまだはっきりしていなかったのかもしれない。

疑いもなく、ウィリスは解剖学への貢献により、神経学の殿堂の壁に名が刻まれてよい人物である。こうした臨床と病理学を結びつけることにより、初めて神経系研究への科学的な道を拓いたのである。

表2-2　リヴェリウスとウィリスの用語の異同

現代の用語	リヴェリウス	ウィリス
卒中 Apoplexy	apoplexia	apoplexia
脳膿瘍 Brain abscess	abscessus cerebri (spacelus cerebri)	
カタプレクシー Cataplexy	catoche sei catalepsi	
カタル Catarrh	catarrhus	
昏睡 Coma	comate, soporosis, caro, lethargo, apoplexia, coma vagile	comate, caro, lethargo, sommelantia, comate vigile, comatis, pervigilio
けいれん Convulsion	convulsivo	convulsivo
錯乱 Delirium	phrenitis	deliria (agitatio, confusio)
てんかん Epilepsy	epilepsia (inf. & puer.)	morbus convulsiones (falling sickness)
頭痛 Headache	cephalalgiae (dolor cap.)	cephalalgia (dolor capitis)
心気症 Hypochondriasis	hypochondriacea	hypochondriacea
ヒステリー Hysteria	hysterica	hysterica
躁病 Mania	mania	mania
うつ病 Melancholia	melancholia	melancholia
夜驚症 Nightmare		incubus
麻痺 Paralysis	paralysis	paralysis
せん妄 Phrenitis	phrenitis	phrenitis (long delirium)
坐骨神経痛 Sciatica	ischiadicus	
精神薄弱 Feeble-mindedness		stupiditas
失神 Syncope	syncope	syncope
振戦 Tremor	tremor	
めまい Vertigo	vertigo	vertigo

基礎研究のゆえに、「神経学の創始者」という称号を要求する資格をもっている。ほかに父権を争う競争者も見当たらないので、トマス・ウィリスを「神経学の父」(Father of Neurology) と名づけることは正に当を得ていると言えるだろう。

訳注2－2 この語は現在ではあまり使われていない。

一七世紀における他の貢献者

ラザルス・リヴェリウス (Lazarus Riverius フランス名＝ラザール・リヴィエール、一五八九〜一六五五) は、神経学的疾患の理解に貢献している。彼はモンペリエに生まれ、そこにおいて教育を受け、一六一一年に医学部を卒業、一一年後にモンペリエ大学の医学の教授になっている。南ヨーロッパにおいてはあまねく知られた医師であり、トゥールーズとボローニャの大学から教授にという申し入れがあったが、二つとも断わっている。水疸症、紫斑病、心内膜炎の研究で知られている人物である。

リヴェリウスのラテン語の医学教科書は、死後一〇年経った一六六五年に、彼の弟子であるベルナール (Bernhard) の手により出版された。その第一章で、リヴェリウスは様々な意識障害——昏迷 (stupor)、昏睡 (coma)、嗜眠 (lethargy)、卒中 (apoplexy) について書いている。彼によれば、けいれんとは不随意性の神経性収縮であり、その原因はヒッポクラテスやガレノスやイブン・ルシュドが言うようなてんかんだけではないという。けいれんの後の麻痺にも言及しており、これは二〇〇年後に英国のリチャード・ブライト (Richard Bright) やトッド (Todd)、ジョン・ヒューリングス・ジャクソン (John Hughlings Jackson) らにより観察されて、彼らの功績とされてきたものである。てんかんの章では、発作を真性と症候性てんかんに分類している。また、てんかんの遺伝性素因を論じ、特に新生児期や小児期のてんかんでそれが重視されている。彼によればめまいは蒸気様の物質が脳室や脈絡叢に溜まり、それが動物の精気を撹乱するので起こるという。振戦についても書いていて、麻痺が起こればそれは治ると言っている。これは一九世紀に再発見された現象である。"phrenitis"（錯乱）や躁やうつは、発熱を伴わない"delirium"（錯乱）の一種と見なされ、治療法は不十分なものだった。脳膿瘍に関する短い章の中で、壊疽や化膿を書いてはいるが、ガレノス以上のよい治療法はもたなかった。最後に、頭痛の章は、動脈切断が片頭痛を治すかもしれないとの文で終わっている。

トマス・シデナム（Thomas Sydenham　一六二四〜八九）は、神経学的疾患に興味をもっていたもう一人の同時代の医師である。彼はヒッポクラテス医学の追随者であり、ベッドサイドでの観察が彼にとっての教育だった。「英国医学の父」と呼ばれたシデナムは、理論化と実験の熱気の中で捨て去られた昔ながらの治療法を復活させた。自身の医学書の序文にシデナムはこう書いている。「疾患を記載するときは、特殊なものと一般的な現象や徴候をともに列挙して、偶発的なものは別にしなければならない。この種のものは患者の年齢や体格によってしばしば変わるものであり、治療法も変わってくるものだからだ」。神経学に関するものとしては、ヒステリーと恐水病、麻痺についてのはっきりとした解説を残している。「聖ウィトゥス（ファイト）の踊り」（舞踏病）を彼は男女の子供を襲うけいれんの一種と考えており、その簡潔な記述はこの病気に関する古典的記載と言えるものである。「それは片方の足が動かなくなるか不安定になり、足がばかになったように引きずることから始まる……これに侵された子供はグラスやコップをとってそれを口に運ぼうとすると……直線的にもっていくことができず、手はけいれんによって横へ、あるいは前後に揺れ動き、コップは長いことかかって偶然のように唇の近くに来る。彼は液体を急いで口に放り込み、あたかも見物人を喜ばそうとするようにがつがつと飲み込む」。

一七世紀の外科は一六世紀と同様、低い水準に止まっていた。イタリアではチェーザレ・マガティ（Cesare Magti）がパレと同じように、銃弾創は毒性の傷ではないこと、清潔な水で濡らした包帯で被うべきことを唱えていた。フランスでは頭部の小外科のみ行われた。「ドイツ外科の父」と呼ばれたヴィルヘルム・ファブリー（Wilhelm Fabry　ラテン名＝ヒルデンのファブリキウス）は、肖像画によると頭に傷を負っているように見え、元来は床屋外科医であった。しかし、彼の外科教科書は二世紀以上も引用されつづけている。彼の著作はローマのテキストを思い出させる。すなわち、側頭動脈を損傷することなく陥凹骨折を持ち上げ、あるいは幼児では陥没した骨の上に糸の付いた石膏を付け、糸を引っ張り沈み込んだ骨片を引き上げるなどの内容である。脳の損傷が知能障害の原因となることは知っていたが、致死的であることは考慮されていなかった。また、頭蓋内の弾丸や異物も取り除こうとはしなかった。

一七世紀中頃の英国は異民族による征服と革命（清教徒革命、名誉革命）で揺れており、同時にペスト、赤痢、インフルエンザ、痘瘡《とうそう》などの疫病にも悩まされていた。この時期にあって、「英国のパレ」と呼ばれる陸軍の外科医リチャード・ワイズマン（Richard Wiseman）は、六〇〇例以上もの頭部外傷を治療したと言われている。しかし、その多くは最初の包帯以降は一度も診なかったそうである。いずれにせよ、彼は「われわれの体の中で最も高貴な部分」、頭部の外科についての論文を書き、その中で、「脳そのものは無感覚なものである。脳の外傷に伴う症状は硬膜や軟膜などの髄膜が感じる痛みに起因している」と述べている。硬膜が保たれていないかぎり治癒は望めないということを知っていたが、稀には大脳の軽い外傷で回復する例もあると認めている。ワイズマンは穿頭術の適応として、傷の範囲と状態がはっきりしないとき、陥凹骨折を挙上するとき、膿を除去するときを挙げている。しかし「膿」を排除するのは「その極期にはやるべきではない」と言っている。なぜなら、その時期には血管が拡張しているからという。彼は硬膜外の血塊の洗浄除去術を行っている。脳内の弾丸の除去術も行っているが、患者の回復についてはまったく希望をもってはいなかった。閉鎖性頭部外傷に対しては、瀉血をして患者を帰らせている。

ワイズマンは水頭症と脳瘤も書いており、二つとも致死的な疾患であると考えていた。英国随一の熟練した思慮深き外科医であったが、神経系の興味をひく研究という面では主流ではなかったし、脳神経外科の発達史の中での足跡も、時間という流砂の中に埋もれている。

一八世紀――医学の専門化の始まり

ギャリソンは前掲書の中で「一八世紀の医学はアラブ時代の医学と同様に活気のないつまらないものだった」と言っているが、医学界と診療の現場の中では変化が起こりつつあり、たとえば詳細な病歴の聴取と理学的診察が中世流の視診や脈診や尿の視診に取って代わりつつあった。打診の導入は、ある種の内臓については新しい理学的根拠を与えてくれるものだった。合法化された解剖は臨床診断の検証を可能にした。臨床医学の進歩とともに医師たちの間に、自分の専門分野を体の一つの臓器に限定する傾向が出てきた。医学界の多くのリーダーたち、たとえば、ドイツのシュタール（Stahl）、オランダのブールハーフェ（Boerhaave）、ファン・スウィーテン（van Swieten）、スイスのハラー、イタリアのモルガーニ（Morgagni）、英国（スコットランド）のモンロー（Monros）、ハンター兄弟（William and John Hunter）、同じく英国のリンド（Lind）、ヘバーデン（Heberden）、ジェンナー（Jenner）、ヘールズ（Hales）、オーストリアのアウエンブルッガー（Auenbrugger）、メスマー（Mesmer）なども、専門をある一つの疾患群に限定するようになっている。

神経系の解剖学的知識も進歩のきざしを見せていた。イタリアのアントーニョ・パッキオニ（Antonio Pacchioni）は、脳の静脈洞に沿って並んでいる小体のことを書き記し、それにはのちに彼の名が冠されている（パッキオニ小体）。マリー・アントアネットの侍医であったヴィク・ダジール（Vicq d'Azyr）は一七八六年に出版された神経解剖学の著作で有名である。スウェーデンのスウェーデンボリ（Swedenborg）は大脳皮質の重要性を発見したが、不幸にしてこの業績は半世紀以上も埋もれたままになっていた。彼は断言している――大脳の皮質は共通感覚中枢（sensorium commune）である。なぜなら、外部の感覚器からの情報がここに向けられているからである。大脳皮質はまた随意運動中枢（motorium voluntarium）である。なぜなら、それは、意思によって決定されて神経と筋に伝えられるべきすべての運動を始動し実行するからである。

生理学の分野では、最初の神経生理学者である英国のロバート・ホイット（Robert Whytt 一七一四〜六六）が脊髄の機能を研究していた。「自由気ままに湧いてくる仮説の空想を甘やかさないように注意せよ。……ただ実験と観察の確かな根拠の上に立って考えよ」が彼の研究の基本であった。その結果として、彼は、一つの運動を行うために全脊髄が必要とされることはなく、一つの節で十分であると証明している。そればかりでなく、脊髄はショック時と抑制時には機能できないとも示された。一七六四年には、二種類の末梢神経があり、一つは意思のコントロール下で働くもの、二つめは不随意的に、あるいは中枢神経の働きを必要としないで働くものであると言っている。後者を彼は交感神経と呼んでおり、それは組織あるいは臓器の間の感応を意味するものであり、のちに自律神経系の一部となった。

ドイツ・ゲッティンゲン大学では、スイスのアルブレヒト・フォン・ハラーが、刺激感受性が神経・

筋組織の基本的特性であるとする説を唱えている。一七八八年にはフォン・ゼンメリングが脳神経の分類を提唱し、ウィリスのそれに取って代わるものになった。これら二人の科学者は、その業績を特別に顕彰されなければならないだろう。

第三章　脳理解への発展

大脳半球の表面を覆う灰色の皮質は内部の白い構造とは違っていると古い時代の解剖学者にも認識されてはいたのだが、一七世紀の研究者たちはその微細構造を明らかにすることができなかった。イタリアの解剖学者マルチェロ・マルピーギ（Marcello Malpighi）は一六八六年に、手元にあった単純な虫眼鏡を使って観察し、大脳皮質は「極めて微細な腺の集合体である」と書いている。オランダの博物学者レーウェンフック（Leeuwenhoek　図3－1）が観察し、精気を運ぶ管であると考えた線維についても本質はあいまいなままだった。実際、イタリアのフェリーチェ・フォンタナ（Felice Fontana）も、一七八一年までは原始的な神経線維に満足のいく説明が付けられなかった。四〇年後、デュトロシェ（Dutrocher）は神経線維が核をもった（細胞）体に付いていることを観察し、それらを一つの単位と見なして「神経細胞」（nerve cell）と名づけた。一八三三年にエーレンベルク（Ehrenberg）は、新しく開発された色収差のない顕微鏡を用いて観察し、大脳皮質内の細胞体につながっている線維は「真珠」で被われていることを書

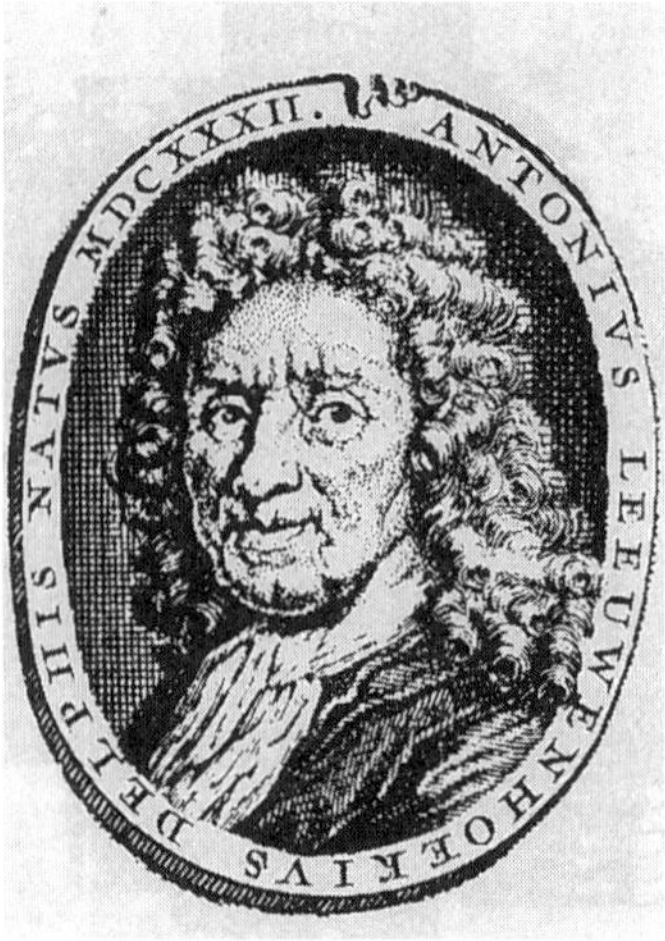

図3－1　レーウェンフックは自製した顕微鏡で大脳皮質を研究している。（*From the collection of A. Earl Walker*）

き記し、それ以外の裸の線維を基本的なあるいは原始的な神経線維と呼んだ。これはのちにランヴィエの線維と命名されたものであり、この線維の多くは交感神経節内にある核をもった円形の細胞から発した交感神経なのであった。

核をもった（細胞）体と白質の中を走る線維状の糸との関係はまだ解明されていなかった。一八三六年にヴァレンティン（Valentin）は詳細な観察に基づいて、神経細胞は単に線維に付着しているものだと述べている。しかし、一八三九年にシュヴァン（Schwann）によって細胞体と線維は一つの単位であると定義された。また、ミュラー（Müller）の研究室で働いていたデンマーク人のアードルフ・ハノーファー（Adolph Hannover）は、神経細胞の膜は神経線維の膜と連続していると述べており、スイスのルードルフ・アルベルト・フォン・ケリカー（Rudolf Albert von Kölliker）の古典とも言える論文は、神経節細胞は神経線維とつながっているとの見解を確認しているように思われる。

ドイツの動物学者フランツ・ライディヒ（Franz Leydig）が、クモの神経組織を観察し、それが織り混ざった線維で構成されていることを示したときには議論が巻き起こっている。その二〜三年後にはゲルラハ（Gerlach）が脊椎動物の中枢神経系を研究し、散在性の叢（草むら）を形成してそこから軸索を出している似たような網目構造があると書いている。さらに、ゲルラハは一八七二年に、有髄神経線維は神経細胞あるいは網目構造から出ている可能性があるとも言っている。のちに、イタリアの組織学者カミッロ・ゴルジ（Camillo Golgi）は、個々の神経細胞に金を吸着させる方法により、大脳皮質には二種類の神経細胞があることを示した。すなわち、一つは少数の側枝線維を細胞から出してそれが有髄神経線維の軸索になるものであり、二つ目は細胞から出た突起が次第に枝分かれして、灰白質のすべての層の

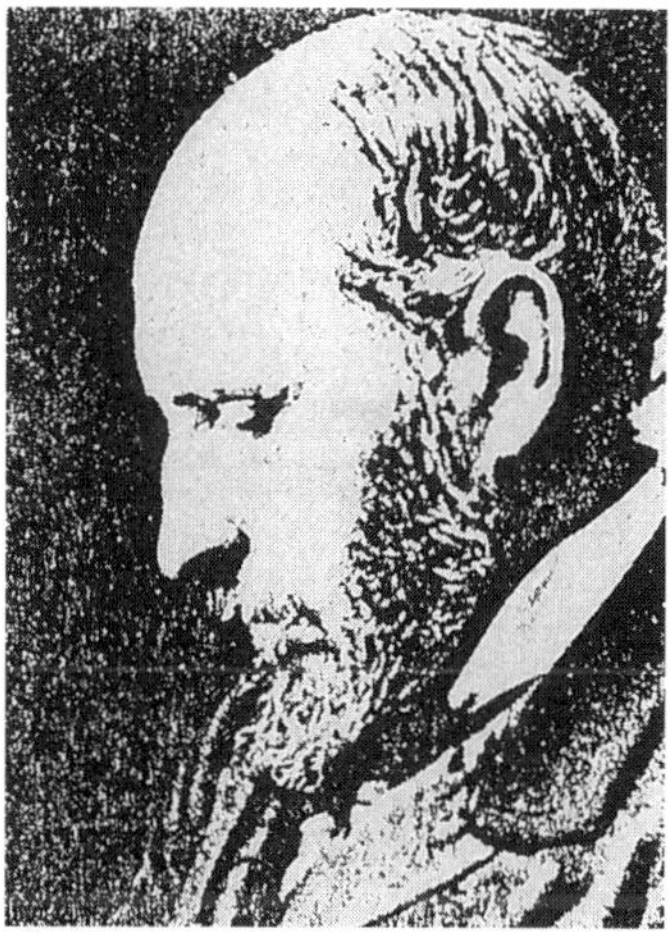

図3-2　ラモン・イ・カハル（1852-1934）。（*From the collection of A. Earl Walker*）

網目の中に入り交じってしまって同定できなくなるものである。ゴルジは一九〇六年にノーベル賞を受賞しているのだが、その時点でもこの考えを捨ててはいなかった。だが、メチレンブルーによる生体染色法を開発したパウル・エールリヒ（Paul Ehrlich）は、軸索は細胞体に終わるが、細胞質とは融合しないと考えた。スイスのヴィルヘルム・ヒス（Wilhelm His）も動物の胚を観察し、個々の神経細胞はそれぞれの細胞体から突起を出して神経線維を作ることを発見し、網目構造を否定した。スペインの組織学者ラモン・イ・カハル（Ramón y Cajal　図3－2）は、小脳の分子層の細胞はプルキンエ細胞の周りにバスケットを形成して接触するが、けっして連続体にはならないことを観察し、接触することで伝達がより完全なシステムになるのだと断定している。こうした多くの証拠を参照したうえで、ベルリン大学解剖学教室主任教授ウィルヘルム・ヴァルダイエル（Wilhelm Waldeyer　図3－3。ドイツ語名＝ハインリヒ・W・G・ヴァルダイアー・ハルツ）は一八九一年に、「神経系は互いに結合し合っている無数の神経単位（neuron

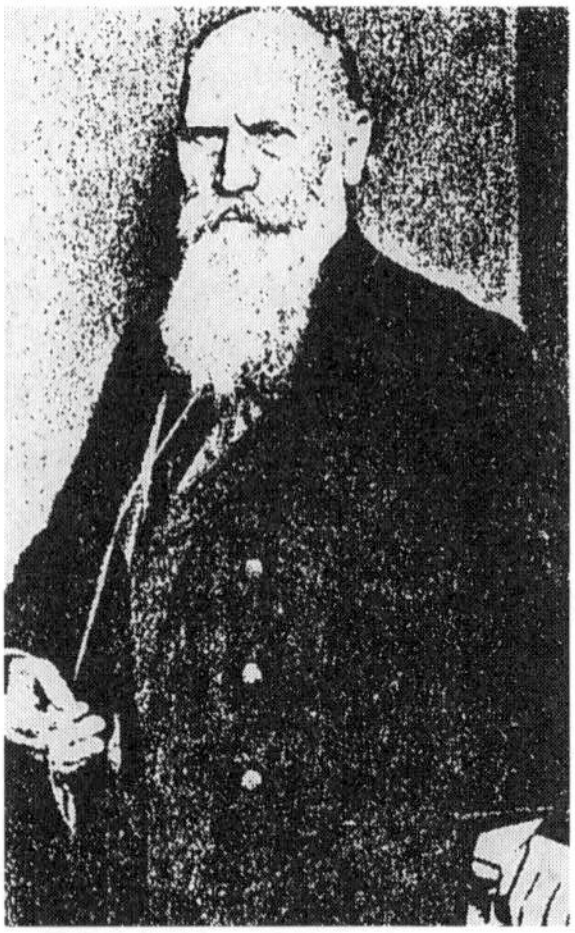

図3－3　ウィルヘルム・ヴァルダイエル（1834-1921）。
（*From the collection of A. Earl Walker*）

＝ニューロン）から成り立っている。しかしその結合は構造的に連続しているものでも、先天的につながっているものでもない」と結論づけた。ラモン・イ・カハルが、これは本質的には「私の研究と“neuron”という言葉の創作を単にまとめた」にすぎないと痛烈に批判したにもかかわらず、この新しい概念の公式な提唱者の栄誉はヴァルダイエルのものとなっている。

ニューロンに関する議論はその後も折にふれて蒸し返されたが、アメリカの生物学者ロス・グランヴィル・ハリソン（Ross Granville Harrison）が一九〇八年に、組織培養しているときに神経細胞が神経線維を伸ばしていくのを観察したことにより決着している。他のいくつかの観察結果も、ニューロン説を支持する内容のものだった。英国の生理学者ウォラー（Waller）は、末梢神経を切断すると切断部位から末梢のミエリン鞘だけが顆粒性の変性を起こし、中枢側の部分はほとんど変化しないことを示しており、「脊髄感覚神経の栄養の中枢は椎体間の神経節の中にあり、運動神経の栄養中枢は脊髄の中にある」と結論づけた。フランツ・ニッスル（Franz Nissl）は、塩基性アニリン色素を用いて細胞内構造を選択的に染色する方法を開発し、軸索損傷を受けた後の細胞に病的変化が起こるのを観察し、これを「初期過敏性」（primary irritation）あるいは「染色質溶解」（chromatolysis）と名づけている。彼は、この現象は細胞と軸索が一体でなければ起こり得ないと考えた。かくして一九世紀の終わり頃には、ニューロンは神経系の機能的単位であることが決定的になっている。

初期の顕微鏡による観察では、神経系の中に見えるすべての細胞は神経線維と関係があると思われていた。しかし、より高倍率の顕微鏡で見ると、神経細胞のような長い突起をもたない小さな細胞があることがわかった。ウィルヒョー（Virchow＝フィルヒョー）はこうした小細胞を観察し、側脳室の上衣から発生し、一種の膠着剤（glue）として神経細胞群の中に入り込んだものだと考えた。そこで彼はその小細胞を"neuroglia"（神経膠細胞またはグリア細胞）あるいは"glia"（膠細胞またはグリア）と呼ぶことにしたのだが、それらの小細胞は一様ではなく、ときにはその中のより小さな細胞が脂肪の小滴で膨れているのが見出され、これについては「小グリア細胞」（microglia）と名づけている。それより大きく、様々な形態をとる細胞の同定については鍍銀染色法の登場を待たなければならなかった。

大脳の機能局在

一九世紀の初めに細胞という概念が受け入れられてから、大脳皮質の細胞は場所により機能が異なるにちがいないという考え方が、偽科学すなわち骨相学の刺激もあって信じられるようになってくる。骨相学の提唱者であるフランス（ドイツ生まれ）の解剖学者フランツ・ヨーゼフ・ガル（Franz Joseph Gall 一七五八〜一八二八）は、言語の記憶力に秀《ひい》でた学生の目が突き出ていることに気がついて、もし記憶能力の異常な発達が眼球突出の原因だとするならば、その機能は眼窩の上か後ろに存在するに相違ないと考えついた。そうだとすれば、他の知的能力も、頭蓋表面の隆起や高まりと関連づけれられてよいのではないか。こう思って彼は、心の臓器である脳の地図を作りはじめた。しかしながら、この精神能力のモザイク配列説は批評家たちの軽蔑を招き、異なる領域を骨相学的に結びつけてしまうのは敵意と好意を結びつけるようなものだと皮肉られたものだった。

しかし骨相学は一般受けし、医師にも大脳の機能を考え直させる刺激となった。それ以前のいくつかの実験により、大脳皮質が運動活動を引き起こす可能性は示唆されていた。一七六〇年、ジン（Zinn）とハラーは、イヌの前脳を切除するとけいれんが起こることを見出した。その六年後、カバニス（Cabanis）

は、脳の一定の部位を突つくとけいれんが起こると言っている。レンツィ（Renzi）は、前脳を切るときに前足が動くことに気がついている。こうした機械的な刺激による大脳皮質の運動反応は、アルディーニ（Aldini）とルイジ・ロランド（Luigi Rolando）による電気刺激の実験で確認されることになる。イタリアの解剖学者ロランドは、ヴォルタ電池の一方の導線をブタの大脳半球に当てると肢が動くことを観察し、これが筋反応についての初めての明確な記載である。彼は小脳を刺激して筋が激しく反応する現象も見ているが、大脳半球の神経線維が随意的に動いたのだと解釈している。

彼らとはやや相反する結論を出したのは、フランスのマリー・ジャン・ピエール・フルーランス（Marie Jean Pierre Flourens　図3－4）である。一八二三年に行った実験で、彼はイヌの後脳を露出し、脳幹を突く刺激を後ろから前に移動させ、筋の収縮がもはや起こらなくなる点を探すとともに、別のイヌ

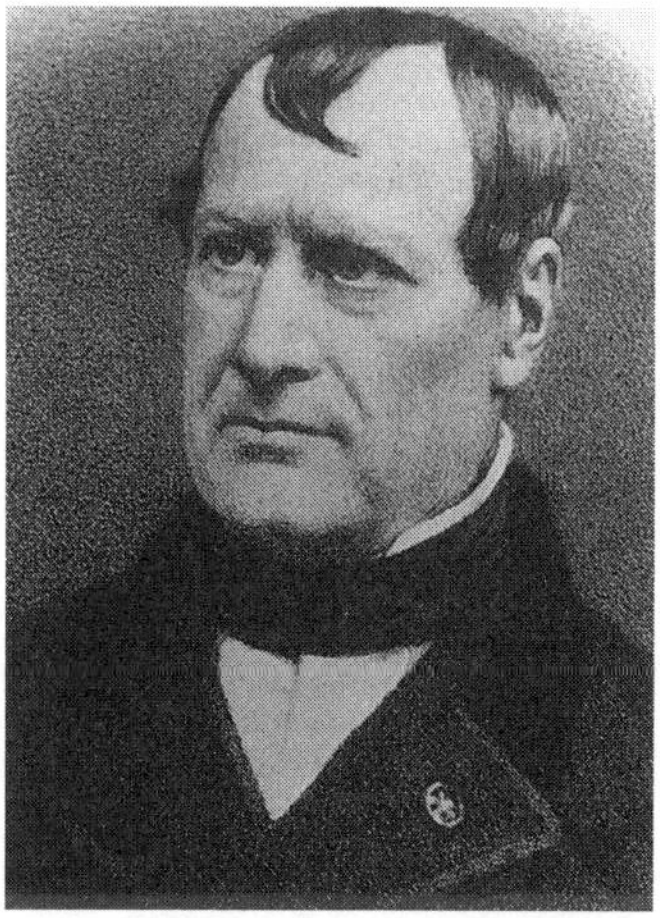

図3－4　フルーランス（1794-1867）。（*From* A History of Neurosurgery, *p135*）

では前脳を同様に刺激して後ろに進み、筋の収縮が起こりはじめる点を求めた。反応の変化の共通点は、四丘板の領域にあり、フルーランスはここが反応を起こす下部脳幹と反応を起こさない吻側の大脳の境界線であると考えた。ロランドの実験結果との矛盾を指摘されるとフルーランスは、ロランドの実験では電流が近くの筋に滑走したために収縮が起こったのだろうと答えている。

フルーランスの運動系に関する考えは、多くの生理学者や臨床家に受け入れられた。焦点性てんかんの発作後の麻痺の研究で有名なトッドは、随意運動中枢についてこう書いている。「随意運動の中枢は非常に広範囲にわたっているようである。それは脳の線状体から始まり、脊髄灰白質の前角までの全長に及んでおり、大脳脚の黒質と中脳、延髄の小胞質（vesicular matter）を含んでいる」。

その後、臨床的な証拠が積み重ねられるにつれ、大脳皮質が固有の機能をもつことが徐々に明らかになってきた。フルーランスの報告ののち、一年も経たないうちにブイヨー（Bouillau）が前頭葉眼窩面に損傷を受けたために言語障害をきたした症例報告を行っている。彼は、前頭葉が破壊されたために言語が失われたのだと結論し、同様の症例を示せた人に賞金を出すとまで言っている。ダックス（Dax）はさらに、言語障害が左の前頭葉の病巣から起こることを見出した。これら一連の観察からブイヨーは、書字のような高度な協調を要する運動の多くは右手が好んで用いられるが、それは左半球によって動かされているのだと指摘した。

一九世紀の中頃までは、大脳の機能局在に関してはまだまだ流動的であり、多くの医師はフルーランスのいう大脳半球全体としての統合的な活動という考えにひかれたが、ある研究者は、ある種の機能は大脳皮質の一定の領域で遂行されるのだと信じていた。一八六一年にブローカは、パリの人類学会で一つの論文を発表している。その中で彼は、左前頭葉外側面の下三分の一が障害されると言語能力が失われるが、発声のための筋肉の麻痺は生じないと述べている。彼の「運動性失語症」（aphemia）説のもとになったこの貴重な脳には左前頭葉に軟化巣があったが、何年ものちに改めて調べられたところでは、広範な皮質下の軟化も発見された。ブローカは、「いまやわれわれは脳のすべての部位が同じ機能をもっているのではないことを知った。皮質は単一な臓器ではなく、多くの臓器であり、あるいは多くの臓器の集合体である。脳には心の領域に対応する広大な一定の領域が存在しているのである」と宣言した。この宣言の妥当性については一九世紀の終わりまで議論された。英国の哲学者スペンサー（Spencer）は一八五五年の論文で、高次の精神機能の座は大脳半球の特定の部分にあるはずだと言っている。彼の弟子の一人であるジョン・ヒューリングス・ジャクソンは、運動活動の起源を求めた結果、部分的な障害は局所性の病巣を示しており、びまん性の病巣を意味しないと結論し、その考え方に従って、線状体が対側の顔や手足の動きを始動させる中枢であると述べている。だが、一八八五年になって彼は考えを改め、「私はここ数年、大脳皮質が運動と感覚を起こす機構を備えていると考えるようになった」と書いている。

大脳皮質の生理学はしばらく停滞していたが、二人の若い医師の研究が、この問題に関する知識を大きく進めることになった。その一人、ドイツのグスタフ・テーオドール・フリッチュ（Gustav Theodor Fritsch）は、何年か前、頭部外傷患者の包帯を交換する際に、患者の対側の手足が動くことに気がついた。彼の同僚のエドゥアルト・ヒッツィヒ（Eduard Hitzig）も、ネコの側頭・後頭部を刺激すると眼球が動くことを観察し、皮質の興奮によるか電流の四丘板への滑走によるかのいずれかだと考えた。これらの問題を解決するため、二人は協力して実験を行うことになり、まずイヌを麻酔して皮質に白金電極を置き、ヴォルタ電池につないで一一ボルト以下の電圧で約一ミリアンペアの電流を流した。結果は、皮質の前のほうを刺激すると対側の前後肢の筋の収縮が起こり、大脳皮質の後部を刺激しても何の反応も起こらなかった（図3－5）。弱い電流を使うと反応はより個別的となり、より強い電流では反応は広範に及び、同側の筋肉まで収縮するのが観察された。フリッチュとヒッツィヒはこのような興奮性の皮質の存在を確認すべく、二匹のイヌで、まず右の前足の動きを起こす部位を確定したのち、その部位の皮質を切除した。すると、麻酔から覚めたイヌは右の前足を不器用に持ち上げて歩行し、ときにはつま先を裏返しにして地に着けたり、正しく着けても滑らせるような行動を示し、左右の前足を体の前に揃えて座ると右側に倒れそうになった。かくして、皮質の刺激と切除によって、大脳機能の局在という原理がベルリンの研究室にて確立された。

この発見は英国のサー・デーヴィッド・フェリアー（Sir David Ferrier）により確認はされたが（図3－

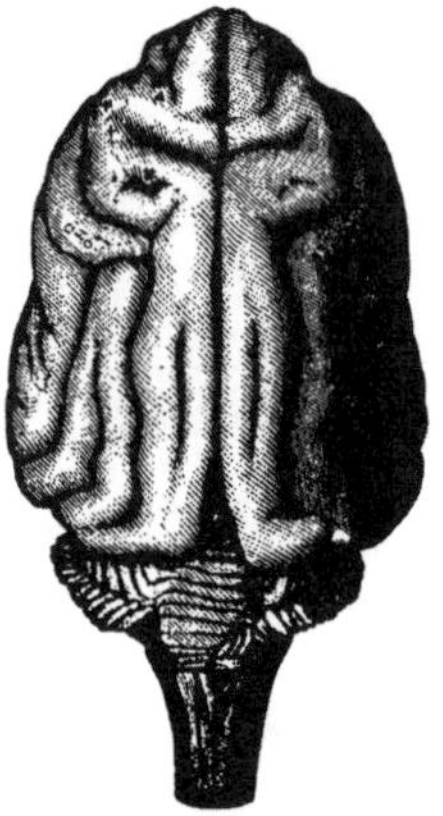

図3－5　フリッチュとヒッツィヒの基礎研究（1870）にあるイラストレーション。
(*From the collection of A. Earl Walker*)

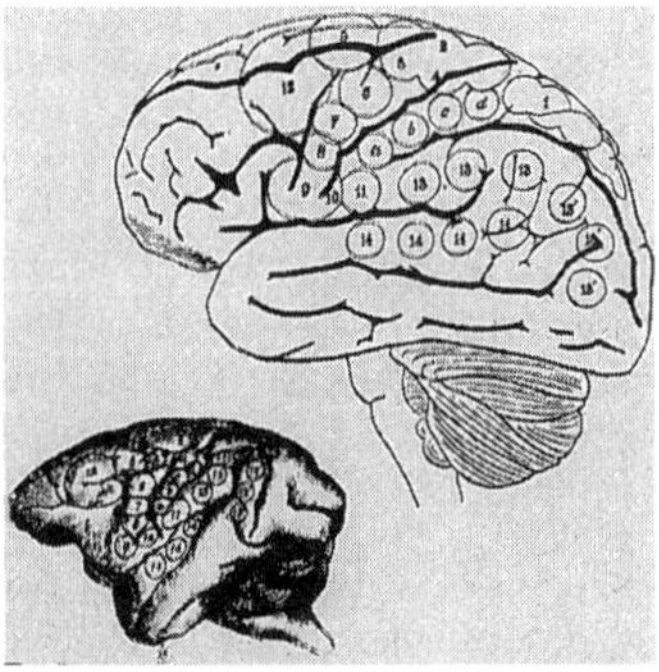

図3－6　大脳皮質の局在に関するフェリアーの論文（1873-1876）のイラストレーション。
(*From the collection of A. Earl Walker*)

6)、広くは受け入れられなかった。バートン・サンダーソン（Burton Sanderson）などはこの結論を、当時は運動中枢と考えられていた基底核への電流の滑走によるものだと嘲笑している。しかし、同様な実験がフランスではカルヴィル（Carville）とデュレ（Duret）によって、英国ではフェリアーによって、またイタリアではルイジ・ルチアーニ（Luigi Luciani）とセパリ（Sepalli）によって行われ、イヌとサルの脳を使って皮質の運動領が確認された。ヒトの脳での証明は、偶然の好期と勇気ある医師の出現を待つばかりとなったわけである。

一八七四年、オハイオ州シンシナティのロバート・バーソロウ（Robert Bartholow）は、頭皮にできた悪性の化膿性潰瘍のために死を迎えつつあった精神薄弱の召使いの少女から、硬膜外に絶縁した電線を肉芽を通して差し込んで、下の皮質を刺激する許可を得た。こうして、皮質（たぶん左の中心後回近辺と思われる）を刺激したところ、筋肉の収縮が起こり、右腕が投げ出され、指が伸展し、右下肢が蹴るような動きをし、頭は左へ回旋した。電極をさらに皮質内に挿入すると、筋肉の運動も起こったが、同時に少女は右半身、特に右腕に強く不快な痛みを訴えた。電流を強くすると全身けいれんが始まり五分ほど続いたために、実験はそこで中止となった。だが、不幸にして少女は右半身麻痺となって昏睡に陥り、二日後に死亡したという。解剖の結果、上矢状洞は血栓により閉塞し、緑色の膿の厚い層が左の大脳半球全体を覆っていた。バーソロウのこの人体実験に対してはアメリカとヨーロッパの両方で激しい非難の声が巻き起こっている。

その後、生理学者たちはいろいろな動物で、様々な条件下で大脳皮質の刺激実験をくり返し試みており、フェリアーは精密な実験結果に基づいてサルの皮質の地図を作成し、反応の起こる場所として中心前回、頭頂葉、上側頭回を指摘した。英国の外科医サー・ヴィクター・A・H・ホースレイ（Sir Victor A.

H. Horsley）はシェーファー（Schäfer）とともにサルとオランウータンの皮質を調べ、反応の起こる場所はともに中心前回と中心後回だと述べている。一方、グリュンバウム（Grünbaum）とサー・チャールズ・S・シェリントン（Sir Charles S. Sherrington）は、一六匹の類人猿を用いてファラデーの蓄電池放電法により皮質を単極性に刺激し、反応を示す領野は（目の領野を除き）中心前回に限局していると明らかにした（おそらくは深い麻酔で実験したのであろう）。そして遂に、ドイツの外科医フェードル・クラウゼ（Fedor Krause）は、ヒトの大脳皮質を刺激して中心前回の中に局在性配列があることを示した。

しかし、皮質刺激は同時に、陰性の効果ももつことがわかってきた。一八八一年、ブブノフ（Bubnoff）とハイデンハイン（Heidenhain）は、イヌの伸展筋の強い収縮が運動皮質の弱い刺激によって緩むことがあると言っている。同じ頃、フランスのシャルル・エドゥアール・ブラウン・セカール（Charles Edouard Brown-Séquard）は、イヌとウサギを使った実験で、運動野以外の皮質を刺激すると運動領の興奮性が数分間消失することを示している。拮抗筋の相反性神経支配を以前に証明していたシェリントンは、これらの抑制性反応をさらに研究し、機序を追求したのであった。

ウィリスの時代から始まった大脳皮質への興味の進展は、大脳半球の挿し絵の変化で追えるであろう。一六世紀と一七世紀の機能局在の粗雑な図版は精密なスケッチに取って代わられ、遂には写真図版に変わっていった。

大脳皮質の感覚機能に関する研究は、皮質の切除と動物の行動の欠落症状を観察する方法で進んでいった。このやり方は、切除の方法と、結果の解釈の両面で技術的に難しいものだった。したがって、一次感覚野の決定には議論が多かった。なぜなら多くの動物は皮質と皮質下の両方で感覚を認知するように見えたからである。シュトラスブルク大学生理学教授フリードリヒ・L・ゴルツ（Friedrich L. Goltz

一八三四～一九〇二）は、イヌの両半球を切除しても、術後の初期の影響が治まった後は正常なイヌのように行動すること、しかし視床が損傷されるとイヌは無動で座りつづけ、遂には餓死してしまうことを見出した。ゴルツはこのいわゆる「無脳犬」について貴重な観察を行っている。そのうちの二匹はそれぞれ五七日と九二日間生き、最後のイヌは一八ヶ月間も生存している。最後のイヌの場合、テント上に残された脳組織は、極端に萎縮した四丘体、小さく軟化して灰色になった左の線状体と視床、萎縮した右の視床と線状体、そして少量のアンモン角のみであった。大脳切除後、二～三ヶ月間はイヌはひどい栄養失調に陥り、ゴルツはこれを不穏状態のためと言っている。睡眠周期は正常なイヌより短くなった。また、普通に足底を着いて歩いたが滑らかな床ではよく滑り、しかし通常はその都度持ち直した。一本の足を傷つけられると、傷ついた足を持ち上げて、残りの三本の足で駆け回り、一本の足を正常でない位置に置いてみると、もとの正しい位置に自分で戻せた。痛み刺激を与えると、痛みの方向に頭をすばやく向けてから噛みつく仕草を示したが、実際に噛むことはあまりなかった。触覚は鈍く、味覚は、少なくとも苦味の強いものに対しては正常だった。聴覚も低下していたが、近くでトランペットを大きく吹き鳴らすと眠りから覚めた。視力は非常に侵され、歩行中に障害物をよけることができなかったが、強いフラッシュの光には反応して逃げている。瞳孔の対光反射は敏速だった。愛撫や脅しには無反応だった。ミルクを入れた皿を鼻先にもっていくと、満足そうな様子で舐めて飲んだが、食物を求めたりすることはなく、性的な興味も示さなかった。他の何人かの研究者も皮質切除動物をある期間飼育する実験を行っており、ロートマン（Rothman）の無脳犬は二年間生きたし、カープラス（Karplus）とクライドル（Kreidl）は二匹のサルを約二週間生存させている。

大脳皮質の視覚の局在配列

大脳皮質における感覚の局在を決めるには、限局性の皮質の損傷ないしは切除が必要になってくる。ヒトや下等動物についての損傷効果の研究は、最初は視覚領野から始まった。フルーランスはハトの皮質切除を行い、視覚には皮質内に局在性配列があると報告している。一八五五年、イタリアのバルトロメオ・パニッツァ（Bartolomeo Panizza）は、カラスや他の多くの動物を使って視覚系の経路を視神経から後頭葉まで追跡したが、彼の観察結果はフェリアーやその他の研究者がこの問題に手をつけるまで無視された。ドイツのヘルマン・ムンク（Hermann Munk）は、パニッツァの観察を追認するとともに、さらに発展させており、有線傍回の損傷は精神的盲あるいは視覚失認を起こし、完全な盲を作るには後頭葉の全部の切除が必要であることを示している。この考えはフェリアーの視覚中枢は角回にあるとの結論と対立し、かなりの議論を呼んだが、遂には勝利を収めている。一方、網膜から有線皮質までの正確な視覚路を明らかにしたのは、スウェーデンのサロモン・E・ヘンシェン（Salomon E. Henschen）であり彼の功績に帰せられる。ヘンシェンは視覚路に障害をもつ患者の脳を調べ、一次視覚野は有線皮質に一致すると断定したが、黄斑は後頭葉極ではなくもっと前の部位に対応すると考えていた。数年後にドイツのオスカル・ミンコフスキー（Oskar Minkowski）はヘンシェンが「網膜皮質」と名づけた後頭葉皮質の中の黄斑の対応部位を訂正し、同時に網膜からの交叉性線維と非交叉性線維が外側膝状体の異なる細胞層に投射することを明らかにした。

前頭葉症候群

イヌやネコで、運動皮質より前の部分を切除してもはっきりした運動・感覚の欠落症状は出ないものの、代わりに過剰活動という行動上の変化が現われる。これは、ヒッツィヒ、ホースレイ、シェーファーおよびフェリアーなどの研究者たちが等しく述べた事実であった。ヒッツィヒは、前頭葉を切除された動物は食物を無視し、「記憶の貧困さ」を示すという。ゴルツは、動物は遅鈍になり、表情が固定し、正常な恐怖を示さなくなると述べている。ビアンキ（Bianchi）は、前頭葉の切除により動物は行動障害と注意力の半側欠如を起こすが、徐々に回復してくると言っている。

人間の前頭葉損傷の最初の報告例は、おそらくはハーロー（Harlow）によって一八四八年と一八六八年に報告された有名な「かなてこ」の症例である。静かな一市民であった男が、かなてこが眼窩から入って左のこめかみに抜ける外傷を被《こうむ》った。この外傷ののち、彼は平和を愛する男から野卑で衝動的な人物となり、自分の行動計画を通常通りに立てることができなくなった。同じような前頭葉の外傷例は、ヴェルト（Welt）によって一八八八年に、ヤストロヴィッツ（Jastrowitz）によって同じく一八八八年に、ベルリン大学のヘルマン・オッペンハイム（Hermann Oppenheim）によって一八九八年に、それぞれ報告されている。すべての例で重篤な行動上ならびに人格上の異常が生じ、判断能力が障害された。オッペンハイムは、前頭葉損傷に基づく精神的な変化を“Witzelsucht”（幼稚爽快状態）あるいは“Moria”（wisecracking——冗談好み、幼稚爽快症）と名づけている。一般的な知能と記憶力は保たれながら、心理テストでは高度の人格的、知的な変化が見出され、アメリカのチャールズ・フェルプス（Charles

Phelps）は、こうした抑制の欠如は左の前頭前野の障害によると述べている。

頭頂葉の機能

頭頂葉の皮質は広範な領域を占めているにもかかわらず、エリザベス女王時代の解剖学者、オランダ・ライデン大学教授フランキスクス・シルヴィウス（Franciscus Sylvius　本名＝Franz de le Boë）が一六六三年に外側裂を記載するまで、デンマークのバルトリヌス（Bartholinus　英語名＝バルトリン Bartholin）が一六四一年に言及してはいるものの、ほとんど関心が払われなかった。ルーレ（Leuret）は、ヒトの大脳表面の脳回を研究した初期の解剖学者ロランドにちなんで中心溝を、ロランド（ローランド）溝と名づけている。大脳半球の細かな区分は、パリ大学動物学教授のルイ・ピエール・グラシオレ（Louis Pierre Gratiolet）が詳細な研究を行った。グラシオレは中心前回を頭頂葉に入れているが、ターナー（Turner）とエッカー（Echer）の二人が一八六〇年代から一八七〇年代にかけて、中心溝をもって頭頂葉の前方の境界線と結論づけた。しかしながら、厳密な機能の局在性は依然として不明確であり、フリッチュとヒッツィヒによる興奮性運動皮質の同定は、感覚と運動の両方の機能の局在を決定するうえでの一助となった。ムンクは皮質全体が感覚を認知し、運動反応は感覚インパルスが下位の運動中枢を賦活《ふかつ》するのだと考えていた。しかし、シェーファーは、皮質性の麻痺が感覚の喪失を伴わずに起こり得ると見ていた。また、他の研究者たちは、ロランド溝周囲のすべての皮質が感覚・運動の皮質なのだと考えた。しかしながら、その後、シェリントンの実験によって運動領は中心前回に限局していることが確定し、この問題に決着がつけられたように思われる。

皮膚感覚と深部感覚の皮質局在の決定は困難を極めざるを得なかった。というのは、一九世紀においては感覚の種類の概念が明確に確立されていなかったからである。実際、痛みという固有の感覚があるのかどうかについても疑問視されていたのであった。その結果、触覚の局在は、海馬にあるという説（フェリアー）や、ロランド皮質にあるとする説（ヒッツィヒとムンク）、あるいはより瀰《び》漫《まん》性に存在するという説など様々な考え方が表明された。

そこで、動物とヒトについて、頭頂葉の刺激と切除の研究が進められた。ムンクは、皮質切除後には皮膚への軽い触刺激や軽い圧迫は感覚をもたらさない一方で、強い触覚刺激は反応を起こすことを見出した。一九〇九年には、ハーヴェー・クッシング（Harvey Cushing　ジョンズ・ホプキンス大学、のちにハーヴァード医学校教授兼ペーター・ベント・ブリガム病院外科部長）が、無麻酔の患者の頭頂葉皮質を電気刺激すると、触覚の感覚が生起することを確かめた。第一次世界大戦時における頭部外傷の研究により大脳における感覚機能の局在に関する多くの証拠が提示されたが、頭頂葉皮質の厳密な感覚の機能局在は、のちのちまでずっと決着がつかなかった。

側頭葉症候群

神経系の機能局在を示唆する最も古くからの証拠といえば、てんかんの様々な発作症状だったであろうが、当時はそれをそうとは認識できていなかった。ヒッポクラテス学派の医師たちは、発作にはいろいろな形があり、あるものは全身けいれん、あるものは局在性の筋のれん縮、あるものは意識喪失、またあるものは複雑な異常行動などを示すと知っていた。うち、最後の奇怪なてんかんの症状には種々の形が存在し、てんかん発作と解釈できる幻覚と自動症については、ヒッポクラテス、ガレノス、アレタイオス、ケルススらも書いている。また、中世に入るとより詳細な説明が加えられ、英国の医師ガデスデンのジョン（John of Gaddesden　一二八〇頃〜一三六〇頃）は一三一四年に一つの発作について書いている。「患者は背中をこすって……あるいは座って両手で頭を抱えて顔をこすって……それから自分で立ち上がり、主の祈りを唱え、一度唾を吐き、そして突然発作は止む」。一六六七年にボヘミア王国保健委員会が出した『てんかんの性質、起源、病因について』という本の中には次のように書いてある。「発作で全身けいれんを起こしている間、脳の機能が停止しているような患者のみをてんかん患者というのではない。唇だけを錯乱したように震わす者、回転するコマや転がっている輪のように円を描いて絶え間なく回る者、後ろへ前へと半時間も走りつづける少女などもまたてんかん患者の中に入れるべきである」。

一九世紀英国の医師リチャード・ブライトは彼の患者が、「錯乱状態になって帽子もコートも着けずに、無意識状態のまま街路をさまよい、クラッパム・コモンからショアディッチ街まで歩き、四〜五時間も路上にいた」と書いている。狂人収容施設の所長であったフランスの精神病学者ジャン・ピエール・ファルレ（Jean Pierre Falret）は、「一種の精神的な前兆がけいれん発作のほんの二〜三分前に起こる。これはある意味で発作の最初の徴候をなすものである」と述べている。彼はまた、不全型あるいは頓挫性発作のことも記している。「患者は外からの呼びかけには応じないが、了解不能の叫び声をあげ、または支離滅裂な言葉を発する。このような不全発作では……体の一部だけのけいれん、たとえば顔や四肢の、ある筋だけの不随意的な収縮や、自動的な嚥下・咀嚼《そしやく》運動などを示す」。ドイツのヴィルヘルム・グリージンガー（Wilhelm Griesinger）もまた、自動運動について述べている。ファルレは、自動症中に時として殺人や放火を犯すことがあるものの、患者はそのことにまったく、あるいはおぼろげにしか気づいていないものだと強調している。グリージンガーの弟子であるヘーリング（Höring）は、患者の一人についてこう言っている。「患者は深い夢幻状態に陥り、両手を前に差し出し……別のときには発作中に走り去り、わけのわからないことをしゃべり、あるいはまた、失くし物をしたかのようにポケットの中を探し回る。しかし彼はそのことをまったく覚えていない」。

エルパン（Herpin）は三〇〇例のてんかん患者を調べ、うち六一％が不全発作をもっていることを見出した。彼は、異常感覚と幻覚、精神的障害あるいは意識混濁をもって始まる「大脳起源」（cerebral onset）の発作について書いている。「部分的錯乱」をもった患者はこう言った。「私は発作中も文字は読めるのです。しかし、もはやその意味が掴《つか》めません……ちょうど私の知性の一方がだめになったもう一方をじっと見ているような感じがします」。エルパンはまた、大脳起源のてんかん症状として遁走《とんそう》発作にも言及している。

こうした発作は大脳のある部分から起こるものだということは、ジョン・ヒューリングス・ジャクソンその他の解剖結果によって確認された。ジャクソンは、発作が精神的前兆あるいは「突然襲来する一種の夢幻状態」で始まり、次いで意識喪失あるいは複雑自動症へと続く症例報告を集めている。アンダーソン（Anderson）は一八八六年に、「渋く苦い味覚」、ときには幼年時代の光景で発作が始まる患者について述べている。この患者を解剖すると、側頭葉の底部に腫瘍があった。アンダーソンは、かつてフェリアーが味覚と嗅覚の中枢だと言っていた鈎回の先端に腫瘍が原発したからだと説明しており、夢幻状態の発作をもつ患者としては最初の解剖例となっている。それから間もなくジャクソンは、こうした「鈎グループのてんかん発作」の発生源を証拠づけるさらに多くの症例報告を示している。夢幻状態から始まる特徴をもつこの発作は、精神運動発作（psychomotor）、類てんかん（epileptoid）、不全型てんかん（incomplete epilepsies）、欠神発作（absences）、精神性大発作（grand mal intellectel）、てんかん性狂気（epileptic madness）、錯乱（delirium）など様々な呼ばれ方がされていた。こうした発作はけいれんの代わりに起こるのだという気持ちを伝えるために、精神的あるいはてんかん等価症（psychical or epileptic equivalent）、精神異型発作（psychic variant）、精神発作（psychic seizure）などという言葉が二〇世紀の初めに提案されたが、精神運動てんかん（psychomotor epilepsy）という言い方が臨床家の間では好んで用いられている。しかし、フスター（Fuster）とギッブス（Gibbs）がこうした発作に同期して側頭葉の脳波に異常波が見られることを示したために、彼らのいう前側頭葉てんかん（anterior temporal lobe epilepsy）が米国では受け入れられている。しかし、発作については複雑部分発作（complex partial seizures）として分類された。

大脳皮質が動物で調べられたとき、大きな側頭葉は刺激してもほとんど反応を示さず、聴覚の局在決定すら難しかった。なぜなら聴覚は両側性で、音域が広く、それに実験動物でテストする信頼できる方法がなかったからである。フェリアーは、サルと多くの下等動物で上側頭回を刺激すると、動物は耳をぴくんと立て、頭を反対側に向けることを観察している。またそれだけでなく、もしその領野を切除すると、動物は大きな音にも反応しない。そこで、フェリアーはこの領野を「聴覚中枢」と呼ぶことにした。しかし、ルチアーニとセパリは一八八五年に、ブラウン（Brown）とシェーファーもその三年後に、動物の聴覚は側頭葉にのみ限局しているのではないという結論を導いている。

ブラウンとシェーファーは、上側頭回とその隣接皮質を切除すると（切除の範囲は確かめられていない）、驚くべき行動上の変化が起こることを示している。彼らは、「前頭前野を完全に切り離してもこれほどはっきりした症状を出すことは難しいが、両側側頭葉を広範囲に切除すると簡単に半痴呆を作ることができる」と言っている。当時はこの発見に何の注意も払われず、したがって両側側頭葉切除後の異常行動に関しては、クリューバー（Klüver）とビューシー（Bucy）による再発見を待たなければならなかった。

脳梁

「脳梁」（corpus callosum）という言葉は、ガレノスが使った当時は正中部の白質の交連線維よりもずっと広い皮質下の領域を指していたようである。彼は、半球の大部分の白質をこれに含めていたように思

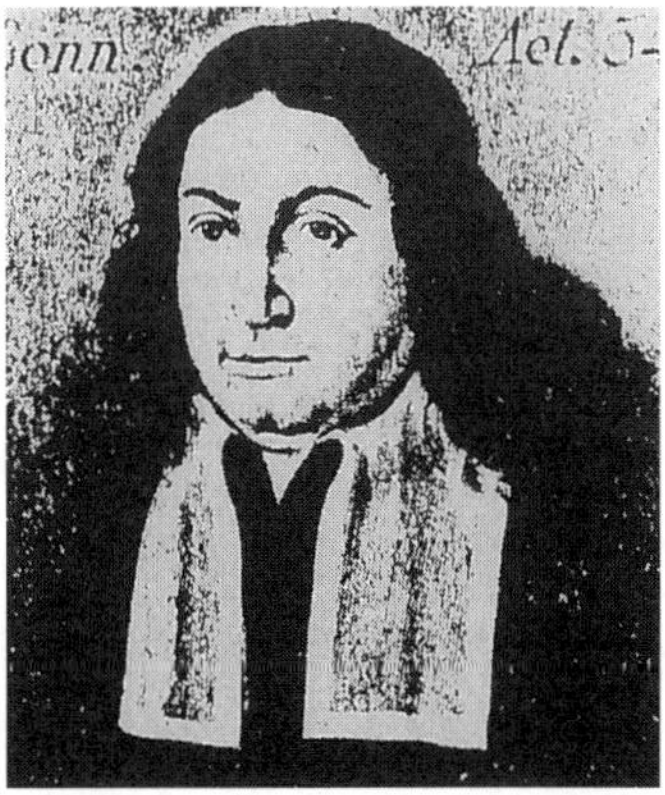

図 3-7　マルピーギ（1628-1694）。彼は脳梁を記載した。（*From the collection of A. Earl Walker*）

われる。この用法は、その後何世紀にもわたってほとんどの研究者に踏襲されたが、ヴェサリウスがこの交連の範囲を限定されたものにした。マルピーギ（図3－7）が一六六四年に、「脳の髄質あるいは脳梁について」と書いていているのに注目してもらいたい。ウィリスは、脳梁は「脳室の屋根のほぼ全体を構成している」と言っている。ヴュサンスが考案した削り取り法を用いることで、その後の研究者たちは交連線維の走行を非常に正確に追うことができるようになっており、フランスのヴィク・ダジールは一七八一年に、脳梁の後、中、前部からの線維の正確な配列を発表し、ドイツのヨーハン・クリスティアーン・ライル（Johann Christian Reil）は、より進んだ脳の固定法を用いて線維走行とその結合様式を近代的な用語で記載した。

一七六〇年にジンとハラーは、イヌの脳梁を離断しても、運動にも感覚にも何の障害も引き起こさないことを観察し、その後二〇〇年にわたって多数の研究者が脳梁の離断実験を手がけているが、すべて同じ結果であった。臨床的にも、脳梁梗塞、マルキアファーヴァ＝ビニャミ（Marchiafava-Bignami）病、脳梁欠損症など脳梁に障害をもつ疾患は一般的に、大脳の高次機能の障害を示しながらも、脳梁障害としての典型的な症状は示さなかった。帯状回や透明中隔、脳弓などの正中部にある構造を含めた損傷の場合でも、普通は知能障害を伴いはするが、脳梁障害としての一定の病像は示さない。脳梁の統合機能が明らかになるのはずっと後、二〇世紀に入ってからのことだった。

コミュニケーションの障害

意思をやりとりするという機能は人間において最も高度に発達し、意思疎通の手段としての言語を作り出している。しかし、言語は非常に複雑な体系であるがゆえに、脳に疾患が存在すると、たやすく障害を受けてしまう。言語は数多くの要素からなり（たとえば、視覚による読み取り、聴覚による音の了解、あるいは触覚による対象物の解釈など）、そのため、それらのどの一つが障害されても一つあるいは複数の要素が侵されて、ある一定の形の障害となって現われる。これらの障害を人為的に分類しようという試みは、主として最も障害を受けやすい感覚の種類に基づき発達してきた（たとえば失語と失行）。ここでは、一般的に受け入れられている発語（speech）と言語（language）の障害の分類に基づいて議論を進めようと思う。

失語（Aphasia）

言葉の喪失が頭部外傷後に起こり得るのは古代から知られてきたものの、失語に関する近代的な考察は、一八世紀の後半に萌芽を見出せる。

フランスの解剖学者フランツ・ヨーゼフ・ガルは、大脳の機能局在に関する彼自身の考えを支持するような症例を収集しており、フェンシングの剣が左の鼻孔から入り左の前頭葉に約二センチほど突き刺さった若者について書いている。この患者は一過性の右片麻痺になり、名前の記憶を失った。しかし、この症状が言語機能の欠落によるものか、失名詞症（anomia）なのかは明らかではない。第二の症例は、脳血管障害によって言葉を正しく話す機能がはなはだしく侵された例である。患者は自発語をごく稀にしか話せなかったが、舌は自由に動かせ、自分の意思は身振りで表出できている。もしガルが言語障害にもっと興味をもっていて、これらの患者の脳の障害部位をはっきりさせていたならば、言語に関する理解は何年も早く進歩した。ところが、彼はこう結論を下しただけだった。「言語に関する第一の立法者

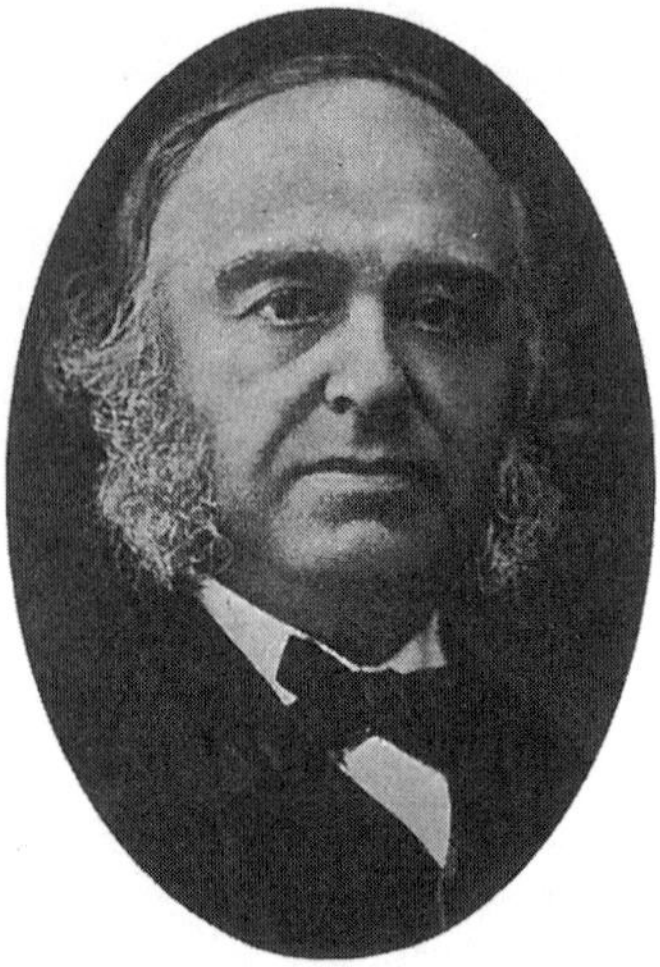

図3-8　ピエール・ポール・ブローカ（1824-1880）。
（*From* The Founders of Neurology, *2nd ed. Haymaker W, Schiller F, editors. Springfield, Ill: Charles C Thomas, 1970*）

は脳の前頭葉にあるにちがいない」。

パリ医科大学の学長も務めたジャン・バティスト・ブイヨー（Jean Baptiste Bouillaud）は、この考え方に共鳴し、高度な共同運動は右手で行われることを指摘し、言語を含めたこのような特殊な機能の座は大脳半球にあるにちがいないと述べている。一八三九年に、彼は自分の考えを再び強調し、言語機能は脳の両側前頭葉にあると示唆した。それから間もなく、モンペリエの医師マルク・ダックス（Marc Dax）が論文を発表し、言語喪失は左半球の障害と関係すると言っている。しかし彼の草稿は、一八六三年三月二四日まで認められず、実にその日に、ピエール・ポール・ブローカ（図3-8）が、二年前にパリの人類学会で発表していた言語機能の局在に関する刺激的な論文を正式に提出したのであった。ブローカの前提は、彼が経験した二人の患者に基づいていた。一人はラボールグという名の右片麻痺の患者で、何年もの間、"tan"という言葉と、呪いの言葉を吐くことしかできなかった。彼の左半球には下前頭回の後部を占める嚢胞があり、中心前回、上側頭回、中側頭回の一部と接しており、同時に線状体も軟化していた。

第二例は八四歳の大腿骨骨折を負った男性で、九年半前に意識喪失の発作を起こし、意識が回復してからというもの、二〜三語しか話せなかった。大腿骨骨折から一二日後に彼は死亡しており、脳の左の下前頭回後端に一・五×二センチ大の水を満たした嚢胞があり、脳全体の脳回が萎縮していた。当時、もしこの二人の脳がスライスに切られていたならば、失語症の歴史はまったく違ったものになったにちがいない。というのは、後年、ラボールグの脳をCTで調べてみたところ、左の頭頂〜後頭葉にまで広範な軟化が発見されたからである。

一八七四年、ドイツの精神科医カルル・ヴェルニッケ（Carl Wernicke　図3－9）は失語症に関する本を

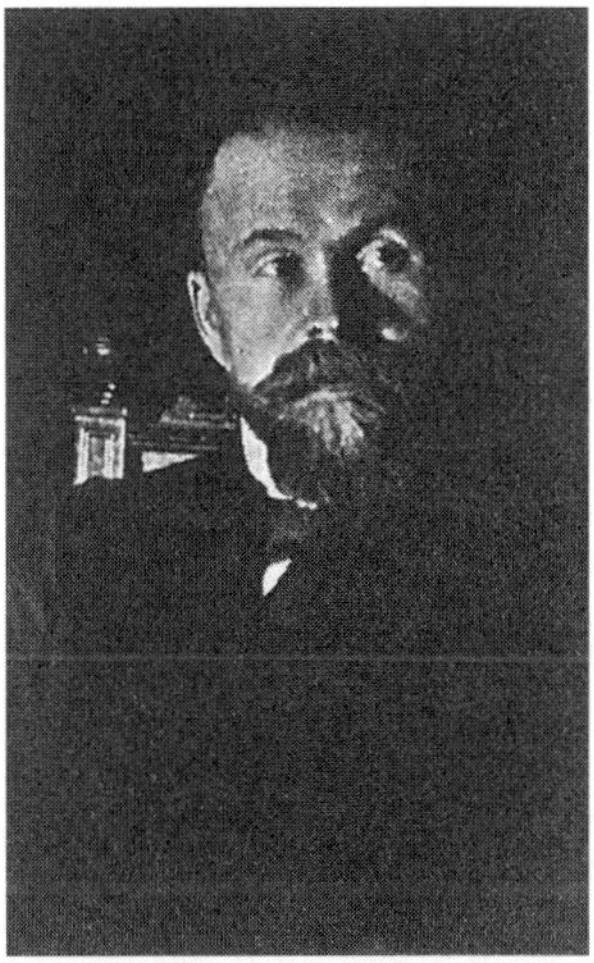

図3－9　カルル・ヴェルニッケ（1848-1904）。（*From* The Founders of Neurology, *2nd ed., p532*）

出版し、ブイヨーとブローカの説、ならびに自身の一〇例の失語症例（そのうち二例は解剖された）について議論した後、言語機構の体系を系統立てて書き示した。彼は二つの皮質言語中枢とそれを結ぶ連絡線維路について述べ、それに基づき失語症を四つのタイプに分類している。すなわち、①運動性失語症＝ブローカの失語症、言語筋を動かす能力の喪失または障害による、②伝導性失語症（Leitungsaphasie）＝聴覚と運動皮質の間の連絡が断たれたことによる、③感覚性失語症＝左上側頭回の破壊により聴力は正常だが話し言葉を理解できない、④全失語＝両方の言語中枢が破壊されたために言語の理解と表出能力が失われる、の四つであった。ヴェルニッケは言語のメカニズムについては複雑な考えをもっていたが、他の神経学者たちは言語の生成に与《あずか》ると考えられる回路を示す巧妙な模式図を作り上げた。しかし、ある者はこうした模式図に疑問を抱き、パリ大学教授ピエール・マリーは一九〇六年の論文で、下前頭回が言語機能において特別な役割を担っているという見方を否定した。彼の主張によれば、すべての失語症患者はある程度の知能の欠陥があり、話し言葉の理解にも障害がある。したがって、もし十分な厳しい訓練を施せば、その能力を発揮させることが可能なのであるという。そしてマリーは、ヴェルニッケの失語は知能障害を伴った単なる構語障害であると考えた。純粋な構語障害は、両半球のレンズ核領域の障害のための言語の喪失で、その領域は、島、前障、尾状核、レンズ核および内包、外包を含む領域であるという。ジョセフ・ジュール・デジェリーヌ（Joseph Jules Dejerine）はブローカ失語およびヴェルニッケ失語、ならびに「皮質下の」純粋失語（純粋運動、純粋言語聾、そして純粋言語盲）の考えは受け入れられると主張して、構語障害とレンズ核領域というマリーの説には反対だった。

ジョン・ヒューリングス・ジャクソンは何年もの間、話し言葉によるコミュニケーションの問題を研究し、一つの説を苦労して打ち立てたのだが、彼の見方は多くの助手や国際学会の会員たちにも複雑すぎて理解できないものだった。

ジャクソンは、言語を知的（叙述的）と感情的（感嘆詞的）の二種類に分類し、この二つの表出の前に内的な叙述のプロセスがあり、それらが一体となって言語を生成するのだと言っている。また、脳の損傷は陽性と陰性の二つの効果をもつと考えた。陽性効果は他の中枢の機能を解放するものであり、陰性効果はそれを破壊するものである。かくて、言語の不理解とは、心像（イメージ）の形成あるいは象徴化（symbolizaiton）、あるいはそれに先行するプロセスの欠陥を含んだ意味をもつことになる。彼は述べている。「言語を障害させる脳の損傷部位を決定することと言語の部位を決定することは別物である。私の経験によれば、損傷部位は常に線状体の領域にある」。のちにヒューリングス・ジャクソンは、失語症のより心理学的な原理を提唱したが、左前頭葉内の特別な局在は示さなかった。彼は、失語症というのは言語の喪失とか障害以上に複雑なものであると強調し、失語症患者は身振りもしばしば障害されてしまうように、象徴化あるいは思考形成のプロセスに何らかの欠陥があるにちがいないと考えた。しかし、ある研究者はこのような概念を理解できず、パリのオテル・デュー病院内科教授アルマン・トルソー（Armand Trousseau）がしたように、失語症を発声の障害であって、その背後にある叙述言語のプロセスの欠陥ではないと定義した。

失認（Agnosia）

失認の物語はムンクの生理学実験室から始まっている。彼がイヌの後頭葉皮質を切除したところ、イヌは目の前のものを物としてあるいは存在としては認めることができたものの、その意味を理解できなかった。ムンクはこの現象を精神盲（mind blindness）と名づけている。一八七〇年にフィンケルンブルク

（Finkelnburg）が、同様な状態を人間にも認め、失象徴（asymbolia）と名づけたが、ジャクソンはそれを認知欠如（imperception）と呼んでいる。一八九一年にフロイトがこの欠落症状を記述するのに失認（agnosia）という用語を用いてからは、この言葉が一般には受け入れられて、視覚については妥当であるとされてきた。しかし、他の種類の感覚も、ある程度含めて用いられたものである。

視覚による対象物の認知障害について、ドイツのハインリヒ・リッサウアー（Heinrich Lissauer）は一八九〇年に、視覚性失認（visual agnosia）という名称を考えている。触覚による認知障害は一八四四年に、プッヘルト（Puchelt）により触覚性失認（tactile agnosia）という語が提案されたが、この語はいくつかの意味をもっている。立体覚消失（astereognosis）という用語は一八八〇年代にホフマン（Hoffmann）が使ったものである。他の用語も提案されたが、対象物の空間的な規定という限られた意味合いにもかかわらず、立体覚消失（astereognosis）が今日まで生き残っている。聴覚失認（auditory agnosis）は聞こえた音の意味を認知できないことを含意している。

失行（Apraxia）

失行とは、運動のための各要素は正常で、運動は正しく行えるにもかかわらず、与えられた一連の行動過程を遂行できない状態である。この行動障害は普通、脳梁前部の右側までを含めた左半球の病巣に起因するものとされている。この障害をシュタインタール（Steinthal）は一七九一年に、"apraxia"（失行）と名づけている。この典型的な例は、一九〇〇年にリープマン（Liepmann）によって報告されたものであり、左上下肢は正常だったが、右上下肢は、患者自身が行うべきことがわかっていながら、非常に不器用にしか動かせない。ピック（Pick）は一八九二年に、両側四肢を合目的的に動かせないほぼ似たような症例のことを述べている。彼はこの障害を意図失行（ideational apraxia）と名づけ、前に記載された障害を観念運動性失行（ideomotor aprxia）と呼んでいる。これらの障害は多くの行動面で分析されて、それに基づき構成失行（constructional apraxia）などの細分類が作られた。

失書（Agraphia）

表意文字から世界のあらゆる言語まで、字を書くことはコミュニケーションとしては複雑な方法にちがいなく、脳の疾患をもつ人が書字に異常をきたすことは、一九世紀になってから観察されるようになっている。

一八五六年にマルセ（Marce）が書字機構についての分析結果を発表し、その九年後にはベネディクト（Benedikt）により失語とその関連疾患がより詳細に報告されており、その中で"agraphia"（失書）という言葉が導入された。ほぼ同じ時期に、ジョン・ヒューリングス・ジャクソンも、書字と読書の異常のことを書いている。その一年後にオーグル（Ogle）は書字困難症を、"amnemonic"（健忘性の――字は書けるが正しく使えない）と"agraphia"（字が書けない）の二つに分けた。また、一八七三年にピートレ（Pitres）が失書を、文字盲（word-blindness）による失書と文字聾（word-deafness）による失書、さらには麻痺性失書（agraphoplegia）に分類している。最後のものは聞き取り書きと見取り書きがすらすらとできないものを指す。ヴェルニッケはピートレの分類を支持し、失書を皮質性、皮質下性、超皮質性、伝導性に分けている。

ベネディクトは、字を書くことと話をすることは、脳の中での局在は分離されてはいないとしても、別々な要素であることを示唆した最初の人物である。ヴェルニッケを含めた初期の神経学者の多くは、書字は遅れて発達・獲得された能力であると考え、書字のための特別な中枢が脳にあることには否定的だったが、エクスナー（Exsner）とヘンシェンのような人たちは書字中枢が左前頭葉にあると主張した。デジェリーヌその他の研究者たちはこのような中枢という考え方を拒否し、ミレーイエ（Miraillie）は、障害は「内言語」(inner speech）にあり、書字というのは活字を組んだりタイプを打つのに似て単に内言語に外形を与えるだけのものにすぎないと結論づけた。ヘルマン（Herrmann）とポツル（Potzl）は、書字中枢は言語中枢より多くの例で両側性であると述べている。書字の複雑な機序とその皮質の背景は一九世紀中には解決できず、実のところ現在もなお研究されている課題なのである。

失読（Alexia）

失読とは、書かれた、あるいは印刷された言葉を理解することにおける障害である。このことは、患者が以前は読む能力があったことを意味し、読む能力のある人は何世紀も前には珍しい存在だったから、この症状は昔は当然少なかった。これがたぶん、近代以前に失読例がごくわずかだった理由であろう。

紀元前三〇年頃、ローマの通俗史家ヴァレリウス・マクシムス（Valerius Maximus）が一人の男について書いている。彼は頭を殴られ、字の記憶を喪失したが、それ以外はまったく正常に見えたという。それから一五〇〇年以上も経った一七世紀、メルキュリアリ（Mercurialis）がやはり一人の男のことを述べている。彼はけいれん発作の後、書くことはできたが、自分がかつて書いた文章を読むことができなくなっていた。同じく一七世紀に報告された一人のドイツ人の男性の場合には、自国の言葉のほうが、後になって習得したラテン語よりも読むのが困難であったという。その後も、いくつかの症例が散発的に報告された（ジャンドラン Gendrin、トルソー、ブロードベンド Broadbent、クスマウル Kussmaul など）。ジャンドランとトルソーは二人とも、彼らの患者が「自身が書いた完全に正しい文章を読むことができなかった」と驚きをもって書いている。

フランスの神経病学者ジャン・マルタン・シャルコー（Jean Martin Charcot）はこの障害に関する多くの文献を集めて論じているが、この疾患についての初めての正確な総説はジョセフ・ジュール・デジェリーヌ（図3－10）が書いている。彼の六三歳の患者は脳卒中後、右半身の不全麻痺、半盲、錯語をもっており、自分の名前以外は何も読めず書けなかった。失読と失書は六ヶ月後に死ぬまで続いている。解剖の結果、左の角回と、そこから後部へ側脳室の後角にまで続く古い梗塞巣が発見された。その一年後、デジェリーヌはもう一例、二つの梗塞巣をもつ症例に遭遇しており、そのうちの一つは左後頭葉の内側

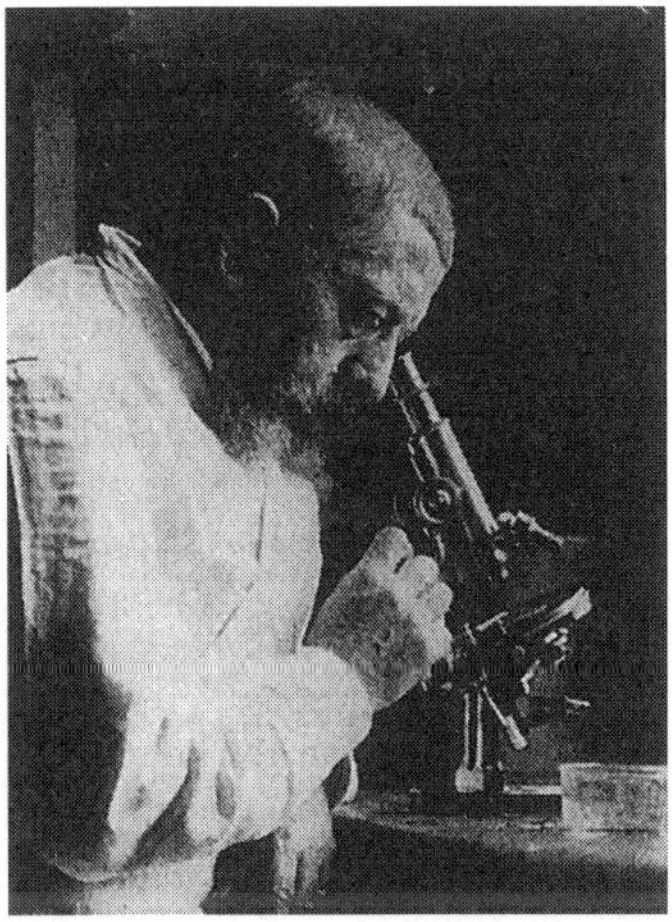

図３－10　ジョセフ・ジュール・デジェリーヌ（1849-1917）。
（*From* The Founders of Neurology, *2nd ed., p427*）

面の下部から脳梁膨大部に及ぶ古い黄色の瘢痕化した梗塞巣で、彼はこれが純粋な失読症の明らかな原因だと考えた。デジェリーヌは、後頭葉の梗塞は右の同名半盲を生じ、脳梁の病巣は左右の大脳の視覚野の連絡を遮断して、左の頭頂葉を正常なら入ってくるべき視覚情報から孤立化させたと述べている。もう一つの病巣は左の角回の比較的新しい梗塞巣で、これが二回目の発作の後に現われた失書の原因であると考えた。

これらの症例に基づいて、彼は、優位半球の下頭頂葉の病巣が失書を生じさせ、上側頭回と角回を含んでも含まなくてもよいという結論を述べるに至っている。もし病巣が限局していれば、書字能力は保たれているかもしれないし、あるいはある程度は障害されるかもしれない。楽譜を読む能力は、失書を生じさせる病巣により障害されることも障害されないこともある。数字を読む能力も同様に一定していない。面白いことに、失書患者の手の平に文字や図をなぞってやると、患者はそれを理解できる。

失音楽（Amusia）

多くの文明社会で、多種多様の音楽は踊りとともに、社会的行事、宗教的儀式、そして医療行為の中で欠かせない一部となってきた。中世までは、音楽は耳で認識されると思われてきたが、ウィリスは音楽の認識中枢は小脳にあるとし、ガルは多数の機能を脳に割り当て、音楽は大脳皮質で認識されると考えた。言語障害は前世紀にあれほど徹底的に研究されながら、音楽の認知機構についてはごく稀に考察されたにすぎなかった。プルースト（Proust）とティヨー（Tillaux）は、脳卒中に罹患した音楽家が楽譜を読めなくなった例に言及している。一八七一年にシュタインタールは、楽譜を読んだり音楽を表現したりできない状態に対して“amusia”（失音楽）という言葉を用いている。この症状は一七年後にノブロック（Knoblauch）によりさらに詳細に述べられている。同じ年にオッペンハイムは、歌詞としてなら言葉を歌えるが、言葉としては発音できない患者について述べている。

バレエ（Ballet）は一八八八年に、失語症と失音楽には類似性があると主張した。彼は、失音楽を失語症の図式の中に当てはめようと試みたのだが、失音楽の主要な構成要素（リズム、音程、音楽を感情的に認識する能力）は、失語症の図式の中にはうまく当てはめられなかった。音楽の認識の機序は二〇世紀に入ってから詳細な研究が始められた。

失計算（Acalculia）

数を計算する能力は、他のコミュニケーションの形式から独立するか、様々な程度に関連するかして障害を受ける。計算能力は話し言葉より遅く習得されるもので、計算はしばしば指を使って行われる。より複雑な算数、たとえばかけ算の九九や金銭のやりとりや単純な釣り銭の計算も、さらに遅れて習得されるものである。したがって、大脳の障害によって計算能力がいろいろな形で、いろいろな程度に障害されるということは想像にかたくない。計算能力の障害をもたらす脳の損傷部位は多彩である。失計算の患者の障害部位として、一側あるいは両側大脳の後頭側頭葉や頭頂領域が挙げられてきた。

身体図式とその障害（Body Schema and Its Disorders）

人体の単一性（unity）という概念は、古代の哲学者たちにより認識されていたにちがいない。また、ルネサンス期の外科医は、単一の実存としての身体を間違いなく明瞭に実感しており、彼らはしばしば体の一部を切断することにより身体像を破壊したが、上肢あるいは下肢を切断した後、患者が無くなった四肢の存在をはっきりと認識し、幻肢の一部がけいれんする様を生き生きと説明したと書いている。しかし、身体像という概念が完全にできあがるにはボニエ（Bonnier）やドゥミ（Demy）やカミュ（Camus）らの研究を待たなければならなかった。ヒトが自分の体を意識する現象を表わすために、ヴェルニッケは一九〇六年に「身体精神」（somatopsyche）という言葉を提唱し、ホームズ（Homes）とヘッド（Head）は「姿勢図式」（postural schema）という言葉を創案している。神経学的な障害部位を認知できない、あるいは無視するという現象は今世紀の初め頃から知られ、この現象は様々な表現でかなりの数の文献に簡潔に記載されている。すなわち、一側の、意識下の、あるいは無意識下の、病態失認（anosognosia）、片側身体失認（hemiasomatognosia）、無視症候群（neglect syndrome）、自己身体部位失認（autotopagnosia）、左右識別障害（right-left disorientation）、ゲルストマン症候群（Gerstmann's syndrome）、痛覚失象徴（asymbolia for pain）、過大・過小身体認知（macro-and microsomatognosia）、自己仮視（autoscopia）などである。臨死状態のときに起こる身体遊離（out-of-the body）現象も、あるいは特異な意識の分離現象としてこれらの中に入れられるかもしれない。

正常な身体図式のこうした崩壊は一般に、他の何らかの感覚——運動系や高次知的機能の障害、あるいは特別な感覚の障害に伴って起こるものである。

記憶と感覚の障害

健忘（Amnesia）

記憶の座は人類の最も古い時代から体のいろいろな部位に求められてきた。四世紀あるいは五世紀頃は脳の区画割り説が受け入れられており、記憶は頭の後部の区画に置くというのが当時は一般的だった。そのため、頭の後部の損傷は記憶障害をもたらすと実にルネサンスの時代まで信じられた。ウィリスは、記憶は大脳皮質に蓄えられると示唆した最初の人物の一人であって、「そして、もし精気の波動が脳の皮質にぶつかり、それがのちに再び跳ね返って戻ってくるなら、同じ事柄の記憶が想起されるはずである」と書いている。

一九世紀最後の四半世紀に、英国の医師（ローソン Lawson）、ドイツの医師（シュトリュンペル Strümpel）、フランスの医師たちが、慢性アルコール中毒患者は記憶力が減退し、ときには痴呆に似てくると言っている。この症状は一八八九年に、ロシアのコルサコフ（Korsakoff）により詳細に記述されている。すなわち、高度の健忘は古い事柄よりも最近の出来事に関して強く、錯話や興奮、錯乱、無関心、うつ状態、末梢の多発性神経炎を伴うとされている。この症候群の責任病巣として神経系の様々な部位が考えられた。乳頭体の萎縮（ベルンハルト・A・フォン・グッデン Bernhard A. von Gudden）、第三脳室壁と視床下部諸核の破壊（カルル・ボンヘファー Karl Bonhoeffer）、乳頭体と四丘体上丘などであり、ときには下丘の変性（E・ガンパー E. Gamper）や、さらにのちには視床や脳幹そして大脳皮質の病巣などが挙げられた。

一方、ヴェルニッケは一八八一年に、三例の「出血性脳灰白質炎」（hemorrhagic polioencephalitis）について述べている。症状は、傾眠、錯乱、不安定歩行、そして外眼筋の障害で、三例のうち二例はアルコール多飲者だった。症状を一読すると、これらの症例はコルサコフのアルコール中毒患者と何ら変わりがないように見える。しかし、より多くの症例が集められてみると、ヴェルニッケの記載した二人のアルコール多飲者はコルサコフが続いて報告している多発神経炎性健忘の初期の症状であることがはっきりしてきた。のちに、ドイツのボンヘファーが臨床的な証拠から、また他の研究者が病理学的な所見に基づいて、この二つの症候群は、実際は同じ疾患の違った時期を見ているものと結論づけた。ボンヘファーはこれをヴェルニッケ＝コルサコフ（ウェルニッケ＝コルサコフ）症候群と名づけている。少しのちに、二つの症候群とも慢性アルコール中毒に伴うサイアミン欠乏症であることが示された。

記憶に対する関心は、二〇世紀の後半に心理学者たちが記憶の機序の要素を巧妙な方法で分析するようになってから爆発的に高まった。

空間認知（Spatial Organization）

人間の空間認知機能は早期から始まり、成人では完成している。しかし、大脳の障害、特に運動と感覚障害のあるときは空間認知もある程度障害を受ける。しかしそれは、もっとはっきりとした運動・感覚の障害のほうに気をとられ、しばしば見落とされるものである。したがって、古い文献にはこの問題についての報告が少ない。

一八八六年に、ジョン・ヒューリングス・ジャクソンが一人の成人女性の例を書いている。彼女はある日、家からすぐ近くの長年行き慣れた公園に、どうやって行けばよいのかわからなくなった。それから二～三週後のある晩、突然左片麻痺に襲われ、精神状態と片麻痺はある程度改善したものの、その後突然、昏睡状態に陥って死亡した。彼女の右大脳の側頭葉内には巨大な神経膠腫があったという。

二年後にバダル（Badal）は、若い女性が子癇発作の二～三間後に家に帰る道筋や物の置き場がわからなくなった例について述べている。彼女は何年も住み慣れた自宅の近所を散歩することさえおぼつかなくなっていた。数字や文字は読めたが、書くことができず、視野の両側にある物体との距離や方向、位置などを測ることができなかった。中心視力は正常だったが、両側の下半分の半盲があり、上の視野も狭窄していた。さらには、簡単な図形も描けなかった。一九三六年にブレスラウ大学のオットフリート・フェルスター（Otfried Foerster）が似たような例を挙げている。患者は両側の半盲があるが、中心視力は正常だった。感覚・運動機能も正常で、読み書きはでき絵も認識できたが、何年も住んでいた自分の部屋の家具の配置を思い出せず、街路の地図や地理的な位置も示せなかった。何年かのちに死亡し、解剖で両側の後頭・側頭部に軟化巣が発見された。

消去（Extinction）

正常人は体の両側の対称点を同時に針で突いたり綿のこよりのようなもので触れたりしたとき、両側とも同じに感じるものである。しかし、脳にある種の障害があると、体の対称的な二点を同時に認識することができず、普通は障害側の刺激の認識が抑制されるが、左右別々に刺激されると両方とも同じ程度に感じられる。この不一致は、レーブ（ロエブ Loeb）ならびにオッペンハイムによって一八八五年に報告された。オッペンハイムはこの現象を二重刺激（double stimulation）と名づけている。視覚、触覚、体性感覚、聴覚、重量感覚、立体感覚、味覚などいろいろな刺激で起こり得るものであり、似たような異常として刺激されたサイドを認知できないものもあり、オーベルシュタイナー（Obersteiner）により知覚転位（alloesthesia）として報告された。これは触覚、視覚、嗅覚などで見られる異常である。

脳の内部構造

ヒトの脳の形態は、エラシストラトス（紀元前三世紀）以来多くの者たちに知られていたが、動物（サルやウシその他の下等動物）の脳の肉眼所見によったそれらの記載は、大脳に関する説明に混乱をもたらすこととなった。アレクサンドリアの医師たちは脳の表面の不規則な外形を知っており、実際、エラシストラトスはそれを腸の渦巻きに譬《たと》えて、この形は優れた知能と関連するものだと示唆している。解剖の際、脳の内部構造はよく保存されなかったため、脳室だけが注意をひく結果を招いた。ガレノスは、正中線上にある脳室の両側にある灰白質に気づき、それを「視神経前室」(thalami nervorum opticorum)*訳注3－1と呼んでいる。彼は、脳梁（corpus callosum—a firm body）を記載し、それは両側に延びて両半球の白質と灰白質に達すると考えた。しかし、半球の大きな部分を占める白質と灰白質は、ガレノスも他のいかなる初期の解剖学者も多くを述べてはいなかった。*訳注3－2一四世紀に入ると、ボローニャ大学のモンディーノが、視床（thalami）、あるいは彼が命名した「尻」(anchae) のことを述べている。一五八六年にピッコローミニ（Piccolomini）が白質と灰白質の関係を調べ、ようやく視床の輪郭が比較的明瞭になってきた。

一六世紀には、ヴェサリウスが画家カルカールの協力の下、脳の形態について書き記し、図譜を作成しているが、中央部の灰白質には新たな知見をほとんどつけ加えてはいなかった。

次の世紀に入ると、ウィリスがアルコール固定の脳を使って研究し、上部脳幹の四丘体を記載し、その形と線維連絡を述べている。モンペリエのヴュサンスは、ウィリスと同じ技法を用いて、五〇〇個もの固定した脳を一層一層、剝ぎながら調べてゆき、内部構造、とりわけ視床と基底核をその連絡路とともに明らかにした。

下部脳幹についても同様に研究が進められた。ドメニコ・ミスティッケリ（Domenico Mistichelli）は一七〇九年に、脳卒中についての論文の中で、女性の編み毛に似た線維束が延髄を通って髄膜内の神経根にまで達していることを記している。この線維束についてのより明確な説明は、イヌの皮質に傷をつけて対側の片麻痺を起こさせたことで知られる軍医プルフール・デュ・プティ（Pourfour du Petit）によってなされている。彼は、放線冠から出た錐体の線維は橋を通過して延髄の錐体で交叉するとはっきり述べている。ニコライ・ソーセロット（Nicolai Saucerotte）もまた一七六九年に、イヌを使った実験で、錐体路線維が交叉することを確認している。彼は、大脳皮質の前の部分に傷を作ると後肢の弱力をきたし、後ろの部分の傷では前肢の麻痺を生じることを観察し、運動皮質に局在性配列のあることを示しているが、この説はすぐに忘れられている。

その二〜三年後に、ヴィク・ダジールは、脳を何枚かのスライスに切って連絡線維を追跡し、それが「脳の離れた部位の間の交感性連携を成立させている」ことを見出した。彼は、乳頭体から視床の前方隆起に白い線維束が走っていることを指摘し、それはのちに彼の名を冠して呼ばれるようになっている。

大脳半球内部の灰白質の構造的特徴が明らかになるにつれて、研究者たちはその機能に興味を向けだした。ソーセロットは、視床のいくつかの部位を破壊すると回旋運動が起こることを観察したが、彼の未熟な技術では、破壊されたのはおそらくは隣接した部位だった。一九世紀初めの他の研究者たちも視床の破壊後に異常運動が起こると報告している。しかし、シュタイン（Stein）はコペンハーゲン大学の学位論文として書いた視床に関する最初の著作で、視神経は視床か上丘か脳幹から出るが、そのどれから出るかは三者のうちでどれが最も完璧に発達しているかにより決まると言った。さらに、高等な霊長類では視神経は視床から出て、そこからの線維は皮質全体に行くと論じているが、視床が他の機能をもつという可能性には言及していない。

何年かのちに、リチャード・ブライトが視床の病巣のことを書いている。「この例では、指を働かせたときに視覚と触覚に関する症状がよりはっきりと現われた。そして脳内の病巣は視床に最も強かった。

したがって、これは脳のこの部分の機能についてのわれわれの以前からの考えと一致している」。

ガルと解剖学者のシュプルツハイム（Spurzheim）は、骨相学を唱えて笑い物になったが、ガルは大脳半球の線維連絡をめぐる知識に貢献している。彼は、線維連絡は二種類からなると信じ、一つは視床に集まる“afferent”（rentrant——求心性）線維で、もう一つは視床から出る“efferent”（遠心性）線維であるという。この新しい考えは受容されるところとなって、さらに発展を遂げて大脳の構造と機能の解明に役立っている。

この時点までは、神経系は肉眼で調べられてきた。一九世紀後半に入り、脳組織の固定、染色、透明化、切片のガラス板へのマウンティングなどの技法が発達すると、色収差の少ない顕微鏡を用いて大脳の微細構造を観察し、それを図示することが可能となった。一八六九年に、マイネルト（Meynert）が大脳皮質の六層構造と細胞の配列について書いている。その二年後に彼は、感覚経路の線維結合についての論文を出し、不十分な記述ながらもその中で、それまでは白質の上の均質な覆いと思われていた大脳皮質に実は統合的設計が存在しているのだと強調している。この新しい考えが発展していく中で、線維の配列を調べる他の方法も進歩し、一八五九年、ミュンヘン大学のグッデンは、神経突起が傷つけられたときニューロンに起こる変化を特定する方法を編み出した。彼は、新生児期の子ネコの目などの感覚器を摘除し、少し経ってから脳の連続切片を作ってカーミンで染めた。すると、ある細胞が萎縮していることがわかり、彼はこれらの細胞は、摘除された感覚器と軸索結合をもっていたにちがいないと考えた。こうした細胞変化は簡単に同定できたので、皮質や皮質下の線維結合の研究をさらに促進させるようになっていき、この技術を使ってフォン・モナコフ（von Monakow）は、子ネコの視床の線維連絡を研究し、視床の中央と前の諸核は運動機能に関与し、外側核は感覚機能に関与すると結論づけた。しかし、線維結合には多少の重複があったのだった。

ドイツのパウル・エーミール・フレクシヒ（Paul Emil Flechsig）は、発達途上の神経系のミエリン化の様子を観察して線維路を追跡する別の方法を考案し、皮質脊髄路を延髄錐体から大脳皮質まで逆行性に追跡できた。この経路はグッデンが皮質－内包連結として同定していたものである。

形態学的研究の上に立ち、リュイ（Luys）は一八六五年に、視床とは四つのセンターからなる共通感覚中枢（sensorium commune）であると結論づけた。前部は嗅覚に関係し、内側は視覚に、正中は体性感覚に、そして後部は聴覚に関係するという。その八年後に、フルニエ（Fourniè）は、塩化亜鉛を視床の様々な核に注入する破壊実験を行い、すべての感覚は視床に収斂し、視床から新しい線維が大脳皮質に投射すると言っている。ヴェシエール（Veyssière）はこの実験を追試し、感覚障害は内包の破壊で生じるとし、感覚線維は大脳皮質に直接投射するのだと考えた。一八七三年にノートナーゲル（Nothnagel）は、ウサギと他の下等動物を用いて視床の破壊実験を行い、永続的な視覚の欠損と四肢の異常肢位だけをもつ動物を作り、一九世紀の終わりには、セリエ（Sellier）とヴェルジェ（Verger）が電気凝固により視床を破壊し、体の対側に痛覚の完全消失ではないが鈍麻をきたすことを見出した。また、運動障害がまったく起こらなかったので、視床は感覚認知に関係すると述べている。こうした生理学的な研究は、正確な破壊巣が作れなかったことと、動物では感覚障害の検査が難しいというハンディがあったが、臨床的な研究によりさらに発展していった。

英国のウィリアム・R・ガワーズ（William R. Gowers　図3－11）は、一八八八年に出した教科書の中で、視床を含めた基底核の機能については麻痺や運動性痙縮や舞踏病様運動と関連づける報告があるが、いまだ不明であると書いている。彼によれば（基底核の病巣で）感覚や運動の麻痺は起こらない。

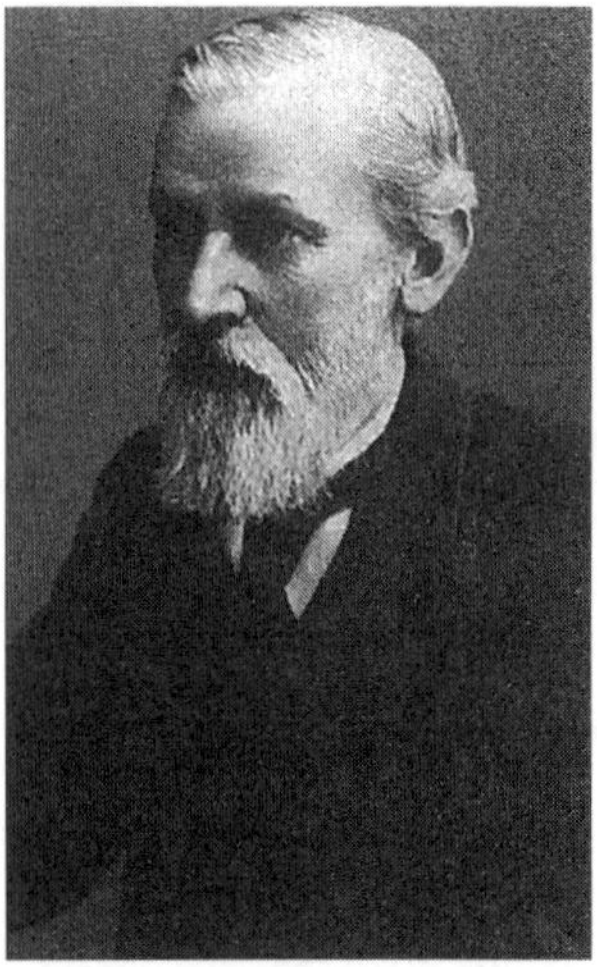

図 3-11　ガワーズ（1845-1915）。
（*From* The Founders of Neurology, *2nd ed.*）

一時的な感覚障害があるとしたら、偶然起こった内包の破壊によるものだと考えた。その二〜三年後にミルズ（Mills）が視床の線維結合を記載したが、それが感覚あるいは運動機能と関連するかどうかは確信がもてず、シャルコーは解剖による検証なしに、脳卒中後に起こる舞踏病様あるいは片側舞踏病様異常運動は視床の病変によるとした。そして、二〇世紀の初めにフランスの神経学者が視床の機能を明らかにした。一九〇六年、デジェリーヌとルーシー（Roussy）が視床症候群についても書いている。それは軽度の、すぐ消失する片麻痺、半身の永続的な、ときとして皮膚の知覚過敏に移行する表在性触覚鈍麻等を呈するが、常に存在する症状は、高度の永続的な深部知覚障害と軽度の運動失調、そして高度の立体覚消失である。これらの中心をなす症状に、不全麻痺側の突発的あるいは永続的な耐えがたい痛みと舞踏アテトーゼ様異常運動が時として付随する。その後、フォア（Foix）とイルマン（Hillemand）、およびレルミット（L'Hermitte）は症状をさらに拡大させている。

訳注3－1　thalamusはエジプト語のthalam、あるいはギリシア語のθαλαμοςから来ている。エジプトのthalamは寺院へ入る前室あるいは入り口のホールを意味した。一方、ギリシア語のθαλαμοςは内室あるいはbride chamber（花嫁の部屋）を意味した。ガレノスは視床を視神経が脳に入るための前室と考えてthalamusと命名したので（Walker A. E.: *The primate thalamus*, Univ. of Chicago Press, 1938, p.1）、ここでは「前室」と訳した。さらに、ラテン語のthalamusはbride chamberからbride bed（新床）、転じてbedの意味に用いられ、そこから「床」の字が当てられた。これは日本の解剖学者の誤訳ではなく、B. N. A.（バーゼル解剖学名彙、一八九五）の命名時にすでにベッドが念頭にあったのである。というのは視床枕（pulvinar）という語はローマ式ベッドからの連想でつけられたからである。ローマ式ベッドは枕（pulvinar）部分が大きく盛り上がっていた。日本語の「視床」はたぶん、ガレノスの「視神経前室」とラテン語の「床」を組み合わせた造語であろう。この語を作った人が誰であるかは詳らかでない。

訳注3－2　モンディーノによれば、側脳室と第三脳室の上壁の脳梁を除いて上から視床を見ると、それがbuttocks（anchae＝尻の丸いふくらみ）のように見えることから、こう名づけたという（前記のWalkerの著書、p. 2）。

大脳基底核疾患（Basal Ganglia Disorders）

視床の機能は一九世紀の後半になってから徐々に解明されていったが、内包に隔てられて隣接している大脳基底核構造の機能は依然として謎に包まれていた。実際は、かなり早くから多くの人が基底核を研究していて、様々な機能が付与されていた。すなわち、「下降路に対して反射を伴わずに何らかの運動性の影響を与える」とか、「四肢へ特定の活動性を付与する」、「皮質の各所にあるそれぞれの運動中枢の反応を統合する」、「運動の開始と実行に関与する」といったものである。しかし、線状体は刺激によって反応を示さないし、破壊しても見るべき運動・感覚の障害を起こさないことがわかってきた。ところが、線状体に病巣をもつ症例報告が散発的に現われ、それらは線状体が運動性活動に何らかの役割を演じていると示唆するものとなっていた。

一八八一年にペルヒェン（Fölchen）は、一酸化炭素中毒の症例を報告し、症状は、意識喪失、ピンク色の皮膚、進行性パーキンソン症状であり、それに不全麻痺や痙縮、反射の変化、異常運動といった多彩な皮質の欠落症状を伴っていた。また、典型例では淡蒼球が壊死に陥り、視床腹側核（subthalamic nucleus）の軟化の例ではヘミバリスムスと名づけられた対側肢の粗い投げ出すような動きが見られている。一八八三年には、ウェストファール（Westphal＝ヴェストファール）が舞踏様の筋肉の異常運動について書き、ウィルソン（Wilson）が一九一二年に、それが肝硬変とレンズ核の壊死性病巣により起こることを証明している。こうした疾患がさらに明確に定義され、病理学的基礎が明らかになるにつれて、多数の基底核症候群が知られるようになってきた。

舞踏病症候群（Choreatic Syndrome）

不随意運動は、特に顔面が含まれるときは大変目立つので、観察者も患者本人も、困惑しながらも十分に意識するものである。古代ギリシアやローマの時代には「跳び跳ねとけいれん」（saltus and spasms）という言葉がこうした動きに対して使われた。アスクレピアデス（紀元前一世紀）は、「振戦では伸展と屈曲の交互運動が“saltus”よりも速く、けいれんよりもずっと遅い。また屈伸の振幅は振戦では小さく“saltus”ではずっと大きく、けいれんではさらに大きい」と書いている。しかしながら“saltus”は、心臓と血管の拍動を表わすのにも用いられた。

コーリア（chorea）という言葉は、ギリシア語のコロス（choros）から来ているように思われる。コロスは、演劇の中で演じられる歌と舞踏を意味する。何世紀か後に、この言葉はアルザス地方ストラスブールの人たちの熱狂的な舞踏を指すものとして再び歴史の舞台に登場してくる。彼らは、ツァーベルンの聖ウィトゥス寺院の前で長い行列を作り聖人の助けを求めたのである。その後の三〇〇年間、シデナムが子供に流行した舞踏病様疾患を記載するまでに、こうした舞踏病の散発的な流行がいくつかあったにちがいない。彼はこう書いている。「この疾患は一〇歳から一四歳の男女の子供を侵す一種のけいれんである。片方の足が動かなくなるか不安定になることで発症する。子供は痴呆者のように片足を引きずって歩く。不自由な足と同側の手を胸その他の体の一部にもっていこうとすると、子供は一瞬たりとも同じ肢位に保つことができず、どんなに努力しても別の肢位にけいれん的に引かれてしまう。この病気の子がグラスやコップを口にもっていくには多くの奇妙な身振り手振りを必要とする。彼はそれをまっすぐに口にもっていけず、手はけいれん的に前後左右に揺れ動き、遂にようやく偶然のように口の近くにコップが来ると、子供は急いで液体を口の中に放り込んで、あたかも観察者を楽しませるようにがつがつとそれを飲み下す」。

小舞踏病（chorea minor）と呼ばれる運動ジスキネジアの特徴は、特に四肢の末梢部分の不随意的な、跳ねるような運動である。この不随意運動は、のちに知られるようになってきた以下の一連の筋収縮の異常を特徴とする疾患の一つであった。すなわち、ハンティントン舞踏病（体幹の筋に強い異常運動）、強縮性舞踏病（tetanic chorea——四肢のゆっくりした運動）、ジストニア（四肢のゆっくりしたねじるような動き）、細動性舞踏病（fibrillary chorea——筋の線維束性収縮）、筋不穏症（muscular unrest）あるいは下肢静止不能症（restless legs）、習慣性舞踏病（habit chorea）あるいはチックなどであり、これらは現在では舞踏病とは考えられなくなっている。

パーキンソン氏病（Parkinson's Disease）

最も古くからよく知られている疾患の一つに四肢の震えあるいはけいれんによる運動障害がある。ガレノスは、震えは人が静止しているときも、ある筋運動をしているときも起こり得ることを観察し、静止中のものを「振戦」(tremor)、運動中のものを「動悸」(palpitatio) と呼んだ。中世には、振戦は恐れなどの強い感情的動揺に伴って起こることが観察されている。エリザベス朝時代のフランキスクス・シルヴィウスは、四肢の静止時に起きる振戦と随意運動中に起きる振戦は違っていると指摘した。振戦以外に、のちにパーキンソン症候群の一部に数えられることになる他の症状も気づかれている。前屈姿勢と突進歩行は、ライデン大学のヒエロニムス・ガウビウス (Hieronymus Gaubius) により指摘された。一七六三年には、ソーヴァジェ・ド・ラ・クロア (Sauvages de la Croix) が「筋線維の柔軟性の欠如」(筋固縮) による独特な歩行のことを書いている。しかし、パーキンソン症候群の臨床像のこうした個々の徴候についての文献記載は一九世紀までは数が少なかった。

パーキンソン氏病患者についての英国のジェームズ・パーキンソン (James Parkinson 図3-12) の記

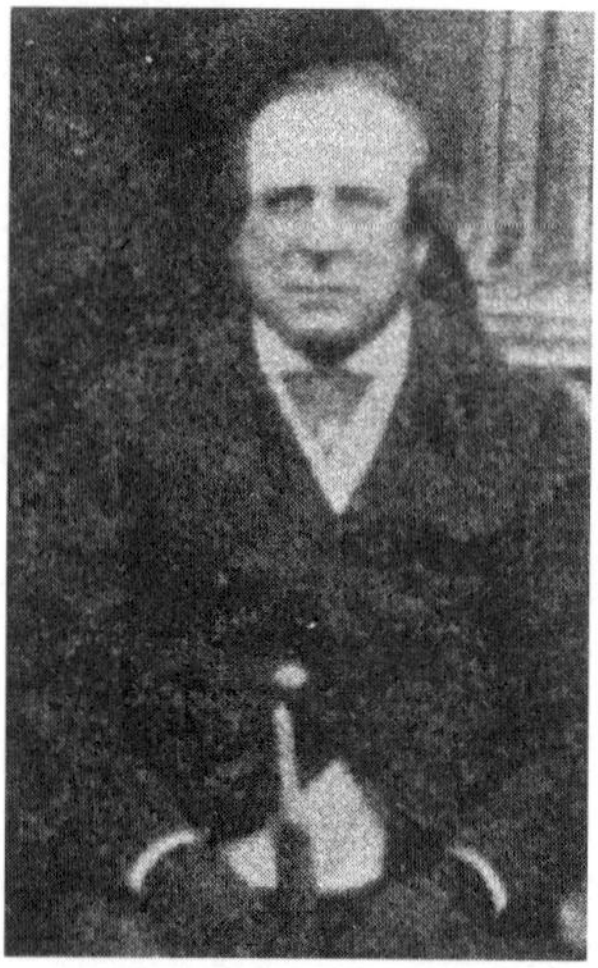

図3-12 ジェームズ・パーキンソン (1755-1824)。
(*From* Classics of Neurology. *Huntington, NY: Krieger, 1971*)

述はいまや古典とされている。「不随意な振戦運動が筋力の低下した四肢に、静止時あるいは他人に支えられているときにも発現する。体幹を前屈し、歩行中に前に突進する傾向がある。意識と知能は侵されない」。パーキンソンは、この患者の震えをてんかん患者の震え、アルコール中毒患者や茶・コーヒー多飲者、老人の震えと区別した。また、震えている四肢の側に卒中が起こると振戦はやむこと、しかし筋力が回復するにつれて再び出現することを書き留めた。

シャルコーは彼が命名した『振戦麻痺』(paralysis agitante) についての詳細な叙述の中で、以前の報告者が見落としていた四肢、体幹、頸部の筋肉の固縮あるいは硬直のことを指摘している。シャルコーは、振戦のない患者にも時として存在する全身の硬直状態を「不全型」(formes frustes) と記している。パーキンソン氏病は、一九一五年から一九二〇年に嗜眠性脳炎が流行し、この病気が大量に発生するまではほとんど注目を集めなかった。

それ以後のほとんどの症例は、老化現象という以外に特別な原因は見出せなかった。様々な変性所見や、一八九三年にブロック (Blocq) とマリネスコ (Marinesco) によって報告された黒質の脱色、びまん性の皮質萎縮、進行性脳室拡大などが指摘されたが、パーキンソン症候群がドーパミンの欠乏により起こることが示されたのはずっと後のことである。

核黄疸 (Kernicterus)

新生児の黄疸は幾時代も前から知られていたが、脳障害の原因となることがわかったのは、たかだか一〇〇年よりも少し前のことである。エルヴュー (Hervieux) は、一八四七年の学位論文の中で新生児黄疸を論じ、基底核が黄色に染まっていると書いている。しかし彼も、その色素が胆汁の沈着であることを証明したオース（Orth）も、事の重要性には気づかなかった。今世紀（二〇世紀）に入って間もなく、シュモール（Schmorl）が色素沈着は核組織に限られていることに気がつき、「核黄疸」（kernicterus）と名づけた。その五年後にエッシュ（Esch）が、核黄疸の症状として、筋緊張低下、嗜眠、吸啜力低下で始まり、発熱、痙縮、弓なり反張、高音の泣き声などが続くと述べている。新生児は生き延びたとしても、数週後にはアテトーシス、注視麻痺、難聴、歯の形成不全などが生じ、色素が沈着していた皮質下の諸核は色素を失い、細胞は脱落し、グリオーシスに置き換えられる。血液のRh因子が必ずしもこの原因とは限らない。

ハンチィントン舞踏病（Huntington's Chorea）

ハンティントンの舞踏病として知られる遺伝性舞踏病は、一九世紀の前半に初めて疾患として認識されたが、疾患そのものは古くから人類を侵してきたようである。進行性のジスキネジアと痴呆を示す疾患は、ニューヨークの先住民の間で"magrums"という名で知られてきており、典型例では、一つの家系の中の何人かの成人家族がけいれん様の異常運動を発症し、徐々に増悪して痴呆になり、死に至る。

一九世紀の中頃、ゴーマン（Gorman）がフィラデルフィアのジェファソン・メディカル・カレッジの就任記念論文の中で、「舞踏病の一型、俗にいうmagrums」のことに触れている。一八六三年には、ニューヨークのライアン（Lyon）が、"migrims"と呼ばれ何世代も続く遺伝性舞踏病は若年期に発病するのかもしれないと書いている。ジョージ・S・ハンティントン（George S. Huntington）が小舞踏病に関する論文を出し、その最後で遺伝性舞踏病に言及したのは一八七二年のことである。成人期に起こり、知能障害を伴うもので、彼はそれを「医学的に珍しいもの」と考えた。ハンティントンは知らなかったが、ノルウェーの医師ルント（Lund）がすでに、一八五九年、一八六三年、一八六八年に一連の論文を発表し、その中で"twitches"（aykka——攣縮）が成人期に始まり、痴呆から死に至るまで続くことを完璧に記述しきっている。この遺伝性疾患の特徴はノルウェーのいくつかの文献にはっきりと記されており、一九世紀の後半になるとコーロッパの文献に数多くの症例が収められている。ルントに続いて、一八八〇年には英国ランカスター市のハービンソン（Harbinson）が、またその他の人たちが、この疾患について報告しているのだが、ハンティントンが彼の父と祖父の所見に基づいて「これは遺伝性舞踏病のみならず、他の遺伝性疾患全般に関する興味を刺激するものである」と語った一言はいまに至るも生きている。

ジストニー（Dystonia）

四肢の筋肉の異様な運動は、オッペンハイムとフォークト（Vogt）が一九一一年に名づけて以来、ジストニーと呼ばれてきている。オッペンハイムは、筋が緊張低下から緊張亢進へ急転し、そのために拮抗筋と共同筋との釣り合いが崩れてしまった状態であると述べている。彼はこの言葉を変形性筋ジストニーの運動の特徴を表わすために使ったのだが、この概念は間もなく、錐体路障害とは関係のない筋の緊張の変化にも適用された。その結果、この言い方は、一九〇八年にシュヴァルベ（Schwalbe）が初めて記載したのとは異なっている他の多くの状態に用いられるようになっている。

このことは、変形性筋ジストニーの一定の病理学的背景が見つからなかったことと相俟って、混乱に拍車をかけている。だが、経験が積み重ねられるにつれ、ジストニー運動は、出生前脳外傷、変性疾患、血管性脳疾患、炎症、外傷、中毒（薬物）、外科手術後の神経学的障害など様々な脳の障害に伴う症状であることが明らかになり、ヒステリー性の症状ですら、ときとしてジストニーの性質をもっている。その結果、「変形性筋ジストニー」という言葉だけが、一つの特殊なジストニー症候群として残された。

変形性筋ジストニー（Dystonia musculorum deformans）

一九〇八年、ツィーエン・クリニックのシュヴァルベは、学位論文に、ヒステリー様症状を伴った緊張性痙縮を特徴とする三人の患者の臨床経過を記載した。彼らは小児期から徐々に発症し、足や手が逆向きに痙縮し、それが時には全四肢と体幹にまで広がった。そのため、グロテスクな姿勢と不格好な歩き方を示したが、三人は兄弟であり、一人は三人の子供があり、そのうちの二人までもが同じ疾患をもっていたので、遺伝素因が想定された。

シュヴァルベの報告が知られると、それより前のいくつもの同様の例が想起され、その中で、おそらく最も古い症例は一九〇一年にデタラク（Destarac）が報告したものだろう。患者は一七歳の少女で、痙性斜頸と書痙、外反尖足をもっていた。

一九〇四年に、レスツィンスキー（Leszynsky）が一人のヒステリー症例を報告し、患者はその後、フランケル（Frankel）とラムゼー・ハント（Ramsay Hunt）が診察し、ジストニーと診断されている。一九一一年、オッペンハイムはこの疾患の臨床像をまとめ、それに変形性筋ジストニー（dystonia musculorum deformans）という名をつけた。同じ年にフラタウ（Flatau）とスターリング（Sterling）が同様の症状をもつ二人の兄弟の例を報告し、“progressive torsion spasm”（進行性捻転攣縮またはジストニー）と名づけている。その後、いろいろな呼び名（たとえば、tortipelvis、torsion dystonia、ツィーエン＝オッペンハイム病など）が提案されたが、“dystonia musculorum deformans”がいまもその地位を保っている。

肝脳変性症（Hepatocerebral Degeneration）

一九一二年に、英国のサミュエル・アレクサンダー・キニール・ウィルソン（Samuel Alexander Kinnier Wilson　図3－13）が、不随意運動、筋固縮、構語障害とともに、特異な形の肝硬変を併せもつ遺伝性疾患について詳述し、四例を除くすべての患者が家族性の特徴をもっていた。ウィルソンはまた、過去に報告されている六例についても述べている。最も古い症例は、ガワーズが「肝硬変を伴ったテタニー様舞踏病」と題して報告したものであり、ガワーズは神経系に特別な病変を発見できなかった。しかし、一九〇六年にガワーズは、その症例を再び取り上げ、兄弟の一人と他の三人の親戚も「舞踏病」で死んでおり、同じ症状をもった姉妹の一人も死亡し、解剖の結果、肝硬変が発見されたと言っている。それ以前にも、ウェストファールの一八八三年の報告と、シュトリュンペルの一八九五年の報告が、同じ症

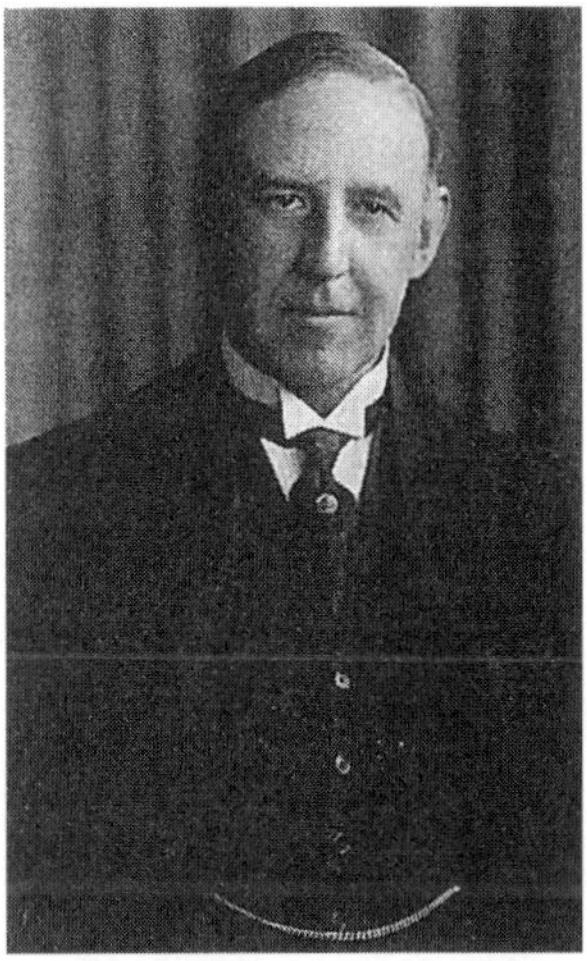

図3－13　サミュエル・アレクサンダー・キニール・ウィルソン（1878-1937）。
（*From* The Founders of Neurology, *2nd ed., p536*）

状をもつ患者の例を挙げている。しかし、ウェストファールの症例は、レンズ核の病巣も、肝硬変ももってはおらず、シュトリュンペルの症例も、脳には特別な変化は見られなかったが、一人の患者に肝硬変の初期変化が発見された。これらの不随意運動の報告例を、レンズ核変性症の亜形の中に含めるべきかは疑問である。一九二一年にハル（Hall）は肝臓の変化を強調し、この疾患を肝レンズ核変性症と名づけている。

なお、症状の一つとして、必ずではないが角膜の縁の近くに緑褐色あるいは黄色の色素輪が出現することがある。これはカイザー（Kayser）により一九〇二年に最初に指摘されたが、患者は多発性硬化症と診断されていた。一〇年後に、フライシャー（Fleischer）が、この徴候の重要性を強調しているが、彼の患者は共同運動障害と肝硬変があり、このリング（輪）をもっていた。

長い間、脳が構成要素として金属を含んでいることは知られていたが、二人のウィルソン病患者のフォルマリン固定脳で銅の増加を確認したのはハウロヴィッツ（Haurowitz）が最初であった。その他、二〜三の報告がなされたが、一九四八年にカミングズ（Cumings）は三例のウィルソン病患者と対照例の脳の銅含量を詳しく比較し、この疾患は銅の代謝障害のためにセルロプラスミン合成が阻害され、その結果、銅が皮質下の核や脳の他の部分に沈着するのだというように断言するに至っている。

小　脳

小脳は、古代の文献においてはほとんど言及されていない。ヘロフィロス（紀元前三世紀）が「副脳」（parencephalis）と呼び、エラシストラトス（紀元前三世紀）が「後脳」（epenkranis）と呼んだものは、テントの下にあって脳神経と脊髄を出す脳組織の総称だったが、アレクサンドリアの初期の解剖学者ですらが、それについては何も書き残さなかった。エラシストラトスは賢明にも、大脳と小脳の表面の形状は発生学的に上位になるほど複雑になると喝破し、この複雑化は人間の知能が高いことと四肢の働きが発達しているということに関連すると結論づけた。だが、ガレノスが現われる前にあっては、古代ギリシア、ローマの他のどの著者も、この二つの器官に注意を払っていなかった。

ガレノスは古代の解剖学者に倣って下部脳幹を小脳の一部に含めている。したがって、小脳は運動神経と脊髄の源であるという彼の考えは理に適《かな》ったものである。さらに、小脳虫部は脳室内の動物性精気の流れを調整する弁として働いているという考えも、あながち荒唐無稽と言うべきでない。彼は言っている。「頭部から体の末端にまで分布しているすべての神経は副脳あるいは脊髄から出ているはずであるから、小脳の脳室は前脳室で作られる身体のプネウマを受け入れるだけの十分な大きさがなければならない」。しかし、ガレノスは、エラシストラトスが「人間の小脳と大脳は他の動物のそれよりも複雑である。なぜなら動物は人間より知能が劣っているから」と述べたことに反対して、「私にはエラシストラトスの言うことは正しいとは思えない。なぜなら愚鈍で、単純な脳しか必要としないように思えるロバでさえ非常に複雑な小脳をもっているからだ」と言っている。

その後千年の間、医師たちはガレノスの考えをそのまま踏襲していった。ヒトをはじめウシ、イヌ、ヒツジの脳を図解したアンドレアス・ヴェサリウスでさえ、小脳の機能は推定するに記憶と知能であろうと短く述べているだけである。彼は、小脳の脳回は大脳よりも深くないので、小脳のほうが大脳より脳室に到達しやすいと書いている。

ガレノスもヴェサリウスも、その他の昔の解剖学者も、頭蓋骨の覆いの部分を切り取り、脳を頭蓋骨の中に置いたまま眺めていたが、ヴァロリオは脳を頭蓋骨から取り出した。この方法では脳の底面を以前よりよく見ることができる。ヴァロリオはこう書いている。「脳幹に隣接する左右の小脳は……突起を出し、それは斜め前方と下方に延び、脊髄の前部を包み込んでいる。……私が見たところでは、ちょうど川が流れやすいように橋を架けるのと同じように脊髄がその下を通りやすいようにしているようである。そこで私はこれを橋（pons）と呼ぶことにしよう」。

トマス・ウィリスは脳を固定することで、小脳の外見上の構造をより詳しく観察できるようにした。彼は、古代の観察者たちは小脳の機能について満足な説明ができなかったと述べた後で、「しかし、小脳の役割は不随意運動を起こさせる神経に動物性精気を供給することにあるようである」と仮定した。不随意運動はあらゆる動物において共通であるから、小脳の外形に動物種間で差が見られないのは小脳が不随意運動に関係しているからであり、想像や記憶や移動といった変動する意識的な活動は大脳の働きに帰せられ、だから大脳の脳回は動物種による差が大きいのだと考えていたわけである。さらには、小脳は下は延髄に載っており、上は二つの脚に固定されていると言っている。この二つの間に、一般に第四脳室と呼ばれる空洞があり、それは三つの小脳脚で囲まれている。「第一の小脳脚は輪状隆起から発して斜め上方に行く、二番目のものは小脳から直接出て初めは延髄を横切り、次いでその周りを丸く取り囲む、第三の突起は小脳の後部から下方に向かい延髄の中に入り込み、脊髄の付加物のようにその幹を補強する」。

小脳についての知識への次なる貢献者レーモン・ヴュサンスは一六八四年の著書『一般神経学誌 *Neurographia universalis*』の中で、小脳の内部構造を詳しく説明したあと、ヴュサンスの弁とある時期呼ばれた前髄帆を含めて小脳の外見上の特徴を述べている。彼は、前虫部突起と二つの突起（上小脳脚）

と視蓋に付着する柔らかい膜について、「この膜は第四脳室の空洞の前の部分を区切っており、中脳水道をその後端で遮断する。したがって、われわれはこれは弁のような働きをするものだと断定する」と言っている。

小脳についてのおそらく最も詳しい説明は、一八一九年にイタリアのマラカルネ（Malacarne）によってなされている。彼は解剖学者であり外科医であり、同時にパドヴァ大学で論理学と外科学の教授であった。マラカルネは小脳皮質の小脳回について述べ、その溝の深さが様々であること、深い溝で半球はいくつかの葉に分けられることを指摘し、それらを扁桃（tonsil）、錐体（pyramid）、小脳小舌（lingula）、垂（uvula）と名づけており、これらの名称は今も用いられている。しかし、この詳細な記述は当時はほとんど顧《かえり》みられることはなかった。

ドイツの解剖学者ライルは、マラカルネの記述をより詳細にするとともに、ウサギ、ヒツジ、ウシ、ウマなどの小脳を図解した書籍を一七九五年に出している。彼は虫部の各部に名前をつけたが、マラカルネの命名に比べて魅力的ではなかったので、間もなく忘れ去られてしまっている。

フランスの外科医たちも小脳の機能に興味をもっていた。ロレー（Lorrey）は、ネコの一側の小脳半球に破壊巣を作ると、傷をつけた側の前後肢の動きが弱く、不器用になることを見出した。小脳の破壊ののちに眼球の異常なけいれんのような動き——眼振（nystagmus）——も観察された。ソーセロットはこれを「持続性動揺」（une agitation continuelle）と呼び、メーエ・ド・ラ・トゥーシュ（Méhée de la Touche）は「眼球のけいれん的動き」（convulsive movement of eyes）と呼んでいる。

小脳は生命活動の座であるというウィリスの考えは依然として支持されていた。一九世紀の初め頃、ガルとシュプルツハイムは何の根拠もなしに、小脳は性機能を制御しているのだと言っている。ルイジ・ロランドは、ヤギ、ウサギなど多くの動物で小脳半球の摘除実験を行った。その結果、「一挙に摘除すると、動物は片麻痺を示し、けいれんと出血を起こしてすぐ死んでしまった」。その際、右の小脳半球を摘除すると体の右側が侵された。

その少し後で、フランスの生理学者フルーランスがより厳密な小脳の破壊実験を行い、「小脳半球摘除後もすべての運動機能は保たれていた。しかしすべてに共通した現象はその運動が不規則で協調性に欠けていたことである」と書いている。彼は、ハト、イヌその他の動物を使って実験しており、小脳の小さな破壊では、感覚機能も、生命維持機能も、知的機能も何ら障害されなかったが、運動の協調性が失われ、酩酊状態——酩酊状態の泳ぎ、飛翔、歩行——と表現されている。こうした小脳の破壊実験はその後たびたびくり返されたが、正確さを欠いたため、一定した神経学的な症状を作ることができなかった。フランスの生理学者フランソア・マジャンディ（François Magendie）は、小脳は平衡感覚を制御していると主張した。しかし、実験ではほとんどの動物が手術直後の血管系と神経系のショックから回復する前に死んでしまい、彼の結論は急性期の観察結果から導き出されたものであった。しかしながら、他の多くの研究者の結論は、小脳は運動の協調センターであるというものだった。フェドール（Fedors）は鳥の小脳を摘除した後、伸筋の緊張が高まることを観察したが、その重要性を評価することはできなかった。

小脳破壊による慢性期の効果を分析できるようになったのは、ルチアーニが無菌的な方法でイヌやサルの小脳の摘除を行って以降のことである。ルチアーニは術後の経過を三期に分類しており、すなわち、①機能的高揚期、②欠落現象期、③補償期、である。最初の一週間か一〇日の間は、動物は頭を後屈し、四肢を強直性に伸展けいれんさせて全身を弓なりに緊張させる。こうした伸張現象は、サルでは術後二日以内に明瞭になる。そしてネコやイヌでは一週間から一〇日後に、自発運動を試みはじめる。このときに見られる症状をルチアーニは無力（asthenia）、無緊張（atonia）、失立（astasia—tremor 振戦）と呼び、のちに「ルチアーニの三徴候」と呼ばれるようになっている。一ヶ月ほど経つと動物は四肢で歩くようになり、これらの徴候は徐々に軽減していった。ルチアーニは、小脳は両側性の支配をもってはいるが、大脳半球の病巣が対側の四肢に効果を現わすのとは対照的に、同側に優位な影響を及ぼすと結論づけた。ルチアーニの記載は単純化されすぎているであろうが、当時にあっては、それまでのものよりもはるかに明晰な洞察だった。小脳の欠落症状の補償現象については、一義的には小脳の残された他の部分によるものだと述べている。

デーヴィッド・フェリアーは、中小脳葉の前の部分を刺激すると、「前に倒れようとする傾向に対抗するような筋群を興奮させ」、「中小脳葉の後ろの部分を刺激すると平衡を後ろに崩そうとする動きに対抗する筋群の動きを引き起こす」と報告し、外側小脳葉を破壊すると外側への平衡感覚が障害されると主張した。ドイツのルドルフ・マグヌス（Rudolph Magnus）は、小脳を摘除した後に緊張性迷路反射と緊張性頸部反射を調べて、これらの反射がほとんど変化しない事実を発見し、これら（迷路反射）に関係するセンターは脳幹の中の極めて限局した部位に存在し、小脳には存在しないのだと言っている。かくして、小脳は迷路感覚の中枢であるという当時の一般化した考えは棄て去られることになる。

小脳機能についての実験が進むにつれ、動物種による違いが強調されるようになり、その結果、臨床的な研究が非常に注目されてきた。フランスの精神医学者ジョセフ・フランソア・フェリクス・バビンスキー（Joseph François Félix Babinski）は一九〇〇年に、以前には小脳の機能障害と考えられていたいくつかの症状は前庭器官の損傷によるものであり、小脳の障害によると言える症状は「協働収縮不能（asynergia)、反復拮抗運動不能（adiadochokinesis）、小脳性脱力発作（cerebellar cataplexy）である」と明言している。それとほぼ同じ時期の論文でシェリントンは、小脳は固有受容系の頭蓋内神経節であると述べている。彼は、小脳は大脳半球の運動野と連携して一体として働く器官であると思っていた。それ以後の研究には電気生理学的な技術が必要であり、その発展は二〇世紀の中頃まで待たなければならなかった。

小脳内の機能局在

ルチアーニは小脳の中には機能の局在はないと考えていたが、レーヴェンタール（Löwenthal）の観察結果は、除脳硬直時の伸展筋の緊張が小脳上部の表面を刺激することで弛緩した。彼は一八九七年にホースレイと連名でネコとイヌの小脳と大脳の刺激効果についての短い予告論文を発表し、「両側の大脳半球を摘除して、その結果、四肢の伸展筋の緊張が亢進状態にあるとき、小脳上部の表面を刺激するとただちにこの緊張は取れ、刺激している間はそれが続く。そして刺激が止まると緊張は即座に元に戻る」と書いている。二人は、除脳硬直状態の動物の小脳を刺激すると二頭筋が強力に収縮し、三頭筋は積極的に弛緩すると考えた。同時に彼らは、小脳刺激の効果は同側にも対側にも見られるが、同側のほうに強く現われることにも気がついた。そればかりか、除脳硬直のない動物の小脳を刺激すると、必ず二頭筋あるいは三頭筋、あるいはその両方に緊張性の収縮が起こることも述べている。

二〇世紀に入ってから、小脳の機能の研究はシェリントンその他の研究者により精力的に進められた。小脳の機能局在に関する証明は、オランダの解剖学者ローデヴェイク・ボルク（Lodewijk Bolk）の比較解剖学的研究によってもたらされた。彼は言う。「小脳の機能局在に関して私は以下の考えに達した。

前葉には頭部の筋群（眼筋、舌筋、咀嚼筋、顔面筋）および喉頭と咽頭の筋群の協調を司《つかさど》るセンターが存在し、単小葉には頸部の筋群の協調センターが、後正中小葉には左右の四肢の非対性の協調センターが、係蹄小葉と傍正中小葉のそれぞれには前後肢の対になった協調センターが存在する」。

死後の解剖が一般化すると、多数の小脳の異常が発見されて、臨床症状と対比された。しかし、一方では生前、何らの臨床症状がないにもかかわらず、小脳の形成異常が見られる例もいくつか見つけられている。

先天性小脳萎縮症

小脳機能障害のうち、萎縮によるものと形成不全によるものが混同されてきたのだが、「萎縮」、特にいわゆる「先天性萎縮」であるとされていた数多くの症例は実際は形成不全であり、青春期や成人期の間には臨床症状は出さないものだというほうが正しいように思われる。したがって、バトン（Batten）が先天性小脳性失調症と記載した疾患は、出生後早期の疾患による小脳の発達異常ないしは萎縮なのかもしれないが、症例の病理学的所見が述べられてはいないので、形成不全なのか萎縮なのかを決めることは不可能である。彼の患者だった子供は、概して歩行や言葉の発達が遅く、立って歩くのが不安定で失調性であり、話し方は遅くどもりがちだったが、成長するにつれ、障害は軽くなっている。こうした患者はいくつかの病巣のどれかをもっている。一つは出産時の外傷によると思われるもので、小脳萎縮あるいは瘢痕脳回症（ulegyria）が深い小脳回の中に特に見られた。アメリカのウィリアム・ギブソン・シュピラー（William Gibson Spiller）は一八九六年に、グリオーシスを伴った小脳萎縮の症例報告を行っている。ある例では顆粒層だけが侵されていて、遺伝性のものである可能性が示唆されていた。しかし、もし小脳の皮質と白質にグリオーシスが存在するなら、それは形成不全よりも萎縮を表わすと考えるのが妥当である。

オリーヴ橋小脳萎縮症 *Olivopontocerebellar Atrophy (Dejerine-Thomas)*

一九〇〇年に、デジェリーヌとアンドレ・トマ（Andre Thomas）は、成人期に発症し、小脳にのみ症状を示す症例報告を行った。病理学的には、小脳皮質と下オリーヴ核と橋の灰白質の萎縮、中小脳脚の変性、ならびに索状体（restiform body）の一部の萎縮が見られ、炎症や硬化の証拠はなかった。その後も何例かの症例が散発的に報告されたが、はっきりとしないものだった。トマが一八九七年に報告し、デジェリーヌも一九〇〇年に報告している症候群は進行性脊髄小脳変性症であったが、この疾患の満足すべき分類はいまだに確立されていない。

"olivopontocerebellar atrophy"の名で呼ばれる疾患は、多くの違ったタイプのオリーヴ橋小脳の萎縮と、それに付随した脳幹、網膜、小脳半球、神経筋系統の異常を含んでいる。これらの多彩な神経障害をすべて"olivopontocerebellar atrophy"という一つの傘の下にまとめることには疑問の余地が残されている。

遅発性（**後天性**）**小脳萎縮症 *Late (Acquired) Cortical Cerebellar Atrophy***

小脳皮質の萎縮をきたす疾患はそれこそ無数に存在し、列挙すれば、貧血、低血糖、高熱、大脳リピドーシス、ハレルフォルデン＝スパッツ病、ウィルソン病、結節性硬化症、モンゴリズム、クロイツフェルト＝ヤコブ病、びまん性大脳変性症（Alpers）、白質ジストロフィー、大脳コレステリン沈着症などである。その他、神経系の炎症の際にも小脳皮質は侵される。全身感染の部分症状としての髄膜脳炎や結核性髄膜炎もその一つである。それらに加えて、小脳あるいは小脳の皮質は多くのいわゆる変性疾患の際に侵されやすい。すなわち、遺伝性家族性皮質小脳変性症、慢性アルコール中毒症や栄養障害、遠隔性悪性腫瘍、内分泌疾患、重金属や抗けいれん剤の中毒、顆粒細胞変性症、汎性萎縮症の部分症状などである。

交叉性小脳萎縮症 *Crossed Cerebellar Atrophy*

一側の小脳半球が新生児期あるいは小児期の早期に損傷を受けた場合、対側の半球が経シナプス性萎縮のために発達不全に、あるいは「萎縮になる」。この萎縮は皮質－橋－小脳路や中心被蓋－オリーヴ－小脳路にも起こり、歯状核－視床路の逆行性萎縮も起こり得る。

アルコール性小脳変性症 *Alcoholic Cerebellar Degeneration*

一八九七年にアンドレ・トマはアルコール性小脳失調の臨床症状を記し、病理変化は主として小脳虫部にあると書いている。その後、多数の臨床例と、アルコール中毒であると診断が確定している症例のいくつかの解剖結果が報告された。二〇世紀に入ると、これらの症例はアルコール性ニューロパチーとしてまとめられた。こうした患者の多くは栄養失調のみならず、食物の必須栄養素も欠いている。したがって、小脳（と大脳）の病理的な変化は、大量のアルコールの毒性に加えて、他の多くの要因が関与している可能性がある。

遺伝性脊髄小脳萎縮症 *Hereditary Spinocerebellar Atrophy*

一九世紀には多数の症例が遺伝性脊髄小脳変性症として報告されたが、それらの多くは解剖により確認されていない。そのため、筋萎縮症から家族性に発生するオリーヴ萎縮症まで雑多なものを含んでいる可能性が高く、たとえそれらが一つの基本的な形成不全症の亜型だとしても、分類は確立されていない。一八九二年にサンガー・ブラウン（Sanger Brown）が、進行性の小脳失調を示す家系のことを述べている。失調は四肢と言語に見られ、痙縮、錐体路症状、そしてある例では視神経の萎縮も観察された。その一例は解剖にふされ、脊髄の後索および背側脊髄小脳路の変性と、クラーク柱と前角の多少の細胞脱落があったという。その他、多数の症例報告があるものの、解剖例は稀である。したがって、これらの症例の厳密な意味での分類はいまだに確立されていない。

第四章　脊　　髄

実のところ、この最も重要な臓器である脊髄についてのわれわれの知識の半分以上は今世紀（一九世紀）の後半になってから得られたものである。

――クレヴェンジャー

古代エジプト人は、脊柱が体の筋肉を動かしていることを知っていた。というのは、エドウィン・スミス・パピルスの中に、頸部に損傷を受けると、麻痺と尿失禁、射精が起こると書いてある。しかし、脊柱の様々な構成要素――骨、膜、脊髄、脊椎の骨髄などの役割を知っていたかどうかははっきりしない。ヒッポクラテス文書の医師たちは、背骨の中を走る脊髄の機能については漠然とながらも知識はもっていたようである。ヒッポクラテスが脊髄について書いたという章が保存されていたならば、彼らの考えがよくわかったにちがいない。その一〇〇年後、ヘロフィロスは菱脳から下に伸びる構造を書き留めて「脊髄」と呼び、そこから神経が出るとした。この構造と、菱脳との関係についてのより詳しい説明は、さらに四〇〇年経ってからガレノスにより与えられた。彼は、椎体、椎間板、前脊椎靱帯などを概説し、脊髄を覆っている硬膜と軟膜、およびそこから左右に出る線維束が両側の椎間孔を通って出ていく様を書き記し、これらの線維は脳からの精気を筋肉に伝えるのだと信じていた。一連の卓越した実験により、彼は体の各分節に分布する感覚・運動神経の局在的配列、交感神経の存在、当時同定されていた七対の脳神経の機能を明らかにした。ガレノスの死後、ローマの諸学派からけなされていた彼の教えは支持を取り戻し、二〜三世紀の間にわたり、医学における窮極の権威と見なされた。

脊髄の構造

ヴェサリウスが『人体の構造 *De corporis humani fabrica*』の中で脊髄について一層詳しく述べるまでには、さらに千年の歳月が必要だった。彼はそれ以前の解剖学者と同様に、脊髄が脊柱管の中を走る間に次々と枝を出して、それぞれの孔から外に出ていき、最後に一本の糸（終糸）となって仙骨に付着する様子を記載した。ヴェサリウスは、脊髄神経の数については合意が得られておらず、ある解剖学教授は三〇対だといい、他の教授によるならば二九対だと述べている。脊髄と脊髄神経のこうした理解は何年もの間それ以上進歩しなかった。トマス・ウィリスの脊髄のスケッチ画には、頸部・腰部膨大部、三二対の神経根、一本の仙骨神経、異様な形の血管樹が脊髄表面を走って仙髄嚢にまで延びている様などが描かれてはいるものの、それですら正確とは言いがたいものだった。脊髄は一つの導管であるとの概念は成立していたが、水路の水源と終末が決定されたのは何世紀も後のことだった。

ヒッポクラテス文書の作者たちは、脳の一側が破壊されると、体の対側にけいれんと麻痺が起こることを知っていた。アレタイオスはその説明として、運動の精気を左右の脳から運ぶ水路はX型に交叉しているのだと推理とした。実際に交叉していることが証明されたのは、一七〇九年にドメニコ・ミスティッケリが上部頸髄の線維の編み毛模様を発見したときである。プルフール・デュ・プティは錐体路の線維が交叉する様子をさらに正確に描写したが、彼の簡潔な記述はほとんど注目されなかった。また、一七八六年にはヴィク・ダジールが、脊髄の線維束の配列について詳述し、線維束が異なるレベルで様々な太さと形をとることや、後部と左右の分画（のちに columns——柱と呼ばれる）に分かれること、白い前交連があることなどを書いている。

こうした肉眼観察による脊髄の知識は、ドイツの解剖学者・外科医ベネディクト・シュティリング（Benedikt Stilling）が何年かのちにアルコール固定した標本をレンズで観察したことにより、精緻なものに変化した。この方法によって白質と灰白質の区別がより一層明瞭になり、ある線維路が縦走し、他の線維路が横走する様も容易に見分けられただけでなく、シュティリングはさらに、線維が中心灰白質の前角から前方の白質に向けて放射状に走っていることも見出した。ルードルフ・アルベルト・フォン・

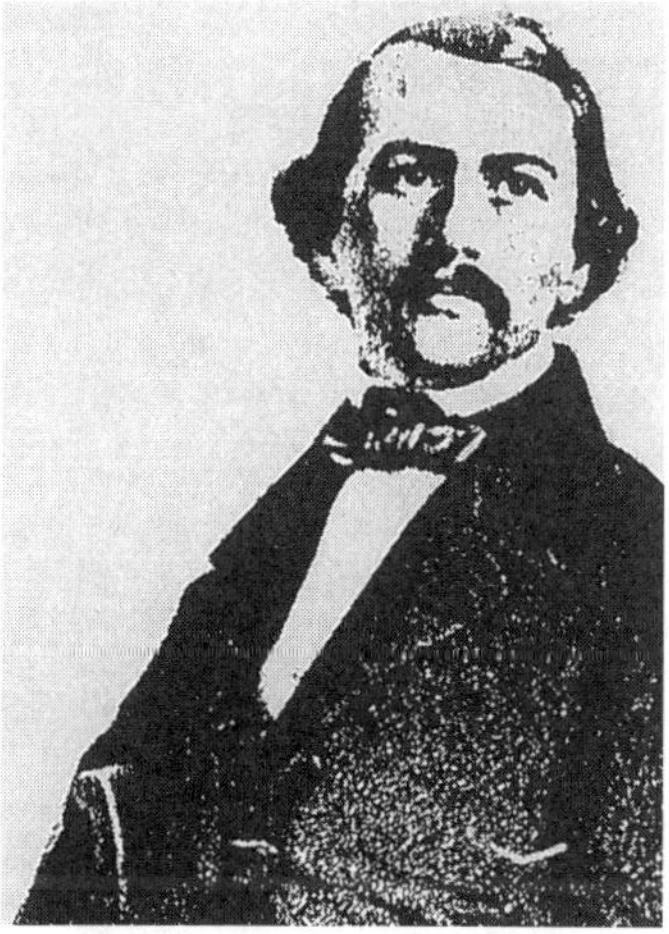

図4－1　ルードルフ・アルベルト・フォン・ケリカー（1817-1905）。（*From the collection of A. Earl Walker*）

ケリカー（図4−1）は一八五〇年に、クロム酸塩溶液を固定液に用いて神経根をより細部まで観察し、後根が膠様質に入り、あるものは反転して後柱の中を上向し、あるものは側柱の中に分散する様を記載した。また、横走する線維束のある部分は交連を通って対側の後角に放散するとも述べている。

一九世紀の初めになると、脳と脊髄の神経路の分布に興味をもつ解剖学者が神経線維の追跡方法を考えている。一八五三年には、ルートヴィヒ・チュルク（Ludwig Türck）が、脊髄の神経路を傷つけると、正常状態で信号が進む方向に線維の変性が起こることを発見し、脊髄に横断損傷を加えたのちに変性した線維を追跡することにより、脊髄の両側にそれぞれ六つずつの神経路を同定している。そのうちの二つは前索に、二つは側索に、二つは後索に存在し、一対の神経路は「錐体交叉の点で延髄に進み（延髄路）……さらに脊髄の対側に入り、側柱の後半部を構成して下降し、脊髄の終末部に近いところまで進む」。別の小さな神経路は錐体から離れて交叉せずに脊髄の正中溝に沿って走っているが、外側路ほどは尾側に行かないものである。

一八七六年にフレクシヒは、神経線維を覆っているミエリン鞘を染めることで同様の観察を行ってチュルクの結果を補足した。フレクシヒは、ある機能の線維のミエリン化の時期は他の機能の線維とは異なるだろうとの想定の下で観察し、脊髄の中に様々な神経路を同定するとともに、線維路の二次変性を観察することにより、さらに多くの所見を得ており、この方法によって彼は、錐体路の構成線維を分析することができたのだった。「一つの錐体路の構成線維のうち、三・五%から九%は直接下降し……九七%から九一%は（交叉して）側索路へ行く」。稀に、すべての錐体路線維が交叉して、直接下降する線維を欠くことがあり、またときには一側の線維のみが交叉することもあり得ると、フレクシヒは書いている。彼は、錐体路線維は大脳皮質からおこり、脊髄の前角に投射すると考えていた。

これより以前には、脊髄の血流は各神経根に沿って入る対称に配された血管により支配されていると思われていた。ヴェサリウスやウィリスでさえ、脊髄の動脈支配については空想的な図しか描いていない。ハラーが解明するまでは、脊髄はほんの数本の神経根が動脈を伴っているだけだとはわからなかった。彼は、脊髄の血管支配には部位的違いがあると指摘した。頸髄領域は、両側の第二－七頸神経の前根に沿って連続的に流入してくる動脈によって潅流される。前脊髄動脈の胸髄部分は、一側の第九または第一〇胸髄神経根に沿って入ってくる太い動脈から血流を受け、それ以外からの血流はほとんどない。この太い動脈は時には第四－五胸髄の高いレベルから入ることもある。前脊髄動脈から出た吻合動脈は、脊髄の周りを回って後根に達し、特に第六－七頸髄と第四－五胸髄、第九－一〇胸髄および腰仙膨大部で発達している。ハラーの図解は芸術的なだけでなく、極めて正確なものである。少し後に、マイアー（Mayer）が脊髄のスケッチを刊行したが、非常に正確ではあるが、ハラーほどのものでなく、生きているかのように感じさせる写実性も備えていなかった。以後の解剖学者はこの血管分布様式を確認したが、少数の人たちはまだ昔の考えに固執していた。だが、一八八〇年代初めに、ポーランドのアルベルト・W・アダムキェヴィチ（Albert W. Adamkiewicz）が脊髄の血管分布の美しい図解を明快な説明を付して出版し、七年後にハインリヒ・カデュイ（Heinrich Kadyi）が間違いのないことを確かめた。脊髄の血管支配に関するこれらの説明は、二〇世紀には広く受け入れられている。

脊髄路の機能

ガレノスの様々なレベルでの脊髄切断実験とその効果に対する卓越した観察結果によって、対麻痺の臨床症状が明らかになった。たとえば、ウシの第一椎体の下で頸髄を切ると、四肢と呼吸が麻痺したし、生きている無麻酔のサルの脊髄をもっと下のレベルで横断すると、横断レベル以下の「感覚と運動の能力」を失った。これらの観察からガレノスは、脊髄は精気を脳から体幹や四肢に伝える伝導路であると考えた。もし彼が実験動物をさらに観察していたら、脊髄にはそれ以外にも多くの機能があることに気がついたにちがいない。しかしそれはしなかったので、脊髄の個々の機能に関する粗雑な実験ですらがそこからさらに千年以上も待たなければならなかった。ちなみに、レオナルド・ダ・ヴィンチは、断頭したカエルの脊髄を突つくと、肢がぴくんと動くことを観察し、脊髄には生命と運動の基盤となるものが含まれているのだと言っている。

一八一二年、フランスの医師ジュリアン・ジャン・セザール・ルガロア (Julian Jean César Legallois) は断頭したカエルを観察し、「断頭は呼吸運動を停止させる以外の何事も起こさない。したがって呼吸運動の源は脳にあると言える。しかし体幹の生命の源は体幹自身にあるのだ」と主張した。彼によれば、体の各部分は脊髄全体によってではなく、そこに神経を送っている分節だけによって生かされている。だから、脊髄の一部を破壊すると、その部分に関係している体のある部分だけが「死ぬ」という。ルガロアはガレノスに倣って、様々なレベルでの脊髄の横断実験をくり返し、脊髄の各分節に対応する体の部分は、正常状態のときほどの「協調性」はないかもしれないが、それぞれが感覚と随意運動能力をもっていることを示している。そして彼は、脊髄の分節の数だけ感覚のセンターがあるという結論を導き出している。

しかし、一八世紀に、脊髄の伝導機能を再発見し、さらには筋肉活動に対する脊髄の修飾作用に気がついたのは英国の生理学者ロバート・ホイットその人だった。ホイットは精気という古い概念を棄て去り、不随意にせよ随意にせよ運動機能は神経活動に依存しているのであり、神経は感じたり動かしたりする力をもっているだけでなく、共感する力（反射活動）ももっているのだと主張した。彼は、求心線維と遠心線維との間に一種の「共感原理」（sentient principle）があるはずであり、それは脳もしくは脊髄に存在するはずだと考えた。そして、存在する可能性のある場所を種々考察した結果、ホイットは脊髄こそそのような活動の場所として最適であると述べている。しかしながら、当時の他の研究者たちは、制御中枢あるいは共通感覚（sensorium mommune）は脊髄以外の他の場所──「神経の源が展開できるほど広い」場所にあると言っている。

一八三二年、ヘッケル（Haechel）は、分節性の脊柱は単位成分あるいは体節の連なったものであり、体全体は一つの鎖の連鎖であるという考え方を提唱し、この論旨からするならば、頭蓋骨とは変形した脊椎であり、中枢神経系の各部も分節性の構造をもっており、脊髄は各単位ごとに皮膚からの入力（感覚）と、筋肉などの効果器への出力（運動）をもつことになる。

英国スコットランドのアレクサンダー・モンロー二世（Alexander Monro II）が一七八三年に、神経節をもつ後根ともたない前根が脊髄に入ると言ったとき、人々は、二つは別な機能を営んでいるのだろうと考えた。一八〇九年にアレクサンダー・ウォーカー（Alexander Walker）は、前根は感覚に、後根は運動に関与すると推理しており、チャールズ・ベル（Charles Bell）は自ら実験した結果、この考えを発展させている。すなわち彼は、大脳は運動と感覚の中枢であり、これらの機能は脊髄の前の部分を通って下り、脊髄前根を興奮させるのだと考えた。不随意運動あるいは反射活動は、小脳、後柱、そして脊髄後根によって伝えられるとも述べている。ベルは気絶させたウサギについての実験結果を弟に書き送っている。「私は脊椎を開き、後根線維を突いたり傷つけたりした──しかし筋肉には何の運動も起こらなかった。それから前根に触れたところ——ただちに筋肉がけいれんした」。ベルは一八一一年に『脳の新しい解剖学の考え』と題した小冊子を自費出版し、その中でさらに、「脊髄の前の部分に傷を与えたときのほうが後部に与えたときよりも動物は確実にけいれんを起こすことを発見した……私は脊髄の後部から出ている後根の束を背中の筋肉のけいれんを起こさずに切ることができた。しかし、ナイフの先で前根に触れただけで背筋はただちにけいれんしたのである」と書いている。しかしながらベルは、前根の運動機能を証明したが、後根の機能を明らかにすることはできなかった。実のところ、彼は、「生命維持に関係する内臓器官は後根によって制御されている」と考えていて、それを自律神経と名づけている。

フランソア・マジャンディ（図4－2）はベルの仕事を知らぬまま、後根あるいは感覚伝導性脊髄神経は前根とはまったく異なる機能をもっていることを示している。彼がこの結果を発表すると、ベルの義

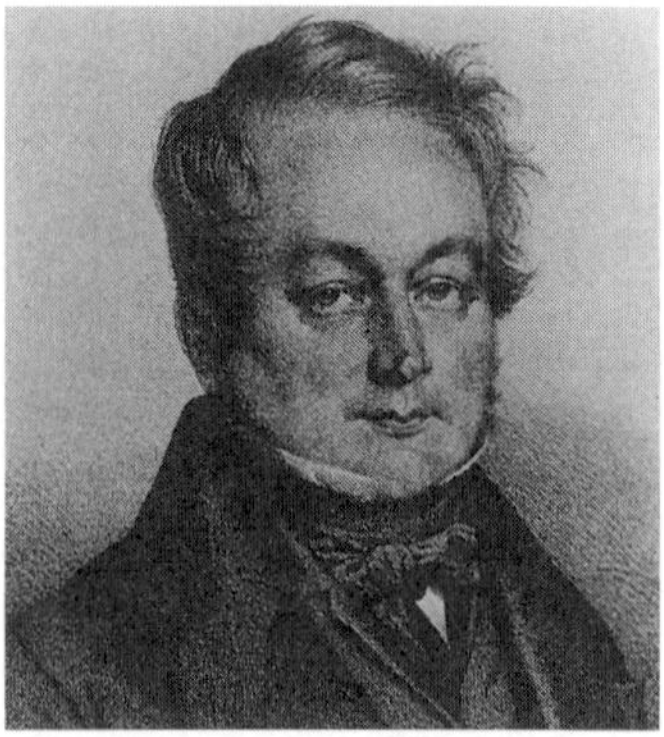

図4－2　フランソア・マジャンディ（1783-1855）。（*From* A History of Neurosurgery, *p131*）

理の弟から手紙が舞い込み、似たような実験をすでにベルが一三年も前にやっていると言ってきた。マジャンディは、ベルが前根の運動機能を証明したことは認めたが、後根の感覚機能は証明していないと反論し、「この事実を明確な方法で」確立したのは自分であると主張した。しかしながら、この発見の優先権については議論が分かれた。この原理が「ベル＝マジャンディの法則」と呼ばれるのは、おそらくは両者の言い分を折衷したことを示している。後年、何人かがマジャンディの実験の再現を試みているのだが、結果は一定しなかった。ベネディクト・シュティリングは同様の実験をカエルで行い、「脊髄後根は感覚であって運動ではなく、前根は運動であって感覚ではない」と言い切った。

ひとたび脊髄根の機能が確立されるや、神経分布に局所的な重複があるのかという疑問が湧き起こった。エックハルト（Eckhardt）は実験の結果、同一種の動物であっても必ずしも同じ脊髄神経が同じ筋肉を支配するとはかぎらないと結論づけた。感覚について調べるために、彼は隣接する後根を切断し、対象後根を孤立させる方法を用いている。また、下肢の感覚神経の分布図を作り上げ、「感覚神経は、対応する運動神経が支配している筋肉の真上の皮膚に正確に分布しているわけではない」と述べている。エックハルトは神経根の運動と感覚の投射を表わす言葉として、「筋分節」（myotomes）と「皮膚分節」（dermatomes）という用語を導いた。彼の結果は個々の脊髄後根のかなり特殊なパターンを示しているものであり、チュルクは個々の根を切断する実験を行ってエックハルトの結果を確認したが、決定的な結論は、一九〇六年のシェリントンのサルを用いた神経根の単離実験によりもたらされた。すなわち、「個々の脊髄感覚神経の皮膚領野は隣接の皮膚領野とかなりの程度重複している……体全体を通じて前後の重複は非常に大きく、体中の皮膚の任意の一点は少なくとも二本の、ある領域では三本の感覚脊髄神経を受けている」。さらに、シェリントンは運動根の分布を調べ、また、運動根が脊髄前角の神経細胞から出ていることを確定させた。

脊髄反射弓

反射活動は、ガレノスのいう自然運動説やエリザベス朝時代の科学者が唱えた身体各部間の感応説に引きずられてか、明確に系統だっては規定されていなかった。多くの不随意的な反応、瞳孔の散大や縮小、断頭動物の粗雑な動き、伸展された筋の収縮などの基礎的な機序でさえ、神経系のある特定の部分の働きであると確定されてはいなかった。ルガロアが脊髄の切断実験により、こうした反応機構は脊髄の感覚－運動分節にあるのだと示したにもかかわらず、神経系の活動に関するごく限られた理解の前進——たとえば前・後根の機能、大脳半球の機能局在、感覚を運動へ転換する共通感覚（sensorium commne）が脊髄も含めたどこかに存在するという考えなど——のみが、神経系の機能についての新たなる洞察をもたらしたにすぎなかった。

これらを体系として整理するには一つの分析的な頭脳を必要とした。こうした非凡な科学者が、英国のマーシャル・ホール（Marshall Hall）であったのだ。ホールは一八三二年に、カエルとカメを用いて、感覚神経は体の他のところから分離されても体幹のような体の部分の中で機能を保っているのだが、脊髄が破壊されると、感覚神経刺激で誘発される運動が消失することを示している。この発見をめぐるホールの優先権は多少の疑義があるものの、彼の研究が反射という概念を確立したのは疑いようのないことである。ホールは、ある種の運動は認知を必要とせずに、意識に上る感覚や運動の入力とは無関係に起こること、脊髄に入る感覚インパルスが他の分節の反応を引き起こすこと、分節活動は神経系のより高次の中枢により影響される可能性があることなどを主張した。彼は言う。「人が歩いているとき、反射機能がかなりの部分を担っていると私は想像する。地面に触れる足裏の感覚が筋の運動にある種の影響を与えないことはないであろう」。彼は反射経路を表わすのに「弓」（arc）という言葉を用いている。また、反射活動という概念が登場すると、脊髄動物が何らかの感覚を認知しているかどうかについて、かなりの議論を引き起こした。ホールは、脊髄の横断直後には脊髄の興奮性は消失ないしは減弱するのに気がついて、この状態を「脊髄ショック」（spinal shock）と呼んでいる。英国のヘンリー・C・バスティアン（Henry C. Bastian）は、ヒトでは脊髄の完全横断の際、このショック状態は永続すると信じていたが、シェリントンその他は、敗血症や広範な脊髄の破壊がないかぎり、誘導電流刺激に対する下肢の反射は戻ってくることを示している。

脊髄の伝導機能はガレノスによって確定されて、分節性活動はホールによって示された。しかし、解剖学者によって記された個々の伝導路の機能のことは依然として不明であったが、一九世紀の中頃、シャルル・エドゥアール・ブラウン・セカールは有名な脊髄の半切実験を行って、痛覚は対側から交叉して脊髄の外側部を上向する線維により伝えられることを証明している。この実験で、彼は、切断側以下の対側の痛覚刺激への認知が失われること、切断以下の同側の触覚過敏が起こることを観察するとともに、切断以下の同側の固有覚が保たれることも見出した。

脊髄反射の臨床上の重要性は、ドイツの二人の神経学者がほぼ同じ頃に指摘した。まず、ヴィルヘルム・ハインリヒ・エルプ（Wilhelm Heinrich Erb）は一八七五年に膝蓋腱反射について書いている。彼は、これは大腿四頭筋の腱を膝蓋骨の上か下で打つことで容易に引き起こせると述べている。一方で、「精神・神経学雑誌」（Archiv für Psychiatrie und Nervenkrankheiten）の編者であったカルル・F・O・ウェストファールは、同じテストをやってみたが、これは打撃に対する筋の反応だと思うと言っており、「この徴候が特に強い場合は」リズミカルな反射性伸展運動（クローヌス）が起こることがあると書いている。脊髄の切断あるいは外傷ののち、多くの反射パターンは変形を受ける。たとえば、足底刺激を加えると、拇趾は正常なら屈曲する代わりに伸展を起こすことが知られているが、この反応は一八九三年にレマーク（Remak）が最初に気づいたものの、その三年後にバビンスキーが、ヒステリー性片麻痺を器質性片麻痺から区別するのに重要な方法であると指摘したため、バビンスキーの名が付いている。足底反射は多くは趾の開扇運動を伴っており（一九〇三年、バビンスキーにより記載）、同時に下肢の屈曲を伴っていることもある。また、ときとして対側の下肢の伸展を伴い（フィリプソン反射）、脊髄ショックの時期を過ぎると、足、膝、股関節のクローヌスが起こることがある。膀胱機能反射は敗血症の有無によって変わり得るが、通常は三つの時期を経過する。初期は尿のうっ滞を伴う麻痺の時期で、次いで自律性排尿の時期を経て、最後に反射性排尿になる。反射性腸運動も変わり得る。初期の便のうっ滞から蠕動《ぜんどう》減弱の時期を経て、蠕動運動が回復するにつれて自律性排便に至り、腸音も正常になり肛門反射も回復する。反射性排便が起こってきたら、規則的な、良好な排便習慣が戻ってくる。

一八九五年にヒル（Hill）は、脊髄犬を垂直位にしても内臓神経による血圧のコントロールは保たれることを示している。しかし、人間の場合は脳機能が廃絶すると、体位の変化に応じた血管調整機能は損なわれる。上部脊髄切断の動物の場合は体温の恒常性が失われ、人間でも四肢麻痺の患者は体温の調節が困難になる。上部脊髄切断では発汗は頭部に限られ、脊髄の部分的切断では体温は通常、正常に保たれる。

また、リドック（Riddoch）は一九一七年に性的機能の変化について述べている。男性の場合は脊髄ショック期の後、いくつかの時期を経て変化する。すなわち、持続性勃起から第二－四仙髄神経を介する触反射の時期を経て、最後には不能に至るという。オルガスムは部分的損傷では時として可能な場合があるものの、完全横断では不可能である。女性の場合は、ショック期を過ぎると月経は回復するのだが、体の他の性感帯を刺激した際、多少は興奮を覚えることはあるものの、オルガスムは得られない。四肢麻痺の女性でも、妊娠は可能であるし、正常な出産も可能である。

脊髄活動の抑制

一九世紀初頭に、チャールズ・ベルやウェスト（West）、ヘーリングらによって反射活動の抑制機構とその役割が論じられ、この現象を説明するために多くの仮説が提唱された。シェリントンは、骨格筋に関連する抑制機構の中枢における位置のほか、抑制に関連する他の多くの現象（たとえば、体位性筋緊張、除脳硬直、立ち直り反射、交叉性伸展反射など）の機序もはっきりさせている。一九世紀の終わりに、彼は古典的名著『神経系の統合活動 *The Integrative Action of the Nervous System*』の中で、最終共通経路、シナプス結合、中枢性抑制、中枢性興奮、相反性神経支配などの概念を明確にしてもいる。

だが、脊髄神経根の機能に関する知識の臨床への応用は、遅々として進まなかった。ベルとマジャンディが一九世紀の初めに神経根の運動・感覚機能を明らかにしていたのだが、これらの機能を伝える伝導路は脊髄の中で細かく区分されているため、それを詳かにするのが難しかった。こうした脊髄路の位置を決定するために、シッフ（Schiff）は無数のイヌやネコを使って脊髄の部分切断実験を行った。彼はその実験結果を一八五四年にアカデミー・フランセーズに提出し、温痛覚を伝える線維は脊髄に入ると間もなく交叉すること、また運動感覚を伝える後柱の線維は交叉しないことを示している。シッフはこれを一八五八年に論文にまとめ、ブラウン・セカールもその後の実験で、脊髄内の感覚種別の伝導路という概念を確認することになる。彼の結論はシッフのそれよりわずかに先んじていただけであったが、脊髄半切症候群には通常、彼の名が冠されている。

臨床の方面からもこの考えを支持する結果が出されている。脊髄部分損傷の二症例――一例はミュラーの、他はガワーズの症例が解離性の感覚障害を裏づけた。ベヒテレフ（Bechterew）は、感覚種は特定できなかったが、ヒトの脊髄で、ある種の求心性線維束が脊髄に入ってから上方に向かう前に対側に交叉することを見出した。この線維の感覚種は、一九〇五年にシュピラーにより、そしてその五年後にはペートレン（Petrén）によっても特定された。

シュピラーは、脊髄結核の患者において、障害部位以下の体の温痛覚が選択的に消失していることにより、前側索が侵されているのだと診断している。患者は対麻痺を呈したが、死後に解剖してみると、果たせるかな主病変は、胸髄の前側索の結核腫なのだった。この脊髄内の温痛覚の局在説は大方には受け入れられず、クッシングはその何年かのちにも頑痛の治療に全脊髄の切断を行っているほどである。しかし、ペートレンが脊髄路の解剖学的配列を臨床的に確認したことにより力を得たシュピラーは、外科医マーティン（Martin）を口説いてヒトでの最初のコルドトミーを行わせ、満足のいく除痛を得ている。

脊髄の疾患

脳と同様、脊髄に多い疾患は外傷と感染症であり、脊髄を侵す他の疾患（腫瘍、変性疾患、欠損状態、奇形など）は稀であった。一八～一九世紀においてはこれらの疾患の治療法は単純であり、多くは効果が見られなかった。

脊髄外傷

最古の医学書として紀元前一〇〇〇年頃に書かれたエドウィン・スミス・パピルスは、六例の脊髄外傷を載せている。明らかにこれの筆者は、脊椎骨折の結果――対麻痺、尿失禁、射精など――についての知識があった。しかしながら、古代ギリシア、ローマ時代は、これ以上の新たな知識が追加されることなく過ぎている。わずかにアレタイオスが片側の脊髄障害の場合には損傷側の麻痺が起こることを観察し、ガレノスの卓越した脊髄の実験によりその局在構造が知られたのみである。とはいえ、彼の脊髄外傷の治療法は、ヒッポクラテスが推奨していた用手的治療法の域から一歩も出てはいなかった。何世紀かのちに、パウルス・アエギネタが骨折した脊椎は手術によって骨片を除去できるかもしれないと示唆したが、中世の外科医たちは宿命論的な観点で、このような手術をあえて試みようとはしなかった。のちに、ピエトロ・ダルジェラータ（Pietro d'Argelata）のような少数の外科医が、彎曲した脊椎を用手的に修復しようと試みた。パレは、もし患者が、両腕、両手が麻痺し、痛覚刺激を感じず、大小便を失禁しているなら死を予想してもよいだろうと述べている。しかし、彼はこうもつけ加えている――患者の両親や友人や助手たちに予後を知らせたうえで、患部を開いて陥入した骨片を除き、脊髄と神経への圧迫を開放してやることもできなくはない、と！

ルネサンス期になると、脊髄損傷の構造的な機序を理解した少数の外科医が、少しは希望をもつようになる。ドイツ外科学の父ヴィルヘルム・ファブリー（ヒルデンのファブリキウス）は、黄靭帯を掴む把持器を考案し、把持器のアゴの孔を通して硬い靭帯にピンを通し、把持器を掴んで陥入した脊椎の骨片を用

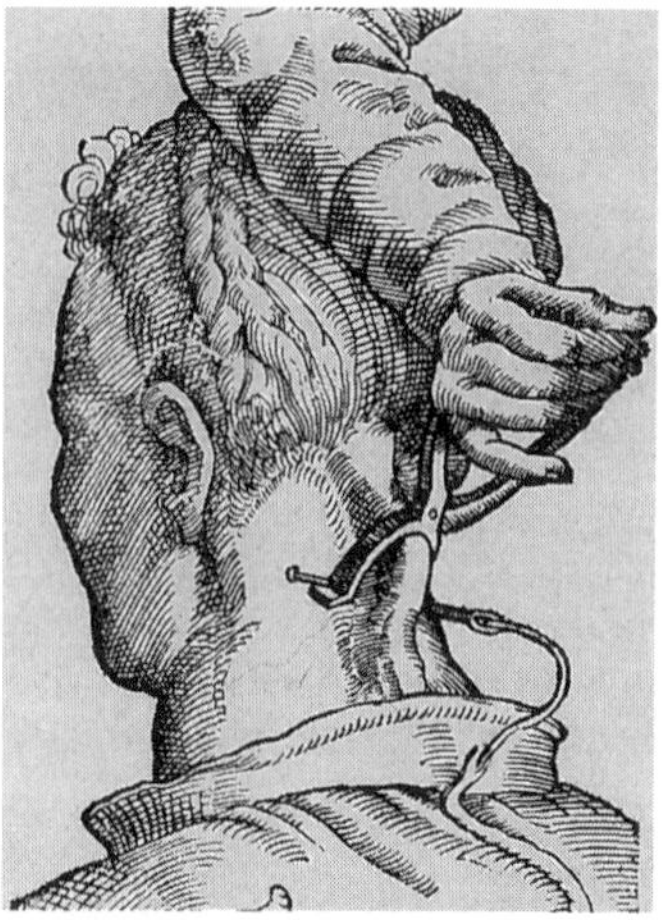

図4－3　ヴィルヘルム・ファブリーによる頸椎骨折整復法。(*From the collection of A. Earl Walker*)

手的に遊離させ修復しようとしているが(図4－3)、これはほとんど失敗だった。一八世紀のより勇敢な外科医は、脊髄が損傷していても骨折した脊椎を手術した。しかし、ハイスターが言うように、「普通は、結局は死に至るものだった」(Heister L: *A general system of surgery in three parts, containing the doctrine and managment*. 1768)。それでも、脊損から完全に回復したという古い報告もあったのである。一七六二年、ルイ(Louis)はフランス陸軍の大尉を手術して、腰椎(おそらく馬尾の損傷だったと思われる)から骨片と金属片を取り除き回復させているという。一七九六年には、ショパール(Chopart)とドソー(Desault)が、骨折の証拠がなくとも脊髄損傷には手術を行うべきであると提唱している。しかし、こうした症例は手術をしても普通は麻痺を改善できず、したがって一九世紀の大多数の外科医は、麻酔術と消毒法が導入された後も手術には強い抵抗感を見せている。

脊髄感染症

外傷よりもさらに多い脊髄疾患は、感染、特に結核感染であったろう。脊椎結核は古代の病理学者によっても記録が残されており、脊椎炎患者の特異な前屈姿勢は古い時代の絵や彫刻にも表現されている。こうした脊椎炎患者の大部分は結核性脊椎炎だったのであり、この疾患はエジプトのミイラにも発見されたし、ヒッポクラテス文書でも紹介されている。オリバシウスが脊椎体の膿瘍を掻爬して排膿することを勧めているが、これもおそらくは結核性脊椎炎のことを言っている。これが対麻痺を引き起こすことを最初に明らかにしたのはフランスのジャック・ダレシャン（Jacques Dalechamps）であり、彼は一六一〇年に、脊椎カリエスが対麻痺を伴うことを書いている。モルガーニは、下肢の麻痺を起こすのは脊椎結核であって腫瘍ではないと述べている。ほぼ同じ頃にパーシヴァル・ポット（Percival Pott）は脊椎変形と対麻痺について書いており、一七七九年にはフランスのジャン・ピエール・ダヴィッド（Jean Pierre David）がこの疾患を詳述し、解剖所見も出している。しかし、病因を確定したのはジャック・マテュー・デルペシュ（Jacques Mathieu Delpech）であり、一八一六年のことだった。それ以後、こうした感染症は脊髄腫瘍から区別されるようになっている。ちなみに、ポットは脊椎結核を侵襲的に治療したため、この疾患には彼の名が付いてはいるが、ダヴィッドの保存的療法が結局は、大多数の医師たちの採用するところとなっている。

脊髄腫瘍

詳しい記載が残されている脊髄腫瘍の最初の症例は、おそらくはザルツマン（Salzmann）が治療し、モルガーニにより紹介されたものであろう。もっとも、これは実は肉芽腫であったと言う人もある。脊髄腫瘍と思われていた他の古い症例も、炎症か転移性腫瘍だったようである。間違いなく原発性の脊髄腫瘍と言える最も古い報告は、一八二五年のヴェルポーの症例、一八三四年のデュプレー（Duplay）の症例、一八三七年のオリヴィエ・ダンジエール（Ollivier d'Angiers）の症例なのである。パリ医科大学教授であったアルフレド・L・A・M・ヴェルポー（Alfred Louis A. M. Velpeau）の症例は馬尾の腫瘍であり、デュプレーの症例は三個の「くも膜の腫瘍」（神経線維腫）をもっていた。そして、オリヴィエは四例の髄外腫瘍のことを書いている。また、フィリップス（Phillips）が一七九二年に報告した症例は、おそらくは脊髄髄内腫瘍についての最初の報告例であるだろう。ジャン・クリュヴェイエ（Jean Cruveilhier）の一八三五年の症例は、終糸が紡錘状に膨隆していた。これらの腫瘍はいずれも組織学的な検索はなされていない。何年か後に、シャルコーとマリーが髄外腫瘍を報告し、顕微鏡検査の結果では、砂腫性髄膜腫だったと思われる。一八七四年に、ドイツのエルンスト・ヴィクトル・フォン・ライデン（Ernst Viktor von Leyden）は、一例の髄外の被膜性神経線維腫を、図解を付して記載した。このような境界が鮮明な性質の腫瘍にもかかわらず、それを摘出しようとしたすべての手術は患者の死という結果を招いている。ある外科医たちは被膜にきれいに包まれた脊髄腫瘍を摘出したいと望んだが、内科医たちはこのような腫瘍摘出の成功率は、日常の手術の成功率の範囲外だと考えていた。ガワーズが診断した脊髄腫瘍を一八八八年に、ホースレイが成功裏に摘出したとき、ようやく脊髄腫瘍摘出術の暗いイメージが変わったのである。

その患者は中年の陸軍の大尉で、三年の間、ひどい背部痛に悩まされ、この四ヶ月の間には両下肢のすべての力が徐々に失われてきていた。当時の神経学の第一人者であったガワーズは脊髄髄外腫瘍との診断を下し、ガワーズの師であるウィリアム・ジェンナー卿も同意した。そこで、その一年前にクイーン・スクエア国立病院の脳外科医に任命されたばかりの若き外科医ホースレイが呼ばれることになるのだが、そのとき彼の頭の中には、種々な方法で治療されたが一人残らず死亡した、過去における五七人の患者についてのメディカル・リポートの内容がよぎっていったに相違ない。数年前にウィリアム・マキューエン（William MacEwen）という名のスコットランド人が脊髄膜の線維性腫瘍の摘出に成功していたということは、ホースレイは知らなかったようである。患者を見てから数時間も経たないうちに彼は手術を開始して、ガワーズが指示した椎弓を切除したが、腫瘍は現われてはこなかった。その上と下の椎弓も切除してみたのだが、やはり腫瘍は見つからない。ホースレイは創を閉じようとした。しかし、そのとき、助手を務めていたチャールズ・バランス（Charles Ballance）がもっと上まで開けてみたらと助言し、それに従ったところ腫瘍が見つかり、摘出できた。その後、長い回復期を経て患者は完全に回復したという。

これは脊髄腫瘍摘出の最初の成功例として賞賛されてきたものである。本当の優先権が誰のもとにあるにせよ、この成功例が世界のあらゆる地域の外科医たちに、対麻痺の原因となる腫瘍を摘出するために脊椎管に手をつける勇気を与えたことは確かであった。とはいえ、脊髄の病変の大部分は感染症（結核、寄生虫、化膿）であり、腫瘍は約三分の一を占めるにすぎない。そのうえ、椎弓切除や腫瘍摘出の技術は未熟であった。その結果として、成功例は少数だった。

脊髄の血管腫

一九世紀の頃は、脊髄の血管腫は剖検時に発見されるのが普通で、静脈性血管腫と考えられていた。

一八八八年にガウプ（Gaupp）によって、腰髄の軟膜の“hemorrhoids”（現在訳なら痔核であるが静脈性血管腫。おそらく椎間板脱出の二次性産物）が報告された。二〇世紀に入ると、外科医たちは脊髄腫瘍を探すときに血管腫に遭遇することが多くなる。血管腫摘出に初めて成功したのは一九二〇年のことであり、ドイツ人外科医ペルテス（Perthes）が手術した。これらの血管奇形に加え、真の血管腫（たぶんリンドウ病の部分病変として）も摘出された。この疾患をリンドウ病と最初に名づけたのはシューバッハ（Schubach）であったが、ベルクリンガー（Berklinger）は、ベレンブルッフ（Berenbruch）が一八九〇年のチュービンゲンにおける講演ですでに報告していたとして、彼に優先権を与えている。

脊椎管内囊胞

一九世紀の終わり頃になると、進行性の対麻痺をきたす病変は、特に感覚障害のレベルがはっきりと決められる場合には手術することが一般化した。しかし、実際に手術してみると、期待に反して腫瘍以外の病変に遭遇することがたびたびあった。多くは囊胞性病変で、その性質は囊胞壁かその内容を調べなければ決定できないものだった。ある囊胞は上皮性の膜で包まれ、表皮性あるいは類表皮性の物質を含んでおり、先天性あるいは医原性の起源を想像させた。前者は輝くような外観から、クリュヴェイエにより真珠腫（pearly tumor）と名づけられている。これらは時に、脊髄空洞症や割髄症などの他の奇形を伴っていた。診断のため、あるいは髄膜炎の治療のために腰椎穿刺が普通に行われるようになると、穿刺針の刺入レベルに“cholesteatoma”（コレステリン腫、真珠腫）ができることが報告された。おそらくは、穿刺針によってくも膜下腔に持ち込まれた皮膚の表皮組織の一部から発生するものだろう。それよりは少ないが、類皮腫や奇形腫が脊髄の正中部に発見されている。

脊髄の前面あるいは側面に存在するくも膜嚢胞は、一八九八年、シュレージンガー（Schlesinger）によって報告された。こうした嚢胞は、くも膜の小柱の欠損部から生じ、脊髄根を刺激したり脊髄を圧迫したりするのであろうと推測された。包虫性嚢胞（hydatid cyst）は通常、硬膜外の椎体あるいは椎間孔に発生し、胞虫性嚢胞（cysticercotic cyst）は一般に、くも膜下腔あるいは硬膜外腔において線維の網で包まれた状態で見られるものである。

二〇世紀に脊髄の手術が一般化すると、脊髄の分節性障害により疼痛や麻痺を訴える患者が手術され、そのような例では、くも膜の肥厚あるいは嚢胞化がしばしば認められたが、通常は、それ以外の異常は見られなかった。しかし、こうした嚢胞性病巣を摘除しても、症状は稀にしか改善しなかった。

転移性腫瘍

身体の他の臓器、とりわけ腹部の臓器から発生する腫瘍はしばしば硬膜外腔に転移を起こし、脊髄を圧迫したり、稀には脊髄に浸潤したりする。一九世紀にはこのような腫瘍に対する手術は、予後が悪いことからあまり行われていなかった。一八三二年、ホジキン（Hodgkin）は、「リンパ節の腫脹、脾臓の腫大、発熱、重篤な悪液質を伴い、急速に死に至る」疾患について述べている。早くから臨床的な脊髄障害は気づかれてはいたのだが、一八七〇年になってマーチソン（Murchison）とサンダーソンが、初めてリンパ腫が脊髄を侵すことを記載した。

脊髄の運動ニューロン疾患

「萎縮性麻痺」（wasting palsy）の存在は明らかに何世紀も前から知られてきたが、多彩な症状のためにこれを分類するのは困難だった。したがって一九世紀の初期には、癲病や脚気のようなニ～三のありふれた脊髄運動ニューロン疾患だけしか診断することができなかった。顕微鏡による組織診断が可能になってからでさえ、萎縮した筋肉の所見のみが注目された。しかし、稀には他の異常が報告された。たとえば、一八三〇年、チャールズ・ベルは二例を報告し、そのうちの一例は精神的には正常だったが、呼吸以外の「全身のすべての運動能力が欠落した」女性であった。もう一例はトマス・イングル（Thomas Ingle）が記載したものであるが、ここ二年の間に四肢が完全に麻痺してきて、遂には首と口の筋肉まで麻痺して嚥下困難に陥った五〇歳前後の女性であった。感覚は正常に保たれており、剖検では、脳には特別な異常は認められなかったが、脊髄を覆う膜が肥厚し、そして、「脊髄の前半部が……半透明な状態であった。しかし後半部は正常な硬さを保っていた」。ダーウェル（Darwell）もまた類似の症例報告をその一年後に行った。

アラン＝デュシェンヌ病

一九世紀中頃、フランソア・アミルカール・アラン（François-Amilcar Aran）は、パリのサン・アントワーヌ病院の一般病棟で筋萎縮の患者たちを研究していた。彼の最初の論文は一八四八年に出されているが、その二年後には長い論文を書いている。アランは、一一例の患者について書いており、その中の四例は今日の基準からするならば筋萎縮性側索硬化症としてよいものだった。ずっとのちに、クリュヴェイエが脊髄を調べたところ、一人の患者の神経系には何の異常も見られなかったが、もう一人の患者では、様々な程度の筋萎縮とともに、萎縮した頸髄前根と細くなった舌下神経が観察された。クリュヴェイエは、この萎縮が一次性のものか、脊髄の病変からの二次性のものか判断に迷ったが、二次性の可能性が強いと考えた。ただし、問題を解決するには、臨床的、神経病理学的技術の向上を待たねばならなかった。アランはその後の論文で、これらの患者の臨床経過、すなわち、ゆっくりと進行する筋力低下と萎縮、および手の筋肉の攣縮などを書いている。手の筋力の低下と萎縮が腕にまで広がると、遂にはそれは躯幹と下肢にも及んでいく。デュシェンヌ・ド・ブーローニュ（Duchenne de Boulogne）は、彼の電気刺激装置を用いて患者の何人かを検査して、結果を一八六一年の論文の中で書いている。筋の萎縮は、知覚鈍麻や膀胱・直腸障害などの脊髄疾患の症状を伴わないので、アランもデュシェンヌも、これは第一義的には筋肉の疾患であると考えた。

のちに、クラークとリュイが脊髄の前角細胞の変化を顕微鏡で証明してから、神経原説が優位に立ったが、それでもドイツのニコラウス・フリートライヒ（Nikolaus Friedreich）のような何人かの神経学者は筋原説に固執した。

筋萎縮性側索硬化症（Charcot's Disease）

アランとデュシェンヌが筋の萎縮性疾患を報告してから間もない一八六五年に、ジャン・マルタン・シャルコー（図4－4）は類似する疾患の解剖・病理学的な考察を発表し、この疾患群を、原発性（内因性）脊髄疾患（たとえばアラン＝デュシェンヌ病）と、慢性の後天性（deuteropathic＝二次性）脊髄疾患（たとえば筋萎縮性側索硬化症）の脊髄疾患とに分けている。シャルコーは、筋萎縮性側索硬化症では、脊髄の変化は上肢の筋萎縮と下肢の痙性麻痺を伴っていることに気がついた。侵された筋肉は進行性の萎縮と線維性収縮を示すが、誘導電流の刺激への反応性は保持されていた。経過の初期には手の小筋と前腕の筋肉が侵され、指と手の変形が起こる。通常は筋力の低下は萎縮が明らかになるより前に始まるが、両者は同時にも起こり得る。すべての種類の感覚は正常に保たれている。筋力低下と萎縮は上肢の近位側の筋群に広がる。二〜三ヶ月後には、下肢の筋群（特に伸筋）が弱くなり痙性を示すようになるが、あまり萎縮は見られない。膀胱や直腸の機能は侵されない。後期になると、舌が萎縮して麻痺性になり、口蓋はほとんど動かなくなり、声は鼻声になり、顔面筋は垂れ下がる。そして最後に、呼吸と嚥下が困難になる。わずか二〜三年ですべてが経過する。

シャルコーは、脊髄疾患の臨床症例は多くの脊髄疾患——脊髄灰白質炎、脊髄空洞症、梅毒性硬膜炎、ランドリの麻痺、フリートライヒの失調症、遺伝性筋萎縮症など——の複合群であり、患者を診るときは、これらすべてを考慮しなければならないと書いている。

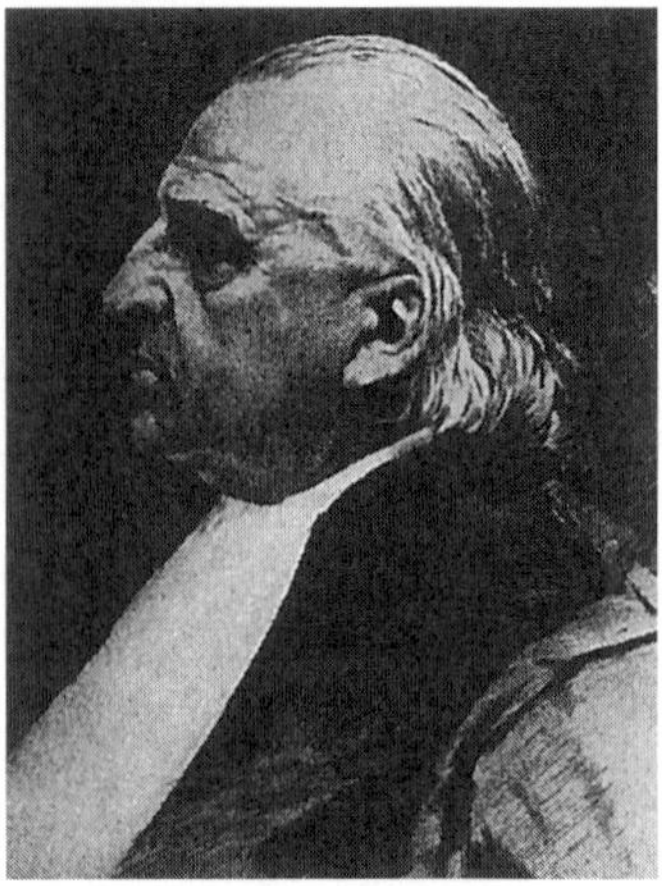

図 4 - 4　ジャン・マルタン・シャルコー（1825-1893）。
（*From* The Founders of Neurology, *2nd ed., p421*）

進行性球麻痺

脳幹の延髄によって神経支配されている顔や上部消化管、呼吸器系の筋肉が、ジフテリアのような局所的な疾患や脳幹の何らかの病的変化によって麻痺に陥ることがわかっていた。後者、すなわち口唇－舌－咽頭麻痺は一八五九年にデュメリル（Dumeril）によって記載され、その翌年にデュシェンヌがさらに詳しく書いている。デュシェンヌによればこの疾患は、「舌、口蓋帆、口唇の筋肉の進行性の麻痺」（paralysie musculaire progressive de la langue, du voile du palais et des levres）により特徴づけられている。デュシェンヌがつけたこの長たらしい名前は、二～三年経ってからヴァクスムート（Wachsmuth）により「慢性進行性球麻痺」（chronic progresive bulbar paralysis）と変えられた。この疾患の特徴についてのデュシェンヌの最初の記載は完璧で、その後ほとんど何もつけ加える必要がないものだった。不明瞭な抑揚と鼻声を特徴とする構語障害が初期症状である。のちに、水の飲み込みと固形物の嚥下に困難を感じ、誤飲による窒息を起こすようになる。顔面筋と咀嚼筋が弱くなるため、顎が垂れ下がったようになるものの、眼瞼と前額部はよく動く。

もっとも、こうした純粋な形は稀で、通常、多くは核上性麻痺を伴っている。すなわち、咀嚼筋の反射亢進、病的笑いあるいは泣き、そして、筋萎縮性側索硬化症を思わせる四肢と体幹の進行性の筋萎縮などである。しかし、筋力低下がほとんどなく、四肢の痙性だけのこともある。進行性であるが、ときには緩解を示し、その場合は、通常は一～二年の全経過が数年に延びることもある。

死後の剖検では、麻痺筋は様々な程度に萎縮して、顆粒変性あるいは脂肪変性に陥っている。通常、運動神経は脱髄を示し、断裂した神経線維を含み、間質組織が増加している。脳は肉眼では正常あるいはわずかに小さく見えているが、顕微鏡的に見ると、運動性脳神経のニューロンは小さく萎縮し、あるいは脱落して顆粒球と増殖したグリア細胞に置き換えられている。錐体路は線維数が減少し、グリアの増殖を伴う。球萎縮と脊髄筋の進行性萎縮が合併し、運動性脳神経核と脊髄前角細胞の変性がしばしば同時に起こることから、クスマウルはこの二つを統合することを提唱し、のちに、三つの臨床的疾患を一つに統合して、運動ニューロン疾患（motor neuron diseases）とした。

進行性核性眼筋麻痺

一八五六年、アルブレヒト・フォン・グレーフェ（Albrecht von Graefe）は、進行性眼筋麻痺のある例は球麻痺と似ていることを指摘した。他の研究者もその類似性を確認しており、ブリソー（Brissaud）は、この二つは同じ疾患であるとすら断言している。

初め両側性眼瞼下垂で始まり、何ヶ月か何年かのちに眼球運動の麻痺が生じる。そして数年ののちには、瞳孔反射と上眼瞼挙筋がある程度動くことを除いて、眼筋は完全な麻痺に至る。当初は、この疾患の多くは梅毒や多発性硬化症その他の大脳疾患が原因とされていた。それ以外の少数の純粋に眼筋麻痺のみの症例は、若年期に発症し、病理学的検索がほとんど行われなかったため、病因は確定されていなかった。

ガワーズは、運動ニューロン疾患を単一のもの、あるいはまったく単一でなくとも類似のものと考えた。運動皮質の病理的な変化は類似しており、小さく縮小したニューロンか、影状のゴーストが残っているだけである。錐体路の変性の程度は様々で、必ずしも運動皮質の変性の程度とは一致しない。通常、脳幹内の運動性投射路や運動核、その投射路は、高度に変性している。前角のニューロンは最も高頻度に変性に陥るが、多少の細胞は残っていることがある。前角細胞から出る前根線維は、ときには脊髄の表面まで脱髄している。前根と末梢神経はマルキ染色で斑状変性が見られる。侵された筋肉には二次性変性も見られる。

遺伝性神経原性筋萎縮症（シャルコー＝マリー＝トゥース病）

一八五〇年代に、ウィルヒョーとオイレンブルク（Eulenburg）は、同一の家系の何人かが似たような症状を呈する進行性の筋萎縮症に関する一連の症例報告を行った。フリートライヒは一八七三年に、この家族性の症例はデュシェンヌがかつて記載した筋萎縮症の亜型であると結論づけた。しかしその一三年後に、シャルコーとマリーは四〇頁にのぼる論文を書き、しばしば家族性に発症し、下肢に始まり上肢に広がる特異な形の進行性筋萎縮症のことを述べている。同じ年に、トゥース（Tooth）も、腓骨筋から始まり、のちに下肢の他の筋に広がる進行性の家族性筋萎縮症についての論文を出したが、彼の短い論文が「ブレイン *Brain*」に載る二年前に、ホフマンも進行性神経炎性筋萎縮症に関する五三頁の論文を書いている。これらは明らかに同じ疾患であるにもかかわらず、フランス人はシャルコー＝マリー病と呼び、英国人はシャルコー＝マリー＝トゥース病と呼んだ。三つの論文とも、この疾患を明確に定義しており、進行性筋萎縮症からははっきりと区別されている。

疾患は若年成人において、ゆっくりとした、しかし進行性の下腿前外側筋の筋力低下と萎縮で始まる。そのため、患者はつま先で立つことができず、歩行は鶏歩となってしまう。つま先の背屈が弱くなるため、足が高い弧を描くのである。初めは下腿筋が侵されるが、次第に大腿筋にも広がって萎縮は進行する。患者が子供の場合は、線維束性収縮が見られることもある。感覚障害は稀にしか見られない。しばらくすると下肢は麻痺状態に陥り、母趾球筋と骨間筋の萎縮が明らかとなり、趾の細かい動作は不可能となる。しかし、感覚障害は依然としてあまり見られない。高い鶏歩と凹足にもかかわらず、患者は開脚で歩けるが、下肢の筋の萎縮に伴い腱反射は減弱し、遂には消失してしまう。稀には上肢の反射も障害されることがある。足底反射は正常か、萎縮が強くなると消失し、萎縮した筋を覆う皮膚はチアノーゼを呈して肥厚し、ときには潰瘍を生じることもある。何年か経ち症状が徐々に進行すると、脳神経麻痺や視神経萎縮などの他の神経症状と内臓障害が起きてくる。障害をもちながらも、患者の中には天寿を全《まっと》うする者もある。

ウィルヒョーとフリートライヒは筋の中に線維束性萎縮とミオパチー線維を認めたが、その後の研究者の論文を見ると、さらに広範な異常――神経内鞘の増殖、末梢神経の太い線維の脱髄、腰髄前角細胞の chromatolysis、ゴル束と程度は軽いがブルダッハ束の脱髄、そして多くの脳幹核の萎縮など――が中枢神経系に見られると報告されている。

シャルコー＝マリー＝トゥース病は、他の多くの疾患、たとえばミオパチー、肩胛上腕型筋萎縮症、デジェリーヌとソッタ（Sottas）の肥厚性ニューロパチー、脊髄小脳変性症をはじめ、初期の頃には多くの局所性神経炎などと混同されることがある。効果的な治療法はないが、整形外科的な種々の緩和療法により、拘縮をある程度は改善できる。

肩胛腓骨型筋症候群（scaproperoneal syndrome）

シャルコー＝マリー＝トゥース病が報告された同じ年、別の型の筋疾患が、ブロサール（Brossard）により“syndrome scapulo-distal”の名で報告された。これは膝以下の筋肉、特に腓骨筋と肩胛帯の筋肉の萎縮を特徴とするもので、その後の報告により、これのあるものは筋原性であり、あるものは神経原性であることがわかっている。

ヴェルドニヒ＝ホフマン病

ヴェルドニヒ（Werdnig）とホフマンは、それぞれ独自に二年ほどの間隔をおき、幼児の筋萎縮症について書いている。それは、生後一年以内に進行性の下肢の筋力低下で発症し、のちに上肢にも広がり、二〜三年で死亡するものである。脳・脊髄の剖検では、頸随と腰髄の前角細胞の高度の萎縮と、それが支配する筋肉の萎縮が見られるのみである。その後の研究で、この疾患の臨床経過は極めて多彩であることがわかっている。最も重症のものは、生後三ヶ月以内に、それまで動いていた四肢が突然動かなくなり、仰臥位にすると筋の低緊張による「蛙姿勢」（frog posture）になってしまう。上肢よりも下肢が強く侵され、足関節と足先だけがかろうじて動く。体の他の部分はあまり侵されず、心筋はまったく侵されない。一年足らずのうちに、呼吸器感染などで死に至る。より軽症なものでは、子供は六ヶ月前後までは正常に発育し、起座位がとれるまでにはなるのだが、その後は運動ができなくなってしまう。最後はやはり、呼吸器感染が死因となることが多い。重篤な障害なしに一歳にまで達した子供は、腰部帯筋の筋力低下が原因で動揺歩行をするようになる。患者によっては、症状の初発から軽度の障害をもちながら、何とか数年間生きることがある。

フリートライヒ型失調症

フリートライヒが一八六〇年代に発表した遺伝性脊髄失調症に関する一連の論文は古典とされており、「それに続く、脊髄・脳・小脳の遺伝性変性症のすべての研究の土台をなすものであった……彼の主要な臨床的、病理学的観察とそれに基づく概念は堅固で永続的なものである」。フリートライヒは、三家系の九人の失調症、特に歩行失調の患者について研究している。この疾患の発症は早く、思春期前または思春期に起こる。女性に多く、経過は長く、感覚障害は末期になるまで見られない。失調は上肢、下肢ともに見られ、随意運動によって増強する。眼振と言語障害を伴う。長い経過の運動・感覚障害の進行ののちに、筋の萎縮を伴わないで下肢の腱反射が消失し、脊柱の後側弯や足の様々な変形が起こる。

四例の剖検で、フリートライヒは、脊髄、特に腰髄の後柱の変性と、末梢神経の萎縮と脱髄、下部腰髄と仙髄の後根の菲薄化などを見出した。初めは独立した疾患とは見なされなかったが、一八八二年に、ブルース（Brousse）が「フリートライヒ病」と呼ぶべきだと主張した。

この疾患は思春期前の早い時期に発症するので、遺伝性、家族性に発生することを示す機会が多くない。一般的には、劣性遺伝であると考えられているが、孤発性の例もないわけでない。しかし、素因をもつ家系は、他の変性疾患を合併する多彩な特徴をそれぞれ示し、移行型を示すことも稀でない。

ファーツィオ＝ロンド（Fazio-Londe）病

成人の球麻痺は一九世紀の中頃に認知されたが、その四半世紀後の一八九六年にベルガー（Berger）が、下部運動神経と錐体路が侵される一二歳の子供の進行性球麻痺を報告し、さらにその何年かのちにファーツィオ（Fazio）も、二二歳の女性と彼女の息子の症例観察を行っている。彼らはともに、下部顔面の完全麻痺と、上部顔面筋や舌、声帯の不全麻痺をもち、呼吸困難を示していた。他にも報告があったが、解剖が行われたのは一例のみであった。

栄養欠損性ニューロパチー――悪性貧血

「アディソンの貧血」と呼ばれる悪性貧血は、ニューロパチーが認知されるずっと前から記録が残されている。一八八四年に、リヒテンシュタイン（Lichtenstein）は、「脊髄癆患者における進行性悪性貧血」と題する論文を書き、その三年後に彼は、これは悪性貧血に脊髄後柱の脱髄が合併したものだと気がついた。脱髄は弱いながらも側柱や他の脊髄部分にも観察された。他の幾人かの研究者たちが病態を明らかにしようと試みており、ラッセル（Russell）、バトン、コリアー（Collier）が、この疾患の末梢神経と脊髄の完璧な記載を行った。彼らは症状として、靴下型および手袋型の異常感覚と筋力低下、自律神経障害、腱反射消失を挙げている。

遺伝性脊髄小脳萎縮症

遺伝性脊髄小脳萎縮症は、末梢の筋萎縮から小脳橋障害まで、多彩な病態をもつ二～三の家族性疾患を含んでいる。サンガー・ブラウン（Sanger Brown）が一八九二年に報告した数家系は、四肢の進行性小脳失調と痙性麻痺を伴う錐体路障害をもち、ある例では視神経萎縮も伴っていた。剖検では、後柱と背側脊髄小脳路の変性が見られ、クラーク柱と前角の細胞の脱落も観察されている。四肢の重篤な失調を示す症例においては、脊髄後柱の完全な変性が見られている。この稀な疾患の適当な分類はまだ決定していない。

頸動脈洞症候群

古代の医師は昏睡を起こすために頸部を圧迫したが、診断のため脈拍検査を極めて重視していた彼らは、そのときに「脈が止まる」ことに気がついたにちがいない。しかし、頸部を圧迫すると心拍数が減少するということを最初に発見した栄誉となると、一八二五年にそのことを発表しているパリ（Parry）に与えられている。生理学者のツェルマーク（Czermak）は、ヒトで初めて迷走神経と思われる神経を刺激して、心拍の減少を確かめた。しかし、のちにそれは頸動脈洞であることが示された。

一年後、キューオン（Cyon）とルードヴィヒ（Ludwig）は動物実験を行って、頸部迷走交感神経幹の吻側端を刺激すると著しい心拍数の減少と低血圧が引き起こされることを見出した。しかし、何が刺激されてこの現象が起こるかは、ヘーリングの実験を待たなければならなかった。ヘーリングは一九二四年に、頸動脈洞の受容体から出た神経が舌咽神経内の求心性反射弓を通って延髄に至り、そこから自律神経の遠心性反射弓を経て心臓に至る経路を明らかにした。

第五章　末梢神経

古代ギリシアの解剖学者は、体内のすべての白い「索状物」は同じものであると考えて、それらを"neuron"と呼んでいた。血管の一部ですらがその中には含まれており、たとえばプラクサゴラスも線維性の束は動脈の終末だと考えていた。

これはしかしガレノスにより、一笑にふされることになる。ヘロフィロスは、運動・感覚神経は脳と脊髄から出ていると思っていたが、エラシストラトスは髄膜から出ると述べている。これらの線維性の索状物の役割はガレノスにもわからなかったが、彼はこれを三種類の"nerve"に分類し、①脳と脊髄から出る随意性神経（voluntary nerve）、②骨から出る靱帯、③筋肉から出る腱の三つを挙げている。彼は、運動性の軟らかい神経（soft nerve）は小脳から出ると考えた。しかし、「すべての硬い神経（hard nerve）は脊髄から出て、脊髄の下の部分から出る神経が最も硬い」。ガレノスはいろいろな種類の動物を使って脊髄を様々なレベルで切断したり、頸部で横隔神経や喉頭反回神経を切断したりするなどの精緻な研究を行ったのだが、神経叢と末梢神経は遂に謎のまま残された。中世の解剖学者たちもこれらの索状物については混乱したままだった。

神経を明確に記述し、その走行を図示した最初の解剖学者はヴェサリウス（一六世紀）である（図5－1）。彼の芸術的な図版を見ると、頸髄と腰仙髄領域の脊髄根が脊椎管を出て大きな神経叢を形成する様子がかなり明瞭に描かれている。しかし、それよりも末梢の神経の走行となると、たぶんに想像的である。

ヴェサリウスはガレノスのいくつかの誤りを正して神経系の構造を正確に描いているものの、依然として、脳からの動物性精気（animal spirit）が中空の“nerve”の中を流れて筋肉に達すると書いている。

ヴェサリウスの大著ののちも、幾人かの解剖学者が神経系の醜美様々な図を描き、説明を加えている

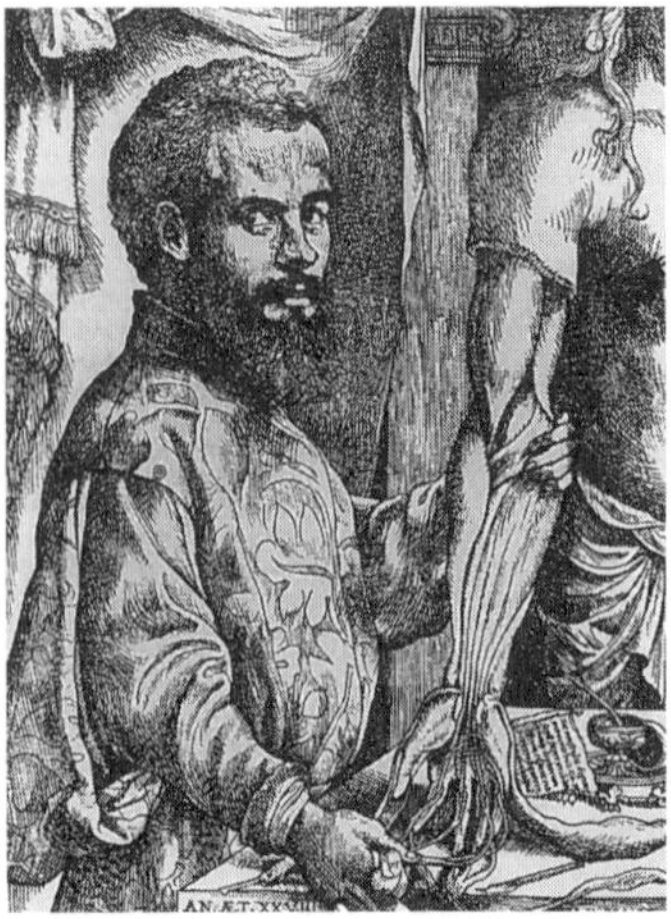

図5－1　ヴェサリウス（1514-1564）。（*From* A History of Neurosurgery, *p102*）

のだが、その中では、一七一四年に出されたローマ大学解剖学教授エゥスタキオの銅板画が、それ以前のものに比べて正確さにおいても美しさにおいても、はるかに群を抜いていた。

ルネサンス時代の考え

デカルト（Descartes）はおそらく神経についての新しい考え方を打ち出した初めての人物であったろう。すなわち彼は、「神経は単に脳からの動物性精気を筋肉に送るための調節弁つきの中空の管ではない。神経はその中に極めて繊細な無数の糸からなる髄をもち……一方の端は脳の内面に終わっていて脳室に向いており、他方の端は皮膚や他の組織に終わっている」と書いている。デカルトは、ヒトの体は松果体によって制御されている一つの機械であり、松果体はすべての器官を活性化していると考えた。脳室の壁は感覚性のインパルスを受容し、それが動物性（運動性）精気の流出量を決定するのだとも確信していた。動物性精気は、心臓の中で絶えず燃えている火によって生起されるので、魂の存在は必要としない。これは突飛な考え方ではあるが、人体の仕組みに対する人々の興味をかき立てた。

神経－筋活動の機序を説明するために、一七世紀中頃のケンブリッジ大学欽定講座担当教授であったグリッソン（Glisson）は、刺激感受性（irritability）という概念をもち出した。神経と筋肉はその活動の基本的な性質として、刺激に対して反応する性癖をもっているのだというものである。基本的には、刺激感受性とはまず認識を必要とし、そこから一連の連鎖活動が始まって、最終的には随意的あるいは不随意的な反応が起こるという。

一九世紀、ケンブリッジ大学のサー・マイケル・フォスター（Sir Michael Foster）は、生理学の歴史に関する著作の中で、われわれが"irritability"という概念のみならず、筋肉が収縮しても体積が増えないという知識をもてたのはグリッソンのおかげであると言っている。『脳室論 *Tractatus de ventriculo*』の中でグリッソンは書いている。「楕円形のガラス管の先に漏斗《ろうと》形をしたガラス管をはめ込む。そして屈強な筋骨たくましい男のむき出しの腕を太いほうのガラス管の中に根本まで入れさせる。そしてガラス管の口をバンドで上腕に固定して水が洩れないようにする。こうしておいて、漏斗から水を注ぎ、太いガラス管を満たし、さらに漏斗の一部にまで水が来るようにする。さて、これが済んだら、その男に命じて力いっぱい腕の筋肉の収縮と弛緩をくり返させる。こうすると、筋肉が収縮したときは水面が下がり、弛緩したときには水面が上がるのが見られるだろう」。

神経の興奮

グリッソンの死後に刊行された『補遺 *in extenso*』に記された"irritability"というややあいまいな概念は、半世紀の間眠っていた。しかし一七〇〇年代の中頃、スイスの生理学者アルブレヒト・フォン・ハラー（図5－2）が、その有名な著書『人体生理学綱要 *Elementa physiologiae corporis humanis*』の中で、体のある部分が軽く触れただけで意思とは関係なく収縮を起こすなら、それが"irritable"であると定義した。ハラーは、神経の中にはインパルスを伝える液体があるにちがいないと考え、他の伝導媒体（振動や電気的な伝達）をしりぞけた。同じ頃、ロバート・ホイットもこう書いている。「神経や筋膜に加えられた機械的な刺激によって何らかの興奮や爆発、あるいはエーテルの振動が起こり、それによって筋肉が収縮するとは思えない」。数年のちに、アレクサンダー・モンロー二世もこの結論に同意して、

「（収縮の）エネルギーは分泌された液体によって媒介されるが、その証明にはまだ道が遠い」と述べている。しかし、そこから遡ること二〜三年前には、田舎の牧師であった英国のスティーヴン・ヘールズ（Stephen Hales）が神経を興奮させる力について、「電気のようなものが神経の表面に沿って働くのではなかろうか」との一言をすでに発していたのであった。

神経の構造

エリザベス朝時代の研究者は、神経と筋肉の活動を肉眼で観察しただけで、多くの奇怪な説を作り上げ、救貧院や書物の中で激しく論じ合っていた。そうしたなかで、グリッソンのような少数の者だけが、

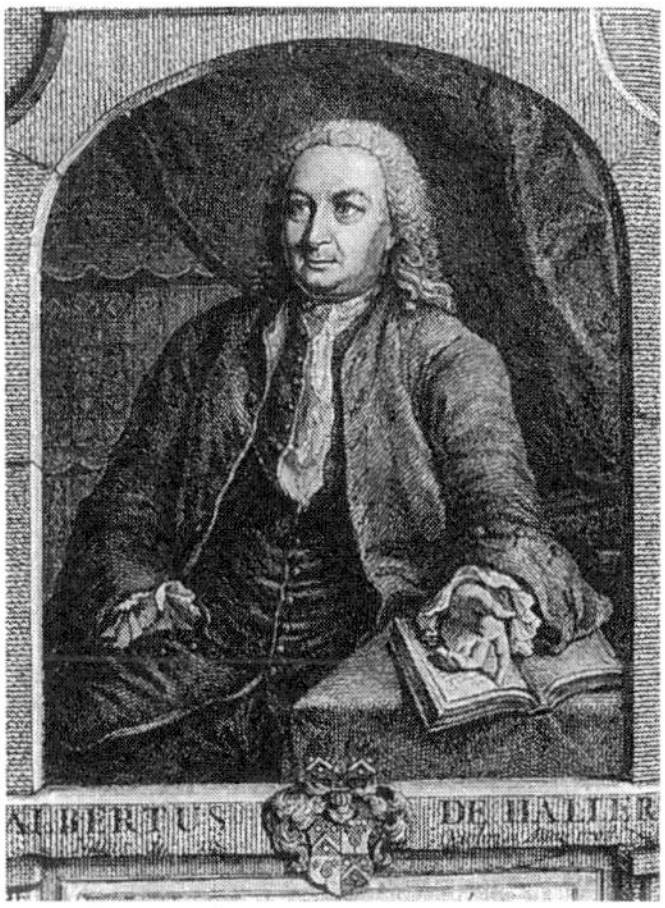

図5-2　アルブレヒト・フォン・ハラー（1708-1777）。（*From* A History of Neurosurgery, *p124*）

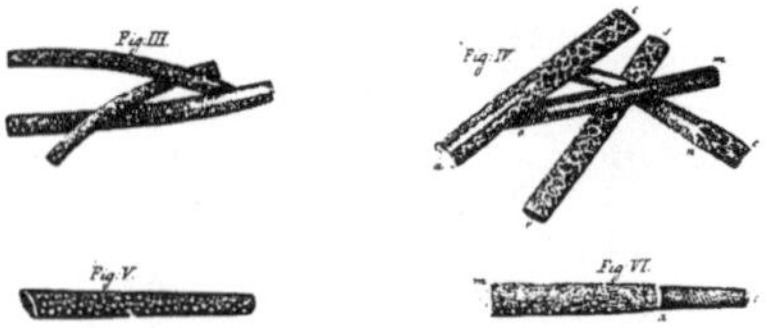

図5－3　フォンタナが描いた神経線維の管。
（*From the collection of A. Earl Walker*）

神経線維や動物性精気や筋肉汁などは見えないもので、空想だと考えていた。また、フォンタナは神経線維を細い透明な中空の管であるとはっきり定義しているし（図5－3）、一八三六年にベルリン大学のレマーク（Remak）は、有髄線維と無髄線維を初めて区別し、有髄線維の中央の芯を「原始紐」（primitive band）、また絶縁された線維全体を「原始管」（primitive tube）と名づけている。彼が、内臓の（organic）あるいは原始的な（primitive）と名づけた無髄線維は神経鞘に包まれておらず、裸で、ゼラチン様であり、「原始管」よりもずっと細かった。末梢神経のミエリン鞘が等間隔で途切れていることにも気づいていたが、人工的な変化だと思われており、しかし、一八七一年にランヴィエ（Ranvier）が銀染色を用いて次のように定義した。「梯子の横木のような小さくて黒い横線がはっきりと見える……私はこの輪を神経管の絞輪（constriction ring）と呼ぼう」。ランヴィエは同一の線維では絞輪が等間隔に存在するが、細い線維では間隔が狭く、太い線維では長いことを見出した。そして、一つの神経管のそれぞれの分節のシュヴァン膜にそれぞれ一個の核があることから、各分節は一つの細胞単位であり、それが絞輪で隣接し合っているのだと結論づけた。

神経線維が末端に感受性終末をもっているのは確かなように思われたので、一九世紀中頃には多くの研究者たちが求心線維の終末を探し、自由終末のほかに、様々な特別な形をした皮膚内の終末を記載して、発見者にちなんだ名前をつけた。マイスネル小体とか、クラウゼの終末球などがそれである。

運動神経の終末は、ハイデルベルク大学のヴィルヘルム・キューネ（Wilhelm Kühne）が研究し、ある種の神経は筋線維鞘の下で大きな板あるいは線維の塊として終わることが発見されている。ほとんどの場合、「板は核と細粒をもった原形質の基質の中に終わるが、他の場合はこの線維塊は欠如し、そのときは神経板はいわゆる神経終末球を形成する」。

電気興奮性

一七〇〇年代の中頃になると、検電器と電気の強力な源であるライデン瓶が神経に対する多くの実験に使われるようになってくる。たとえば、ガルヴァーニ（Galvani）は、カエルの四肢が機械的刺激と電気刺激の両方で収縮することを示したが、彼は、カエルの神経–筋標本が触刺激で収縮すること、長い電線に誘導された大気中の電気によってもカエルの下肢を刺激できること、また、真鍮のフックでつり下げられた神経－筋標本が鉄の柵に触れると収縮することなどにも気がついた。最後の反応は、ガルヴァーニは原理を理解してはいなかったのだが、異種金属間の電流によるものである。また、一八世紀が終わりを告げんとしているときに、カエルの切断した脊髄の断端を筋肉の上に載せただけで、あるいはカエルの足を露出した座骨神経に触れさせただけで、金属や電気の関与がなくとも筋肉が収縮を起こすことが無名の研究者により示された。当時はわからなかったが、これは損傷電流によるものである。フンボルト（Humboldt）は電流計を用いて、筋肉の断端と健常表面との間に電流が流れることを示している。

一八世紀の中頃には、当時にあっては最も著名な生理学者ヨハンネス・ペーター・ミュラーの弟子であったエーミール・デュ・ボア・レーモン（Emil Du Bois-Reymond）の努力によって、哲学者によるそれまでの超生理学的な概念が払拭された。デュ・ボア・レーモンは、生理学的な現象を測定するため、より精密な装置を考案し、神経－筋標本や筋肉それ自身が電気を発しているというマッテウチ（Matteucci）の実験結果を追認し、それを筋肉電流と名づけている。さらに、彼は、活動の原理は電気であると結論づけた。この提起がもととなり、電流は損傷電流のみであって、正常な休止期の筋肉に電気は存在しないという激しい議論が湧き起こった。

ミュラーは、感覚が手足から脳あるいは脊髄に達して、筋肉に戻って反応を起こすに要する時間は、無限に小さく、測定不能であると語ったが、彼の弟子であるベルンシュタイン（Bernstein）は、静止時の神経や筋線維の膜は正常状態では分極しており、活動電位とは自動的に伝播する膜の脱分極であるとの仮説を立てた。ドイツで行われたこれらの研究は、特に英国学派の生理学者を刺激した。ケンブリッジ大学のフォスターは弟子とともに、測定器を改良し、神経と筋の興奮性の種々相を正確に測定したのであった。

いっぽう、フォンタナは、心筋は弱い刺激で収縮するが、一度刺激されると最初の興奮のときよりもはるかに強力な力を発生させると述べている。彼はまた、不応期を証明してもいる。キース・ルーカス（Keith Lucas）は一九一七年に、刺激と記録の巧妙な電気的手法を用いて、骨格筋がすべてこうした性質をもっていることを示している。神経の全か無か（all-or-nothing）の性質は、ゴッチ（Gotch）によって証明された。この頃になると、神経内の液体が障害物に妨げられることなく自由に筋肉内に流れ込んでいるというそれまでの考え方が疑問視されるようになってくる。キューネは筋肉と神経終末の組織学的な

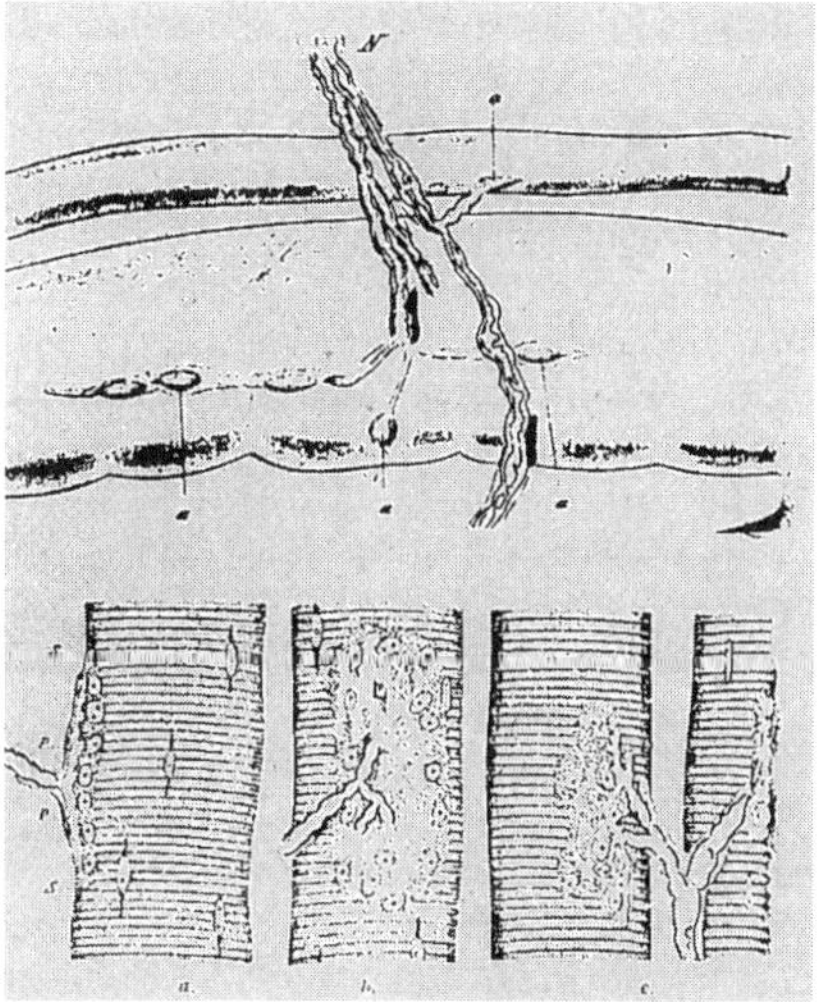

図5－4　キューネが描いた神経筋接合部。
（*From the collection of A. Earl Walker*）

違いを指摘し、神経の活動電位が筋肉内に作用して収縮させるのだろうと考えた（図5－4）。しかし、神経筋接合部では時間的な遅れがあることにより、化学的な伝達物質の関与が示唆されていた。エリオット（Elliot）は、交感神経を切除した平滑筋がアドレナリンに反応することを発見し、一九〇四年に、アドレナリンは化学刺激物質であり、インパルスが神経筋接合部に到達したとき分泌されるのだろうと推理した。ラングリ（Langley）も、平滑筋を刺激したとき、収縮と弛緩の両方があるのを観察し、二種類の受容物質——一つは興奮性で他は抑制性——があるのだろうと考えた。そして遂に、英国のサー・ヘンリー・ハレット・デール（Sir Henry Hallett Dale）が、アセチルコリンが動脈圧や他の副交感性の活動に影響を与える可能性があることを見て、これも刺激物質なのではないかと考えるに至ったわけである。化学伝達物質の存在は、アメリカ（ドイツ生まれ）の薬学者オットー・ローイ（オットー・レーヴィ Otto Loewi）の実験により最終的に証明された。彼は、カエルの心臓を潅流液の中に二つ入れ、一方の心臓の迷走神経を刺激すると、もう一方の心臓の拍動も抑制されることを示したのである。

末梢神経損傷の修復

ヒッポクラテスの時代には、"nerve"という言葉が指し示す組織に混乱があり、そのため、ヒッポクラテス学派の説くところもあいまいだった。アレクサンドリアの学者が、外観が類似した他の組織——腱——と神経を区別する以前には、神経の外科的な修復は考えられもしなかった。ガレノスは、脊髄神経の機能を決定し、剣闘士の切断された腱も縫合したが、切断された神経が外科的に修復できるとは一言も言ってはいなかった。ラージーが一五一一年に訳された本の中で、切断された神経の断端を引き寄せることに言及しているが、これが神経修復の最古の記述であると思われる。一二世紀から一五世紀の外科医たちは、神経の損傷のことは言ってはいるが、大部分は治療に関してどっちつかずの態度だった。ある者は神経を筋肉と皮膚と一緒に縫合せよと言い、他の者は傷口を引き寄せるだけで良しとしている。アンブロアーズ・パレは、部分損傷を受けた神経の疼痛について言い、カウザルギー（灼熱痛。反射性交感神経性ジストロフィーの一種）に苦しんだフランス国王シャルル九世の惨状を書いている。彼がそのときに進言したのは、損傷した神経を切断して痛みを除き、痙縮を予防することであった。

切断された神経の縫合を試みた最初の外科医は、おそらくはフェラーラ（Ferrara）であり、一六〇八年に行われている。彼は、カメの腱を裂いて、熱した赤葡萄酒に浸けた糸を作って、神経を縫合している。しかし、このような修復術は、一七世紀のヨーロッパの戦場においてはあまりにも手間がかかりすぎ、

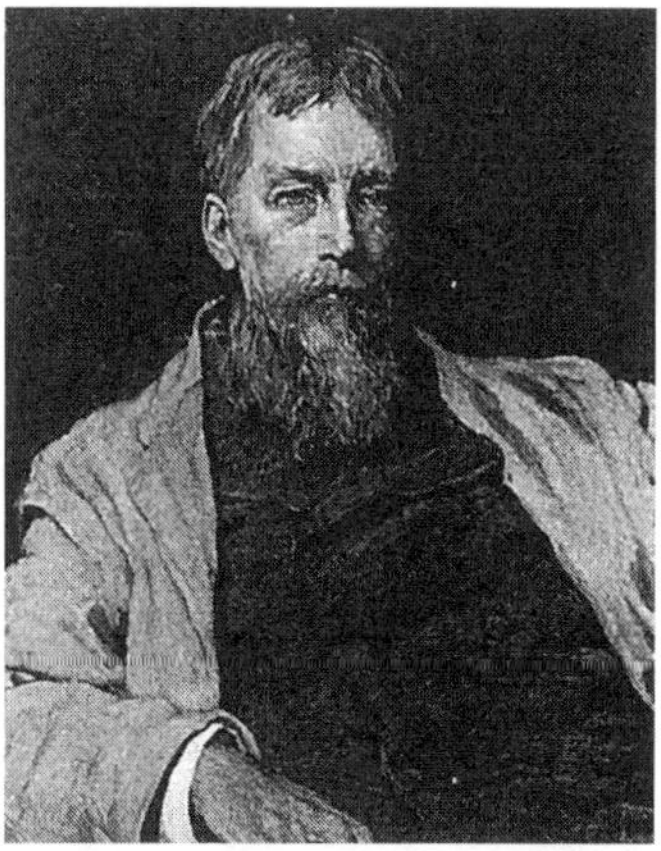

図5-5　ウィア・ミッチェル（1829-1914）。
（*From* The Founders of Neurology, *2nd ed., p480*）

戦場では、完全に切断された神経は何も処置せず傷だけが閉じられていた。また、部分損傷の神経による痛みと痙縮は、瘢痕化した神経の切除か、四肢の神経の場合には四肢の切断により対処した。アメリカの南北戦争のときでさえ、ウィア・ミッチェル（Weir Mitchell　図5－5）は、神経の縫合は勧めなかった。その代わりに彼は、神経支配のなくなった筋肉に対して電気刺激を行った。

神経機能の回復

切断された神経を縫合し、断端を接触させてやると、神経支配を失った筋肉の機能が回復するということが、動物実験と臨床的研究の両面で明らかになってきつつあった。一七九五年、クルックシャンク（Cruikshank）はイヌを用いて、切断した末梢神経の断端を対向して接触させると、つながることを証明している。一部の者は、それは単なる切断端をつなげる瘢痕の橋にすぎないと評したが、フォンタナにより、神経の軸索が断端の間を通過していることが報告された。一七八五年、ミカエル（Michaels）は、イヌの神経を切断しても、しばらくのちには疼痛刺激に反応するようになると言っている。こうした初期の実験結果の解釈の中身は問題がないとは言えないが、より厳密に設定された実験が次の世紀に行われ、スワン（Swan）やウッド（Wood）その他の臨床的な経験も、このような切断された神経機能の回復を確認するものだった。また、幾人かの外科医に至っては、四肢の太い神経を相当な長さで切除した後でさえ、神経機能が回復することがあるとすら述べている。

神経の機能回復の理由はわからなかったが、ランジエ（Langier）らの報告は、機能の回復は切断から二〜三日後に見られると書いている。ミッチェルらは一八六四年に出版した銃弾創と神経外傷のマニュアルの中で、急速な回復は隣接した神経の重複支配によるもので、切断された神経の再生によるものではないと述べている。端‐端吻合は、多くの場合、神経の切断端を接合させられないということが明らかになるに伴って、断端間のギャップを埋める方法や、より良い縫合材料、断端の神経腫の最良の処理法は何かなどに関心が移っていくことになる。こうした問題点のほとんどは、第一次および第二次世界大戦後に解決された。それらはブラウンが見事に論じているので、ここでは詳細は省略しておく。

一九世紀初めの臨床家たちは、感覚・運動機能のセンターは脊髄と脳幹にあると考えていた。その結果、当時の神経学の論文は、神経疾患については末梢神経と脊髄の役割を強調し、大脳半球にはほとんど注意が向けられなかった。そんなわけで、ベルリン大学の神経病学者モーリッツ・ハインリヒ・ロンベルク（Moritz Heinrich Romberg）の一八五三年の最初の教科書も、感覚神経系に関する一三の章を見てみると、脳にはわずかに二章を割いているだけで、運動神経系に関する二六ある章のうち、五章のみが大脳の障害を扱っている。多くの疾患にニューロパチーという名称がつけられたものの、のちの近代的な方法を用いた注意深く詳細な神経病理学的検索により、病巣は神経系の広範な部位に分布すると示された。

末梢神経の臨床的疾患——ニューロパチー

一六〜一七世紀頃は、ほとんどの神経系の疾患は、脊髄や脳というよりも、末梢神経の病気と考えられた。当時の神経学者たちが、中枢神経系の疾患よりも末梢神経疾患をより熟知していたのは明らかである。しかし、近代の神経学の教科書を開いてみれば、項目の三分の二もが大脳の疾患に割かれているのがわかるであろう。

癩病（Leprosy）

古代の昔から、癩病は接触伝染病で、無数の症状を呈して死に至ると思われていた。癩病は本質的には末梢神経の疾患であり、他の症状は二次的なものであることがわかったのは、一九世紀に入ってからである。原因菌のマイコバクテリウム・レプラ（Mycobacterium leprae）は一八七四年に、ノルウェーのハンセン（Hansen）によって発見された。ウィルヒョーは病理学的検索により、感染の座が末梢神経であることを確定させた。その後の研究によって、「すべての癩は神経癩」であり、主たる感染組織はシュヴァン細胞であることが示された。

糖尿病性ニューロパチー（Diabetic Neuropathy）

糖尿病性ニューロパチーは、ロロー（Rollo）が一七九七年に感覚・運動症状を書いてはいるが、広く認識されたのは、一八六四年にシャルル・ジャコブ・マルシャル（Charles-Jacob Marchal）がこの問題に関する小本を出してからである。その数年後にオーグルが、糖尿病患者は脳神経、特に第七神経が侵されると書いている。また、一八八四年にはブシャール（Bouchard）が、糖尿病患者では腱反射が消失することを見出した。アルトハウス（Althaus）は、糖尿病性ニューロパチーと脊髄癆の類似性を指摘しており、一八九〇年に、レヴァル・ピケシェフ（Leval-Picquechef）が糖尿病性ニューロパチーを糖尿病性偽脊髄癆（pseudotabes diabetica）に帰している。いっぽうでガワーズは、糖尿病性ニューロパチーとアルコール性ニューロパチーの類似性を指摘した。糖尿病における脊髄と末梢神経の病変の違いに関しては、一九世紀後半の神経病理学的技術の発達を待たねばならなかった。

甲状腺機能亢進性ニューロパチー（Hyperthyroid Neuropathy）

重篤な甲状腺中毒症における運動神経ニューロパチーは、まず初めにシャルコーが記載し、やや遅れてジョフロア（Joffroy）が「バセドーの対麻痺」（Basedow's paraplegia）として記載した。

肥厚性ニューロパチー（Hypertrophic Neuropathy）

一八九三年にデジェリーヌとソッタは、つま先の背屈力の低下、足関節の背屈と回外力の低下、脊椎の後・側弯、遠位筋の萎縮と遠位部の感覚脱出、上肢の共同運動失調、腱反射消失、縮瞳、眼振など同じ症状をもっている兄弟のことを書いている。そのうちの一人は解剖で、末梢神経の肥厚が発見された。デジェリーヌとソッタは独立した疾患と解釈したが、当時はこれはシャルコー＝マリー＝トゥース病の亜型であると考えられた。その後、神経の肥厚を有しながら症状の異なる症例が数多く報告されたため、肥厚性ニューロパチーは様々な病因に伴う非特異的な症候群であると改められた。

神経の肥大にはいろいろな程度があり、脊髄の部分的圧迫を起こすほど太くなることもあり、肥厚した神経には有髄神経の間に点在しているタマネギの皮状の細胞増殖が観察される。臨床経過は様々で、進行性のものも、間欠性の進行を示すものも、緩解を示すものも、変化を示さないものもある。

脚気（Beri-Beri）

中国では、下肢の腫脹と不安定歩行を主徴とする疾患が、「脚気」（leg and air 病）という名で一世紀頃から知られてきていた。一六四二年、灼熱足（burning feet）に罹患したオランダの医師ボンティウス（Bontius）は、現在では脚気と呼ばれ、東洋の人々が「陸風」（land winds）によるとしていたこの疾患を詳しく書き留めた。世界の他の地域では、戦争や飢饉で食物が欠乏したときに見られてきたものであり、伝染病と広く考えられていたのだが、一八九六年に、同じくオランダの病理学者エイクマン（Eijkman）がヒヨコを使った実験で、精白した米が原因であることを突きとめた。臨床的には、栄養障害としばしば慢性アルコール中毒が相俟って、消化管障害と全身の感染症からなる疾患群を引き起こす。典型的な神経症状は重篤な多発性神経炎である。アメリカ（ポーランド生まれ）の化学者フンク（Funk）は、ピリミジン塩基の投与で治療できることを示した。彼はこの物質をビタミン（vitamine—vital amine）と呼んだが、のちにアミン（amine）ではないことが判明したため、名前から〝e〟が外された（vitamin）。

ペラグラ（Pellagra）

栄養障害によるこの疾患は、認識はされないながらも太古の昔から存在していたものと思われる。スペインの宮廷医だったガスパール・カザル（Gaspar Casal）は、彼の死後、一七六二年に公開された論文の中でその症状として、「バラ色病」（mal de la rosa）と呼ばれる皮膚の紅斑、消化管障害、重篤な知能障害を挙げている。彼はこれを癩病の一型と考え、食事療法、ミルク、チーズ、卵、新鮮な肉などで治療し得ると考えた。一八九七年、ヘンリ・ストラッチャン（Henry Strachan）は、ジャマイカ・インデアンに見られる多発性神経炎について書いている。

ペラグラの特徴は下肢の有痛性・灼熱性の知覚障害と筋の痙縮であり、下肢の温痛覚と、のちには位置覚と振動覚が障害される。歩行は失調性となり、患者にはあたかも綿の上を歩いているかのように感じられる。皮膚の粘膜はひび割れして裂けてしまう。スタンヌ（Stannes）は、皮膚症状に基づいてこれを「ペラグラ」（pellagra＝粗い皮膚）と名づけたが、ミラノのフランチェスコ・フラポリ（Francesco Frapolli）がそれより前に同じ病名をつけていた。この疾患にかかるのは、十分な食事がとれずニコチン酸の少ない食物を摂取している地方の人々、あるいはそのような状態に置かれている人々である。

神経圧迫症候群（Nerve Compression Syndromes）

神経圧迫の結果として起こる疼痛は、人類を長年にわたって苦しめてきたが、原因が確定されたのはほんの最近のことである。坐骨神経痛はヒッポクラテス学派が早い時期に書いており、原因としては身体的なものとエーテル（心気）の二つがあると考えられた。ようやくこれは椎間板の変性によるものが大部分であるとわかったのは二〇世紀に入ったばかりの頃だった。他の圧迫疾患はそれより少し前に解明されている。一八九六年、シャルコーの弟子ピエール・マリーにより末端肥大症の患者が左手の痛みと筋力低下を訴えることが報告された。その三年後にスターン（Stern）は、正中神経の圧迫により夜間に起こる指先のしびれについて書いている。しかし、手根管症候群は、一九四一年にウォルトマン（Woltman）が報告するまでは一般の認めるところとならなかった。そのとき以来、多くの神経圧迫症候群が記載されるようになっている（たとえば、胸郭出口症候群、腓骨神経症候群、三叉神経痛など）。

遺伝性感覚神経根性ニューロパチー（Hereditary Sensory Radicular Neuropathy）

一八五二年に、足にできた無痛性の潰瘍のために幾度となく足の切断を余儀なくされた一人の指物師《さしものし》の症例が報告されている。報告者の氏名は書かれていないが、フランスのオーギュスト・ネラトン

(Auguste Nélaton) と思われる。患者の二人の兄弟と三人の子供も同様の潰瘍をもっていた。その後五〇年の間に類似の症例がいくつか示され、そのうちの一例で後根神経節に変性が認められている(遺伝性感覚神経根性ニューロパチー)。しかし、個々の症例については、凹足、脊髄空洞症、潜在性二分脊椎、筋の萎縮や糖尿病やアルコール中毒などによる様々なその他の疾患などの異なった基礎的な病因が考慮されねばならないだろう。

遺伝性反復性ニューロパチー(Hereditary Recurring Neuropathy)

シャルコー、マリー、およびトゥースによって記されて以来、遺伝性進行性ニューロパチーはよく知られてきているのだが、回復と再発をくり返す症例は稀であり、あまり理解されていなかった。一八八六年、ドレシュフェルト(Dreschfeld)は、肩と腕に突発性の痛みと筋力低下が起こるものの、徐々に回復していく二人の姉妹のことを書いている。同様な上肢を侵す家族性の麻痺が報告されてきているが、反復性の家族性の末梢神経性の麻痺はさほどは多くはないものである。

癌性ニューロパチー(Neuropathy Secondary to Cancer)

癌と末梢のニューロパチーの合併に初めて言及したのは、おそらくはオッペンハイムであり、一八八八年のことだった。オーシェ(Auché)その他の報告がそのすぐ後に続いている。感覚あるいは感覚・運動障害が、原発癌の発見より何ヶ月あるいは何年も前から、しばしば先行して現われる。癌に合併する純粋な感覚性ニューロパチーは、ウェーバー(Weber)とヒルが一八九三年に書いており、彼らはこれを偶発的なものにすぎないと考えた。しかしその後、癌に伴う多くの脳症や脊髄症やニューロパチーが報告された。こうしたニューロパチーは、様々なタイプの悪性腫瘍に合併するものであり、最も多いのは気管支癌やリンパ腫、白血病、骨髄腫に合併するものである。

下肢静止不能症（"Restless Legs"）

クリッチリーが主張するように"restless legs"と名づけたのはトマス・ウィリスかもしれないが（Critchley M: *The Divine Banquet of the Brain and Other Essays.* 1979）、この疾患が文献の中に再び登場するのはそれから一世紀半以上も過ぎてからのことである。

一八四九年に、マグヌス・フス（Magnus Huss）は、三人のアルコール中毒患者について述べている。彼らは、寝ていると、両下肢に虫の這うような違和感を感じ、足を動かしたいという衝動を抑えられないと訴えていて、気を鎮めるために夜間に起き上がり、歩き回らざるを得なかった。一八六一年にウィットマルク（Witmark）はこれを"anxietas tibiarum"（下肢の不安症）と呼んでおり、この言葉は"restless legs"を意味しているものである。その後、何人かが同様の疾患を報告したが、初めて詳細に記述したのはエクボム（Ekbom）だった。彼によれば、基本的な症状は、虫の這うような奇妙な感覚を皮下の筋肉内や骨の中にすら感じることである。この感覚は、一側あるいは両側の下肢、あるいは稀には腕にも起こる。こうした苛立《いらだ》たしいむずむず感は患者の気分を憂鬱にさせる。この感覚は普通は夕刻、患者が休息状態のとき、患者が疲れて休んでいたり、ベッドに入ったときに限って起こる。歩き回ったり、下肢をマッサージすると軽くなり、寒冷に曝すこと、冷たい空気に当てることも有効である。両性に見られ、ときには何年も続く。少数例で鉄の欠乏が原因とされたが、一般的には原因不明で、治療法も見つかっていない。

第六章　神経疾患患者の臨床的ならびに病理学的検査

何千年もの間、人は身体の状態を検査するのにわずかな単純な方法——視診、触診、聴診を用いてきていた。これらによって検者は身体の働きの状態を読み取ることができたのである。しかし、こうした検査法は、骨の中に納められている脳や脊髄の活動を判断するには適当ではなく、脳脊髄の活動状況を診るには、体の一部を刺激して反応を見る検査法が開発される必要があった。

一八三六年に、英国のマーシャル・ホールがある種の反射活動を発見したとき、人類は、体の一部の反応性を検査する基本原理を手中に収めた。ヨーロッパの神経学者たちはこうした検査法の重要性を正しく理解した。神経系のそれぞれの体節はそれに特有な反応をもっており、その反応は、反射弓が正しく機能しているかぎりは引き出せるということが明らかになったわけである。瞬《また》く間に、神経学者たちは身体内の反射弓を見つけ出し、それを利用して、頭からつま先までの神経系の活動を評価する一連の検査法を作り上げ、それらを組み合わせることにより系統立った神経学的検査法を確立させた。

臨床神経学的検査法

中世にあっては、医師による患者の検査といえば、視診と脈の触診と尿の観察から成り立っていた。ある医師は尿壺を見ただけで治療法を決めていた。尿の外見——色や濃さ、浮遊物や微粒子の存在など——に基づいて患者の病気を診断し、治療法をも処方していたわけである。

ルネサンス期になると、医師は患者の病歴に、より多くの注意を向けている。患者の訴えが病気そのものであると見なされて、訴えは疾病の症状であると考えるより、訴え自体が治療対象とされていた。だが、一六世紀になり死後の解剖が一般化するに伴って、体液の考えは棄て去られ、訴えの背後にある身体的な基盤が探求された。したがって、たとえば腕の筋力の減弱も、腕の局所的な疾患としてのみならず、脳や脊髄の障害として認識された。とはいえ、脳脊髄は骨の中にあるものなので、表面的な検査では機能についての情報はほとんど得られず、科学者たちが感覚や運動や反射活動の神経学的基礎を明らかにする以前には、脳脊髄の活動を客観的に評価するのは不可能だった。

神経系の検査の科学的な基礎は一九世紀に発達している。一八三六年にマーシャル・ホールは、のちに反射弓と名づけられた興奮運動系を説明し、適当な刺激を与えれば、意思による制御とは無関係に、ある筋肉の収縮を起こし得ると主張した。そのおかげで昏睡状態の患者であっても正常な呼吸運動ができるのであり、脊髄横断のレベルより下の筋についても、ショック期の後には緊張が、正常、あるいは増強した状態で保たれる。神経学的検査法の多くはこのような原理の上に発達したが、神経系を研究していた臨床家たちがこうした手引きを利用するようになるまでに多少の時間を費した。ドイツのロンベルクが一八四四年に書いている初の神経学の教科書は、感覚と運動の神経障害（末梢神経障害）については詳細な記述があるものの、障害を診断する方法は何も紹介していない。また、いくつかの個別の感覚障害のテスト（ロンベルク・テスト）や運動麻痺のことは言ってはいても、反射については挙睾反射を挙げたにすぎない。瞳孔反射も、イブン・シーナー（アビセンナ）が何世紀も前に気づいているのに、この本には書かれていない。

このすぐ後に、デュシェンヌ・ド・ブーローニュが筋・神経の正常、異常な電気反応を詳述したが、臨床との関連づけはほとんどなされていなかった。一八七一年には、アメリカのウィリアム・アレクサンダー・ハモンド（William Alexander Hammond）が、様々な補助検査用具、眼底鏡、頭部血色素計（頭蓋内圧測定に用いられた）、触覚計、温度計、筋力計、生検用套管針、電気刺激装置などの一覧を作っているものの、反射検査用の器具については何も言及していない。

神経系の機能検査のための系統だった日常検査法が確立したのは、一九世紀の終わり頃、フランスの臨床医たちが神経系の疾患に興味をもつようになってからのことである。一八七七年にシャルコーは「患者の系統的検査法」を書いている。彼は、患者の病歴を簡単に述べた後、振戦や異常体位などの明らかな運動障害を受講者に示し、次いで四肢の筋力を検査し、脊髄けいれん（クローヌス）や筋拘縮や血流障害の有無を調べ、皮膚温度を測定した上で、これらの観察に基づいて、患者の述べる訴えの鑑別診断を考察するのが常だった。

さらに可能なかぎり多くの神経系の機能について、より詳細に検査する医師もいた。一八八二年、ブラムウェル（Bramwell）は、脊髄疾患患者の検査法の概要を示している。病歴を聴取中に、患者の全身的な外観――顔の表情、態度、歩行、栄養状態など――を観察し、聴取後に評価をまとめる。筋力計で筋力を測定し、筋の興奮性を誘導電流や電池電流や機械的な刺激で検査する。筋緊張度を受動運動の抵抗感で判定する。反射については、表在性（足底反射、臀部反射、挙睾反射、腹壁反射、上腹部反射、肩胛骨間反射）、深部反射（膝蓋腱反射、足クローヌス）、内臓反射（膀胱、直腸反射）を調べる。筋の共同運動も調べる。感覚機能は、痛み、感覚鈍麻、しびれ、蟻走感、温度錯感覚などについての質問への答えから評価する。触、痛、温度感覚の検査を行う。皮膚の血管運動反応と栄養状態の変化に注意する。脊柱を触診して運動時の可動性と不快感を判断する。このような検査を行えば、脊椎と脊髄に対する満足すべき診断が期待できるのは明らかである。

一八八八年、ガワーズは神経系疾患に関する著書を出し、運動症状、感覚症状、反射、栄養障害、電気興奮性の見出しを掲げ、臨床神経学的検査法を概観するとともに、この本の別な章では脳神経の検査法についても述べている。一八九〇年にはオッペンハイムも神経学的検査法の詳細な記述を残している。［表6－1］はヴェルニッケ（一八八一年）とミルズ（一八九八年）による臨床検査法をまとめたものである。

脳神経

古い時代の解剖学者は、神経を二つのグループ、すなわち脳から出る神経と脊髄から出る神経に分けていた。脳底から発して、頭蓋の孔を通って出る脳神経は、アレクサンドリアの解剖学者もすでにわかっていたようであるが、分布にまでは注意を向けていなかった。脳をあるがままの位置で解剖するという彼らの方法では、脳底にある神経を十分に観察することは初めから不可能だったのである。その結果、脳神経の番号化は、ガレノスがウシの脳を観察し、前後に並んでいる頭蓋からの出口の順序に従い

表 6－1　19世紀後半の神経学的検査法

ヴェルニッケ（1881）	ミルズ（1898）
自覚症状	
—頭痛、めまい、嘔吐	—思考障害、痛み、頭痛、視覚と聴覚障害
他覚的所見	
—感覚と知能状態	—知能テスト（気分と記憶を含む）
—植物機能（体温、脈拍、食欲、尿）	—血管運動系、栄養状態、分泌機能、脈拍、体温測定
—脳神経（眼底）	—嗅覚、眼底検査、視力と眼球の状態、瞳孔反応、顔の感覚と運動、味覚と聴覚
—運動障害（麻痺、反射、異常運動）	—運動状態—筋力、共同運動、筋の状態、線維性収縮、電気反応
	—反射、皮膚反射（腹壁、足底、挙睾、肛門）、深部反射（脛骨、撓骨、膝蓋腱、拇趾反射、足クローヌス、二頭筋、三頭筋と撓骨）
—感覚障害（半身知覚麻痺、知覚鈍麻）	—感覚状態（知覚測定、２点識別、温度覚、圧覚、筋覚、位置覚）
—平衡感覚と歩行	—ロンベルクテスト
—言語（吃語、抑揚、等）	

七対の脳神経を列挙するまでなされなかった。一つの孔から出ていっているある神経が、いくつかの異なる神経の束で構成されていることは、ガレノスにも認識されていた。何世紀かの後、フォン・ゼンメリングは、この外見上の差異は機能上の差異を意味していることに気がついて、解剖生理学的に脳神経を一二対に分けており、この分類は今日まで使われている。

臨床的あるいはベッドサイドにおける脳神経の検査は、前世紀(一九世紀)以降、今日までほとんど変わっていない。一八八八年にガワーズが教科書で書いた脳神経の機能検査も、現在用いられているものとほんのわずかしか違っていない。脳神経は以下のように検査された。

嗅神経

臭いの感覚が鼻で認識されるものであることは古代ギリシアの哲学者たちも知ってはいたが、その神経経路を初めて明らかにしたのはガレノスである。彼は、臭いを鼻から脳に運ぶ導管(嗅索)について書いている。この考えはその後長く信じられてきたのだが、西暦八〇〇年頃の作者不明の文書がこれに異を唱えている。それによれば、導管が臭いを鼻腔から脳へ運んでいるのではなく、神経が精気を運ぶのであるとされている。この考えはさらに八〇〇年を経たのちにルネサンスの解剖学者たちにより、より洗練されたものとなった。トマス・ウィリスは、鼻から出る白い索の太さが嗅覚の発生学的な重要性に従い異なっていることを観察し、これが臭いの情報を脳室に伝えるのだと結論づけた。この解釈はすべての哲学者には受け入れられず、ある者は臭いは血液によって運ばれて認識されるのだと考えた。

解剖学的、臨床的な証拠が積み重ねられるに伴って、ウィリスの第一脳神経が嗅覚を受け持っていることが明瞭になってきた。嗅覚の喪失例は、古い文献の中にはそう多くはないのだが、時折は報告されている。たとえば、ローワーは、今でいう嗅窩髄膜腫と思われる「硬性下垂体腫瘍」(scirrhous pituitary tumor) による嗅球の圧迫が原因で嗅覚消失に陥った症例について書いている。また、ロンジェ (Longet) は、嗅索が欠損していて先天的に嗅覚を欠いてはいるが、鼻の触覚は保たれている一症例について述べている。一九世紀の解剖学者たちは嗅索を脳底から視床まで追跡しているのだが、マジャンディが、顔の感覚神経（三叉神経）が嗅覚を伝えるのだと主張したために、問題は未解決のまま残された。

臨床神経学者が神経系の機能を系統的に研究しはじめて以降、嗅覚消失が注目されるようになっている。たとえば、ジョン・ヒューリングス・ジャクソンは、馬に頭を蹴られた結果「臭いの感覚を永久的に失った」一人の男を診察している。その六年後の一八七〇年にはノッタ (Notta) が、臭いの感覚を失って八週後に回復した男の例を書いており、同じ年にオーグルは、篩骨板のところで嗅神経が切れたとき、嗅覚は保たれているものだろうかと疑問を投げかけている。彼は、嗅覚の消失を味覚の消失と区別していた。嗅覚が失われても味覚は失われないからである。一八七六年にフェリアーがこの事実を確かめている。彼は、頭部外傷患者で、味覚は回復するのに嗅覚は永久的に失われ得ることに気がついた。これらの臨床経験に基づいて、第一脳神経の役割は嗅覚であることが確立された。

視神経

眼球の外傷によって盲が生じることは太古の昔からわかっていた。最も古い記述はヒッポクラテスによるもので、「眉への外傷で視力の低下が起こる」と書いている。ガレノスはさらに具体的に、視神経への外傷は盲を起こすと言っている。いっぽう、アラブの医師たちは、視覚の理解には貢献したが、中枢における視覚路についての知識となると、一つとしてつけ加えてはいなかった。ウィリスは“seeing

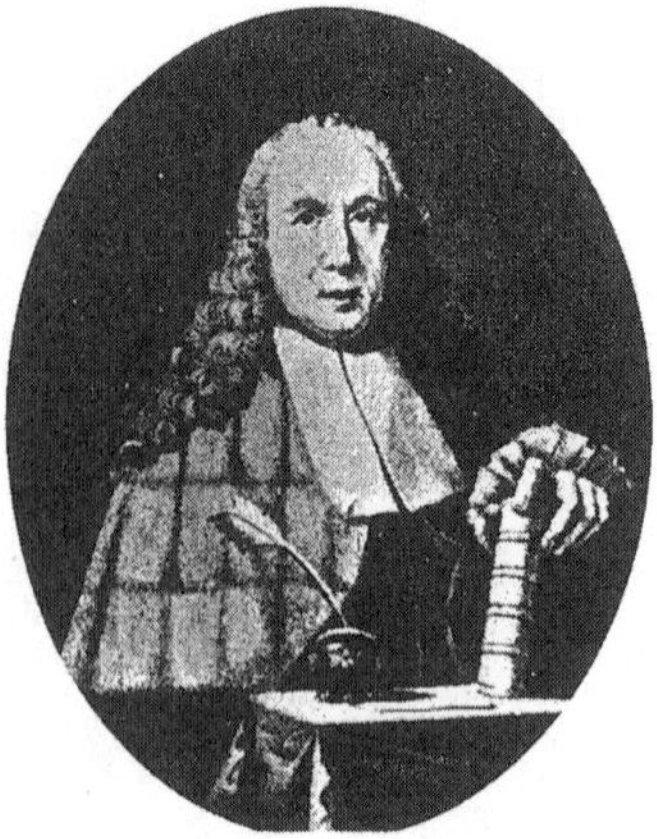

図6－1　モルガーニ（1682-1771）。（*From* Classics of Neurology. *Huntington, NY: Krieger, 1971*）

nerves"（視神経）を、眼球から脳底の視神経前室あるいは視床まで動物精気を運ぶものであると考えており、そこから映像あるいは"sensible species"（視覚という種類の感覚）が共通感覚中枢に送られるのであろうと推理した。

死後の解剖が行われるようになると、視覚障害の原因と範囲を明らかにすることが可能になった。モルガーニ（図6－1）は一七八〇年の報告で、盲は怒張した血管が視神経を圧迫することによって起こると述べた。デュポンシェル（Duponchel）は一八二二年、盲の原因は視神経の外傷であるとし、シャセニャック（Chassaignac）はより詳細に、頭蓋底骨折で蝶形骨に骨折が及んだとき盲になると説明している。

その数年後、ヌーン（Nuhn）は、視神経管に骨折が走ると視神経が損傷すると言っており、眼底鏡が発明されると、頭蓋底骨折によって起こる眼底や視神経乳頭の変化を直接見ることが可能となった。

一八八三年には、視神経交叉部への外傷がニーデン（Nieden）によって初めて報告されている。翌年には、それによって起こる視野の欠損を、テュフィエ（Tuffier）とシェーラー（Shöler）、ウートフ（Uhthoff）の三人が書いている。モルガーニは一七一九年、当時は中枢内の視覚路はまだ知られていなかったにもかかわらず、後頭葉に病巣をもつ患者が同名半盲を示すと述べている。頭部外傷後の視野障害はガワーズによって示された。視索と外側膝状体は位置関係からいって外傷のみでは障害を受けるのは稀である。初めて視索の障害に言及したのはおそらくはシュテッフェン（Steffen）であろうが、この障害は一八八五年にヴィルブラント（Wilbrand）の剖検報告で確認された。

ガワーズは視力と色神を検査する表を考案した。彼はまた視野を検査して、視神経、視交叉、視索、視放線の障害に特有な視野の欠損像を示している。

動眼、滑車、外転神経

眼球の運動性は、指を患者の視野の中で動かして、それを目で追わせることで検査する。この方法で、眼球運動の範囲と運動のスムーズさ、眼振の有無を調べている。また、瞳孔の状態——大きさ、形、対光反応、輻輳反応を調べる。眼裂の大きさと顔面の発汗異常も観察された。

三叉神経

三叉神経の三つの枝の領域の触・痛覚を検査する。咀嚼筋の収縮力の強さも評価する。

顔面神経

ガレノスは顔面神経と聴神経を一つの群にまとめたが、ウィリスはそれを分離した。以来、この二つは別個の神経と見なされている。上部および下部顔面筋の筋力をテストするには、顔をいろいろにしかめさせて各種の筋の動きを観察し、同時に、顔面筋の振戦、線維性収縮、けいれんなどにも注意する。味覚のテストは、舌に塩味、酸味、甘味、苦味のものを塗ってから、患者にどんな味かを言わせている。頭部外傷後には味覚がしばしば消失することが知られていたが、どの神経の障害によるかを厳密に決定することはできなかった。フェリアーは、嗅覚と味覚は別々に障害され得ることに気づいたが、味覚を認識する部位と神経経路がわかったのは、脳外科医が顔に関係する様々な神経の切断結果を観察するようになってからのことである。

聴覚、前庭神経

聴覚と前庭神経は、初期の解剖学者や古代ローマの医師たちにより特定された。これらの神経の機能をテストする方法は、当時は粗雑なものしかなかったが、ルネサンス期を過ぎると、聴力は音叉で、前庭機能は外耳孔に温水と冷水を注入することにより判定された。耳性めまいは一八六一年にフランスの医師メニエール（Ménière）によって記載され、一八七四年にシャルコーはそれを“vertigo ab aure loesa”と名づけている。一九世紀の初めには、チェコスロヴァキアのプルキンエ（Purkinje）とフルラーンスが実験結果に基づいて、眼振は小脳あるいは前庭の障害によって起こると言っている。

舌咽神経

ガワーズは上部咽頭の麻痺をもつ患者を観察したが、舌咽神経の機能検査法は不確かであると認めていた。

迷走神経

迷走神経の機能を検査するため、声の性質や嚥下機能がテストされた。喉や食道、胃の動きを調べ、軟口蓋の動きと反射が検査された。しかし、ガワーズはこれらは、迷走神経の機能ではないだろうと言っていた。

副神経

ガワーズは、喉頭の動きと胸鎖乳突筋と僧帽筋の動きを副神経の活動の中に含めている。

舌下神経

舌下神経をテストするには、舌の随意的および不随意的運動の両方が観察されている。

ガワーズは、反射活動の中で、皮膚反射と筋あるいは腱反射を区別し、皮膚反射として、足底、臀部、挙睾、腹壁反射ならびに結膜、虹彩（瞳孔）、頸反射などの脳神経の反射を挙げている。腱反射としては、膝蓋腱反射、亢進した場合は足クローヌスとなるアキレス腱反射などを挙げている。

このように一九世紀の終わりまでに、神経学的検査法は非常に近代的な装いをこらすようになっている。しかしながら、多くのテスト――たとえば高次精神機能、脳神経の活動、筋緊張性、立体覚消失、病的足底反射など——は、日常検査項目の中に取り込まれるには至っていなかった。

脳の電気活動

大脳皮質の機能判定に用いられたもう一つの検査技術は、脳の電気活動についての研究から生まれたものだった。筋が収縮するときの活動電位に関するドイツの生理学者デュ・ボア・レーモンの報告に刺激され、英国リヴァプールの医師リチャード・ケートン（Richard Caton）は脳にも同じ活動電位があるのではないかと考えた。その可能性を探るために、ケートンがウサギとサルの脳を露出させ、皮質の上に電流計の電極を置いたところ、様々に変動する電位が観察された。一側の目に光を当てると、対側の脳の電位に変化が生じ、基線の動揺は呼吸や心拍のリズムとは無関係であるともわかってきた。彼は、酸素飽和度や麻酔の深度を変えたり、動物を殺したりすることにより、この電位変動は大脳の生理活動に由来するものであることを証明し、さらには、電極を頭蓋骨の外に置いたときにも微細な電気の波を検出できた。彼はこの発見を一八八七年に、ワシントンDCで開かれた第九回国際医学会で発表している。

ところが、一八七五年のケートンの脳の活動電位の発見はほとんど注目されなかった。生理学者がほとんど読まない「ブリティッシュ・メディカル・ジャーナル」に報告が載ったためである。脳波はアードルフ・ベック（Adolph Beck）によって、一五年後に再発見されることになる。ベックは、カエル、ウサギ、イヌの脳の中に「継続的な漸増・漸減の変化を示す波がある」と言っている。ケートンと同様にベックも、マグネシウムリボンを動物の目の前で光らせると、後頭葉皮質の電気活動が休息状態の遅い波形に重なる形で増大することを見出した。

ベックの成果が公表されるや、フライシュル・フォン・マルコヴ（Fleischl von Marxow）という名のウィーンの生理学教授が学術誌に手紙を書いて、感覚刺激が脳の中に電位活動を生じさせ、鋭敏な電流計を用いればそれが測定可能であることは自分がすでに証明していたと主張した。彼は実験結果を一八八三年の日付の入った封書の形でウィーン帝国科学アカデミーへ出していた。活動電位を頭蓋骨から記録したが、「ヒトの脳の心理的な活動で起きる電流を頭皮上から記録することも可能であろう」と彼は書いている。

この問題での優先権は、ケートンが彼の実験結果を「ブリティッシュ・メディカル・ジャーナル」で公表した時点で定まったかに思われた。しかし、翌年にロシアのヴァシーリー・ヤコヴレヴィッチ・ダニレフスキー（Vasili Yakovlevich Danilevsky）が「生理学中央雑誌」（Zentralblatt für Physiologie）の編集者に手紙を送り、一八七六年の学位論文の中で、脳の中の「自発的な電気活動をすでに明らかにしていた」と主張した。実際、ロシアの何人かの研究者たちがベックよりも先にこのような電気活動を観察してい

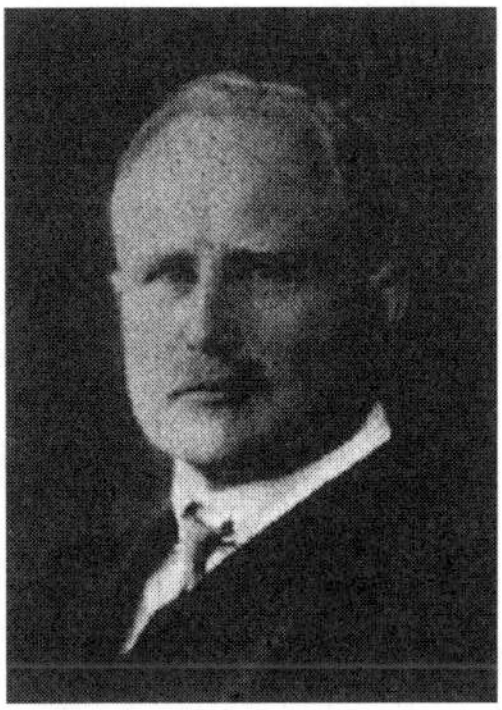

図6-2　ハンス・ベルガー（1873-1941）。（*From* A History of Neurosurgery, *p241*）

たのであった。

電位を増幅するための真空管が発明されると、ドイツ・イェーナの精神科医ハンス・ベルガー（Hans Berger　図6－2）は記録法を改良し、ケートンの発見を確認したうえで、さらにヒトへの応用にまで発展させた。この検査法を彼は「脳波検査法」（electroencephalography）と命名し、脳疾患では電位に異常が生じることを示している。かくして、臨床医や生理学者の目の前に、脳研究の新たな道が開けたのである。

医学図解（Medical Illustrations）

初期の神経学の文献は、病理学的な所見が生き生きとした言葉で記されるのが常であったが、図はあまり用いられなかった。写真術が一九世紀前半に実用化されていたにもかかわらず、ほとんどの教科書で線画の図が使用され、チャールズ・ベルの本のような芸術的なスケッチは稀であった。一八七一年のハモンドの本を開いてみると、図は一〇〇頁につき三枚以下でしかなく、シャルコーも神経系疾患の講義録の中で一〇〇頁につき八枚しか使っていなかった。ガワーズのマニュアル、オッペンハイムの教科書は、一〇〇頁につきそれぞれ二八枚、三〇枚となっている。また、マキューエンの脳感染症に関する本では一〇〇頁につき一七枚の挿し絵が入れられ、一九〇五年のデュレの本は一〇〇頁につき三六枚の図版がある。ところが、一九〇八年のクッシングの本では一〇〇頁につき五六枚もの図版が載せられている——ほとんどすべての見開きに写真が載っているわけである。医学画家も、頭角を現わしつつあるところであった。

神経活動に伴う化学産生物質

脳脊髄液

脳膜の中に含まれる水様液は、エドウィン・スミス・パピルスにも書かれているが、初期の哲学者たちは脳内の空洞のほうに目を奪われており、水様液は忘れられた存在と化していた。古代ギリシア人やローマ人はこの空洞を知ってはいたが、液体で満たされているということに気がついてはいなかった。たしかにベレンガーリオ・ダ・カルピが、脳には水様の排泄物があり、解剖時に脳室内に見られるものだとは述べてはいるが、脳室内液について最初に明確な説明を行ったのは、イタリアの解剖学者で、一六世紀の初頭にヴェネツィアで活躍していたニッコロ・マッサである。彼は脳室のことをこう言っている。「この空洞内の水様の剰余物についていうと、これは脳の他の部分からここに送られてきて、空洞から孔を通って廃棄されるものである。特に注目すべきは、上述の脳からの水様剰余物質が空洞に充満している、あるいは半分ほど満たしているのを私は常に観察していることである」。

その後の何世紀かにわたって、脳室内液の存在は、多くの解剖学者によって語られた。トマス・ウィリスはこの液体の役割を次のように考えていた。

> 現代人はこれらの場所を汚れたところと考え、これは分泌物を排出する単なる下水道にすぎないと主張している。……ある事実がこの考えを強めてきた。というのは死者の脳室はしばしば水で満たされているのが観察され、さらにそれを排泄するために漏斗を通って篩骨板

に開口する通路があるように見えるからである。

この篩骨板からの排水という考え方は、まず初めにシュナイダー（Schneider）によって記されて、ローワーとウィリスが鼻カタルとして敷衍したものであったが、ことによると脳脊髄液鼻漏のことを指していたのかとも考えられる。だとすれば、ウィリスはその重要性を理解していなかったことになる。

しかしながら、この時代までは、注意はほとんど脳室系の液体にばかり向いていた。一六九二年に、イタリアの解剖学者ヴァルサルヴァ（Valsalva）が、脳幹の周囲の液体は関節腔内の液体に似ていると一言述べている。次の世紀、スウェーデンボリは、一七四一年から四四年に出された脳に関する論文で、「小脳と第四脳室の脈絡叢」のリンパ液に言及し、彼の言うところのリンパ液は、延髄と脊髄の周囲に存在すると述べている。疑いもなくスウェーデンボリは脳脊髄液を指しているが、彼の仕事が著作として刊行されたのは、かなり遅れて一八八二〜八七年だったため、せっかくの観察結果もほとんど評価されなかった。その後、ハラーとモルガーニの二人が偶然に、脳底を取り巻く液体に言及したのであった。

同じことはナポリのドメニコ・コトゥーニョ（Domenico Cotugno　図6-3）についても言える。彼は、その有名な著書『座骨神経に関する覚え書き *De ischiade nervosa commentarius*』の中で、脳の外と脊髄の周囲の液体が見つからずじまいだったのは、頭の解剖の方法に問題があったためだと述べている。コトゥーニョはこう書いている。

今まで解剖学者たちは脊柱内と脳の周囲に大量に貯留している水を見落としていた。それは解剖の際に一般に行われる愚かな方法のためである。彼らが脳を見ようとするとき、頭を頸で切断するのが一般である。そうすれば、頸椎の中を下に降りる硬膜の管は切断されて、脳の周囲と脊椎の中にあった水は瞬時にして失われてしまうのだ。

コトゥーニョは、脳室内の液体はシルヴィウス水道と第四脳室を通ったのちに脊髄の周囲にある水と合流することに気がついた。歴史家たちは彼の発見に対して高い評価を与えてきたが、実際には、観察結果が記されている坐骨神経痛に関する小本はほとんど読まれることがなかったし、評価もされてこなかった。

脳・脊髄の中と周囲にある水の本質と分布が正しく理解されたのは、マジャンディが彼の命名による

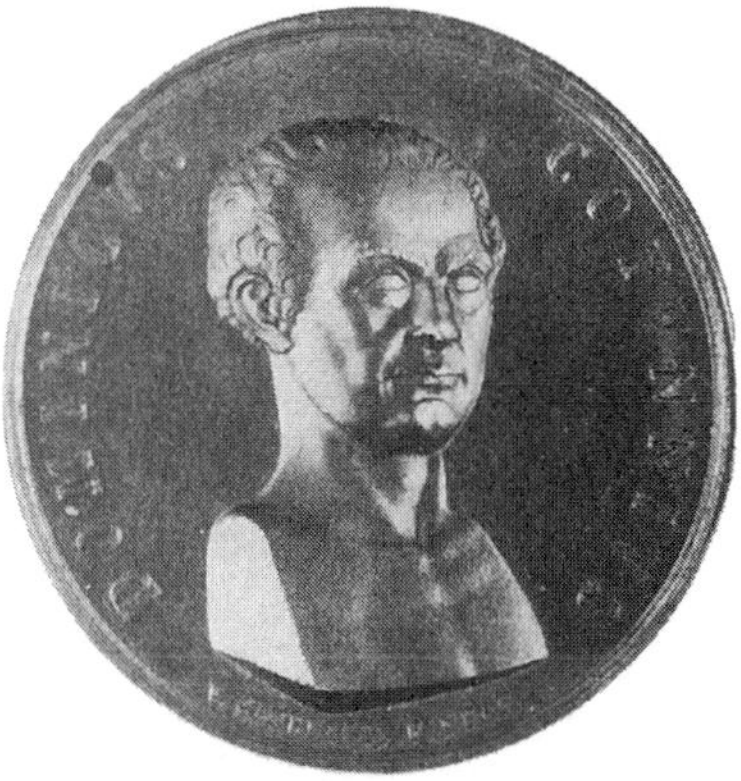

図6-3　ドメニコ・コトゥーニョ（1736-1822）。（*From the collection of A. Earl Walker*）

"le liquide cephalo-spinal"（脳脊髄液）の研究成果を発表してからである。マジャンディは一八二五年一月一〇日に発表した論文で、脳脊髄液は正常な水のような成分で、ヒトおよび動物の脳の軟膜とクモ膜の間に存在していると指摘した。さらには、脳室系は常時液体で満たされ、精神機能に欠陥を生じさせないためには二オンスほどの量が必要であり、かといって、それ以上になってしまうと、運動麻痺と痴呆が生じ得るとも述べている。マジャンディによれば、脊椎管の中で作られた液は脳室内に入り得るし、脳室内で作られた液が反対に、後脳室を通り、正中部の開口から脳底の脊髄液系に入って、そこから脊髄に沿って仙髄嚢まで達することも可能である。パリ科学アカデミーに提出した論文で、マジャンディはのちに彼の名がつくことになる第四脳室と大槽の間の正中部の開口を蝋《ろう》の模型で説明している。彼は、脳室内の液は呼吸によって絶えず攪拌《かくはん》されていると信じていたため、「われわれが空気を肺に吸い込むと、液の一部は脳室から出て脊柱管に移動する。呼気の際に肺から空気を吐くと、液は上記の導管、特に中脳水道を通って脳室内に戻る。したがって中脳水道はあるときは一方向に、別のときには逆方向に液を運ぶのである」と述べている。実に明敏な観察である！

第四脳室の外側陥凹は、その後、ドイツのフーベルト・フォン・ルシュカ（Hubert von Luschka 図6－4）が脳の脈絡叢に関する美しいイラスト入りの著書の中で記載した。ルシュカは、脳脊髄液が毛細血管から軟膜への、あるいは脳室上衣からの単純な漏出液だとする考えに疑問を呈し、次のように書いている。「脳脊髄液の産生源として最も重要なのは脈絡叢であるというのが大方の一致した見方である。しかしながら、脳室上皮細胞の変わった形から推測できるように、脳室上衣、それから外側の膜（軟膜）も、髄液産生に何らかの関与をしている」。

一九世紀の初め頃、マンロー（Munro）とケリー（Kellie）は共同で、閉鎖箱である頭蓋骨は一定量の液性成分を含んでいるとする説を定着させた。しかし、ロイ（Roy）とシェリントンは一八九〇年に、この考えを批判して、脳の血液循環は血圧に対応して変化するはずであるし、脳の各部の循環要求量にも対応し、変化するはずだと言っている。コッブ（Cobb）と協力者たちが、脳循環は内在的な調節機構で制御されているのだと示したのは、それから半世紀のちのことだった。

脳脊髄液の機能

かつて、脳内や脳底部の水のことは幾人かの医師が知ってはいたが、その存在の真の理由は誰にも説明できなかった。ウィリスは、分泌物を外に運び出す汚水溝の役目を果たしているのだろうと推測し、ハラーは次の世紀に、動脈から薄い液が脳室内に分泌され、静脈から吸収されると書いている。その半世紀前の一七〇五年には、アントーニョ・パッキオニが静脈洞に沿って存在しているくも膜の顆粒を記

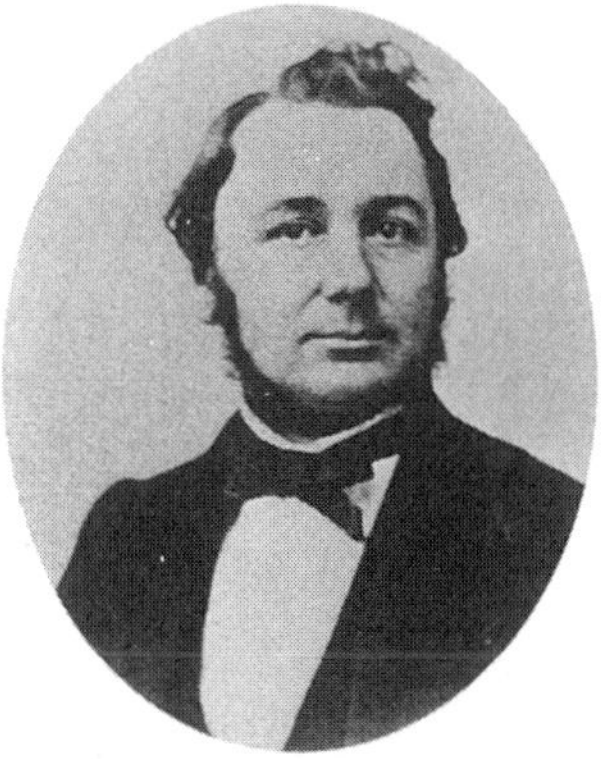

図 6 - 4　ルシュカ。第 4 脳室の外側陥凹を記載した。（*From the collection of A. Earl Walker*）

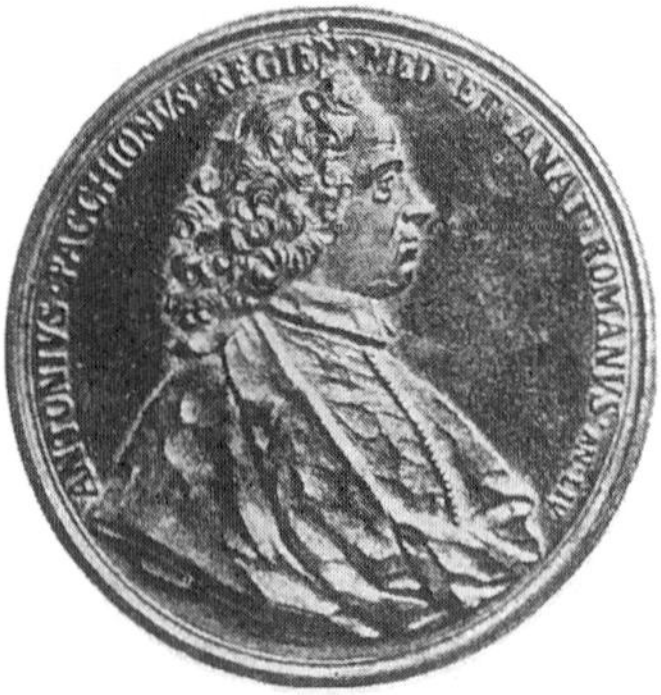

図6－5　アントーニョ・パッキオニ。静脈洞に沿ったくも膜の房状の顆粒を記載した。(*From the collection of A. Earl Walker*)

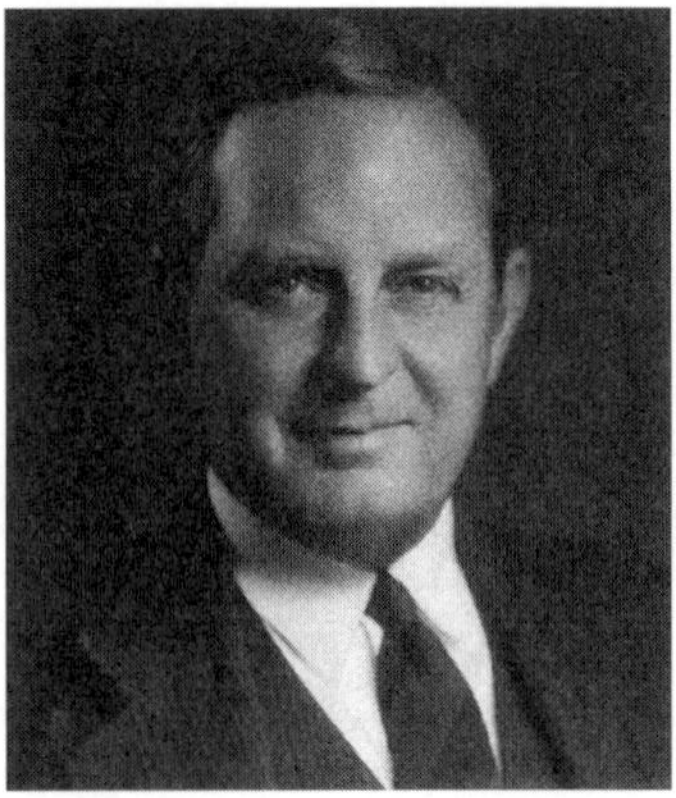

図6－6　ダンディ。水頭症の病因の基本を見出した。
(*From the collection of A. Earl Walker*)

載した(図6－5)。この顆粒の役割は不明だったが、一八五三年にフェーヴル(Faivre)が、脊髄液の非有機物質を排泄しているのではないかと推理した。この説はケイ(Key)とレッツィウス(Retzius)の実験によりさらに深められている。彼らは、くも膜下腔に注入された色素が顆粒を通って、静脈洞に入ることを証明したのであった。その後、この問題についての新たな研究はなされなかったが、二〇世紀初頭にダンディ(Dandy　図6－6)とブラックファン(Blackfan)が、水頭症を人為的に作り出しており、脈絡膜を除去してからモンロー孔を閉鎖すると、そのときは水頭症にはならなかった。彼らが、脳脊髄液は脈絡叢で作られ、くも膜下腔の広い範囲で吸収されると結論したのは、この実験結果に基づいている。

脳室を穿刺することは水頭症の治療のために早い時期から行われてきていたが、マジャンディによる脳脊髄液の発見から六〇年後の一八八五年、コーニング(Corning)が麻酔目的で、くも膜下腔に初めてコカインを注入している。しかし、そのときは液の採取や検査は行われていなかった。その約六年後、ロシアと英国の神経学者がそれぞれ独自に、頭蓋内圧亢進の治療のために腰椎くも膜下腔を穿刺した。ハインリヒ・I・クインケ（ハインリヒ・I・クヴィンケ Heinrich I. Quincke）はこの方法を国際学会で発表し、腰椎穿刺の創始者としての栄誉を手中にしたが、実は英国のモートン（Morton）とウィンター（Wynter）も、ほぼ同時期に同じ治療目的で、この方法を用いていたのであった。脊髄液の検査が髄膜炎や脳腫瘍、髄腔内出血の診断に役立つのではないかということは、フュルブリンガー（Fürbringer）とネッター（Netter）の研究により示唆された。そのすぐ後の一九〇一年に、ヴィダル（Widal）、シカール（Sicard）、ラヴォー（Ravaut）らが、神経系の種々な疾患の際の髄液内細胞の変化を述べている。また、さらに二年後にはフロアン（Froin）が、髄膜の炎症や腫瘍によって閉塞している脊髄腔（脊椎管閉塞症）から採取してきた髄液は、キサントクロミーを呈し、凝固することを記載した。この症候群には彼の名がつけられている。その当時は実質上、神経症状を呈するすべての患者は梅毒を疑われたものである。ワッセルマン・テストが一九〇六年に考案されて、髄液については少し遅れて金コロイド反応が完成し、これらの検査が診断の重要な助けとなった。メストレーザ（Mestrezat）が健康人と患者の髄液の成分を系統的に記述したのは、そのやや後のことである。

脳脊髄液瘻

脳と脊髄を解剖していた古代ギリシア人やローマ人が、この臓器の周囲および中にある水に言及していないのは驚くべきことである。ルネサンス期の解剖学者は脳室内の液体については知っており、ウィリスはそれは、篩骨板から分泌されると言っている。それよりも前にシュナイダーが鼻からの液体流出を「カタール」と表現していて、この概念は何世紀にもわたって受け入れられた。脳幹と脊髄の周囲に液体が存在することを明確に文章で書いたのは、それ以前にも簡単には述べられてはいたのだが、コトゥーニョが最初であって一七六二年のことだった。

モルガーニは鼻から透明な液が流れ出る患者について述べてはいるが、液の出所はわからなかった。一八世紀になるとキング（King）が、頭蓋内腔から出てくるこの液は、「すでに進行した全身の水腫を防ぐための体の防衛機構である」と結論づけた。一八二六年にはチャールズ・ミラー（Charles Miller）が、液は鼻から自然に滴下するのだと主張した。液が鼻腔からであると証明するため、彼は消息子を使って中を探り、鶏冠の右上部に開口があると述べている。

耳から水様の液が滴下する頭部外傷患者の症例が、一七八〇年、シュタルパルト・ファン・デル・ヴァイル（Stalpart Van der Weil）によって記載され、ベレンガーリオ・ダ・カルピも、同様の症例報告を行った。ランジエは一七七八年に、この液体流出は頭蓋骨骨折の証拠であると結論づけた。彼は、この液体は血塊から浸出してきた血清であろうと考えた。稀には耳漏は、外耳道の瘻孔を通って自然に流出することもある。

フランスのロベール（Robert）が一八四七年に、そしてティヨーが一八七七年に、液体の組成が脊髄液と同じであることを確かめた。そして、髄液鼻漏（cerebrospinal fluid rhinorrhea）という名称が、トンプソン（Thompson）により一八九九年につけられた。自然の成り行きとして耳漏についても、同様の結論が下された。

頭蓋内の異常なガス物質

頭皮内のガスの貯留は、一八七三年にヴェルナー（Werner）が、皮下気腫（subcutaneous emphysema）、あるいは気瘤（pneumatocele）という名で書いている。一九一四年、ヴォルフ（Wolff）は頭蓋内のガスのことを気頭症（pneumozephalus）と命名し、その大部分は慢性乳突炎のガス産生性細菌によるものであったが、稀には外気が咳やくしゃみによって帽状腱膜下に入ってしまったものもあった。硬膜外、硬膜下、くも膜下、脳室内、脳内などに空気が入るのは、普通は頭蓋底骨折によるのだとわかったのは、ずっとのちのことである。

神経系の病理学的検索——神経病理学の発達

古代においては、人間の脳の検討は、種族のタブーや宗教上の教義のためにほとんど行われていなかった。頭蓋内の大まかな構造に関する知識は戦傷の治療の際に得られたが、脳の異常が系統的に吟味された証拠はない。アレクサンドリアの内科医や外科医たちは、もともと脳の解剖と生理に興味があったが、彼らが対象としたのはほとんどが二〇代とか三〇代の外傷による死者の脳であり、神経系の疾患に遭遇する機会はあまりなかった。そのため、当時の古い文献に脳の病的状態に関する記述がなくても別に驚くにはあたらない。

ところで、ときとして、外傷以外の頭蓋骨の異常が何らかの病的状態を暗示していることがある。腫瘍による頭蓋底の侵食や、新生物や感染による頂部の侵食、あるいは過骨などが、古代人が罹った病気のことを我々に教えてくれている。

古代ギリシア、ローマ以降は解剖が禁止されてしまい、何世紀にもわたって脳の疾患についての知識は進歩を見せなくなっている。この時期には、一三世紀にペストが流行したときに、原因と治療法を探るためにわずかな数の解剖が許されたにすぎなかった。一四世紀に入ってからは数多くの医学校で解剖が行われるようになったものの、パレが初めて合法的に解剖を行ったのは一五六二年のことである。一六世紀になると一部の内科、外科医が、自分の患者を死後に解剖することを許可するように求めている。その最初の一人がベレンガーリオ・ダ・カルピであり、彼は病理学的発見よりも解剖学的観察で名を上げていくことになる。当時、パドヴァの多くの医師たちが解剖に手を染めているのだが、彼らの目的は死因を明らかにすることよりも、組織の形態の研究に傾いていた。イタリアの二人の医師、ベルナルド・トルニーニ（Bernard Tornini）とアントーニョ・ベニヴィエニがそれぞれ一四八五年と一五〇七年に本を出し、生前の臨床データと死後の病理所見をかなり詳細に対比した。ベニヴィエニの病理所見の五四頁の本を見ると、肉眼病理学に関しては、ほとんど現代に通じるものがある。

パリ大学のフェルネルが、一五五四年に死後の病理検索についての図のない本を出しており、これは米国のC・W・ロングによるならば、初めての病理学の教科書である（Long CW: An account of the first use of sulphuric ether by inhalation as an anaesthetic in surgical operations. 1849）。同じ頃、パレは、合法的解剖を行うようになっており、最も有名な解剖所見はアンリ二世のものである。アンリ二世は騎馬槍術試合で負傷して、その傷がもとで一五五九年に死んでいる。脳には傷の反対側に大きな硬膜下血腫ができていた。コペンハーゲン大学解剖学教授のカスパル・バルトリン（バルトリヌス）が次の世紀に、解剖により死因を確かめることの重要性を強調した。ジュネーヴでは、テオフィル・ボネ（Theophile Bonet）が古代にまで遡るすべての解剖例——約三〇〇〇例について書いている。しかしながら、この本は断片の寄せ集めであったので、後世の研究者たちから批判を受けたが、とにもかくにも、一七世紀における科学的な疾病研究の刺激にはなっている。

これらの初期の論文の多くは脳にはほとんど触れていない。したがって、神経学的疾患についても前進はあまり見られなかった。加うるに、当時の解剖の習慣は、全身解剖が終わった後に頭を切断して頭部を検索するという手順であったため、頭部だけ置き去りにされるきらいがあった。これはトマス・ウィリスの素晴しい報告の中にあっても特に顕著な点である。不十分な解剖所見に基づく彼の臨床症状の説明は、ときとして現代の知識による疾患と一致させることが困難である。それでも、彼が残した病歴の多くは病理学的状態を十分に推定できるほど詳細だった。その好例として三〇歳の女性患者が挙げられる。彼女は六ヶ月の間はげしい頭痛に悩まされ、次いで四肢が麻痺して、深い眠りに陥った。一時、意識が回復したものの、頭痛は続き、再び意識障害に陥り死亡した。頭蓋骨を開くと、硬膜と軟膜の間に固い腫瘍が発見された。これは現代の脳外科医なら簡単に切除できる髄膜腫を示唆するものではないだろうか？

次の世紀、モルガーニは以前から報告されていた多くの疾患の病理をより詳しく書いており、それは現代病理学、特に神経病理学の基礎をなすものだった。顕微鏡や染色法の助けなしに、脳の異常を肉眼で極めて正確に観察していて、ほとんどの症例が現代の目で見て診断が可能となっている。

しかしながら、さらに詳しく調べるために、人々は臓器の保存方法を探し求めた。ボイル（Boyle）はすでに葡萄酒が組織を固めることを発見しており、ウィリスはそれに従って脳を葡萄酒の中に浸けている。それから一世紀ののちには、ヴィク・ダジールとライルが臓器の保存にアルコールを用いはじめた。このような固定液の助けを借りて、マイネルトやブルダッハ（Burdach）、シュティリングらは神経系の肉眼的解剖構造をさらに詳細に記述した。また、ハノーファーによるクロム酸とその塩の導入は、固定法の次なる大きな進歩であった。一九世紀の末頃、ブルーム（Blum）はフォルムアルデヒドの消毒作用を研究していて、自らの指に対するこの液体の効果に気がついて、固定液に使えるのではないかと示唆したが、それから数年を経ずして世界中で、病理検査の理想的な固定剤として認められるようになっている。

脳をあるがままの位置で固定すると、構造的な形態がそのまま保たれ、脳組織の変形も維持される。その結果、大脳や小脳組織の髄液槽内への陥入が一八七一年にパゲンシュテッヒァー（Pagenstecher）により観察された。その二〇年後にハンス・キアリ（Hans Chiari）は、脊椎閉鎖不全による牽引作用で小脳が変形し、下方へ陥入すると書いている。一八九四年、ユリアーヌス・アーノルド（ユリアーヌス・アルノルト Julius Arnold）は髄膜瘤によって小脳扁桃が下方へ移動すると述べている。その二年後にヒルは、バルーンを用いて頭蓋内圧を高めると、テント上腔の圧が一番高く、テント下腔がそれに次ぎ、脊髄のくも膜下腔の圧が一番低いことを示すとともに、それはテント切痕と大孔のところで栓をされるからだろうと言っている。一九〇〇年にはマリーによって、頭蓋内の占拠性病変のために小脳扁桃が下方に陥入することが報告された。その数年後、クッシングはこの状態を定義するため、「小脳圧迫円錐」（cerebellar pressure cone）という言葉を提唱し、こうした脳の陥入現象はのちに、マイヤーやカーノハン（Kernohan）、ケアンズ（Cairns）らにより詳しく研究されている。

脳と脊髄を薄く切るのは前から行われていたことである。だが、脊髄と脳幹の微細構造を研究するため連続切片を作ったのは、ベネディクト・シュティリングが最初であった（図6−7）。彼はこれを手作業で行ったのだが、間もなくミクロトームが発明されて、これのおかげでより薄く、しかも一定した厚さの切片を作ることが可能となった。また、初期には組織ブロックは凍結されたが、のちには様々な包埋法が利用されるようになっている。一八六九年、エトヴィン・クレプス（Edwin Klebs）はパラフィン包埋法を創始し、その一〇年後にはデュヴァル（Duval）がコロジオン法を導入し、それからセロイジンが合成された。

初めの頃の無染色の切片は、中枢神経系の微細構造が見られなかった。そこで最初はコチニール（洋紅染料）を用いて組織を染色してみたのだが、やはり細部は区別できないままだった。しかしながら、ベーマー（Boehmer）は、ヘマトキシリンで染める前に試料を媒染剤の明礬《みょうばん》につけ、細胞とミエリンの染め分けに成功し、この技法は一八八二年に、ドイツの病理・組織学者カルル・ヴァイゲルト（Carl Weige-

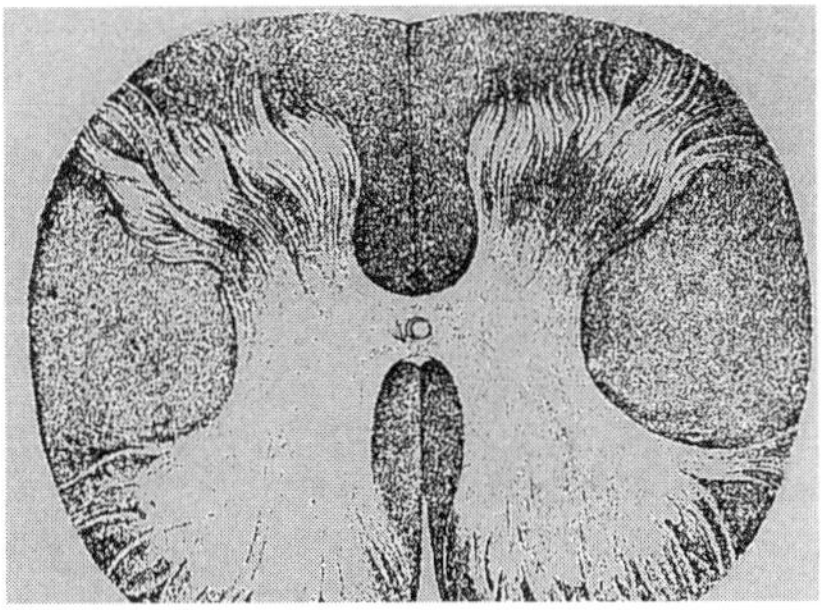

図6-7　シュティリングが描いた脊髄の横断面図。（*From the collection of A. Earl Walker*）

き）が完成させた。これらの神経組織学的な技法によって、神経系の正常な、あるいは病的な要素を研究することが可能となった。さらに、これに引きつづいて有髄線維路を染めるもう一つの方法が開発された。ナッセ（Nasse）が一八三九年に、またウォラーが一八五〇年に、軸索が中枢側で損傷されるとミエリンの崩壊が起こると報告したが、クロム塩で処理したのちにオスミウム酸で染めるとミエリンの変性産物が選択的に染まることを示したのはマルキ（Marchi）で、一八八六年のことだった。かくして、有髄線維路をあるところで切断してから、それをほとんど終末まで追跡できるようになったのであり、マルキはこの技法を駆使して、中枢神経系内の多くの線維路の走行を追っている。ニューロンの微細な組織構造を記載したのは、ゴルジとニッスルの二人であった。一八八一年、カミッロ・ゴルジ（図6－8）は、神経細胞を銀塩や金塩の中に浸けておくと、ニューロンの微細構造、その内容や突起の枝分かれまで見えるようになることを示している。この技術を使って、ゴルジとラモン・イ・カハルの指導の下で、ス

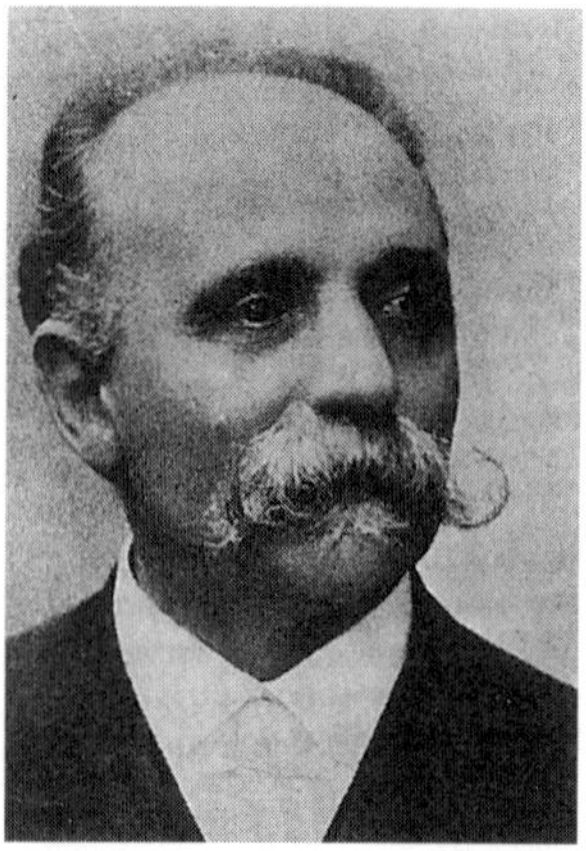

図6－8　カミッロ・ゴルジ（1843-1926）。（*From* The Founders of Neurology, *2nd ed., p36*）

ペインの解剖学者たちは中枢神経系のすべての部分を調査した。また、フランツ・ニッスルは、アニリン色素のトルイジンブルーが細胞内の細胞形質と核内の好色素性物質に特別な親和性があることを発見し、一八九二年には、軸索損傷後に生じる細胞内の変化を突きとめた。こうした組織学的技術によって、脳のニューロンや線維路や血管の病理的な変化を明らかにできるようになったのである。

一九世紀に入ってもなお、神経病理学は、病理学の特別な分野としての存在を認められていなかった。神経病理学は、精神病の背後にある脳の形態的な変化を探し求める精神神経科医の私生児として産声をあげたものである。かつては、病理学者たちは精神疾患にほとんど関心がなく、神経系の研究に必要な特殊技術を無視した。また、ドイツのエーミール・クレペリン（Emil Kraepelin）らは、精神病の解剖学的基礎を見つけるためにミクロトームに着目し、アニリン色素を使いはじめた。その結果、ほぼ一世紀にわたって神経病理学者と一般病理学者の間の障壁となってきた疾患が新たな病名の下で記載され、それらに対するニューロンとグリアの基本的な反応が突き止められた。一九世紀の神経学のメッカであったパリにおいては、シャルコーが神経病理学研究所を設立し、新しい染色法を駆使して数多くの疾患の組織学的基礎を打ち立てた。それには、ポリオ、筋萎縮性側索硬化症、多発性硬化症、脊髄癆、筋ジストロフィーなどが含まれている。のみならず、彼の弟子のピエール・マリーやジュール・デジェリーヌ、ジョゼフ・バビンスキーらは、全国の病院から送られてくる神経疾患の宝庫ともいうべき患者たちを対象に神経病理学的研究を行った。言うなれば彼らは脳疾患の先駆的な探検者たちであったのだ。

二〇世紀に入ると、数々の新しい研究技術が開発されて、神経病理学の様相をほとんど一変させている。スペイン学派は銀や金の沈着法で脳腫瘍の特徴を研究し、電子顕微鏡は、正常、異常両状態の神経系の数多くの問題を解決へと導くものだった。また、ドイツ生まれのトゥディフム（Thudichum）が一九世紀に始めた脳の化学的な研究は、神経化学、組織化学、そして酵素化学へと発展している。かくして、神経病理学者は、神経系の神秘を探求せんとしている努力の中の一翼を担うことになったのだった。

第七章　大脳疾患の症状——頭痛、てんかん、睡眠障害、脳血管疾患

頭　痛

頭の痛みは古代ローマ、ギリシア時代には「ケファレア」(cephalea) として知られ、ありふれた病気だった。発熱を伴うときは「ケファァラルギア」(cephalalgia) と呼ばれた。

ローマの医師（たとえば、アミソンやテッサロスやソラノスなど）は、頭の痛みを詳しく論じた。彼らは、頭痛は寒冷や日射病などの身体的なストレスによるものと考えていた。痛みは頭の一部に限局することも、全体に及ぶこともあると認識していた。もし一側に限局している場合には"hemicrania"（片側頭痛）と呼ばれた。頭痛発作は目の奥か頭の後ろから始まり、頭全体に広がったり脊骨に沿って下降すると書かれている。また随伴症状として目のかすみ、流涙を伴った悪心嘔吐、羞明などを挙げている。部屋を暗くして寝かせ、収斂剤を含んだ軟膏を額に当てることが普通の治療法で、ある程度の効果が

あった。三日ほど絶食すると患者はよくなり、食物や飲み物をとることができるようになる。もし痛みが続けば髪を短く刈り、軟膏と吸い玉による吸血が行われ、重症の場合は皮膚の乱切さえ試みられた。その他の治療法としては、頭に温罨法を当てること、腸を整える浣腸、単純な食事療法などを処方した。痛みが和らげば、患者は椅子に座り、歩き回り、そして受動的な運動が課せられた。入浴し安静を保ち、流動食は徐々に酵母入りパン、卵、野菜に進み、次いで軟らかい魚と鶏肉になっていく。しばらく身体的治療と食事療法を行ったのち、最後には航海に出ることで治療は終わる。

ギリシアとローマのメソディスト学派によって推奨されたこの療法は、明らかにある程度の理学療法と精神療法の意味をもっている。その後の書き手、たとえばカッパドキアのアレタイオスなどは異型頭痛（heterocrania）について述べている。しかし、ガレノスの黒胆汁説でさえ満足のいく治療法を与えなかったし、アラブの医師たち、そしてその後の中世の医師たちも頭痛の理解に関して何ら新しい知見をつけ加えることはしなかった。頭痛への興味が復活するのはルネサンス以降のことである（図7－1）。たとえばトマス・ウィリス（一六二一～七五）は頭痛に関する長い論文の中で、痛みは頭蓋骨の外の組織からでも中の組織からでも起こり得るが、外から起こる痛みは稀で軽い、なぜなら頭蓋骨は内部の脳膜より敏感ではないからだと書いている。また、大脳、小脳、および付属の脳幹は「痛みを感じない。なぜならそれらには感覚神経線維がないからだ」とも主張している。

片頭痛はウィリスもよく知っていた。「頭痛はどこにでも起こり得る。あるときは頭全体、あるいはある特定の部位、そしてときには側頭部、前頭部、あるいは後頭部に起こることもある」。その例として、典型的片頭痛をもったある貴人の例を挙げている。また彼は頭蓋内圧亢進による頭痛のことも書いている。「そう、私は、炎症や膿腫や吹き出物や、頭蓋の髄膜から発生した固い腫瘍以外にも、脳膜に発生した悪病の数々を経験している。初めのうち、患者は長い間頻回で激烈な頭痛に苦しみ、その後傾眠状態に陥り、遂には昏睡から死に至る。病気の原因は生前にはわからず、死後の解剖で初めてわかる」。

ウィリスは五〇歳の婦人の例を述べている。彼女は六ヶ月間頭の激しい痛みを訴えつづけ、その後四肢の不全麻痺とともに傾眠状態に陥った。一時意識は回復したがやはり頭痛を訴えつづけ、再び昏睡状態に陥り死亡した。頭を開けてみると、固い腫瘍が硬膜と軟膜の間を占拠していた。

ウィリスの次の二例は硬膜下血腫に相違ない。一人は大学生の若い男で、二週間にわたって極めて激しい頭痛があり、それは発熱によってさらに悪化し、その後けいれんと言語障害を起こし、様々な治療も効き目がなくて遂に彼は死亡した。「頭蓋を開けると、髄膜に通じる血管は血液に満たされ、あたかも全血量がそこへ流れ寄ったようにはなはだしく怒張していた。その膜を切開したところ、ただちに血液が噴出し、その量は半パイントに数オンスを加えたほどに達した。膜そのものは開頭野全面にわたって

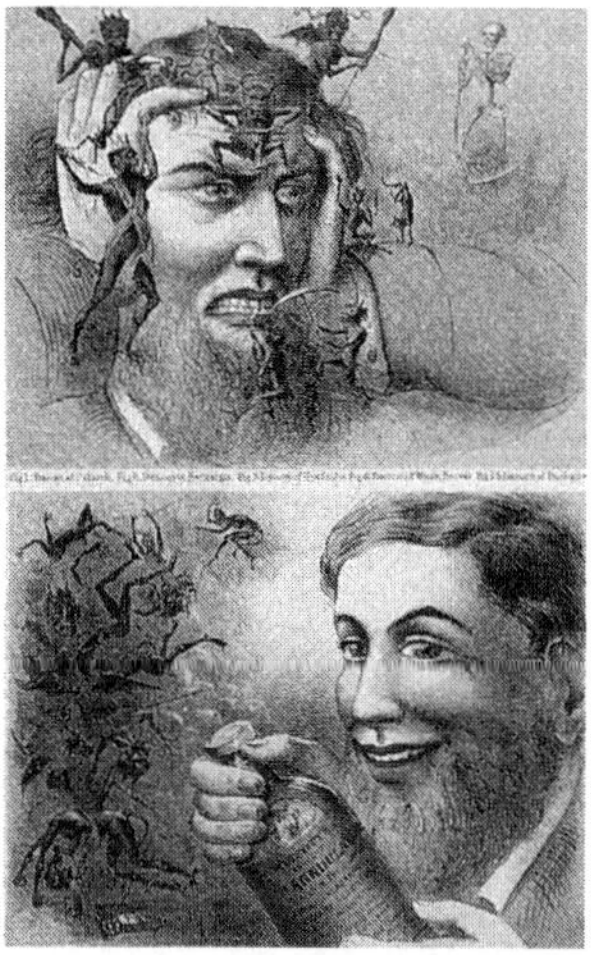

図7−1　頭痛その他の疼痛を描いたイラストレーション。（*From* Medicine: A Treasury of Art and Literature. *A. Carmichael and R. Rotzan, editors, New York: Harkavy, 1991*）

変色し、真紅の腫瘍を伴って異様な様相を呈していた。これらの被覆物を取り除くと、すべての脳回と脳室は透明な水で満たされ、脳の実質は水分を過剰に含んで硬度を失っていた」。別の一例の場合には、血腫は側頭骨縫合の下にあったと書かれている。

ウィリスの頭痛の治療法（それは食事を控えること、休息、浣腸により腸を空にすることだったが）の目的は、「痛みのもととなっているものを頭の膜から蒸発させる」ことにあったので、特に独創的なものとは言えなかった。ときには彼は、後頭部に発泡膏を当てている。ウィリスは明らかに外科的な治療は役に立たないと考えていた。何人かの患者が開頭術を勧められたが、私が知るかぎりそれに従う者などいなかったとも述べている。実際、疼痛部分の頭蓋を開けてみても、「何かが見つかる確証はないし、たとえ膿腫がそこに隠されていて除去が唯一の治療法だったとしても、頭痛を取り除くよりも意識障害と致命的なけいれんを引き起こす可能性のほうが高いだろう」。

頭痛に対する考え方と治療法はその後二～三世紀にわたってほとんど変化しなかった。たとえばロバート・ホイット（一七一四～六六）が周期性頭痛症について論文を書いているが、エリザベス朝時代の医師たちとほとんど同じ用語を使い、治療法（催吐剤、下剤、苦味剤）もほぼ前の時代の医師たちが推奨したものと同じだった。面白いのは、すべての激しい頭痛に対する最初の治療は何らかの方法による瀉血だとしていることである。

頭痛の原因としては様々なものが考えられた。ヴェプファァは拡張した血管の中に血液が停滞することが頭痛の原因であるとした。その後、英国のジョン・フォザギル（John Fothergill）は「病的頭痛」（sick headache）という言葉を提案したが、病因については述べていない。ティソ（Tissot）は一七八八年に頭痛の誘因に関して詳細な分析を行って、片頭痛は胃腸障害のために脳の血管運動が破綻して起こるのだと結論づけた。ロンベルクは一八四二年に出した最初の神経学の教科書で、「脳の神経痛または片側頭痛（片頭痛）」(neuralgie cerebralis or hemicrania—la migraine) についてこう述べている。つまり、それは前兆を伴い、あるいは伴わずに頭の一側、普通は左側に起こる激痛である。痛みは次第に強さを増し、光や音、運動などで増悪する。疼痛側の目からは涙が出、その側の毛髪は過敏になる。痛みがピークに達すると視野に暗点が生じ耳鳴りが起こる。そして普通は悪心嘔吐が来ると痛みは和やらぎ患者は眠りに落ちていく。ロンベルクは片頭痛には家族的な素因があると指摘している。

しかしながら、治療となると一六世紀とほとんど変わらなかった――すなわち、暗室内での休息、嘔吐を促すぬるい紅茶、そして発作の終わりには腸を空にする弱い浣腸などである。もし患者が消化不良であれば鉱泉水が処方され、もし貧血があればファウラー液の形で砒素がしばしば与えられた。

一八六〇年にデュ・ボア・レーモンは、頭痛は交感神経が刺激され血管が収縮して起こるのだと示唆した。ほぼ同じ頃、ライヴィング (Liveing) は片頭痛はてんかん発作と似たものであると言っている。一九世紀の終わりに、ガワーズが彼のテキストでこの問題を論じて書いている。その中で彼は片頭痛には遺伝的な要素があること、ある種の条件、神経系の外傷や感染などが誘因となり得ることを認めている。また、症候学、神経学的異常、併発する感覚、運動と言語の変化、意識の錯乱、合併する悪心嘔吐に伴う頭痛の変化、さらに合併する他の症状や片頭痛代理症についてまで詳細に述べている。彼は頭痛の発生機序に関する説明をも試みていて、中毒や代謝の異常によるとした。治療法は主として対症療法ではあったが、考え方は全体として近代的なものをもっていた。

複雑片頭痛（Complicated Migraine）

頭痛が他の障害に結びつき得ることは早くから認められていて、複雑片頭痛（complicated migaine）あるいは随伴片頭痛（migraine accompagnée or associé）と呼ばれていた。これらの障害は頭痛を伴うこともあるし、まったく無関係の場合もあり得る。後者は片頭痛代理症（migraine equivatent）といい、閃輝暗点や前兆、反復性のめまい、内臓あるいは腹部の障害や精神障害の形をとることがある。精神障害としては、失認や気分の変化、一過性の躁状態、健忘発作などの形を取り得る。片頭痛代理症は時として外眼筋や四肢の筋肉の一過性の麻痺として来ることもある。おそらく最も馴染みのある、そして最も知られた症状は暗点であろう。これは古代ローマからあらゆる時代を通じて多彩な用語で記されてきたものである。

眼球運動麻痺型片頭痛（Ophthalmoplegic Migraine）

一八八三年、フェレ（Feré）は一側あるいは両側の眼筋の麻痺を伴う家族性の稀な片頭痛を報告している。麻痺は頭痛の終息後もしばらく続き、ゆっくり回復するという。

片麻痺型片頭痛（Hemiplegic Migraine）

早くから頭痛は一側の上下肢の筋や眼筋の一過性の弱力を伴うことがあるとわかっていた。筋力は普通は回復するが、常に回復するとはかぎらない。オッペンハイムは視覚性の、あるいは失語症の前兆で始まる片頭痛をもった女性について書いている。彼女は産後四ヶ月目に失語症を伴った片頭痛発作を起こし、右の片麻痺から昏睡にまで悪化した。死後、解剖してみると、左の中大脳動脈が新鮮かつ広範な血栓で充満していた。ライヴィングは片麻痺型片頭痛について記載し、家族性に起きると述べている。シャルコーもまた家族性の片麻痺型片頭痛について書いている。

血管性因子が多くの片頭痛に関与していることが知られると、解剖に基づくそれらの分類が試みられた。視覚障害を伴う頭痛は後大脳動脈の変化によると考えられ、片麻痺は中大脳動脈の攣縮に、また頭全体の「病的頭痛」（sick headache）はより広範な血管の変化によるとされた。また、脳底動脈すら特殊な頭痛を起こすと考えられた。ガワーズは境界領域のてんかんに関する論文で、右側の片頭痛をもつ一八歳の少女の例を挙げている。彼女の片頭痛は一〇年ほど続いていたが、その後あたかも黒いカーテンが落ちるような発作に襲われた。彼女は星――「数千の金色の点が輝くような」星を見た。目がくらみ、一〇分間ほど四肢と顎にしびれを感じたのちに意識を失った。一五分後に意識は回復したが、激しい後頭部痛が二時間ほど持続した。ビカスタッフとアダムズは、この発作は脳底動脈の片頭痛を示すものだと言っている。

異型性片頭痛（Migraine Variants）

頭痛のようなありふれた疾患が変わった症状を示すことがあっても別に驚くにはあたらない。このようなはっきりと定義された頭痛はおそらくあらゆる時代を通じて知られていたが、最も典型的で、しばしば「顔面片頭痛」（facial migraine）と呼ばれるものは、一八六七年にモーレンドルフ（Mollendorf）が初めて文献の中に記載した。この頭痛は中年の男性に起こり、激烈な痛みが一側の頰から始まって一側の顔に広がり、隣接する頭部と頸部に伝わっていく。一側顔面の紅潮と同側の眼球結膜の充血が特徴である。痛みが増悪するにつれ、薄い鼻汁が流れ出る。痛みは三〇分前後でピークに達して二～三時間続く。

普通は悪心・嘔吐を伴う。一八八三年、オイレンブルクはこの頭痛を「神経麻痺を伴わない血管麻痺性片頭痛」(hemicrania angioparalytica sine neuroparalytica)と名づけ、優れた臨床的な記述を残している。その後も、多くの研究者により様々な名称が与えられた――すなわち、毛様体神経痛(ciliary neuralgia)、周期性片頭痛様神経痛(periodic migrainous neuralgia)、頭部の肢端紅痛症(erythromelalgia of the head)、ヒスタミン頭痛(histamine cephalalgia)、大浅錐体神経痛(greater superficial petrosal neuralgia)、ホートン頭痛などである。しかし今では、群発性頭痛(cluster headache)という記述的な用語が一般に用いられている。少量のヒスタミン注射で誘発されるし、ヒスタミンの脱感作で緩解するので、ヒスタミンに対する過剰感受性によると考えられてきたが、病因はいまだに明らかでない。

一八九〇年にハッチンソン(Hutchinson)は、側頭動脈が腫脹して圧痛を有し、それに発熱と局所的な頭痛を伴う症候群を報告し、その四〇年後にホートン(Horton)は、この疾患は他の血管(網膜動脈など)をも侵し、失明の原因になることもあると強調している。これは高齢者に起こり、特徴は発熱、食欲不振、るい痩、体重減少である。側頭動脈は腫脹して圧痛があり、しばしば拍動が消えてしまう。もし眼動脈が侵されると、失明に至ることがある。一般には一側の側頭動脈が侵されるが、ときには脳の動脈も侵される。病理学的所見は巨細胞を伴った動脈内膜炎である。

それぞれの型の頭痛を説明するためいくつもの病因が指摘されてきているが、次に挙げる要因はすべて、ある時期あるいは別の時期に頭痛の原因であるとされていた。すなわち、精神的原因、筋肉の緊張、咳、運動、性交、頭部外傷、歯の疾患、気圧の変化、頸椎の異常、側頭顎関節の関節炎、様々な代謝性因子などである。しかし、すべての頭痛の原因と見なせる共通の因子はまだ明らかにはなっていない。グレアム(Graham)とヴォルフが、片頭痛の病因は複雑ではあるが、脳血管の過剰な拍動が関係していること、またそれは酒石酸エルゴタミンで緩解され得ることを示して初めて、片頭痛の基本的な原因を理解し、治療できるようになったのである。

てんかん

一七～一八世紀には、ときおり襲う意識の混濁が、ときには意識消失に発展し、しばしばけいれんを伴うときに「てんかん発作」と診断された。こうした発作をもつ人はよく精神病院に隔離された。もし症状が全般性発作ならてんかんのレッテルが貼られたし、もし発作が精神的な性質のものであれば狂人と見なされ精神病院に押し込められた。てんかん治療の最初の有効な薬物は難治性のてんかん患者に対して使われた。一九世紀の後半になると、亜硝酸ソーダや硼砂《ほうしゃ》、ベラドンナ、ジギタリス、砒素剤、亜鉛、ピクロトキシン、アンチピリン、各種の神経強壮剤など多くの薬が試された。だが、どれもほとんど効果は見られなかった。有効な唯一の薬――臭化カリウム――は英国のサー・チャールズ・ロコック（Sir Charles Locock）により一八五七年に導入された。ロコックは、てんかん患者の他の病気の治療のためにたまたまこの薬を与えたところ、てんかん発作が著明に減少することに気がついた。皮膚の発疹や眠気、行動の鈍化などの副作用はあるものの、この薬剤は半世紀以上もの間、てんかん治療の唯一の有効な薬であった。

ロコックは過量の臭化カリウムを服用したのち性的不能に陥った一人のドイツ人男性例のことを知り、この薬剤を月経期間中に発作の起こる婦人に対して投与したと言われるが、彼はこの薬が有効なのは月経期間中の発作だけだと考えていた。この薬に関する当初のもう一つの解釈は、難治性てんかん患者を沈静化させるだけでなく発作も軽くするというものだった。

一九世紀初頭には、てんかん患者は遺伝的な素因をもっているか、興奮を引き起こす二八種の原因のうちいくつかをもっていると考えられていた。二八種の原因というのは、たとえば喜びや恐れであったり、より一般的には死後の解剖で明らかになる脳の器質的疾患などであった。患者の脳にはある種の病理解剖学的所見がしばしば見られ、これがてんかんの原因であると見なされた。しかしファン・スウィーテンは、脳の異常は二次性の因子であるか、発作とは関係のないものであると主張した。

早くから、脳循環の障害が発作を誘発する因子であると考えられた。一八三六年、クーパー（Cooper）はウサギに一過性の脳貧血を起こさせてけいれんを誘発させている。それとほぼ同じ頃、マーシャル・ホールは脳への血流を変えることで同様に発作を誘発させた。彼は誘発された声門けいれんが静脈の鬱《うっ》滞《たい》を起こすと考えた。ブラウン・セカールは、発作の前に顔が蒼白になることがあり、この事実に基づいて脳全体の血管攣縮が発作の原因であると結論づけた。ジョン・ヒューリングス・ジャクソン（図7−2）も、「てんかん発作時の血管の収縮は今日の確立された学説である」ことを認めている。てんかん発作は脳の血管収縮によって誘発されるという前提に立ち、アレクサンダー（Alexander）は一八九九年に脳血管を拡張するために頸部交感神経節を切除した。しかし、ホースレイは血管原因説を否定しており、神経系の全体的な興奮性に関係していると考えた。

発作は脳の全体的な障害によって起こるとする想定の下、外科医たちは欠陥を修復する方法や、責任病巣を取り除く方法を模索した。一九世紀にあっては、脳の手術は手術操作そのものも、さらには合併症、特に感染という観点からも非常な危険を伴った。麻酔法と無菌法の導入により、一八八〇年代当時の最高水準の病院においては手術死亡率が七％に低下したとはいうものの、最も簡単な手術以外、どんな脳の手術も結果はよいとは言えなかった。

てんかん治療のために、多くの外科医たちが発作の原因と目される要因に応じて様々な方法を考え出した。たとえばコッヘル（Kocher）は患者の脳のくも膜下腔の髄液が増加しているのに気がついて、圧の突然の変化がけいれんの原因であると考えた。こうした圧の急激な変動を予防するために、彼は「可変バルブ」を考案している——これは基本的には頭蓋骨を広範に除去してその下の硬膜を切開し、三枚の頭皮片を縫い合わせる減圧法であり、かくして、発作を誘発すると考えられる突然の頭蓋内圧の上昇を代償できるはずであったが、ヨーロッパの何人かの外科医によって試された後、数年で放棄されてしまった。

皮質切除術は、フリッチュとヒッツィヒが動物の大脳皮質が電気刺激で興奮することを示した後にすぐに始められている。ホースレイは、サルの皮質にアブサン酒を注入して刺激を与え、全般発作を誘発

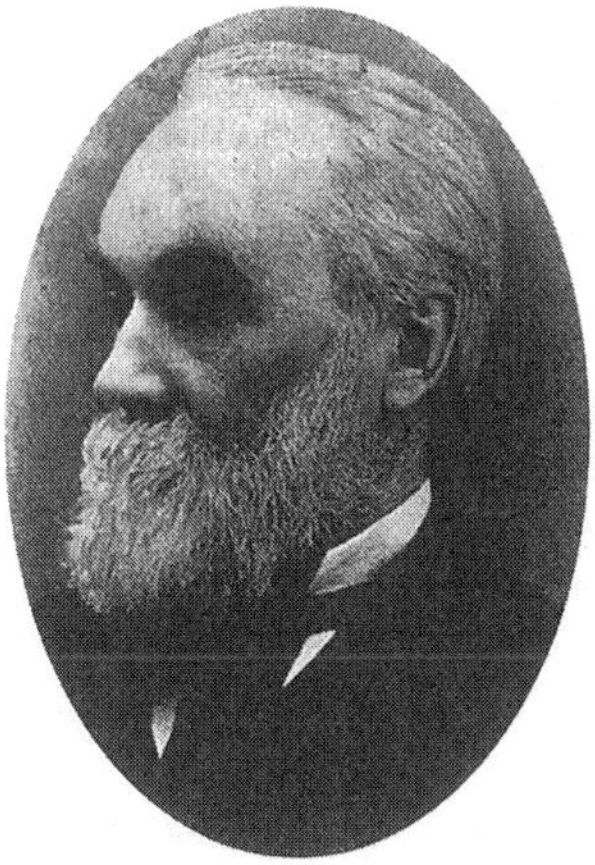

図7-2　ジョン・ヒューリングス・ジャクソン（1835-1911）。（*From* The Founders of Neurology, *2nd ed., p457*）

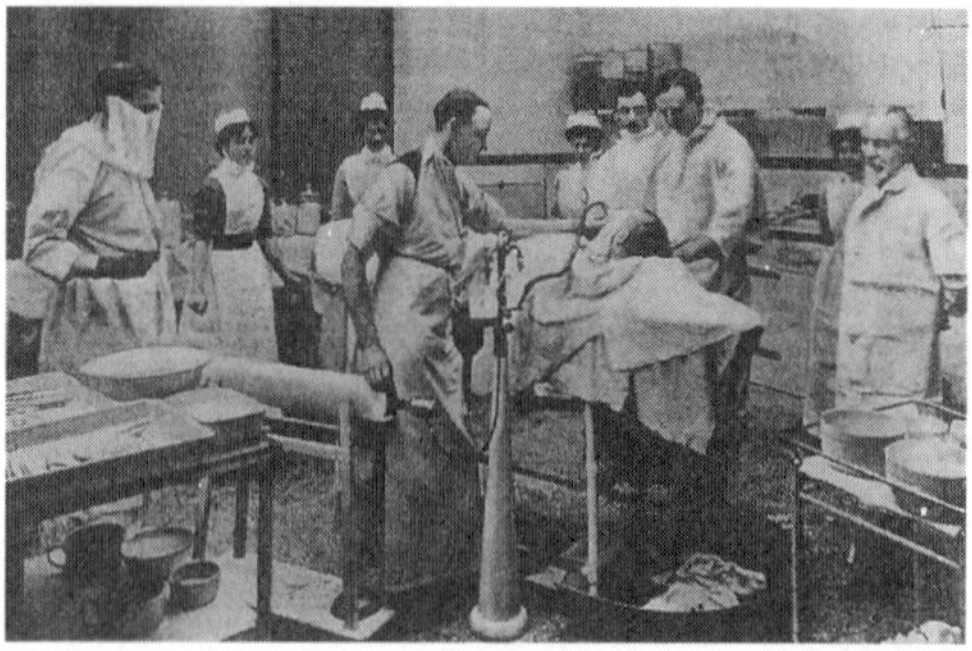

図7－3　ホースレイ。国立病院（クイーンズ・スクエア）の彼の手術教室で。（*From* A History of Neurosurgery, *p377*）

させた。彼は一八八一年に麻痺患者とてんかん患者のための国立病院（National Hospital for Paralysed and Epileptics）の外科医に任命されている（図7－3）。そこでの最初の手術は、難治性てんかんをもつ若い男のてんかん焦点に対する外科的治療であったという。彼は、瘢痕組織周辺の興奮性焦点を切除し、発作は改善されたと報告している。二番目の手術では、皮質における拇指の局在を決めるため電気刺激を行った。すると患者は、拇指から始まるいつもの自然発作を起こしはじめた。そこでホースレイはその領野の皮質をくも膜下で切除した。彼は大脳皮質のその点を「けいれん一次中枢」(primary spasmic center)であると考えた。このホースレイの成功に刺激され、ヨーロッパの外科医たちはてんかんの外科的治療を始めたが、少し経つと、結果は期待したほどではないとわかった。そのため、一九世紀末にはてんかん外科は衰退し、復活までには次の世紀の新しい診断法(脳波)の導入と、外科技術の進歩とを待たなければならなかった。

その他にも数多くの手術法がてんかん治療のために試みられた。ウンフェルリヒト(Unverricht)は一八八三年に、局在性発作が全般性に発展するのを防ぐため脳梁切断を行った。外傷性てんかんの治療のために、経脳室的な脈絡叢切除も行われたが効果はなかった。またホールの反射てんかん説に基づいて様々な末梢神経切断術が提案された。一方でロンベルクなどは手から始まるてんかん患者は腕を紐でき

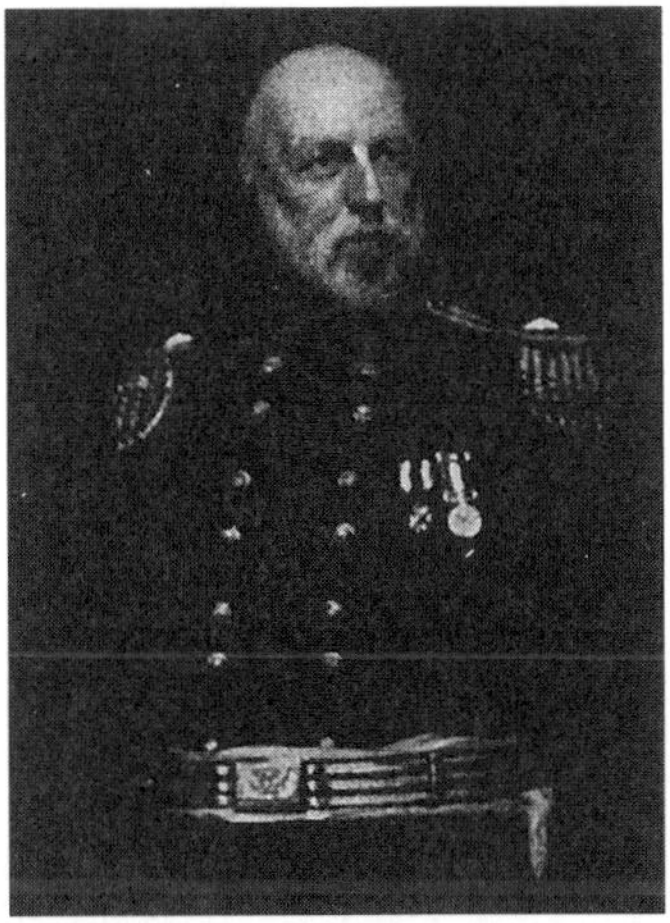

図 7-4　ウィリアム・アレクサンダー・ハモンド(1828-1900)。(*From* The Founders of Neurology, *2nd ed., p445*)

つく縛れと言っていた。レンテ（Lente）は皮膚の瘢痕から発作が起こるように見えたので、その瘢痕を切除した。ウィリアム・アレクサンダー・ハモンド（図7‐4）は、末梢神経が絡みついている瘢痕から前兆が始まると考えて、同様に瘢痕を切除した。クラウゼは顔の瘢痕の中にある誘発域（trigger zone）の神経支配を除去するためにガッセル神経節の切除まで行っている。

過剰な性交がけいれんを引き起こすというヒッポクラテス学派の言に従い、性器に対する手術までもが幾度となく試された。ティソとロンベルクによれば精神発達遅滞者に多く見られる自慰はてんかんの重大な発病因子なのだった。そこで、ガワーズなどの神経学者の反対にもかかわらず、去勢や陰核切断、卵巣切除などが頻繁に行われたりもした。

患者はしばしば便秘がちであるという観察結果に基づいて、アクステル（Axtell）は一九一〇年に大腸の屈曲修復術を行っている。屈曲が自家中毒の原因であると考えてのことだった。のちにリード（Reed）が一連の腸切除術の結果を報告したが、大脳皮質の切除術が完成しつつあった時代において、腸切除術は一般の受け入れるところとはならなかった。

睡眠障害

昔から感覚・運動異常は人の睡眠を妨げてきた。このような睡眠時異常行動（parasomnia）様の行動は成人よりも小児や思春期の若者によく見られるものである。睡眠障害は神経学的疾患というよりもしばしば精神異常と考えられた。生き生きとした色彩をもつ夢や夢中遊行、寝言、悪夢、叩頭などはすべて精神の異常によるとされてきた。一方、ある種の夜間の異常、すなわち夜尿症、いびき、睡眠時無呼吸、不眠症などは神経学的な背景が指摘されてきたのであった。しかし、一九世紀にはほとんどの睡眠障害がはっきりとは定義されていなかった。最も顕著な例はナルコレプシー（narcolepsy）とその多くの亜形であろう。

トマス・ウィリスは一六八五年に出版した「持続性の眠気」（continued sleepiness）でこう書いている。「多くの論者がこれは病気ではなくてその人には眠気の性癖があるのだと言っている。なぜなら、患者は他のことに関しては十分に正常であるからだ。彼らは正常に食べ、飲み、遠くまで歩き、ともかくも家事をこなす。しかしながら、話すとき歩くとき食べるとき、いや口に食物をいっぱいに含んでいるときにさえ時として居眠りをする。そして他人からゆり起こされなければ、やがて睡魔に負けてしまう」。のちの一九世紀の研究者たちはこの疾患をいろいろな名で呼んでいる——カッフェ（Caffe）はねむり病（sleeping sickness）、フィッシャー（Fischer）はてんかん性睡眠（epileptic sleep）、ウェストファールは反復性睡眠（episodic sleep）などと名づけている。しかし、この突発性の短時間の耐えがたい睡眠願望を「ナルコレプシー」と命名したのはフランスのジェリノー（Gélineau）で、この名称が一般に浸透することになる。一九二六年に、英国のウィリアム・J・アディ（William J. Adie）は多彩な症状を詳しく記載し、これは特殊な疾患なのだと宣言している。ナルコレプシーに多少類似している疾患として睡眠時麻痺（sleep paralysis）が挙げられる。これは通常、覚醒直後あるいは入眠前には生気を欠いたようになっていて、睡眠は数分間と短く、刺激されるとただちに目が覚める。

一九〇二年、ローウェンフェルト（Lowenfeldt）は、ときおり襲ってくる眠気と四肢の一過性の脱力あるいは失調をしばしば伴う疾患に対して医師の注意を喚起した。彼はこれがしばしば激情によって誘発されることに気がついた。ヘンネブルク（Henneburg）は一九一六年にこの疾患をカタレプシー（catalepsy

強硬症ともいう）と名づけている。笑い、怒り、喜びなどの強い感情によって引き起こされる突然の筋肉の緊張と力の喪失が特徴で、そのため患者は倒れるか頭を垂れ下げる。しかし、普通は意識は喪失しない。恍惚状態（trance＝トランス）という言葉は高齢者に見られるとされてきた睡眠様の状態を指す。古代には魂が一時的に体から離れるために起こると考えられていたようである。しかし魂の概念の変化につれてこの言葉はこうした形而上的なものでなく、様々な睡眠様の状態に対して用いられるようになってきた。つまり、トランスは夢中遊行（sleep-walking）、嗜眠（lethargy）、催眠状態（hypnotic state）、正常な人が意識不明に陥るすべての一般的な状態や、麻酔薬、脳の虚血あるいは脳の外傷性障害などによる昏睡状態などを指すものであると見なされた。ただし、この用語は、恍惚あるいは催眠状態に使われるときにはもっと特殊な意味合いになる。

これらの状態は一九世紀の文献においては別の言い方で記されている。ガワーズは、誘発催眠状態の項の中で、シャルコーに倣って三つの状態――カタレプシー、嗜眠（lethargy）、夢遊症（somnambulism）――を挙げている。カタレプシーは稀に起こるもので、両性に見られるが、若い女性に最も多い。特徴は、突然の意識消失あるいは周囲との意思の疎通の断絶とともに、四肢に奇妙な硬直をきたすことである。四肢はあたかも軟らかな臘でできているかのようであり、どんな肢位にでももっていけ、その位置にずっととどめておける。この状態は数分から数時間も続き、痕跡を残さず元に戻る。嗜眠あるいはトランスは、急速に、あるいはゆっくりと起こり数時間から何日も続く睡眠状態のことをいう。これは無反応状態以外には何らの神経学的異常を伴わない。無反応状態が極端な場合は「仮死様トランス」(death trance）と呼んできた。終息は普通ゆっくりで、不安、発汗、言語緩慢などの神経系の症状を伴っている。夢遊症あるいは夢中遊行は小児に多いが、成人の場合はより複雑なものとなる。すなわち、着物を着る、室内を物につまずかずに歩き回るなどの複雑な行動をしばしば示し、覚醒後、当人はそれらの行動を思い出せない。

一九世紀のほとんどの研究者らはこれらの行動をヒステリー症状として分類している。ガワーズもナルコレプシーをヒステリーの中に含めたが、短い経過、反復性、簡単に覚醒可能などの特徴により、トランスからは区別した。しかし、反復睡眠、カタレプシー、睡眠時麻痺、幻覚現象などのナルコレプシーの多彩な症状を考えると、単　の純粋な疾患ではなさそうである。たしかに、第三脳室内腫瘍や頭部外傷、間脳の様々な疾患など多くの疾患でナルコレプシー様の症状を呈することがわかっている。突然の、しかも強い睡眠願望、うたた寝とすっきりとした目覚め、生き生きとしていながら内容を思い出せない夢などは、正常な睡眠と区別しがたいものである。ナルコレプシーはカタプレキシー（脱力発作）や睡眠時麻痺、幻覚、夢遊症などを伴う。

クライネ＝レヴィン症候群（Kleine-Levin syndrome）は、反復する長い睡眠（一八時間にも及ぶ）と過食を特徴とし、間の覚醒期は正常なのだが、発作的に性的露出や妄想、幻覚、健忘、その他の精神の異常を示し得る。これは初潮期の少女に起こりやすく、ときとして奇怪な行動を伴っている。

昔から、トランスや夢中遊行、悪夢などは疲れた人の睡眠の妨げとなってきたが、一九世紀末に至るまで、それらの神経機序はほとんど解明されなかった。

脳血管障害（脳卒中）

ガレノスとヴェサリウスは、脳は「生命の精気（vital spirit）の基本部分」を頸動脈と椎骨動脈の両方から受けており、その結果、「脳がその機能を……長い期間維持できるのである」と信じていたが、結局、脳へ行く血管は椎骨の横突起を通るもの以外は顧みられなくなっていた。しかし脳底における動脈間の吻合の意味は、もし血管の一つが閉塞した場合でも、その血管の潅流領域へ血液を送れることにあるのだとウィリスによって確立された。彼は右の頸動脈の内腔が血栓によってほとんど閉塞している一人の患者が、「卒中では死ななかった」と言っている。当時、「卒中」(apoplexy) という言葉は意識と呼吸以外の運動の突然の消失という意味だった。それは、無数の身体的障害と、「脳内の統一性の破綻をきたすような神経学的欠陥」を含んでいた。この障害の本質を解明した人物はヴェプファだと一般に考えられている。彼は一六五八年に、卒中から二時間も経たずに死亡した患者について報告している。それによると、解剖の結果、側脳室の壁を破ってくも膜下腔に達する脳内出血が発見された。この観察に基づいて、病的な脳の血管の破綻が卒中の原因であろうとヴェプファは述べている。その三五年後に、モルガーニはこのような出血は脳動脈瘤の破裂によって起こると示唆した。彼は書いている。

……脳内の空洞が半ば凝固した血液で満たされ、あるいは大量の血液が周囲の脳組織に流出しているのを見たとき、腹部や胸部の大動脈瘤の破裂を思い浮かべ、何か似たようなことが頭蓋腔内にも起こり得るだろうと想像するのは極めて自然なことである。

モルガーニは二種類の卒中を区別した——血性卒中(脳内出血)と漿液性卒中(脳梗塞)である。脳梗塞についてはいくつかの例を挙げている。一人の片麻痺患者の脳を見ると、「線状体は軟化して、残りの脳組織から完全に分離されていた」。別の高齢の患者では、「三個の小空洞のような多発性梗塞が周囲の大脳半球組織の黄色く変色した瘢痕に囲まれて存在していた」と書いている。

その後、アバークロンビー（Abercrombie）は臨床病理学的所見に基づいて脳血管の局所的な病変により血管腔が閉塞するか、血管壁が破綻して血液が漏出し得ることを指摘した。のちに「動脈硬化症」と名づけられるこうした閉塞性病変が動脈壁の膨隆の前段階を形成し、それが擬性動脈瘤のもとになるのだろうと考えられた。ある卒中は血栓による流入動脈の閉塞により脳組織の黄色軟化をきたすことが判明し、別の例では閉塞を伴わない梗塞も存在することがわかってきた。その結果、脳動脈攣縮あるいは血栓を伴わない閉塞性動脈病変という概念が導入されたわけである。一九一四年、ハントは頸部における頸動脈の狭窄あるいは閉塞が脳梗塞の原因になり得ることを指摘した。

脳出血患者の脳には動脈周囲の多発性漏出がしばしば見られることから、シャルコーとブシャールは動脈硬化という病因を退け、動脈周囲の粟粒状の動脈瘤の破裂が出血の原因であると結論づけた。二〇世紀に入るとピックによってこの粟粒状の病変は動脈瘤などではなくて、動脈壁内の血腫であることが示された。いくつかの血管周囲の変化（すなわち、軟化、解離、血管攣縮など）が、血管壁を脆弱にして内圧の変化に対する抵抗力を弱める要因として考えられるようになってきた。

一八六六年にハッセ（Hasse）が指摘した「血液柱（血管系）の緊張」および一八五五年にカークス（Kirkes）が指摘した腎臓病の二つが、ともに脳卒中の原因になり得ることがわかっていたが、ウェストファールが動脈圧の上昇が脳出血の決定的な要因であると言うまでに、さらに四半世紀もの歳月を費さねばならなかった。このいわば最終決着のおかげで、脳卒中の病理において全身性の動脈疾患と脳血管障害の演ずる役割が明らかになり、かくして、卒中（stroke）は血管の閉塞もしくは血管の破綻による出血のいずれかの結果であると考えられた。しかし間もなく、ある種の卒中の場合には他の因子が原因であることが判明し（たとえば、心筋障害と全身疾患）、古典的な意味での卒中は棄て去られることとなる。

脳血管の先天異常

古代ギリシアやローマでは、ある患者の死因について頭蓋内血管の破綻によるらしいとは推測できたが、血管の先天異常が初めて証明されたのは病理学者による解剖が始まってからのことだった。たとえばモルガーニは拡張した椎骨動脈について書いている。ミラノのビウミ（Biumi）は一七六五年に、破裂動脈瘤の臨床症状、剖検所見を記載した。一九世紀の初めには、ブラッコール（Blackall）が脳底動脈分岐部にできた動脈瘤の破裂によって死亡した二〇歳の女性の病歴について述べている。一九世紀の中頃までには、頭蓋内動脈瘤の報告は珍しいものではなくなった。ガルは六二例の脳動脈瘤の総説（一八五九年）で、脳卒中で若くして死亡した患者の場合は動脈瘤が想定されるが、確定診断のもととなる特徴も症状もなかったと書いている。その一〇年後に、アダムズは第三、四、五、六番の脳神経の麻痺が内頸動脈の海綿静脈洞内の動脈瘤に合併して起こった症例報告を行った。当時はこうした動脈瘤は梅毒で起こると考えられていた。しかし一九一六年にファーンサイズ（Fernsides）が、梅毒だという証拠のない四四例の臨床的・病理学的所見を報告し、その結果、動脈瘤の原因は動脈の分岐点における壁の先天的な脆弱性であることが初めて明らかになっている。

ハッチンソンは一人の患者の病歴と臨床所見から、非外傷性の嚢状動脈瘤を生前に診断したという。彼は頸動脈の結紮《けっさつ》を勧めたが、患者に拒否されている。一一年後に患者が死んだとき、解剖すると鶏卵大の器質化した動脈瘤が中頭蓋窩に発見された。シンシナティのバーソロウは一八七二年に、脳底部動脈瘤の症候学、診断学、治療法についての論文を出し、一九世紀初めの研究者たちならたぶんこの疾患も卒中の中に含めていただろうと書いている。

ガワーズは一八七二年以前の文献にある脳血管の動脈瘤一五四例の血管別の発生頻度を出している（表7－1）。くも膜下出血は突然の、多くは目や側頭部に放散する拍動性頭痛と、眼球麻痺を伴うために診断は推定できるとはいえ、一八九一年にハインリヒ・クインケによって導入された腰椎穿刺のおかげで確定診断も容易になった。ガワーズは一八八八年に出版した教科書の中で頭蓋内の各動脈の動脈瘤について論じ、各脳動脈の動脈瘤はそれぞれはっきりとした一連の徴候を示すと言っている。彼はしかし、ある動脈瘤は破裂しない、また、少数のものは破裂後に自然に治癒し得るとも述べている。ガワーズは内頸動脈の動脈瘤に対処するため総頸動脈の結紮を行い成功した一例を挙げ、もし脳底動脈瘤が疑われ

表7－1　1872年以前に報告された脳動脈瘤の症例数＊

動　脈	症例数
中大脳	44
脳　底	41
内　頸	23
前大脳	14
後交通	8
前交通	8
椎　骨	7
後大脳	6
下小脳	3
合　計	154

＊Gowersの報告（1881）を改変

たら、両側の椎骨動脈を結紮するのもよいだろうと述べている！　他の医師たちもこの疾患を理解するようになってきた。というのも、シュタインハイル（Steinheil）が一八九五年に臨床症状だけで動脈瘤の出血を診断したからである。

動脈瘤は、初めの頃は脳腫瘍と誤診され手術されたものだった。ビードルズ（Beadles）は、ホースレイが一九〇二年に手術した右の内頸動脈動脈瘤のことを紹介している。手術中にたまたま動脈瘤であると判明し、頸部での総頸動脈の結紮が行われた症例だった。患者はその後五年間健在だったという。脳血管に対する意図的な手術は、一九二四年一〇月にトロッター（Trotter）によって行われたものがおそらく最初のものであろう。それは外傷性の内頸動脈瘤（内頸海綿静脈洞瘻）に対する頸動脈結紮術で、それにより血管性雑音（bruit）が見事に消失したという。ウォールター・エドワード・ダンディは嚢状動脈瘤に対して内頸動脈を結紮したが、患者が片麻痺になったので結紮をほどかなければならなかった。一九

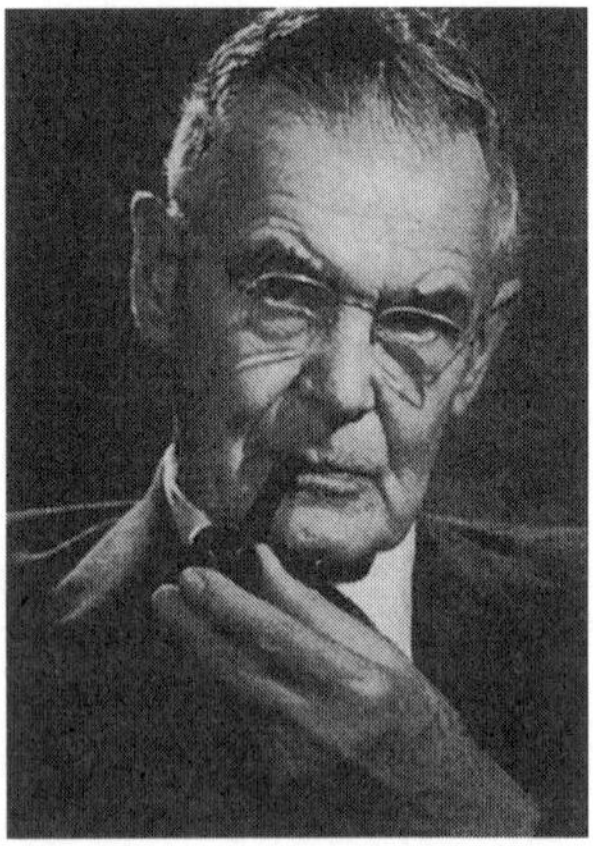

図7－5　ドット。脳血管撮影法の登場以前に、頭蓋内動脈瘤の手術に成功している。
（*From* Clinical Neurosurgery, *vol. 16, 1969*）

三三年、ドット（Dott）は二例の嚢状動脈瘤に対して頸部での頸動脈結紮を行った（図7－5）。彼はその前年に、嚢状動脈瘤の包埋術（wrapping）を行っている。これらの初期の報告の後、脳外科医たちはこうした手術を盛んに真似るようになっている。

当時の診断は臨床症状にのみ頼っていたので、脳神経の麻痺を生じるような脳底の動脈瘤だけが手術の対象となっていた。したがって、ダンディの最初の（直達手術の）成功例も後大脳動脈に発生し眼窩周囲の痛みと第三脳神経の麻痺を起こした動脈瘤に対するものだった。症状を根拠にしてダンディは側頭下を開頭し、クリップを動脈瘤の頸部にかけた。それ以後の脳動脈瘤外科の発展は、その後相次いで導入された様々な技術の発達のおかげと言えるだろう。すなわち、血管撮影、いかなる血管にも、いかなる角度にも対応できるクリップの開発、頭蓋内圧を上昇させない麻酔法、脳を収縮させる技術、動脈瘤の発生母体である動脈の攣縮を防いだり緩解させる術後の特別なケアなどである。

海綿静脈洞の動静脈瘤

海綿静脈洞内の動静脈瘤によって生じる拍動性の眼球突出と患者自身に聞こえる血管性雑音（bruit）は、早くから内科医や外科医の関心を引いていた。一八〇九年、トラヴァーズ（Travers）はこうした患者は頸動脈を圧迫すると雑音が消失することに気がついた。そこで彼は頸動脈を結紮し、雑音を消失させている（図7－6）。それ以来、多数の患者がこの方法で治療されたが、死亡率は四％から五〇％にも達し、後遺症は主として片麻痺と再発だった。こうした後遺症を防ぐために、総頸動脈、内頸動脈、外頸動脈に対する様々な閉塞法が試みられた。一九三〇年には瘻孔を塞ぐ目的で筋肉片による塞栓術がブルックス（Brooks）によって試された。その後、栓子としていろいろな材料が用いられた。ハンビー

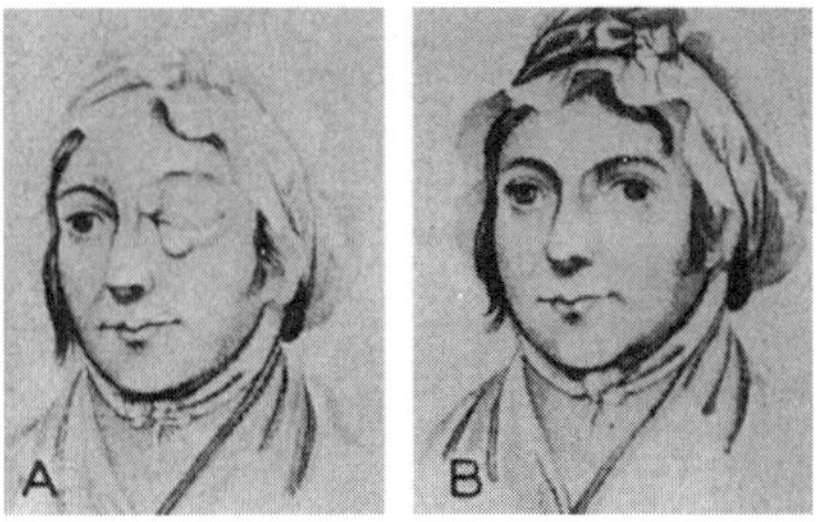

図7－6　トラヴァーズが行った眼球突出に対する頸動脈結紮術。（*From the collection of A. Earl Walker*）

（Hamby）とガードナー（Gardner）は塞栓術に失敗した後、血管の瘻孔の上と下とで結紮を行うトラッピング術を一九三一年に初めて実現させている。その四年後に、ダンディは内頸動脈を頭蓋内でクリップし、頸部で結紮して瘻孔のトラッピングを行った。

第八章　神経系の先天異常

先天性の形態異常は異常の程度によって奇形（monstrosity）と異常（anomaly）とに分類される。神経系においては、無脳症などの欠損症は生命を維持することができないために、高度の発達異常をもった胎児の場合はほとんどが死産を避けられない。神経系の異常は一般に、胎児の正中構造の発達段階で癒合が早すぎたり、あるいは遅すぎたりするために起こってくるものである。その結果、脳瘤、脊髄瘤、水頭症などの異常が生じる。多くの異常は、おそらく遺伝性因子と脳・脊髄原基が発達していく過程での環境的な因子の両方が同時に働いた結果と考えられる。そのため、塔状頭蓋（oxycephaly）や単眼症（cyclopia）、その他のこうした欠陥は、ある種の実験動物で人為的に作ることが可能である。人間ではこれらは胎生第一五週から二五週の間に脊椎や頭蓋の分節に作用するいくつかの要因によって引き起こされる。

「二重奇形体」（double monsters　シャムの双子）は稀であるが、たぶん一個の受精卵が不完全な形で二つに割れて、一部分だけがつながった二つの体ができたもので、頭部あるいは脊椎の様々な程度の結合がもたらされたものだろう。ときとして双子の一方は発達が悪く、その結果もう一方に対する寄生的な存在「生存可能な胎児」(viable fetus) になることがある。パレは脊椎と頭蓋が癒合したこうしたいくつかの双子の例を挿し絵入りで記載した。

無脳奇形

頭蓋腔を覆う膜だけをもって生まれてくる胎児は普通は死産を免れない。しかし稀には数時間呼吸するだけの脳幹をもっていることがある。近代発生学の創始者であるジョフロア・サンティレール (Geoffroy Saint-Hilaire　一七七二〜一八四四) は脳の様々な程度の形成不全を調べている。こうした奇形の胎児のことはヒッポクラテス学派やローマの医師も書いている。印刷術の導入後には無脳奇形児は図版によって描写され、時として好奇心に訴えかける奇抜な形で描かれた。パレの著書『奇形と怪物 *Des monstres et prodiges*』一五七三年初版の中には、頭、脳、脊髄を含めた身体の様々な発生異常の多数のスケッチが載っている。そのうちの一枚は無脳症児と言われているが、首を切り取られた子供が描かれており、「これは観察力よりもむしろ想像力をかき立てるものである」と書かれている。パレはこのような奇形の原因として、神または悪魔の恵みから想像力まで一三の異様な要素を挙げている。

より本格的な研究として、ウィリアム・ハーヴェイは一六五一年にこうした奇形を調査して、これらは正常な発生過程から逸脱した結果を表わしているのだと述べている。その時代以降、頭部の奇形の報告が比較的多くなっている。モルガーニは大脳や小脳、あるいは脳幹を欠く胎児二例を記載した。フォンタヌス（Fontanus）も似たような例だが、頭蓋脊椎腔が透明な水のみを含んでいる症例について書いている。ジョフロア・サンティレールは一八三二年に出版した三巻の古典的な教科書で、脳が完全に欠損しているか、痕跡的な要素を残しているかに従って、図解入りで頭部の奇形を無脳症（anencephalus）と偽性脳症（pseudoencephalus）に分けている。さらに五〇年を経てからは、より軽度な先天奇形に注意が向けられるようになってくる。たとえばオーストリアのクントラート（Kundrat）と英国のクレランド（Cleland）は一八八〇年代初めに、脳の発達異常、その結果としての無脳症や、より軽度の大脳の欠損症について述べている。その何年かのちにタルッフィ（Taruffi）は奇形学の教科書の中で全無頭蓋症（holoacrania）なる言葉を導入し、これを脳の完全欠損と定義し、また部分無頭蓋症（meracrania）という言葉をもってして脳の部分的発達障害を指すとした。

脳とその被覆物の発達障害

神経系の奇形は頭部のあらゆる組織に発生し得る。頭皮にできる先天性の襞《ひだ》は前後に走る溝を頭部に作り、その形状から洗濯板頭皮という名で知られてきたものである。これは普通は頭蓋内の先天異常を伴わない。頭蓋の閉鎖不全は下部腰椎の閉鎖不全よりは頻度が低いが、明らかに前頭骨と篩骨の発達異常によるもので、顔貌が変形してしまう。頭部の発達障害は頭蓋円蓋部の障害と頭蓋底の障害とに分けられる。円蓋部の発達障害は頭蓋底の障害よりずっと少なく、顔貌もあまり変形しない。

頭蓋円蓋部の奇形

頭蓋頂部の奇形は一般に頭蓋縫合の早期癒合により起こるもので、頭の形を様々に変形させてしまう。早期閉鎖を起こした縫合の部位に従って、頭部や顔面の外観はいろいろに変化する。

頭蓋縫合早期癒合 *Craniosynostosis*

頭蓋の人為的な変形術が広く行われていた太古から、まちがいなく人間は頭の形に常に関心をもっていた。出生後の早い時期に頭蓋骨を枠にはめて変形させる技術はギリシア人も含めて世界の多くの人種・民族が知っていた。古代ギリシアの大喜劇詩人アリストファネスは塔状頭蓋を紹介している。もっとも、それが果たして何を意味したかは定かではない。縫合の早期癒合と頭蓋の変形の関係を最初に系統的に研究したのはフォン・ゼンメリングで、一八〇〇年のことだった。半世紀のちに、ウィルヒョーは、頭蓋変形は胎生期の髄膜炎によって縫合の浮腫と癒合をきたした結果であるという説を出した。骨が癒合する場所に関しては一次性と二次性の縫合閉鎖があるために混乱を生じさせた。一次性の頭蓋縫合早期癒合とは縫合の早期閉鎖のことであり、二次性のものは小頭症における正常な閉鎖なのである。

一次性の早期閉鎖は矢状縫合に起こりやすく、長くて細い頭を作る。冠状縫合の早期閉鎖は塔状頭蓋の原因となる。前頭縫合の早期閉鎖は正中稜線を形づくる。これらの異常はしばしば他の遅滞性あるいは欠損性の骨の異常、たとえば口蓋裂などを伴っている。

縫合閉鎖遅延 *Late Sutural Closure*

骨形成あるいは縫合癒合の遅延には様々な程度のものが存在し得る。二分頭蓋と潜在性二分頭蓋は下の硬膜あるいは脳が頭蓋髄膜瘤あるいは脳瘤を作らぬかぎり臨床的には何らの重要な意味はない。これはヨーロッパやアジアのある国々でアメリカ大陸よりも多く見られる。

縫合の閉鎖遅延の中で最も多いのは後頭骨の中央後頭鱗の癒合不全で、多くは髄膜瘤あるいは脳瘤を伴う。これはしばしば中脳水道の狭窄や後頭蓋窩の奇形——アーノルド＝キアリ奇形やクリッペル＝ファイル変形など——による水頭症を合併している。頭頂部の脳瘤は後頭骨の欠損よりも少ないが、これは正中部の骨欠損の結果として生じるものである。こうした奇形は神経組織や髄膜にまで及んでいるのが普通である。東南アジアに多い前頭部の脳瘤は一般に神経組織も含んでいる。脳底の髄膜脳瘤は内眼角もしくは鼻咽頭部あるいは口腔咽頭部などに現われやすい。

頭蓋裂孔 ***Craniolacunia***

対称的に、あるいは非対称的に頭蓋骨の欠損が生じることは長い間知られてきている。こうした頭蓋裂孔は頭蓋の内板が丸く陥凹し、その周囲が緊密な骨組織で縁取りされているのが特徴である。その多くは生後一年以内に消失するが、重大な神経学的欠落症状を合併することもある。一八七四年にＪ・ホフマンがこうした症例を報告し、ウェストによってその翌年に確認された。これは“lacunar skull”、“Lückenschädel”、あるいは“craniolacunia”（いずれも頭蓋裂孔）と呼ばれてきたが、この言葉は放射線学的に証明されるいろいろな種類の頭蓋骨の欠損にも用いられ、それらはしばしば脳瘤や脊髄髄膜瘤を伴っている。

頭頂骨の傍矢状部位に両側生の卵円形の穿孔があり、そこを導出静脈が通るものは頭頂部巨大穿孔（foramian parietalis permagna）と呼ばれてきている。直径一～二センチほどで、ときにはイタリアのランチシ（Lancisi）とモルガーニが一七〇一年に記載した例のように一側だけのものもある。この欠損は家族性に見られる傾向がある。カトリン（Catlin）家の五世代五六人のうち一六人に見られたといい、そのためこれは「カトリン・マーク」（Catlin mark）と呼ばれてきている。しばしばこの骨欠損は他の頭蓋の異常や神経系の障害を伴っている。

頭蓋底の奇形

頭蓋の底部の発達異常は円蓋部のものよりずっと多くて複雑であり、頭蓋底の骨に対称的あるいは非対称的に見られる。その結果、しばしば顔や頭の極度の変形が現われる。知り得るかぎりで最古のものは、神話に出てくるキュクロペス（一つ目の巨人族）がそうである。オデュッセウス（ユリシーズ）は一つ目のポリュフェモス*訳注8－1と戦ったと言われているが、医学の歴史の中にはそのような怪人が新生児期を生き延びたことを示す記録はない（Adelmann H: The problem of cyclopia. 1936）。

こうした奇形は今では全前脳胞症（holoprosencephaly）あるいは無嗅脳症（arrhinencephaly）と名づけられているが、これは一つ目から兎唇に至る様々な異形を生じさせ、いろいろな脳の奇形を伴っている。脳の奇形も、大脳半球が二分されない全前脳胞症から、大脳間裂、帯状回、あるいは脳梁といった正中構造のより軽度な形成異常まで様々である。嗅覚系にも奇形が及んでいることが多い。

訳注8－1　Polyphemus。海神ポセイドンの息子、キュクロペス族の一人。

後頭孔脳脱出 *Iniencephaly*

後頭孔脳脱出はジョフロア・サンティレールが見つけた稀な奇形で、バランタイン（Ballantyne）が詳細な記述を書いている。これは大後頭孔の近くの頭蓋底の変形であり、ある程度の脊柱披裂と頸椎の後屈を伴っている。その結果、胎児の顔は上を向き、後頭部が背中についてしまう。この奇形の多くは拡大した大後頭孔からの脳瘤を伴い、普通は生存不能である。クリッペル＝ファイル奇形はこの奇形の軽症型であると思われてきた。ほかにも無数の奇形が頭・脊椎軸や別の臓器に同時に観察されている。

両眼隔離症 *hypertelorism*

芸術家たちは人間の顔を描くとき、眼と眼の間が広い場合は無垢あるいは有罪（悪魔の）を、逆にせまくなっている場合には貪欲さの表われであるとしてきたが、はなはだしい両眼の解離と脳の奇形を伴う異常についてはごく最近になるまでわからなかった。ルネサンス期イタリアの画家フラ・バルトロメーオ（本名＝バッチョ・デラ・ポルタ Baccio della porta）によるスケッチ画には眼間が間のびした顔が描かれている。逆に眼間がせまい異常の場合は、ジョフロア・サンティレールやのちにクントラートも示したように、全前脳胞症や無嗅脳症に合併しやすい。一九二四年に、グリーグ（Greig）は間隔の開いた状態を両眼隔離症（hypertelorism）と名づけた。その後、それとは逆の状態は両眼接近症（hypotelorism）と呼んでいる。

稀には蝶形骨の一側の発達不全もある。多くの場合は蝶形骨の大・小翼の発達不全と前頭骨の眼窩板の欠損をも伴っている。その結果、眼球が突出して拍動し、眼窩内の中身が押し下げられる。一九二九年に、ダンディはこのような状態を記すとともに、眼窩の欠損修復のための手術法を提案してもいる。この奇形はレックリングハウゼン氏病と合併することがある。

脳の奇形

神経管の初期の欠損に合併している頭の大きな異常のほかに、軽度な発達障害が神経系に多く見られる。これらは通常、他の欠陥を伴わない。こうした奇形は神経系のあらゆるところに対称的に、あるいは非対称的に発生し得る。

脳神経の形成不全

脳神経の発育欠損は、臨床的には無発育（agenesis）あるいは発育不全（dysgenesis）と呼ばれるが、完全に欠落している例は稀であり、多くは不完全な発育となっている。脳神経の先天性欠損は一般的には対称的に起こるが、眼球筋の場合は主として一側性である。

嗅神経　通常、嗅神経の発育不全は前頭葉や脳梁のより重篤な異常を合併している。

視神経　視神経の先天異常はしばしば無脳症や水頭症など他の先天異常と一緒に起こる。真の視神経無発育症は極めて稀である。報告例の大部分では神経の一部は残されていて——視神経発育不全——、したがって、ある程度の視力と中心網膜の血管は保たれている。ローゼンバウムによれば、先天性水頭症患者からとった片方の眼球に神経細胞も視神経もなかったとザイラー（Seiler）が報告したという（Rosenbaum S: Beiträge zur Aplasie des Nervus opticus. 1902）。このような例は真の視神経無発育症と言えるであろう。一九二三年に、コルツ（Cords）は古い文献を渉猟《しょうりょう》し、多くの場合、異常は一側に限られていて、家族の中の二人以上にあると述べている。異常がある側の視神経管は小さい。

第Ⅲ、Ⅳ、Ⅵ脳神経　新生児では、第Ⅲ、Ⅳ、Ⅵ脳神経の麻痺を臨床検査で判定するのは難しい。発育不全は神経走行のどの点、あるいは核上経路のどの点にでも起こり得る。ときとして単一の神経が侵され得るが、通常は複数の神経が侵される。症状としては、上方視障害が生じやすく、これは外眼筋あるいは外眼神経の障害によるか、時には前頭葉や側頭葉の注視野の障害によるものである。

異常な眼球運動を伴った先天性眼瞼下垂が一八八三年に英国のロバート・マーカス・ガン（Robert Marcus Gunn）によって報告された。彼の最初の症例は、左の眼瞼下垂をもった女性だったが、下垂した眼瞼は、口を開けたり下顎を左に動かすと自動的に挙上した。のちに、眼瞼挙上に必要な下顎の動きの方向——上下か左右か——に従って、シンクレア（Sinclair）がこの「下顎瞬目」（jaw winking）を四つのタイプに分けている。原因として一般に受け入れられている説明は、眼瞼挙筋が正常な神経支配だけでなく三叉神経の運動枝から異常な支配を受けているというものである。この仮説は顔面神経の切断後、再生した神経が正常な状態にあるときは顔面神経の支配を受けない構造に誤って入り込む（過誤再生）という報告によって裏づけられた。

デュアン（Duane）は一九〇五年に、内転時に眼球が後退する現象のことを述べている。この現象はそれ以前にもテュルク（Türk）とシュティリングによって書かれていたが、多くの病因をもつようである。これは、ある家系に不規則優性遺伝として伝わっているものである。これに対する一般的な説明は、麻痺した外直筋が動眼神経から異常な神経支配を受け、その結果、動眼神経支配の他の筋肉が収縮すると き外直筋も収縮するので眼球の後退現象が起こるというものである。

三叉神経　三叉神経の先天異常は通常は運動枝に見られ、感覚枝には稀である。多くの場合、三叉神経運動核の発育不全は他の下部脳神経の発育不全、特に舌下神経の不全と合併し、第Ⅹ、Ⅺ神経は侵されない。

顔面神経　一八八〇年、グレーフェは先天性顔面麻痺を記載して、外転神経麻痺あるいは全眼筋麻痺と高頻度に合併すると述べている。一八八五年と九〇年に、メービウス（Moebius）がこの問題に関する論文を出し、先天性顔面麻痺は通常、両側性だと言っている。

聴神経　先天性の内耳の欠損は稀であるが、一八六三年にミシェル（Michel）によって報告された。その八年後、モンディーニ・アレクサンデル（Mondini-Alexander）は蝸牛の基盤のみが残存している一例について書いている。

第Ⅸ、Ⅹ、Ⅺ脳神経　他の脳神経の欠損を伴わない第Ⅸ、Ⅹ、Ⅺ脳神経の欠損は稀である。これらの神経を欠くことは内臓機能の障害をきたし、生き永らえないと思われる。

舌下神経　舌は顔面神経や他の運動性脳神経の先天異常とともにしばしば侵される場所である。

終脳の奇形

大脳半球の発育異常は通常は、左右で程度は違っていても対称的に見られるものである。したがって、胎生期に起こった一側性の奇形は他の因子がもたらした結果であると見なされる。

水無脳症 *Hydranencephaly*

終脳をまったく欠き、頭蓋内が脳室液で満たされた水無脳症はクリュヴェイエが初めて取り上げた。彼はこの状態を水頭症性無脳症（anencephalie hydrocephalique）と名づけている。しかし、おそらくこの状態自体はパレによりすでに言及されていた。この奇形は多くの異なった名称で記されてきている。

滑脳症 ***Lissencephaly***

滑脳症という言葉は平滑で凹凸のない大脳皮質を表わすものとしてオーエン（Owen）によって作られた。古くはヴィルヘルム・ファブリー（ヒルデンのファブリキウス）が水頭症を説明する際に、症例によっては「脳回の蛇行が……まったく見られない」と書いている。ほかにもそれらしい症例がモルガーニによっても残されている。この稀な発育異常は精神発達遅滞と視覚障害を伴うが、短い生涯の間に運動障害はきたさない。大脳半球の表面は平滑で、皮質には層状構造が見られず、おびただしい不規則な異所性灰白質が観察される。基底核と視床はまばらで不規則な配列をしたニューロンからなり、明瞭な核の構造を示さない。錐体路は欠損している。発達の悪い小脳も多くの異所性灰白質をもつ。

いぼ状症あるいはいぼ状形成異常症 ***Status verrucosus or Verrucose Dysplasia***

胎生五ヶ月の大脳外套に似たいぼ状の結節性外観を有する大脳皮質が一九〇五年にランケ（Ranke）によって報告された。

それ以前の症例、たとえば一八六四年のメシェデ（Meschede）による症例は、高度の精神発達遅滞を伴っていた。このような脳をもった新生児はほとんどが早期に死亡するが、稀には成人まで生き延びる。

巨大脳症 ***Megaloencephaly***

一九世紀初め、死後の剖検が一般化した頃、異常に大きな脳に関していくつか報告されている。その大部分は若い成人の脳であり、稀に新生児期のものもあった。こうした肥大した脳をもっていたのは知能障害がある人で、ある例では知能障害は白痴のレベルにまで達し、めまい、四肢の協調運動障害、てんかんなどをもっていた。スクテッタ（Scutetta）によって報告された古い例は、五歳半の小児で、頭部は成人なみの大きさがあり、重さのために走ろうとすると前のめりに倒れるほどだったという。その子は腸炎で死亡した。剖検によれば、頭蓋骨が異常に厚く、また脳はほとんど髄液を含まず、脳実質は脳室の上に対称的に過剰な発達を見せていた。ブイヨー（Bouillaud）やダンス（Dance）、シュープマン（Schupman）、さらにパリ医科大学のガブリエル・アンドラル（Gabriel Andral）が一八三〇年代に他の症例を報告し、脳の肉眼的所見を残している。

その後、巨大な脳は脳腫（cephaloma）、脳肥大症（hypertrophy of the brain）、大脳症（megalocephaly, macrocephaly）などと呼ばれるようになった。フレッチャー（Fletcher）は脳全体の対称的な肥大を指す言葉として巨大脳症（megaloencephaly）を提唱している。この言葉はしかしながら、一次性、二次性、片側性の三つの異なった巨大脳に用いられてきたものである。一次性の群は明らかな原因をもたない巨大脳を指す。二次性のタイプは他の何らかの異常に伴うもので、普通は代謝性異常や中毒性障害などの全身性の異常に伴っている。軟骨形成不全性小人症（Achondroplastic dwarfs）や神経線維腫症（neurofibromatosis）あるいは結節性硬化症（tuberous sclerosis）に罹患している場合にはこのタイプに該当し得る。最後の片側性のタイプは片側巨大脳症（hemimegaloencephaly）で、体にも非対称性が見られる場合と見られない場合の両方がある。非対称性がある場合は巨大半球は大きな手足と同側にあるのが普通である。こうした例では精神発達の遅滞があり、通常は無数の軽微な神経学的異常をもっている。また多くはてんかん発作ももっている。脳は大きさ以外は外見上は正常なのだが、細胞構築には異常が見られる。

倭小脳症 *Microencephaly*

この頭部の異常は何世紀も前から知られてきており、様々な原因が挙げられてきた。この状態の小児は普通、小さな頭と脳をもち、頭蓋の容積は一般に一三五〇cc以下しかなくて、精神の発達が遅滞している。ワーカニー（Warkany）により一七世紀以降の症例がまとめられている。

孔脳症 *Porencephaly*

孔脳症（porencephaly）はクントラートにより、脳内の、普通は脳室と連絡する空洞を意味する言葉として使われた。最も古い症例はピオリー（Piorry）により一八二九年に、またスミス（Smith）により一八四六年に報告されたものである。これらの症例では、脳室の拡大に加え、錐体路と対側の小脳半球の萎縮が強調されている。やや下ってゴタール（Gotard）により萎縮部分の脳を覆う頭蓋骨の肥厚が指摘され、これはダイク（Dyke）らによりレントゲン学的にも確認された。

裂脳症 *Schizoencephaly*

裂脳症（schizoencephaly）は大脳外套壁の対称的な欠損を表わす言葉として導入された。最初の報告は一八八二年のクントラートによるもので、彼はこうした種類の孔脳症はすべて循環障害の結果としての脳軟化によると考えていた。これに対して、対称的な変形は発育の停止によるのではないかと初めて示唆したのはシャッテンベルク（Schattenberg）で、一八八九年のことだった。この結論はフロイトにより支持された。しかしこの奇形の原因が明らかにされたのは一九四六年で、ヤコブレフ（Yakovlev）とワッズワース（Wadsworth）によるものだった。

一次性大脳半側萎縮

この用語は一側の大脳半球の著明な発育不全があり、皮質ニューロンが少ないにもかかわらずグリア性瘢痕を伴わない奇形を指し、おそらくは先天性であると考えられる。シュピールマイヤー（Spielmayer）が一九〇六年に一次性のタイプのものを最初に記載したという。その後、脳軟化による二次性の萎縮と混同されてきたのだが、ヤコービー（Jacoby）が二つのタイプを明確に区別した。一次性と二次性は臨床症状の発現の時期により区別されると言われてきたが、この基準は必ずしも正しくない。

側頭葉無形成 *Temporal Agenesis*

初期の外科系の文献においては、側頭葉無形成はくも膜嚢胞あるいは慢性硬膜下血腫とされている。ロビンソン（Robinson）はこれが胎生六ヶ月頃に起こる側頭葉領域の発育異常であることを示した。

脳梁無形成 *Agenesis of Corpus Callosum*

脳梁の発育障害は脳の解剖が一般化してからようやく気づかれるようになったものである。一七四八年のビアンキによる報告がこの奇形についての最初の報告のように思われる。六四年後にライルによって二例目が報告されている。一九二二年にミンガッツィーニ（Mingazzini）は、一九世紀にも散発的に報告されていたと述べている。しかし生前の確定診断は放射線学的な特殊検査が可能になるのを待たなければならなかった。ダヴィドフ（Davidoff）とダイクは気脳撮影によって三例の脳梁欠損の確定診断を行った。ウンターハルンシャイト（Unterharnscheidt）らは二七五症例を集め（その大部分は放射線学的に診断された）、臨床症状を分析している。そのおそらく一〇％は無症状だったようである。軽度の神経学的機能異常、たとえば、筋緊張亢進、てんかん発作、水頭症などが多く見られたが、これらはたぶん随伴する先天異常によるものである。また、症例の約半数に不特定の心理学的欠損症状が観察された。その他に一三〜一五トリソミーや一八トリソミーなどを含む多くの異常が記されている。脳梁の外科的離断術後に見られる心理学的異常は先天性無形成症にはあまりない。

血管系の先天異常

脳を灌流する血管については古代の解剖学者もよく知っていた。しかしその機能的な分布については混乱があり、混乱をもたらした原因は血液循環が理解されていなかったことと、怪網（rete mirabile）に対する誤った考えのためだった。

脳を灌流する主幹動脈の異常のことは一七世紀から解剖学者によって気づかれていた。カッセリオは実は脳底の動脈の絵の中に完全な輪を描き落とし、そのために動脈輪の第一発見者という栄誉を獲得しそこなっている。おそらく彼が絵を描くために解剖した脳には前交通動脈が欠損していたのだろう。

大脳半球の静脈系は、アレクサンドリアの神経解剖学者たちが認識してはいたのだが、あまり注意を払わなかった。ヘロフィロスが主幹静脈系を記載してから一七世紀に至るまで、大脳の循環系は顧みられてこなかった。トマス・ウィリスと弟子たちが脳の静脈系にはほとんど関心を示さなかったということは、脳の循環に対する彼らの興味のほどを考えるなら驚くべきことである。

脳橋静脈（bridging veins）は一八七五年にリューディンガー（Rüdinger）が初めて文献に載せている。上矢状洞が静脈洞交会部で非対称に分かれるときは、一般に右の横静脈洞に主として流れ込むということがヴィク・ダジールによって一七八六年に、次いでゼンメリングによって一八〇〇年に述べられた。ゼンメリングは、多くの人が右を下にして眠る傾向があるのはこのためであると言っている。

　大脳皮質の上を走る静脈の奇形（たとえば静脈瘤や血管腫など）も初期の病理学者によって認められ、文献に記載されている。しかし、それらは外科医が脳を手術しはじめ、こうした病巣を露出するようになるまでは珍奇なものとされていた。

脳室系の奇形

「脳室」と名づけられた脳の中の空洞はすでに紀元前四世紀、アリストテレスによって気づかれており、アレクサンドリアのエラシストラトスやヘロフィロスらも知っていた。ガレノスはエラシストラトスの脳についての著書『彼が老人だったとき』から引用している。「それは両側に縦長の部屋をもっていた。その二つはもう一つの部屋によって［互いに連結されていた］……もう一つの部屋は小脳にまで延びており、そこにはより小さな部屋があった［第四脳室］」。ヘロフィロスは脳室内の虫に似た突起物をその薄い透明な性質にちなんで脈絡髄膜*訳注8-2（Choroid meninges）と呼んでいる。のちの医師たち、特にガレノスは脈絡の「虫」あるいは叢は動物精気（animal spirit）の源だと考えた。この考えはウィリスの時代まで広く受け入れられていた。モンディーノは「明るくて赤い長虫に似たものがあり、それは前の［脳室］から中央の［脳室］への水の通過を狭めたり閉鎖したりする」と書いている。

　一五世紀から一六世紀、何人かの観察者たちが死体解剖時に見たという脳室内の水について述べている。ヴェサリウスは脳室について記したのちに、水は第三脳室から鼻咽腔に排泄されると書いている（図8-1）。パレは、水は死ぬときに脳室内に溜まってくるのだろうと考えた。彼は、アブー・アルカーシム

（アルブカシス）やヴェサリウスが脳室内に水を含んだ巨大な頭を観察していると述べている。さらに頭蓋周囲に溜まった水は切開によって排液して治せるが、脳内に水が溜まった場合には治癒した例は見たことがないとも言っている。ベレンガーリオ・ダ・カルピ（図8－2）が脳室内には水が存在すると主張したにもかかわらず、脳室は精気を蓄えているのであって内容物は液性成分ではないという考えが当時は一般的だった。初めて脳室内の液体の明確な説明を行ったのは、一六世紀初頭のイタリアのニコラウス・マッサ（図8－3）だった。彼は「空洞［脳室］内の水様の余剰物は脳の他の部分から送られてきて、孔を通って脳室腔から排液される」ことを観察している。空洞に水が充満しているか、あるいは半分ほど水を含んでいる状態が常に観察されてきたという。その後の何世紀かの間に、脳室内に液体が存在することは多くの解剖学者によって確認された。ウィリスの言葉を聞こう。「ごく最近まで、ほとんどすべ

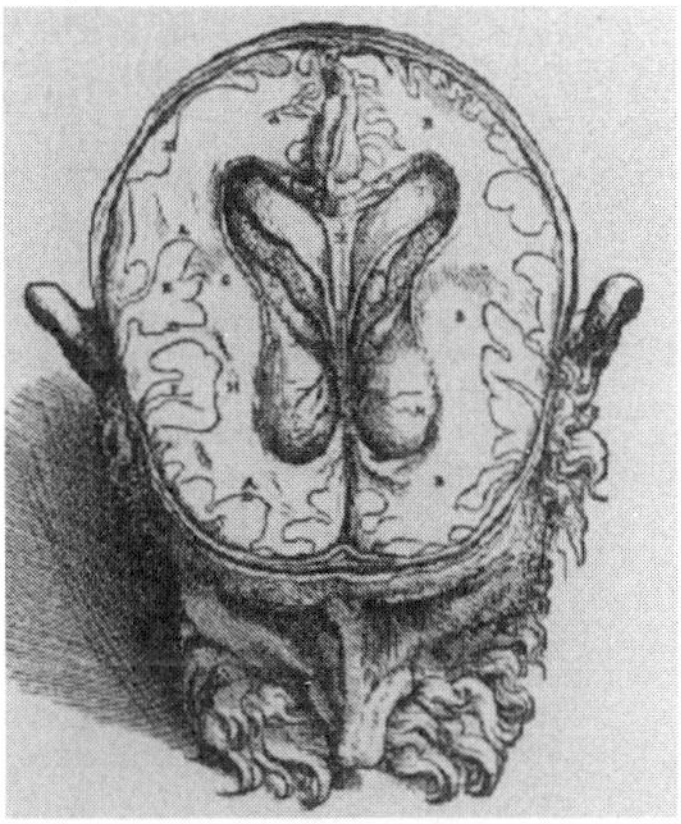

図8－1　ヴェサリウスが描いた大脳の脳室の解剖図。（*From* A History of Neurosurgery, *p109*）

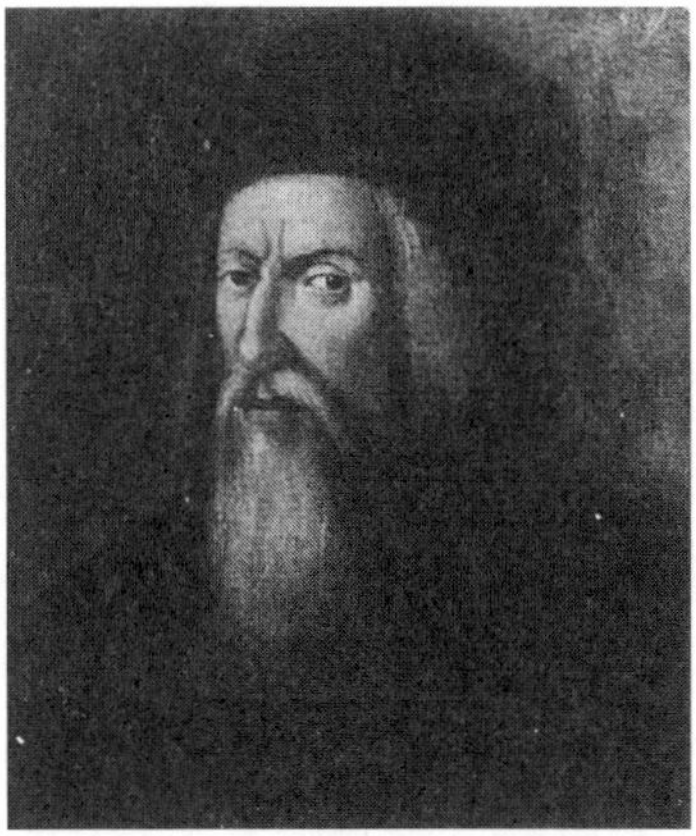

図8－2　ベレンガーリオ・ダ・カルピ（1470-1530）。（*From the collection of A. Earl Walker*）

ての解剖学者は脳のずっと奥にあるこの部屋に対して汚水管という汚い役割を与えてきた。死者の脳を調べると、これらの部屋が水で満たされているのがよく観察されてきたために、この考えにある種の物質が結びつけられたのである」。

脳室はそれまでは廃棄物を集めて除去するところとばかり見られていたが、一六九二年にボローニャ大学のアントーニョ・マリーア・ヴァルサルヴァ（図8－4）が延髄周囲の液体は関節内の液体と似ていることを指摘した。一七六四年には、コトゥーニョが坐骨神経痛に関する論文の中で延髄と脊髄周囲の液体について論じるとともに、以前の解剖学者がなぜそれを見つけられなかったか説明している。「なぜなら、一般に行われている死体解剖の方法が愚かだったからである……彼らは普通頸部で頭を切り離す……そうすれば脳や脊髄の周囲にある液体はただちに失われてしまうのだ」。しかしながら、この論文は

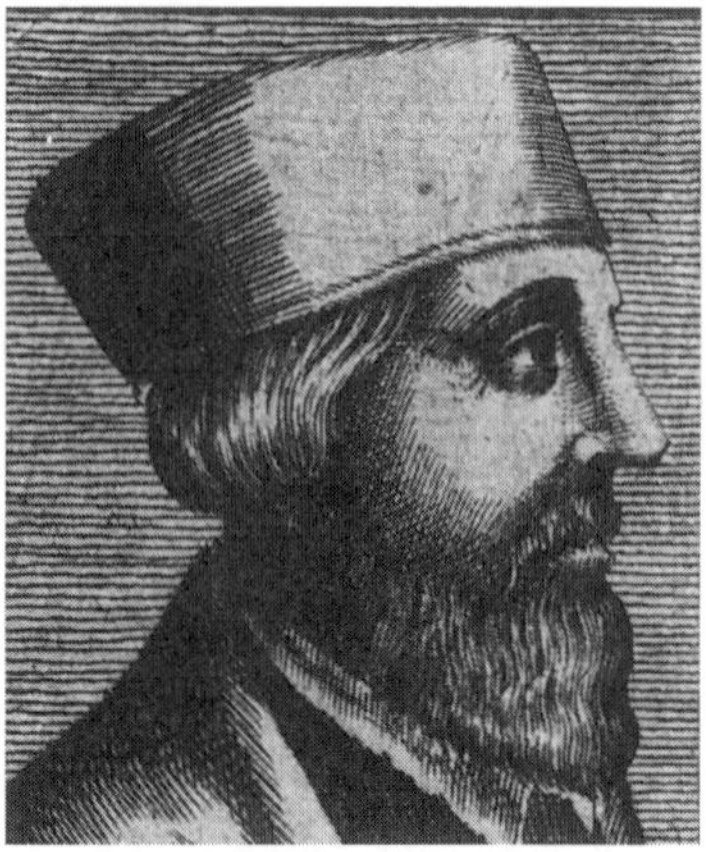

図8－3　ニコラウス・マッサ。脳脊髄液を記載した。(*From the collection of A. Earl Walker*)

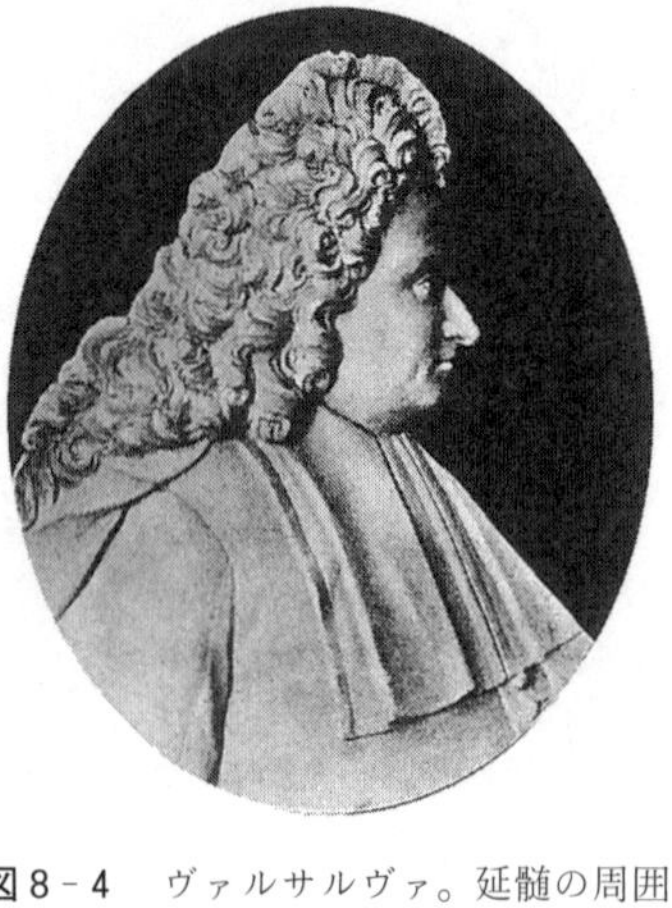

図8－4　ヴァルサルヴァ。延髄の周囲を満たしている液体について書いている。(*From the collection of A. Earl Walker*)

ほとんど世間の注目を集めなかった。そのため、マジャンディが一連の論文を通じて脳脊髄液（le liquide cephalospinal）の概念を確立するまでそれは不明確なままだった。彼は動物実験によって、脳室内の液体は後脳室あるいは第四脳室の中央にある開口を通って延髄および脊髄の周囲の空間と自由に交通していることを明らかにした。この通路には彼の名が冠されている。しかし実はこの開口はすでにコトゥーニョとハラーによってそれぞれ記載されていた。しかし二人とも事の重要性を認識していなかった。ルシュカはマジャンディの発見を確認し、さらに第四脳室には外側に向かう左右の出口も存在することを指摘した。この出口の存在は一八七二年にケイとレッツィウスにより確認されているのだが、それからもなお幾人かの解剖学者が疑いの目を向けている。

脳脊髄液が脈絡叢に由来することは一八五三年にフェーヴルによって示唆された。だが、この考えはルイス・ウィード（Lewis Weed　図8－5）の解剖学的な研究と、二〇世紀初頭のクッシングによる脈絡

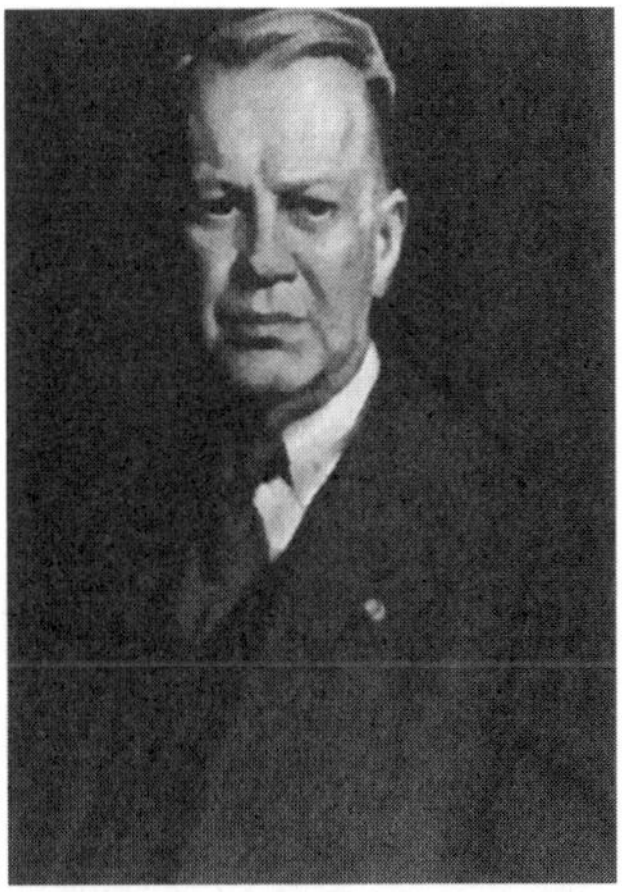

図8－5　ルイス・ウィード。脈絡叢の構造と機能を明らかにした。（*From the collection of A. Earl Walker*）

叢の分泌の術中観察が出るまでは一般には受け入れられなかった。ダンディとブラックファンのその後の研究によって、水頭症はモンロー孔の閉塞によって起こるが、側脳室の脈絡叢を摘除すると起こらないことが示された。この観察は脳脊髄液の吸収は脳の表面で行われることを示唆している。また、ケイとレッツィウスは脳室内に注入した色素がパッキオニ顆粒に集積するとすでに述べていた。しかし、この顆粒は新生児や多くの動物には欠如しており、そのことから脳脊髄液は広く（脳表全体から）吸収されるにちがいないと考えられるようになってきた。ウィードは実験結果に基づいて脳脊髄液は脈絡叢から産生されると述べている。だが、クッシングは一九二五年にエジンバラ大学におけるキャメロン賞受賞記念講義の中でこのことはまだはっきりとは証明されていないと言っている。

訳注8－2 choroid は chorion（卵膜）に似た、の意。

脳室拡大と水頭症

水頭症の乳児に特徴的に見られる頭蓋の変形はギリシア人も知っていて、「オリンポスの額」（Olympian brow）と呼んでいた。しかし拡大した脳室との関係は認識されていなかったように思われる。ヘロフィロスも脳内の空洞のことは書いてはいるが、脳室の拡大には触れていない。脳の水に言及している古代ギリシア、ローマの人々も、推定するに脳外の液体の貯留のことを言っている。ガレノスは四つのタイプの水頭症――硬膜下、硬膜外、頭蓋周囲、帽状腱膜下の各空間への液体の貯留――を挙げているが、脳室系の中の液体のことは書いていない。のちのローマの医師たち（アエティウスやパウルス・アエギネタ）は頭皮や硬膜外腔からではあるが水を抜くことは抜いていた。アブー・アルカーシムが脳室内の水のために大きくなった頭を紹介したが、溜まった水を取り除くため縫合線を焼灼切開したアラブの外科医たちですら帽状腱膜下血腫に言及しているだけである（ラージー）。

その後の千年間、内科医も外科医も頭蓋内の液体についてはほとんど何も書いていない。レオナルド・ダ・ヴィンチは脳室の鋳型を作ったが、中にあるもののことは述べていない。ヴェサリウスは水頭症は脳の空洞内への水の貯留であると言っている。パレは水頭症とは頭蓋内のどこか――頭皮・筋肉と骨膜の間か、骨膜と頭蓋骨との間か、頭蓋骨と硬膜の間か、あるいは脳室内か――に水が溜まって起こるのかもしれないと考えていた。また彼は脳内に水が溜まった症例で、治癒した例は一例もなかったと言っている。

ルネサンス期の医師たちのほとんどは脳内に水があることを知らなかった。メルクリアリス（Mercurialis）とヴェプファが脳内の空洞に大量の水が溜まっていた例を報告し、ブールハーフェがのちに水頭症（hydrocephalus）と名前をつけた。また、幾人かが観察結果を述べており、そのような症例においては脳や脊髄が異常な形態をしているか、あるいは欠損していると書いている。ランチシは頭へ圧力を加えると脊柱の腫瘤（嚢腫）に圧が伝わることを観察し、頭蓋内容と脊柱の腫瘤は連絡していると考えた。さらに、脊柱の腫瘤が成長するにつれ頭蓋も大きくなったので、両者の連絡がよりいっそう示唆された。モルガーニは水頭症には二つのタイプがあると信じていた。一つは稀な場合で、頭皮と頭蓋の間に水が溜まるもの、もう一つは大脳半球内の拡大した空洞の中に水が溜まるものである。後者は頭蓋骨の骨片が押されて離ればなれになって起こるか、成人の場合であるならば脳の水腫が原因であると考えた。モルガーニが信じていたところによるならば、こうした異常は下部脊椎骨の解離（二分脊椎）した部位の腫瘤によって脳と脊髄が水腫を起こし、そのために生じてくるのであるという。さらに彼は脊柱の腫瘤の中に絡み合った神経が存在することに気がついた。そしてそれが仙骨部位にあるときは、膀胱・直腸麻痺の原因となっているであろうと考えた。彼は述べている。「水頭くも膜炎（hydroarachitis）をもった患者に水頭症が合併するとはかぎらない。しかしもし合併したときは、患者はけいれんを起こして死に至る」。彼は、幾人かの外科医がこの嚢胞性の腫瘤を膀胱であると言ったことに賛意を示した。しかしそれを切開すると患者は死ぬと注意しており、外科医が手術することに対しては疑問を呈している。しかしパレも、手術したのちに回復した患者を見たことがないと言っていて、ただし手術をしない場合でも患者は二〜三年しか生きられないだろうとも言っている。

モルガーニによれば、水頭症患者のある者はすべての脳組織が融解して粘液か血性の透明な液に変わってしまい、その結果、脳室系全体が一つの嚢になってしまう。また大脳皮質は強い圧迫のために硬膜と同じ程度に薄くなり、そうした症例では小脳や脳幹も著明に萎縮するという。

英国の研究者たちは明らかに水頭症研究におけるイタリア人のこうした貢献に気づいていなかった。しかし彼らも一八世紀の後半以降、この問題に興味をもちはじめた。ホイットは一七六八年に、「われわれが脳室内の水腫として区別したこの症状」に関して今まで誰も何も言っていないと書いている。彼はプティの脳室内の水についての論文に触れ、臨床像に関するプティの議論をけなしている。ホイットはプティの後に続いたル・ドラン（Le Dran）に対しても、「彼がこの疾患をまだ見たことがないのだと人に思わせるような」書き方だと酷評している。ホイットはこの疾患の小児における高い頻度を考えるなら（彼は二〇例もっていた）、これが「昔からほとんど知られてこなかったとは」不思議だと書いている。彼は水頭症の三つの時期をかなり詳細に書いている。しかし、同時に、「症状から明らかにこの疾患であった患者を治すことができたという幸運に一度たりともめぐりあったことはない」と認めている。彼は「脳室の水腫に関しては、水を抜き取ろうというどんな試みも死期を早める以外の効果をもち得ない」

と述べている。彼の患者たちは結核性髄膜炎だったらしく、予後が悪かったのも理解できる。

水頭症の治療法は各時代を通じて極めて多彩な変遷を辿っている。古代ギリシア人は頭皮を切開し、拡大した脳室を穿刺して液を排出させようと試みた。ヴィルヘルム・ファブリーは液を抜くために外套針を刺し込んだ。この方法は一七〜一八世紀まで引き継がれ、二リットルもの水分を取り除いたと言われている。こうした穿刺法と同時に圧迫包帯が施された。様々な物質（ヨード剤や収斂剤など）が拡大した脳室内に注入されたが、たいていは悲惨な結果に終わっている。腰椎穿刺法が導入されてからは水頭症治療のために脊髄液が取り除かれた。

さらには、脳の水腫を他の水腫と同類と見なして利尿剤が推奨された。一九世紀の初頭においてさえ、一般的な治療法は水銀剤の投与や補助としての食事療法、そして葡萄酒の投与であった。外科的治療はほとんど成功しないと、当時クック（Cooke）が言っている。こうした保存的療法と頭を外から包帯で圧迫する方法は、ある患者に対しては有効であるかのようだった。もっとも診断自体が誤っていた可能性もあるのだが。

治療法として、現在までにおびただしい種類の内科的、外科的な方法が試されている。このことは水頭症を治療する満足すべき方法がいまだに確立されていないという現実を如実に物語るものである。［表8－1］に、過去に用いられた、よく考えられてはいるがたいていは無益だった療法を挙げてある。

シルヴィウス水道閉塞症 *Stenosis of the Aqueduct of Sylvius*

一八四二年にマジャンディが脳脊髄液の研究結果を発表し、これにより第三循環の概念が確立したとはいうものの、シルヴィウス導水管を通っている脳室液の通過が妨げられるとどうなるか、そのことが

表 8－1　水頭症の様々な治療法

1．古代の治療法
　乱切法
　穿頭法
2．リスター以前の治療法
　瀉血
　下剤
　様々な薬物（たとえば、水銀製剤、サリチル酸剤、臭化剤）
　身体的方法
　　包帯圧迫
　　ヨウ素のような腐食剤の脳室内注入
　　日光浴療法
　　頸動脈圧迫法
　　脳室穿刺法……大泉門から、鼻孔から、眼窩から、穿頭孔から（ほとんど死亡）
　　腰椎穿刺法

解明されるまでには、さらに二〇年かかっている。一八六三年のヒルトン（Hilton）の論文がこの脳室の閉塞を記載した最初のものと見なされている。患者は中脳水道の閉塞により生後五ヶ月で死亡した水頭症の女児であった。一九〇〇年、ブルヌヴィル（Bourneville）とノアール（Noir）により同様の症例が一例報告されている。その二年後にシュピラーは水頭症を引き起こす狭窄した中脳水道の顕微鏡的病理所見を書いている。おそらく中脳水道の大きさと形は遺伝的に決まっているのであろう。したがって特発性の狭窄は遺伝的な欠陥を表わしている。家系によっては家族の中に何人もの患者がいるといい、この推定を裏づけるものとなっている（Bickers DS, Adams RD: Hereditary stenosis of the aqueduct of Sylvius as a cause of congenital hydrocephalus. 1949）。異常としては単純な狭窄から、分岐形成、あるいは水道周囲組織のグリオーシスなどが挙げられる。最後のものは炎症反応の結果と考えられる。その他に、脳室内の浮遊物（血液やその分解産物、炎症性組織片）による閉塞、周囲の腫瘍による圧迫、鈎ヘルニア、あるいは脳室上衣細胞の増殖などが内腔を閉塞させ得るものである。中脳水道の発達不全は遺伝的な欠陥を表わしていると考えられるが、他の原因による閉塞はおそらく二次的なものである。

症状としては、上方視障害と眼球の下方偏位による落陽（眼）徴候、瞳孔不同、対光反射の消失、輻輳眼振、垂直眼振などがある。その他、関連する多くの徴候を伴い得る。

髄膜の先天異常

硬膜の先天異常

脳を覆っている硬い膜、硬膜（dura mater）のことは古代の戦士たちもよく知っていた。頭部が傷つくと、それがよく露出したからである。現存する最古の医学文書――エドウィン・スミス・パピルス――

の中に脳を覆う膜のことが書かれているが、素性については述べていない。初期の解剖学者たちも脳の膜の発達と先天異常に関しては何も言及していない。

髄膜の先天異常

頭蓋骨と脳の先天異常に伴い、頭蓋内の髄膜もよく発育不全を起こしている。神経管原基の先天異常は髄膜の発育不全として現われることが多い。テントもまた脳の欠損とともに欠損することがある。したがって半側テント欠損あるいはテント欠損が高度の脳欠損症に随伴することがある。

中枢神経系の先天性腫瘍

頭蓋内嚢胞 *Intracranial Cysts*

くも膜嚢胞はトルコ鞍の周囲、すなわち鞍上部、両側部、内部の領域に多く見られる。同様に頭蓋の底部にも多くの他の嚢胞が発生し、それらはたとえばラトケ嚢（Rathke's pouch）あるいはラトケ嚢胞(Rathke's cleft cyst)、頭蓋咽頭腫、コロイド嚢胞、鞍上部嚢胞などである。くも膜嚢胞はローランド野、あるいは前頭葉、側頭葉または頭頂葉の皮質上にも発生し、あるものは外傷の結果であり、あるものは先天性である。こうしたくも膜嚢胞は大きい場合は頭蓋を変形させてしまうが、それでも無症状なことが多い。病理学的に見ると、硬膜下水腫あるいは血腫、あるいはくも膜の断裂による硬膜下への髄液の貯留であることがある。

後頭蓋窩のくも膜嚢胞は様々な原因で起こり得る。小脳橋角では、よく第Ⅷ神経腫瘍あるいは他の稀な腫瘍を囲んで存在するが、ときにはこうした後頭蓋窩嚢胞が腫瘍がなくても観察される。ルシュカ孔の閉塞時には、脳室上衣で包まれた嚢が第四脳室の外角から外へ突出することがある。このグリアで包まれた嚢胞は大槽にまで延びることもある。

硬膜外脊髄嚢胞 ***Extradural Spinal Cyst***

脊椎管壁と硬膜の間に存在する嚢胞は古くから知られており、長きにわたって議論の的になっていた。エルスバーグ（Elsberg）は一九三三年の論文で、手術や脊椎穿刺などの外傷による結果であるか、先天異常であろうと述べている。嚢胞の壁は、くも膜あるいは、症例によっては憩室として陥入してきた硬膜によってできている。発生部位は多くは胸腰椎あるいは胸椎部である。後者はしばしば若年性背側後弯症と合併している。ときには、嚢胞が脊椎管の前部に存在し、前仙椎髄膜瘤あるいは潜在性仙椎髄膜瘤を形成し、脂肪腫とともに脊椎管を拡大させている。症状は嚢胞の発生部位によって様々である。

硬膜下くも膜嚢胞 ***Intradural Arachnoid Cyst***

硬膜下に存在し、薄い（しばしば透明な）皮膜に包まれ、ときにくも膜下腔と交通があり、通常は脊髄根の出口付近にある嚢胞は様々な名称で呼ばれてきている。すなわち、憩室、癒着性くも膜炎、限局性あるいは慢性くも膜炎あるいは髄膜炎などであり、くも膜の他の状態も名称として使われた。その真の性質についてはまだ意見の一致を見ていない。だが、昔から脊髄造影その他の脊髄の画像診断や手術の際によく遭遇するものである。最初の症例報告はシュピラーらにより一九〇三年に出されたものらしい。その後、同様な診断に基づいて多数の症例が報告されたが、多くは梅毒、結核、寄生虫などの感染か、外傷に関連しているものだった。ある症例では嚢胞は硬膜外に突出している。

神経周囲嚢胞 *Perineural Cyst*

ほぼ類似の嚢胞が仙椎管の中にも観察される。マールブルク（Marburg）は、仙髄の神経根が椎間孔から出る場所で根を囲んでいる嚢胞を発見し、最初の報告者となっている。彼はそれを陳旧性の出血痕か、脳室上衣起源のものと考えていたが、この嚢胞を再発見したタルロフ（Tarlov）は、これは珍しいものではなくて多発性であると述べている。一般的には何らの症状も示さない。

菱脳の先天異常

後頭蓋窩の構造物の発育異常はテント上部のものより稀である。これはおそらく菱脳に欠陥があると生命を維持できず、軽度な異常のときにだけ生き延びられるためであろう。

小脳の発育異常 *Cerebellar Developmental Anomalies*

小脳の無形成はコンベット（Combettes）により最初に報告されている。患者は一一歳の少女で、小脳が膜性のテント状になり、未発達の小脳脚に続いていた。それ以来、小脳の様々な程度の無形成症が小児あるいは成人においても多数報告されてきた。こうした症例のほとんどで精神発達障害が見られたが、驚くべきことに、小脳の機能障害はほとんど示していなかった。

小脳半球の無形成はいろいろな臨床的な障害や後頭蓋窩の他の構造の不特定な異常を伴うとされてきているのだが、人によっては解剖で偶然見つかることもある。一般的には一側の小脳半球の無形成があれば対側のオリーヴ核が萎縮しており、それに関連する脳幹も様々な変化を示している。両側の小脳半球の形成不全が解剖時に発見された場合でも、しばしば生前の既往歴には何も小脳の障害が示されない。

虫部の無形成 *Vermian Aplasia*

解剖時に小脳虫部の異常が発見されるのは、さほど珍しいことでない。そうした症例の多くは生前に神経学的異常の病歴がない。しかし精神運動の発達遅滞があったり、歩行時の共同運動障害があったりした例もある。虫部の完全無形成の最初の例はロッシ(Rossi)により報告された。患者は知能障害をもった女性であった。彼女の小脳半球は異常な脳回のパターンを示していた。ルシュカ孔とマジャンディ孔が閉塞した患者では、虫部は痕跡ほどしかないのだが、それでも通常は神経学的異常を示さない。

ルシュカ孔とマジャンディ孔の先天性閉塞 *Congenital Atresia of the Foramina of Luschka and Magendie (Dandy-Walker Syndrome)*

この後頭蓋窩構造の発達異常は胎生期の第四ヶ月末にルシュカ孔とマジャンディ孔が開口できなかったことによるとされてきた(図8－6)。その時期には後頭葉はまだ後方へ進展しきれていないので、横静脈洞は胎児期と同じ位置である頭頂部に止まっている。主訴は頭囲の拡大であるが、通常は頭蓋内圧亢進症状はない。

これはおそらく、頭蓋骨がまだ拡大可能な早い時期にこの異常が起こるためであろう。患者によっては神経学的検査で軽度の精神発達遅滞と鬱血乳頭以外に異常が見出せないことがある。

乳児の場合は、後頭部が突出していることと、放射線学的に横静脈洞が挙上されて後頭蓋窩が大きい

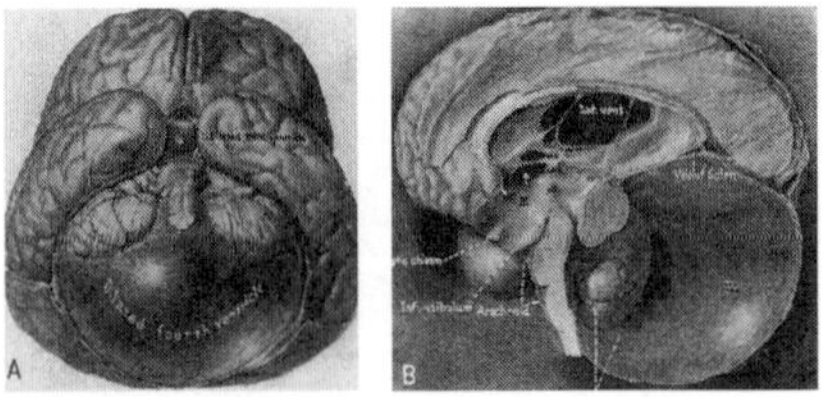

図8－6　ルシュカ孔とマジャンディ孔の閉塞による二次性水頭症を示した図。
（*From* Neurosurgical Classics）

ことを除けば交通性水頭症とほとんど区別できない。最初の症例報告はサットン（Sutton）が書いたと思われる一八八七年のものである。ウィルヒョーも第四脳室の水瘤について書いてはいるが、彼の記述はあくまでも報告にとどまっている。

頸随と頸椎管の形成異常

ヒッポクラテスの時代から新生児の腰背部の水性嚢胞は気づかれていた。頸部に発生した何例かの輪郭の鮮明な嚢胞に結紮術が試みられたが、結果は何とも悲惨なものだった。この異常にはしばしば脳内の水の増加が伴うということを観察したのは（しかし両者の関係については理解できなかったが）、おそらくモルガーニが最初であろう。一七世紀に内水頭症の概念ができてからでさえ、それと二分脊椎との合併が何を意味するのかわからなかった。

英国のジョン・クレランドは一八八三年に、腰仙部の髄膜脊髄瘤と小脳扁桃・延髄の下方偏位の関係を指摘した。しかしながら、彼の論文はヨーロッパ大陸ではほとんど注目されなかった。一一年後に、アーノルド（アルノルト）が腰仙部に脊髄瘤のある新生児について書いており、小脳扁桃と延髄が大後頭孔から下へ脱出していたと述べている。その一年後には、プラハの病理解剖学教授キアリが小さな単行本の中で水頭症を二四例取り上げた。彼は大後頭孔における変化を四群に分類していて、タイプⅠは小脳扁桃が大後頭孔を通って突出しており、これは持続性の頭蓋内圧亢進あるいは水頭症による特徴的な形態である。タイプⅡは大後頭孔を通ってのヘルニアの結果としての変形であり、小脳扁桃とその隣接の小脳半球、ならびに下部延髄が変形し、これが一般にアーノルド＝キアリ奇形と呼ばれるものである。タイプⅢは延長した延髄とともに異所性の小脳組織が頸随髄膜瘤の中に観察される。タイプⅣは小脳の形成不全と他の異常が合併したものである。

普通のタイプⅡ奇形では、小脳虫部と第四脳室の下部が延長して上部頸椎管に入り込み、延髄は頭・頸移行部で屈曲し、頸随は異常に下のほうに位置する。大後頭孔における脳幹の様々な他の異常によって延髄と上部頸随ははしばしば変形をきたしている。変形に加えて、脊髄の先天異常（たとえば髄膜脊髄瘤、水髄症、脊髄空洞症など）がよく見られ、ある程度の水頭症が必ずこれらに伴っている。何年かのちに、アーノルド（アルノルト）の弟子であるシュヴァルベとグレディヒ（Gredig）が、菱脳の形成不全と、延髄の下方偏位と背側への屈曲があるだけでなく、形成不全の小脳虫部が延髄の上にかぶさり下方に延びて上部頸随にまで至っている例について述べている。この疾患の名称として、彼らはアーノルド＝キアリ奇形を提唱した。

この奇形は、ラッセルとドナルド（Donald）が髄膜脊髄瘤に常に合併することを強調し、合併する水頭症と関連づける以前には、あまり議論の対象にならなかった。随伴する異常の成因については様々な説が打ち出され、次の二説が有名だった。一つはキアリが唱えて、のちにガードナーも主張した水力学説であり、もう一つは係留説で、こちらは随伴する髄膜瘤が異常を引き起こすとするものである。しかし両者とも、この二つの要因がなぜ必ずしも常に存在しないのか、このことを説明できていなかった。延髄脊髄移行部での神経管の顕著な発達障害を見るならば、神経系の他の奇形とは無関係にこの奇形が起こり得るのだと説明できそうに思われた。

一九一二年にモリス・クリッペル（Maurice Klippel）とアンドレ・ファイル（アンドレ・フェール André Feil）が、頸が異常に短くて頭が胴体にくっついて見える一人の例を美しい絵入りで紹介している。この患者は頸椎の二〜三の椎体が癒合しているため頸の動きが制限されてしまっていた。さらに、このような例では脳幹と小脳にも異常が見られると述べられており、こうした異常はすべてクリッペル＝ファイル症候群に分類されてきている。環椎の椎弓が頭蓋底に癒合したモルガーニの症例や第二－三頸椎体の癒合例もたぶんこの中に含められよう。

頭蓋脊椎移行部のもう一つの発達異常である「歯状突起無形成症」は、一九世紀の中頃にベヴァン（Bevan）によって記載された。この異常は歯状突起が欠損しているか痕跡程度のものであり、そのため上頸部が不安定になってしまう。また環椎〜後頭関節の異常な可動性が原因で、頭の突然の動きによって脊髄が傷つき、四肢麻痺あるいは椎骨脳底動脈の不全症を起こしてしまう。

レントゲン撮影が一般化するに伴い、先天性の頭蓋脊椎の形成異常が多数見つかるようになっている。すなわち、半側椎骨、歯状突起の融合不全あるいは欠損症、ときに隣接組織に融合した半側椎弓、椎弓欠損症、関節弓欠損症などが次々に見つかり紹介された。早い時期に見つかった先天異常のいくつかには発見者の名がつけられている。

嚢胞性二分脊椎

表面に突出した腫瘤をもった下部脊椎の発生異常をヒッポクラテス学派の医師たちは知っていたと言われているが、その本質は何も理解していなかった。ラージーは二分脊椎を記録した最初の人物となっている。パレでさえ腰部の嚢胞については述べていない。一六〜一七世紀には少数の医師がこうした嚢胞は形成異常の神経組織に由来すると認識していたが、一般的には膀胱と関係があると思われていた。トゥルピウス（Tulpius）は一六四一年にこうした嚢胞性の腫瘤六例について書いている（図8－7）。彼はそのうちの一例に対して腫瘤の頸部結紮を行った。しかし患者である子供はその後間もなく死亡した。五〇年後、ルイシュ（Ruysch）は一〇例を報告し、この腫瘤はしばしば下肢の麻痺を伴っていると述べている。彼はこうした症例には何の治療法もないと書いている。モルガーニはこの形成異常は腺病、梅毒その他の炎症性疾患による髄液の過剰な産生が原因ではないかと推測している。またこれが単独で起こることもあれば水頭症と合併することもあるとわかっていた。クリュヴェイエは発育障害が嚢胞の原因であると考えた。一八八六年に、ドイツの病理学者フリードリヒ・フォン・レックリングハウゼン（Friedrich von Recklinghausen）は各種のこうした奇形についての古典とも言える論文の中で、この奇形は一次的には脊椎と髄膜の欠損の結果であって、水髄症は二次的な結果であると言っている。彼は脊椎欠損部に明らかな嚢胞があるものを嚢胞性二分脊椎（spina bifida cystica）と呼び、欠損部が皮膚で覆われているものを潜在性二分脊椎（spina bifida occulta）と呼んだが、これらはすでにウィルヒョーが用いていた言葉であった。レックリングハウゼンは嚢胞は一般に腰部あるいは腰仙部にあり、以下のいずれかからなると記している。すなわち、髄膜（髄膜瘤）、髄膜と神経系の要素（髄膜脊髄瘤）あるいは未発達の脊髄（脊髄瘤）である。

一八八一年にレーベンドルフ（Lebendorff）は鳥とヒトでこの欠損症を分析し、これは胎生早期に神経管が閉鎖できなかったことが原因であると結論づけた。その二年後に、クレランドは脊髄瘤の一例についてのかなり詳細な所見を出している。彼は神経板の存在を記載し、また奇形の部位から上部頸椎のと

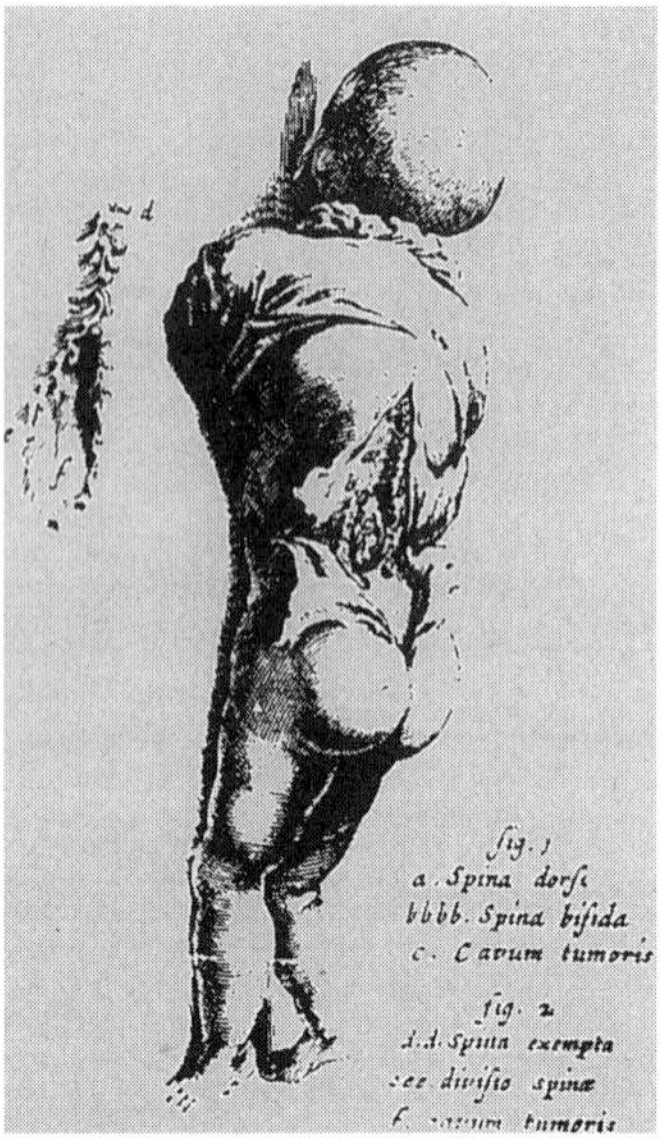

図8－7　トゥルピウスが1641年に描いた嚢胞性二分脊椎。（*From the collection of A. Earl Walker*）

ころまで――すなわち下方に偏位して頸随の上に覆い被さっている第四脳室の一・二五センチのところまで脊柱管が拡大していることを指摘した。その他にも「嘴状視蓋」(tectal beaking) として知られる四丘板の変形を含むいくつかの奇形が菱脳に見られると言っていて、クレランドはこうした奇形は髄液の過剰産生によるか、菱脳の異常発達によると考えた。ハンフリー (Humphrey) は一八八五年に髄膜瘤の神経解剖を研究し、脊髄が骨棘により二分され得ると指摘した。これは「割髄症」(diastematomyelia) として知られているものである。その翌年、レックリングハウゼンは二分脊椎に関する論文の中で、神経管は完全に閉鎖していて嚢胞壁に取り込まれているのだと結論づけた。このような「腫瘍」を縮小させるために、様々な壊死性物質の溶液を嚢胞内に注入し線維性瘢痕を作ろうと試みられた。この療法はそれ以前の排液術よりは進歩してはいたものの、結果は失敗だった。

水髄症と脊髄空洞症 (Hydromyelia and Syringomyelia)

一五四六年に、フランスのシャルル・エティエンヌ (Charles Estienne) は解剖学教科書で脊髄の中心管に沿った空洞に言及しているが、意味づけは特にしていない。八年後にフェルネルは、大著『内科学 *Medicina*』で脊髄の中の管について書いている。解剖がより普通に行われるようになると、こうした奇形にしばしば遭遇するようになっていく。モルガーニは水頭症と髄膜脊髄瘤をもった患者で中心管が拡大している例を述べている。患者には脊髄障害を思わせる症状は何もなかったが、「空洞は脊髄の起始部から始まり、非常に大きく、私はこのようなものは見たことがなかった」と言っている。のちにポルタル (Portal) が拡大した中心管は神経学的異常を生じさせることがあると指摘した。一八二四年に、オリヴィエ・ダンジエールは脊髄の中心管が異常に拡大し、それが第四脳室の下端に続いている症例を紹介し、発育異常と考えて、「脊髄空洞症」(syringomyelia)と名づけた。だが、シュティリングが一八五六年に、中心管はすべての脊椎動物で開口していて、ヒトの場合も小児期には開口していることが多いと述べたうえで、この状態は「水髄症」(hydromyelia)と呼ぶべきであり、「脊髄空洞症」(syringomyelia)はそれ以外の脊髄内の空洞に対して使われるべきだと言っている。また、時を同じくしてジーモン(Simon)により、「脊髄空洞症」という言葉は腫瘍やグリオーシスや脊髄固有の疾患に付随して脊髄実質内に存在するものに使われるべきであり、中心管の拡大に対しては「水髄症」を用いるべきだと提案された。一八八八年、キアリは脊髄空洞症の空洞は中心管と連絡があるのが一般的であると述べている。また、その三年後には、それに合併する小脳奇形が水頭症の原因であるとも指摘した。後頭蓋窩のこうした奇形はラングハンス(Langhans)によってすでに一八八一年に書かれていたが、アーノルド(アルノルト)は一八九四年にさらに詳細に記述した。この奇形がアーノルド＝キアリ奇形と呼ばれているのは、このような経緯によっている。ガワーズは教科書の中でこの奇形の臨床・病理学的な特徴を論じ、脊髄灰白質の損傷が、肩と背部、さらに時には腕と手の筋の萎縮と感覚鈍麻を引き起こすと書いている。この症状は進行性で、二〜三年で死に至るとも述べている。

この問題は一〜三世紀の間、議論の表舞台から久しく遠ざかっていたのだが、一九三五年にラッセルとドナルドが後頭蓋窩の奇形についての総説を書いたことがきっかけとなり再び議論が湧き起こった。彼らは二分脊椎は脊髄の欠損と同時に後頭蓋窩の異常をも伴うものであると主張した。数年後に、ガードナーは一連の論文(一九五九〜七三)の中で嚢胞性の膨隆はマジャンディ孔の閉塞により流れ込んできた脳室液が中心管を膨張させて、遂には壁を破って脊髄の様々な病的状態——脊髄空洞症、割髄症、髄膜脊髄瘤などを引き起こすのだと結論づけた。しかしこの説では中心管の拡大に伴う異常をすべて説明することは困難であり、他の研究者たちは、神経管の一次的な閉鎖に伴う障害によるものであるとする見解に固執しつづけた。

異所性髄膜瘤（Aberrant Meningocele）

髄膜瘤は正中線の後方に出るだけでなく、骨盤内で前方あるいは側方にも出ることがある。これは氏名不詳のある外科医によるものがたぶん最初の報告例である。彼によると、ある妊婦の産道が骨盤の腫瘍によって閉塞されていたために胎児を細切れにしてから摘出せざるを得なかった。妊婦は産褥熱で死亡した。解剖してみると産道の閉塞は脊柱管と連絡している嚢胞によるものだった。側方あるいは前方の腰椎髄膜瘤の著者が明らかな初めての報告例は一九〇三年のロビンソンによるものである。患者は左側の尖足と拡大した脊髄中心管をもっている生後一一ヶ月の乳児であった。腹部に腫瘤があり、それが脊柱管につながっていた。その頸部を結紮したが、髄膜炎で死亡した。胸郭内の髄膜瘤は一般には胸膜後腔に出るものである。この最初の報告者はおそらくフォル（Phol）である。患者は皮膚に神経線維腫症をもつ四七歳の女性であった。胸膜後の腫瘤を摘出後、患者は膿胸で死亡した。

仙骨無形成症（Sacral Agenesis）

仙骨の欠損あるいは仙骨無形成症は一八五二年にホール（Hohl）によって図入りで紹介されている。脊椎、脊髄、腹腔内臓器に多発性奇形をもつ胎児で死産であった。その後も、孤発性の臀部欠損新生児——あるものは死産——に関する報告が文献の中に散見される。

第九章　中枢神経系の感染および炎症

古代における脳性発熱（brain fever）[*訳注9-1]は、発熱と"phrenitis"（精神病あるいは急性せん妄）を特徴とする脳の雑多な疾患群を意味していた。"phrenitis"はかつてはあらゆる精神錯乱を内に含む一般的な用語であった。

一八世紀に脳の（顕微鏡的）検索が一般化するまでは病巣はすべて肉眼で診断されていた。そのため水頭症患者の拡大して水で満たされた脳室をあれほど詳細に記したロバート・ホイットですら脳底部のくも膜の細胞浸潤には気づかなかった。したがって、フランスの学派が結核性髄膜炎に言及したのものちになってのことだった。また、病的状態が認められても、その病因論は誤りであることが多かった。実際、モルガーニ以前には頭蓋内の化膿症は耳瘻の原因であるとされ、逆であるとは思いも及ばなかったのだ。神経系のせん妄状態は末期に検査されたため、初期の微《かす》かな病理変化をつかむことは困難だった。化膿性の浸出液は壊死組織片や変化した血管と強く混ざり合っているので、初期の変化は肉眼では

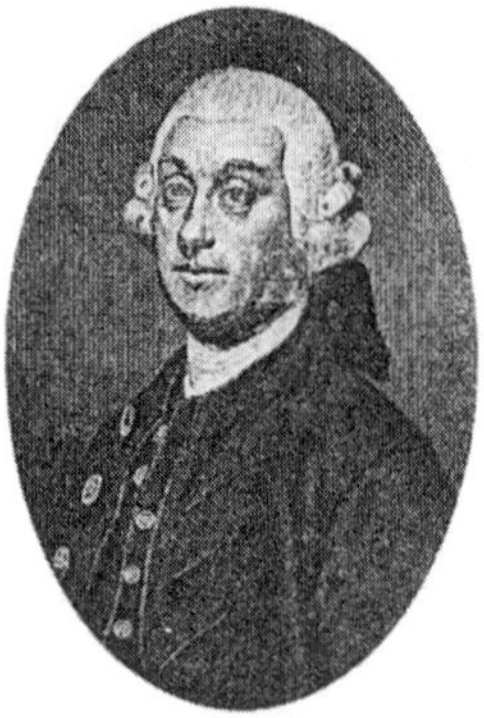

図9－1　パーシヴァル・ポット（1713-1788）。（*From the collection of A. Earl Walker*）

わからなかった。そのため、化膿性髄膜炎に関する古い記述は解釈するのが難しく、硬膜外、硬膜下、髄膜そして時には脳内の炎症性疾患ですら、当時の記録に基づいて今日あらためて診断しても限られた価値しかもち得ない。

訳注9－1　brain fever には慢性疲労症候群という意味もあるが、ここでは字義通り脳性発熱と訳した。

頭蓋骨の感染症

耳からの液の漏出や頭蓋の傷からの浸出液は中世の医師たちも知ってはいたが、原因はよくわからなかった。当時は外傷というものは浸出液を出すのが当然であり、外傷の治癒の過程に不可欠なものだと考えられていた。モルガーニも化膿した頭蓋骨には必ず膿瘻ができて膿が流出すると書いている。だが、なぜなのかは述べていない。しかし英国の外科医パーシヴァル・ポット（図9－1）は頭蓋骨周囲膿瘍と硬膜外膿瘍の存在は関係があると指摘した。フランスのランヌロング（Lannelongue）は一八七九年に頭蓋骨の化膿性変化は化膿した長管骨の変化と類似していると言っている。こうした変化はそれ以前には寒冷や外傷や過労、あるいは瘰癧《るいれき》によって起こると思われていた。しかし感染による病理的な変化の理解に伴い、病態の理論的な説明が行われるようになってくる。こうした骨の状態を示すため、ランヌロングは「骨髄炎」（osteomyelitis）という言葉を考えた。パレや、のちにはポットによって言及された硬膜外膿瘍は、感染した骨洞、あるいは融解した骨から広がったものだったのである。

頭蓋骨感染の治療法は様々であった。一七九七年、ゲー（Gay）は硬膜から膿を取り除くことに成功している。一八世紀の後半、ポットは波動を示す頭皮下膿瘍を切開し骨を穿頭して排膿することを勧めている。炎症反応は下にある硬膜と、しばしば血栓化する板間血管で起こるとされた。膿を排除するために頭皮の広範な切開が勧められたが、しばしば致死的な髄膜炎を招いて失敗している。頭蓋骨の感染がその下の組織に広がったためなのは明らかである。

硬膜下膿瘍（Subdural Abscess）

一七〜一八世紀の時代では頭蓋内膿瘍の起源を決定するのは困難だった。というのは、患者が死亡したときには膿瘍は硬膜下腔から広くくも膜下腔や隣接の脳皮質、白質、さらには脳室にまで広がっていたからである。そのため、モルガーニ以前には、頭蓋内膿瘍は脳から始まり、二次的に髄膜腔へ拡散するのだと考えられた。モルガーニは頭から転落してラムダ縫合部の頭皮に裂傷を負った六〇歳の男の例を記している。一週間も経たないうちに彼は左の上肢が麻痺し、意識が混濁してきた。そして受傷後三週間で死亡した。傷は化膿しており、開離したラムダ縫合部で膿が変色した硬膜と軟膜の間の膿瘍から流れ出ていた。

一八三四年にアバークロンビーは別の一例について報告し、脳梗塞との鑑別の困難さを指摘している。その二〇年後、フォン・ブルンス（von Bruns）はくも膜の中に膿が貯留した例を書いている。それ以後、中耳あるいは乳突蜂巣の感染から二次的に膿瘍を形成した症例報告が散発的に文献に現われている。それらは普通、傷の開口部からの排液によって治療した。しかし、ヤンセン（Jansen）が一八九五年に、ヴィッツェル（Witzel）が一八九七年に、またデルスタンシュ（Delstanche）が一八九八年に、感染の硬膜下への進展を防ぐためヨードフォルムガーゼを開創部に詰めている。化学療法と抗生物質の時代になるまで、それ以外にはほとんど何も治療上の進歩は見られなかった。

脳膿瘍（Brain Abscess）

――慢性脳膿瘍の患者で回復した例は見たことがない――ハモンド

古代においては脳の膿瘍はそれとしては認識されず、"phrenitis"という一般的な言葉に含ませていた。脳内に膿の溜まった病巣は何世紀も前から知られていたが、その厳密な位置関係（たとえば硬膜外、硬膜下、脳内など）に関しては、参照可能な当時の記述に基づいて判断することは困難である。パレのような高名な外科医でも膿のポケットというようなあいまいな言葉を使っている。一八世紀に入ると、フランスのソーヴール・F・モラン（Sauveur F. Morand）が膿瘻を呈する乳突洞の上の化膿した骨を開け、腸の膜を差し込んで創縁を閉じないようにすることで膿汁の排出を促した。二週間ののち、彼は硬膜を十字切開して開いて、膿の溜まった病巣を指で探った。次いで膿の排出を維持するために、開口部から銀の細い管を挿入し、病巣が縮むのに合わせて管を短くしていった。傷は遂に治癒し、患者は生き永らえた。一八二一年、ルー（Roux）はくも膜下膿瘍に対して頭蓋骨を穿頭し、膿瘍が硬膜を自然穿孔して外へ流出するようにした。こうした成功例ののち、いくつかの報告があとに続いた。一八二三年にオテル・デュー病院（パリ）の外科医長兼臨床外科学教授として名をはせたデュピュイトラン（Dupuytren）は頭皮と頭蓋骨をナイフで刺された患者の治療を行っている。彼は古い傷を再開頭し、下の大脳皮質と膿瘍腔を開いて排膿したが、不幸にして患者は死亡した。デトモルト（Detmold）も皮質下の膿瘍に対して再手術をしたものの死亡した例を報告している。しかしながら治療は時には成功を収めている。一九世紀の中頃に麻酔法と無菌法が導入されてから、勇敢な外科医のある者は、意識が混濁しているか昏睡状態の患者の瘻孔を開いて膿瘍を探し排膿しようと試みた。一八七二年にウィーズ（Weeds）は頭皮の古い傷を手術した自身の経験を述べている。開けてみると硬膜は少し裂けており、メスを刺し込むと暗緑色の膿が流れ出た。患者は二週後には歩き回れるほどになっていた。無菌法を用いて他の外科医たちも脳の穿刺を行った。方法は、小さいドリルの孔から（H・マース H. Maas）、あるいはやや大きい穿頭窓から（J・W・ハルク J. W. Hulke）カニューレや注射器につけた針を脳内に刺入するものである。これにより膿瘍に当たる確率が段ちがいに向上し、もし当たったら膿瘍を吸引するか切り開き摘出することが可能になった。

　ヘンリチによれば、排液管を用いて膿を持続的に排出する方法はドイツのエスマルヒ（Esmarch）の功績に帰せられるものであるという（Henrici C: Ueber trepanation bei Gehirnabscessen. 1880）。彼は一八八〇年に脱灰した骨を脳膿瘍の腔内にドレーンとして留置した。しかしトマス（Thomas）は彼が同じ原理を一八七五年から用いていると主張した。この方法はヴェルニッケとハーン（Hahn）が一八八二年にドイツの雑誌に紹介してから広まった。スコットランドの外科医マキューエン（図9－2）は脳膿瘍に関する本の中で、ニワトリの長管骨を用いるやり方について述べている。膿瘍の内容物を洗浄して洗い出すために各種の抗菌性の液（たとえば、炭酸、ヨード、過酸化水素水など）も使われた。

一九〇〇年代初め、フランスのアントアヌ・シポー（Antony Chipault）は脳外科の総説の中で、膿瘍は頭蓋内疾患としては他の疾患や脳腫瘍より多いものであると書いている。ローマのフランチェスコ・ドゥランテ（Francesco Durante 図9－3）は脳膿瘍五四例を手術したが、脳腫瘍は三二例で比較的少なかったと言っている。サー・チャールズ・バランス（図9－4）は外科的に治療した症例は、ほとんどの場合、膿瘻によって局在が確認できると述べている。バーカー（Barker）は外部への膿の漏出のない側頭・蝶形骨部の膿瘍の手術を行った。だが、大部分の外科医は膿瘍を治療するために硬膜と脳を切開す

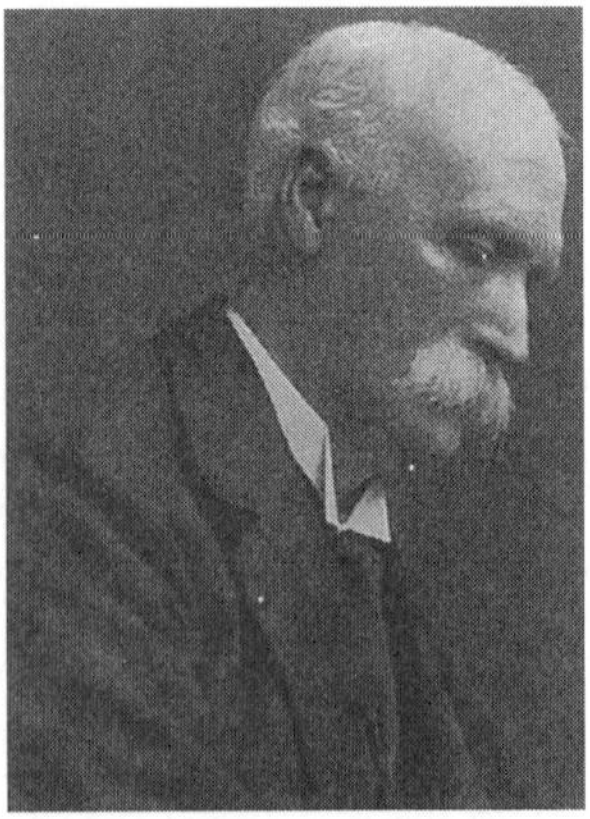

図9－2　サー・ウィリアム・マキューエン（1848-1924）。（*From* A History of Neurosurgery, *p 148*）

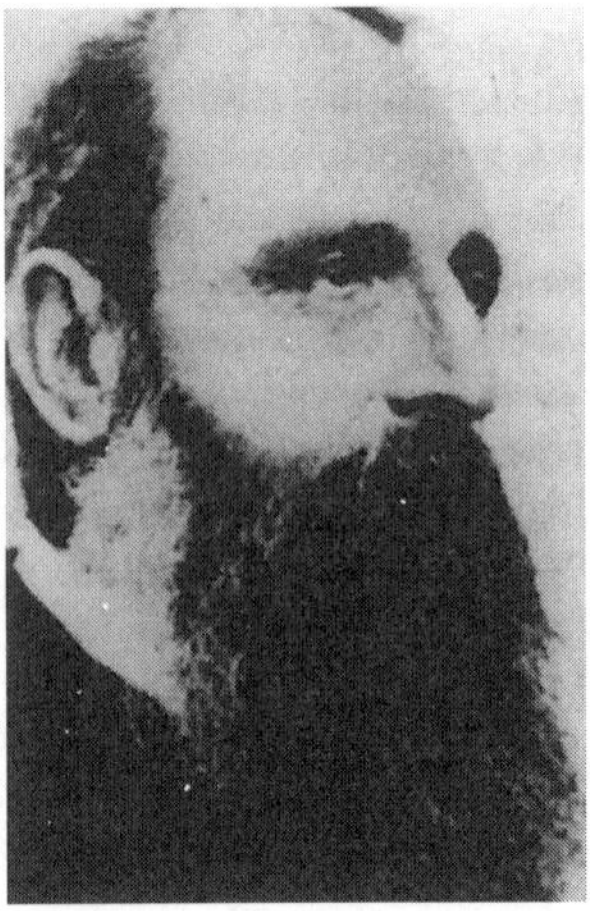

図9－3　フランチェスコ・ドゥランテ（1844-1934）。（*From* A History of Neurosurgery, *p157*）

ることをためらった。その結果、当時の脳膿瘍患者の運命は明るいものではあり得なかった。二〇世紀の初め以降、公衆衛生の手段が発達し伝染性疾患が減少したため、脳膿瘍患者は激減した。化学療法と抗生物質の出現のおかげで、脳の化膿性疾患は世界の主要な国々で稀にしか遭遇できなくなっている。

脊椎管の感染性外傷

かつては、脊椎の外傷は致死的なものと考えられていたため、表面の包帯程度の極めて保存的な治療しか行われていなかった。そのため、モルガーニは一七六一年に、また他の病理学者も同様に、脊髄の髄膜の周囲と外の髄膜炎は致死的疾患であると述べている。こうした理由のほか、患者は対麻痺のため普通は歩き回ることは不可能なので、外科医はこの疾患にほとんど興味を示さなかった。マキューエン

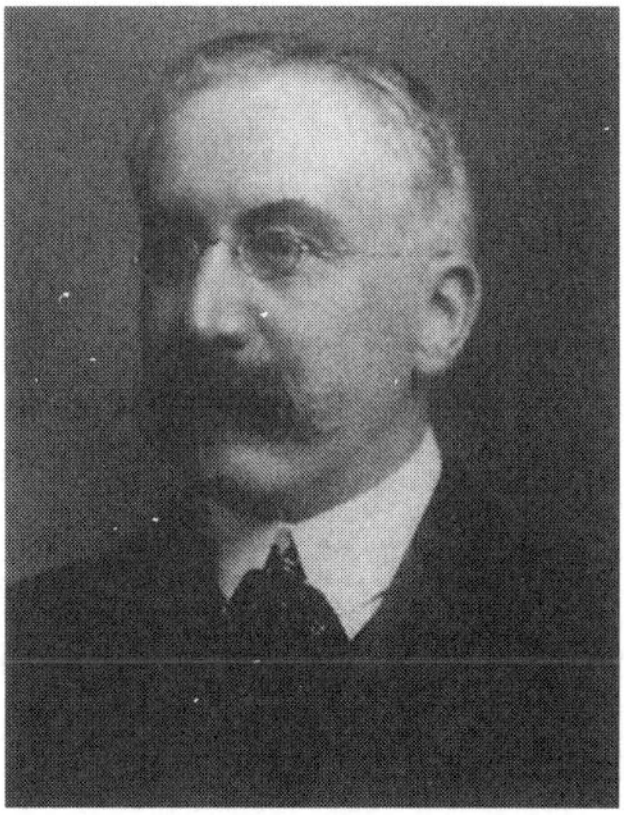

図9－4　サー・チャールズ・バランス（1857-1936）。
（*From* Dictionary of Medical Eponyms, *2nd ed. BG Firkin and JA Whitworth. New York: Parthenon Publishing, 1996, p17*）

のような外科医がこの感染症の診断と治療を試みるようになったのは一九世紀の後半だった。しかし成功例は稀であった。

髄膜炎 (Meningitis)

古代の昔からルネサンス以前まで、発熱、頭痛、精神錯乱、嘔吐、意識障害などを特徴とするある種の病態は脳熱あるいは"phrenitis"(急性せん妄)と呼ばれ、死に至る病気と思われていた。しかし、イブン・シーナー(ラテン名=アビセンナ)はこれらの徴候と、項部強直すら伴っている患者の中の一部の者は急性の熱性病状を示すだけだと見抜いていた。のちに髄膜炎と呼ばれる疾患である。トマス・ウィリスは"phrensy"を「高熱の続く髄膜の炎症に起因する絶えざる錯乱あるいは脳の主要な機能の脱落した状態」と定義している。ウィリスや他の著者たちが髄膜と脳の疾患を区別していたかどうかは定かでない。イタリアの解剖学者コトゥーニョは一七六四年に脳脊髄液について書いているが、健康時や疾病時にそれが果たす役割は彼には何もわからなかった。ロバート・ホイットもまた、水頭症のことを書いたとき、脳室内の水分量を増加させる髄膜の炎症についての認識はもちあわせてはいなかった。これは一八三〇年にパパヴォアーヌ(Papavoine)が、こうした水頭症は髄膜が結核に侵されたときに起こり得ることを示すまで誰にも認識されていなかった。その間にエルパンは髄膜炎(meningitis)という言葉を考えている。しかしその真の重要性はフランソア・マジャンディが脳脊髄液の流れを明らかにする以前には理解されないままだった。当時、斑点熱(spotted fever)が流行し、チフスと混同されることもあったが、一八〇五年にジュネーヴで発生したことは確実で、そこからヨーロッパの他の地域に広がった。この年にヴィユスー（Vieusseux）は、この疾患は小児を侵し、発熱、頭痛、嘔吐、項部強直を特徴とすると記している。「斑点熱」という命名のもととなった発疹、特に紫斑や紅斑の後に、めまいや錯乱、意識混濁などが続いて起こった。合併症として脳神経の麻痺、特に複視や聾がある。一般的には死亡率は低かったが、激症の場合は発症から数時間以内で死に至り、死亡率は八〇％にも達した。斑点熱からの回復は一般に遅く、特に肺炎が合併したときはそうだった。最も多い後遺症は聾であり、時には他の神経学的障害も残された。病原菌は一八八七年にオーストリアのアントーン・ヴァイクセルバウム（Anton Weichselbaum）により髄膜炎菌（meningococcus）と同定された。

腰椎穿刺の技法はドイツのクインケ（図９－５）によって工夫され、それにより脳脊髄液の性質、特に細胞成分、化学的性質、血清学的反応などを検査することが可能となった。二〇世紀への移行期に導入されたこうした検査法に、細菌学的、血清学的、免疫学的検査法がのちに加わり、種々の髄膜炎の性質

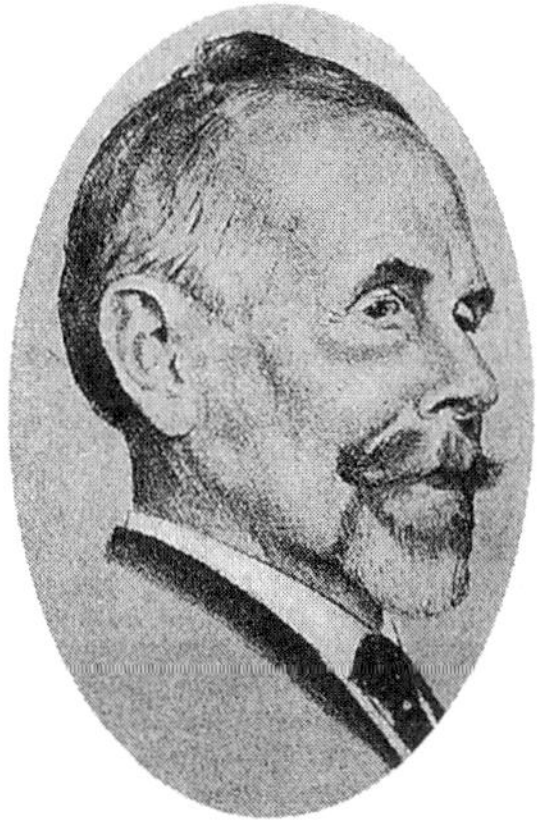

図９－５　クインケ（1842－1922）。（*From* The Founders of Neurology, *2nd ed., p500*）

を厳密に定義できるようになってきた。

ガワーズは、髄膜炎は脳に隣接する組織、すなわち頭皮、頭蓋、気洞の感染から波及する場合と、脳自身の直接感染の場合と、麻疹、猩紅熱、痘瘡、結核、梅毒、敗血症（心内膜炎）などの全身性感染症から血行性に伝わる場合があると書いている。病原菌の同定が可能になると、起炎菌の主なものは *Hemophilus influenzae*、*Neiseria meningitidis* および *Streptococcus pneumoiae* の三種であることが明らかになる。これらの感染による徴候と症状は他の原因による髄膜炎の症状（頭痛、嘔吐および頸の強直）と似ている。しかし髄膜刺激症状としてより特異な徴候がのちに明らかにされている。たとえば、一八八二年、ドイツのケルニヒ（Kernig）は髄膜刺激状態の患者は股関節で下肢を曲げて膝関節を完全に伸ばせないことに気がついた。何年かのちポーランドのブルジンスキ（Brudzinski）は、髄膜刺激状態においては首を他動的に前屈させると下肢が屈曲すると言っている。

一八九九年、スラヴューク（Slawyk）により *H. influenzae* による髄膜炎が報告された。この髄膜炎は七歳以下の子供では最も多いものである。*Staphylococcus* と *Streptococcus* 髄膜炎は外科的な創傷、あるいは衰弱した患者以外には稀であり、一般感染症の原因菌にもなっている。これらの感染症の治療は化学療法と抗生物質の導入以前は絶望的なものだった。

一九世紀の後半に髄膜炎に類似した頭蓋内疾患が多く発見されている。漿液性滲出、くも膜炎、頭蓋周囲感染症、および髄膜症（meningismus）がそれである。当時はこれらの種々の疾患を鑑別することは困難だった。しかし一九世紀の終わりから腰椎穿刺が普及しだすと、髄液を検査することによりこれらの疾患の原因を同定できるようになってきた。その後三五年の間に様々な治療法が編み出され、化学療法そしてその後の抗生物質の出現により髄膜炎は事実上撲滅されている。

二次的髄膜感染症

古代から知られた多くの全身感染症は時に二次的に中枢神経系を侵す。原発の疾患が致命的なものである場合、神経系の合併症は死後の剖検が一般化するまで稀にしか認識されなかった。そのため、中枢神経系の二次的感染はわからないか、もしわかったとしても原発疾患との関係は誤って解釈されることが多かった。全身性疾患と密接な関係をもつごく少数の疾患だけが明らかに関連づけられた。

静脈洞血栓症

感染を起こして血栓を形成した静脈洞を早くから病理学者は知っていた。しかし、一八八〇年にツァウファル（Zaufal）が静脈洞内の感染により血栓化した凝血を、頸静脈を結紮して廓清除去するよう勧めるまでは何らの治療もされなかった。この方法の結果だが、残念ながら報告がない。

結核性髄膜炎（Tuberculous Meningitis）

全身性結核は歴史の黎明期から知られていたが、中枢神経系の感染は、わかってからほんの二〇〇年ほどしか経っていない。昔は脳とその被膜の結核性疾患を、急性せん妄（phrenitis）または脳炎（cephalitis）、あるいは急性水頭症または熱性水頭症と呼んでいた。ホイットは小児で脳室が拡大し、二〜三週後に死に至る疾患について記したが、彼は単純な水頭症であると考えていた。だが、半世紀のちにデー（Deh）により原因は結核であることが示された。ヴィュスーは一七八九年に肺と腹部に結核があり、髄膜に病変のある患者を報告したが、それらがどう関係しているのかは理解することができなかった。その一年後にオーディエ（Odier）は「髄膜の炎症を合併した水頭症」のことを報告し、髄膜の肥厚が水頭症の原因であると推測している。一九世紀初めに、こうした「膜の炎症」はエルパンによって「髄膜炎」（meningitis）と名づけられた。一八一七年にコアンデ（Coindet）は脳室の拡大は脳室壁と髄膜の炎症の結果であると示唆した。セン（Senn）は水頭症には単純型と結核性のものがあり、後者は一般的にある程度の脳室拡大を伴うが、身体の他の部位の結核性病変と同じであることを明らかにした。

梅　毒（Syphilis）

梅毒そのものはヨーロッパでは一五世紀の初めに知られたが、梅毒による神経症状の学問的証明がなされたのは一九世紀の初めだった。一八二二年に、フランスのアントアヌ・ローラン・ジェセ・ベール（Antoine-Laurent-Jessé Bayle）が進行麻痺（general paresis）を独立疾患として同定したが、言葉自体は二年後につけられたものである。その病理像として彼は軟膜の肥厚、髄膜と大脳皮質の癒着、脳室上衣の顆粒状変化、内水頭症を挙げている。脊髄癆（tabes dorsalis）は一八四九年にベルリン大学のロンベルクにより書かれているが、典型的な瞳孔の変化はスコットランドのアーガイル・ロバートソン（Argyll Robertson）の論文が出るまで明らかにはされなかった。瞳孔の変化と梅毒との関係は疑われてはいたのだが、それが確認されたのはパストゥール研究所のメチニコフ（Metschnikoff）とルーによる一九〇三年のチンパンジーの梅毒感染実験によってであった。その二年後にドイツのシャウディン（Schaudinn）とホフマンが梅毒の原因菌として *Treponema pallidum* を同定している。その翌年、同じくドイツのヴァッセルマン（Wassermann）が補体結合反応テストを考案し、以後それが梅毒の日常的な検査となった。一方、治療は、サルバルサン（arsphenamine）が全身梅毒の治療には効果があることがわかったが、進行麻痺や脊髄癆にはほとんど効果が見られなかった。オーストリアのユリウス・ヴァーグナー・ヤウレック（Julius Wagner-Jauregg）は一九一八〜一九年にマラリア療法が進行麻痺の増悪を抑えることを示したが、抗生物質が導入されると、ペニシリンがもっているはるかに満足すべき効果がわかり、他の療法を駆逐した。

狂犬病（Rabies）

最も初期の文献の中にも「狂犬」（mad dog）という言葉が出ているが、ヒトとの関連づけは紀元前五〇〇年頃、古代ギリシアでデモクリトスやアリストテレスから始まった。ローマの著作家ケルスス（一世紀）はヒトの狂犬病のことを次のように書いている。「極めて悲惨な病気である。患者は渇きと水に対する恐れとに同時にさいなまれる。この病に侵された人は希望のかけらももち得ない。唯一の治療法は患者を池の中に不意に放り込むことである。彼が泳げなければ沈む間に水を飲み、そののちに引き上げられる。これを交互にくり返すのである。もし泳げるなら、患者を水の中にくり返し押し込み強制的に水を飲ませる。これが渇きと恐水を取り除く方法である」。

その後の進歩は一九世紀にようやくにして現われた。患者の唾液をウサギとイヌの傷に塗布してウイルスに感染させたのである。その後多くの研究者が皮下あるいは静脈内接種で感染実験を試みたのだが、常に成功するとはかぎらなかった。その説明としてデュボヴ（Dubove）は一八七九年に、ウイルスは中枢神経系に神経の経路づたいに伝染させなければならないのだろうと述べている。パストゥール（Pasteur）は、ウイルスは神経系の中でだけ増殖していくのだと考え、一八八一年、脳の中に直接接種し、間違いなくこの疾患に感染させることに成功した。

パストゥールがワクチンを完成してから三年も経たない間に、接種に伴う神経学的な合併症（副作用）が報告された。神経系の合併症は接種から普通一〇日ないし一五日目頃に発症し、単神経炎や多発性神経炎、横断型脊髄炎（ときにはランドリー型をとる）、髄膜脳炎などがある。これらの合併症は一般に、突然に始まり、四八時間以内にピークに達する。髄液はリンパ球の増多と総蛋白の上昇を示す。経過はいろいろであり、死亡する場合もあり（全例の二五％）、回復することもある。完全に回復する例も多い。病理学的変化は脳と脊髄での血管周囲あるいは脳室周囲の脱髄が主体となっている。ワクチンはアヒルの脳組織から作ったものより、アヒルの胚から作ったもののほうがより安全で、神経系の合併症が少ないことがわかっている。

破傷風（Tetanus）

破傷風は古代から知られてきている。ヒッポクラテスは、開放性外傷の後で下顎がまず侵され、それには三つの型があると書いている。第一の、そして最も単純なものは、下顎が硬直してそのために口が開かなくなってしまう。頸部は硬直し、流涙と顔面紅潮を呈し、四肢は自由に動かない。患者は多大な苦しみの中で普通は三週間以内に死亡する。もしそれ以上永らえれば、普通は回復するという。第二の型はオピストトーヌス（弓なり反張）を呈するのが特徴である。背筋の痛みを伴う激しい攣縮のため、患者は人に支えてもらわないとベッドから転落するほどである。死は三日目までにやってくる。しかし、もし患者が一六日目まで永らえることができれば、これも回復するのが普通である。第三の、そして軽症な型は傷の部位の筋肉に限定される。しかし、ときには全身に及ぶこともある。しばらく経つと筋攣縮は緩解し、数日の経過で病状は軽くなり、攣縮は消失する。

ヒッポクラテス学派の人々は寒冷が発症要因であると確信していた。この疾患は極めて危険なものと見られていたが、筋攣縮が四日以上続き、あるいは発熱がある場合には回復する可能性が高いとも言っていた。温湯浴とローション、油の塗布が治療であった。

ローマ人はこの疾患の臨床像にほとんど何も追加していない。二世紀初め、ローマで医療に従事したソラノスは破傷風は腱や筋肉への打撃の後に発病するのではないかと言っている。「発作は、傷がきれいになり、異物が取り除かれ、瘢痕ができようかというときに起こりやすい」。彼は続けて、傷の炎症が治まったときに発作は起こりやすいとも言っている。ソラノスが観察したところによれば、発病の初期には、患者は首を動かせなくなり、頻回に口を開き、嚥下が困難になってしまう。また開口で増強するこめかみの痛みがあり、涎《よだれ》を流し、皮肉笑いのような表情を呈する。病気が進むと、首の痛みは強くなり、顎の筋肉は硬直し、そのため歯を食いしばり、首は後屈、足や腕がけいれんしだす。ソラノスは、「もし受傷に続いてけいれんが起こったり、あるいは筋の硬直が背中から始まるときは……患者が助かることはほとんどない」と認識していた。しかし、もしけいれんが傷と関係なく起こったなら（つまり誤診である）、助かることはあるとしている。一世紀ののち、アレタイオスはこう結論している。「これはひどい病気であり、見るも恐ろしく、そして不治の病気である」。

田舎で散発的に見られた疾患であったが、アルトゥル・ニコライアー（Arthuer Nicolaier）が一八八四年に破傷風菌を発見して以来、傷を炭酸で消毒することが一般化し、これは一九〇五年まで続けられた。それから程なく、抗毒素と毒素がこの疾患を事実上消滅させている。

ジフテリア（Diphtheria）

その昔、ジフテリア（古代ヘブライ語では"askara"または"serunke"）は大変恐れられたので、患者が見つかると角笛を鳴らして警告したものであった。喉頭の病変をローマ人は「シリアの潰瘍」と呼んでいた。六世紀にギリシアのアエティオスはこの疾患の後遺症は口蓋の麻痺であると書いている。また、一四九二年にシェデフ（Schedef）がスペインで流行したことを記している。スペインではこの病気を「ガラティーリョ」（garatillo＝絞首刑用の鉄の輪）と名づけていた。流行は一五〇年続き、一七世紀にはイタリアに伝わり、その後アメリカ大陸にまで広がった。ヘバーデンは思春期を過ぎた大人には患者が少ないと書いている。サミュエル・バード（Samuel Bard）は一七七一年のアメリカの古典的な論文でこれを「窒息性口狭炎」（angina suffocativa）と書き記し、のちに口蓋麻痺を残すと言っている。この疾患はピエール・ブルトノー（Pierre Bretonneau）によって一八二六年にジフテリア（diphtheritis）と名づけられた。喉頭炎による呼吸困難（croup）を和らげるために彼は一八二五年に気管切開を行い成功している。トルソーは臨床症状をさらに詳しく論述し、ドイツの細菌学者ベーリング（Behring）が一八九四年に毒素－抗毒素混合液を開発してから、ジフテリアに対する恐怖は消え失せ、二〇世紀にはほとんど姿を消している。

百日咳（Pertussis）

「小児の窒息性の咳」をシデナムは「ぜいぜい咳」（whooping cough＝百日咳）と呼んでいた。彼はけいれん発作が時として、特に乳児の場合に咳とともに見られると言っている。こうしたけいれん現象は一七七五年のコペンハーゲンでの流行で特に多く観察された。原因菌は一九〇六年にボルデ（Bordet）とジャングー（Gengou）によって単離されたが、脳内では、脳症状を呈している小児の脳においてさえいまだに発見されていない。したがって、発作の病因は今も不明なままである。

麻疹（Measles）

麻疹は暗黒時代のアラブの医師とその後の医師たちによく知られていた疾患である。その神経学的後遺症は一七九〇年にルーカン（Lucan）が初めて報告し、その後もいくつかの報告が相次いだ。後遺症は発疹の出現から一週間以内に起こり、意識障害、全身けいれんや麻痺、失調、ミオクローヌスなどの局所性の神経学的欠落症状を呈する。髄膜症や頭痛、嘔吐がしばしば起こる。発熱は必ず見られ、特に終末期には高熱を発する。ガワーズは脊髄炎と多発神経根炎が稀に合併すると述べている。脳の剖検では、血管周囲の炎症細胞の集簇を伴った脱髄が見られる。

脊髄灰白質炎（Poliomyelitis）

一九世紀の中頃に、急性の発熱に、麻痺、特に四肢筋の麻痺を伴う疾患がハイネ（Heine）によって報告された。臨床症状は、典型例では急性の発熱に頭痛、吐き気、嘔吐を伴い、次いで髄膜刺激症状が現われ、数日後には筋の攣縮、疼痛、そして四肢筋の麻痺に襲われる。しかし不全型で麻痺を伴わず、特に非流行期に発病する症例が診断を混乱させていた。しかし、シャルコーとジョフロアが麻痺は脊髄の前角細胞・下部運動ニューロンの破壊によって起こることを証明し、一八九〇年にメディン（Medin）が疫学的に解明している。

その一五年後にヴィックマン（Wickman）は、非麻痺例では病原体を腸の中にもっているようだと言っている。その後、サルの脳が接種に対して感受性が高いと判明し、病原体は濾過性のウイルスであると確かめられて、それに対する有効なワクチンが作られた。

ブルセラ症（Brucellosis）

ブルセラ症は「波状熱」（undulant fever）、「マルタ熱」（Malta fever）など様々な呼び名をもっており、古代からいろいろな形で認識された。ヒッポクラテスは長く続く発熱性の疾患を記載したと言われているが、ブルセラ症であった可能性がある。ヒューズはこの疾患に関する文献を古代にまで遡って収集し、神経学的合併症をも含めた臨床像を記している（Hughes ML: Mediterranean, Malta, or Undulant Fever.

1897)。一八九七年に、コペンハーゲンの獣医学者バング（Bang）がウシの伝染性流産症の原因菌を単離し、これを *Brucella abortus* と名づけた。その二〇年後に、この菌はマルタ熱の原因菌の変種の一つであるとわかった（Evans AC: *Studies on Brucella (Alkaligenes) Melitensis.* 1925）。

カリオン病（Carrión's Disease）

ペルー疣贅《ゆうぜい》病（Verruga peruana）が何世紀も前から存在していたことを示す目に見える証拠が、リマ古病理学博物館が所蔵するチャンカイ文化の小さな立像なのである。一八八五年、（ペルーの）医学生であったダニエル・カリオン（Daniel Carrión）は患者の皮膚の病巣からの滲出液を自らの体に接種して三八日後に死亡した。以来、南米では「オロヤ熱」というそれまでの病名に代えて「カリオン病」という名称が使われてきている。スナバエによって媒介される病原体は一九〇五年にアルベルト・バルトン（Alberto Barton）が同定し、*Bartonella bacilliformis* と命名された。臨床経過は発疹前期と発疹期に分けられる。後者では、細網内皮系が侵されるために起こる皮膚の結節性、血管芽腫性の全身の発疹が現われる。病因が確立される以前にも、アラルコ（Alarco）が神経学的合併症のことを確認し、モンヘ（Monge）とマケーニエ（Mackehenie）の二人によって詳しく研究されている。一九四五年に、ラストレス・イ・キノネス（Lastres y Quinones）は神経学的症候群を記述するため「神経バルトン症」（neurobartonellosis）という言葉を作っている。これは普通は大脳が侵されるために起こり、脊髄が侵されることは少ない。

マラリア（Malaria）

マラリアは昔から知られていたが、中枢神経系を侵すことがわかったのはごく最近のことである。人体内の原虫は一九世紀後半に同定された。またその生殖サイクルも一八九七年にインド生まれの英国人ロナルド・ロス（Ronald Ross）により解明された。一九世紀の文献を見ると、マラリアの脳血管性合併症を表わすのに、神経マラリア（malaria nervosa）とか、昏睡性マラリア（malaria comatose）、昏睡性悪性熱（febris perniciosa comatosa）などの言葉が使われている。頭蓋内の出血、血栓症、髄膜反応などが、てんかんや脊髄症（myelosis）その他の中枢神経系の病態のもとになっている。

蠕虫病《ぜんちゅうびょう》（Helminthiasis）

医学の歴史の始め（エバース・パピルス）から、虫は人体の病気の原因であると信じられた。シシリー島の紀元前四二七年の流行病は旋毛虫症（trichinosis）の爆発的蔓延であると考えられている。ヒッポクラテス文書の中にも、嚢胞虫症（cysticercosis）と包虫症（hydatid cyst）に関する記述が見られ、その後も数世紀にわたって、アリストテレス、アレタイオス、ガレノスが、寄生虫が病気の原因となると書いている。もっとも、症状についてははっきりとした定義がないのだが。約千年ののち、ラージーは脳内嚢胞に伴う症状のことを記している。しかし、脳を侵す寄生虫の本性や、神経系にはびこる習性については、ルネサンス以後、死後の解剖が一般化し、脳内の寄生虫に気づくまではわからなかった。患者の臨床症状――けいれん、精神障害、頭痛、進行性の昏睡――などはすべての寄生虫病で似通っている。

嚢虫症《のうちゅう》（Cysticercosis）

古代から、ブタが寄生虫をもっていて、それが人間に感染するらしいとわかっていた。そのため、セム語族系民族やその他の人たちはブタ肉を不潔なものと考えてきた。ギリシア人やローマ人は消化管の中にいる寄生虫のことは知っていたが、寄生虫が脳を侵すとは知らなかった。それがわかったのはずっとのちになって、解剖が一般化してからのことである。一六世紀のパラケルススはてんかん患者の脳の中に嚢尾虫を見つけたと記している。それから間もなく、パラノリ（Paranoli）が「発作」中に死亡した男の脳梁に液で満たされた小胞があったと書いている。一五五八年、ラムラー（Rumler）はてんかんをもった男の硬膜に小胞が付着しているのを見つけている。次の世紀に入ると、マルピーギが脳の嚢虫症に関して臨床症状から病理所見に至るまで、十分な記述をなしている。小胞はラエネウス（Laenneus）によってキステルクス（cystercus）と名づけられた。彼は小胞の中からブタの条虫 *Taenia solium* の被包幼虫を発見している。こうした寄生虫の罹患による症状――けいれん、頭痛、知的障害など――は一八六二年にドイツの精神医学者ヴィルヘルム・グリージンガーにより、また一八七九年にロンブローソ（Lombroso）とハラーにより記載された。一九世紀の後半になると、てんかん患者や脳腫瘍が疑われる患者の脳の手術時に、外科医たちがときたまこうした寄生虫に出くわしている。この寄生虫の急性および慢性（石灰化した）病巣の病理所見は一八九〇年にアスカナジー（Askanasy）によって分析された。

包《ほう》虫《ちゅう》嚢《のう》胞《ほう》（Echinococcus［Hydatid］Cysts）

「包虫嚢胞」（Hydatid cyst）と呼ばれる肝臓内の大きな水の貯留は古代の記録にも残されている。ヒッポクラテスは第五五の箴言の中で、もし肝臓が水を含んでいて破れると、「腹腔は水で満たされ、患者は死ぬ」と書いている。のちのローマやアラブの人々もこのような嚢胞を書き記している。アラブ民族の遊牧の習慣を考えるなら、寄生虫に罹患することがそれほど多くない事実のほうがむしろ驚きなのである。イスラムの医師で包虫嚢胞に言及しているのは、西カリフ国（後ウマイヤ朝）の首都、イベリア半島・コルドバに住んでいたアブー・アルカーシム（ラテン名＝アルブカシス）だけである。「死体解剖」（sectio cadaveris）が合法化されると、この嚢胞は珍しいものではなくなった。たぶん、死後の解剖の禁止がこの疾患が記録されなかった理由であろう。

一六九四年、レディ（Redi）がこの水性嚢胞の性質を説明している。約一世紀のちに、モルガーニは水性嚢胞を脳内で発見したと述べている。一七八二年にはゲッツェ（Goeze）が嚢胞と条虫の頭と吸盤、鈎の一塊を見つけ、脳内に見られる他の嚢胞と異なっていると書いている。一八〇八年にルドルフィ（Rudolphi）がこの寄生虫を包虫（echinococcus）と名づけた。ゲナール（Guesnard）とショーシエ（Chaussier）はこうした嚢胞は脊髄にも頭蓋骨内にも見られることを報告している。英国のアバークロンビーは、当時は脳内のあらゆる嚢胞が包虫嚢胞と見なされていたと書いている。他の様々な嚢胞性病変、脈絡膜のコロイド嚢胞や嚢胞形成性腫瘍や孔脳症などは一九世紀の後半になるまでは区別することができなかった。この寄生虫の生活史の詳細はドイツの動物学者ロイカルト（Leuckart）によって一八九五年に紹介されている。

一八三四年にアバークロンビーがこの嚢胞は摘出可能であろうと言ってはいるが、実際に嚢胞を摘出した最初の外科医は、明らかにゲナールにちがいない。その数年後、ヴェダル（Verdale）が嚢胞の完全摘出に成功している。一八七二年、ウェストファールは頭蓋骨を侵食している腫瘤を露出し、嚢胞の内容物を排除したら患者が治癒したと述べている。その後、数々の外科的な工夫が報告された。すなわち、嚢胞の穿刺、開創ドレナージ、嚢胞壁の摘出、嚢胞を開かずに全摘出、嚢胞内容の吸引、嚢胞壁と内容をホルマリンで固定などである。二〇世紀の中頃には嚢胞をそのまま摘出する他の技法が開発された。

住血吸虫症（Schistosomiasis）

以前は「ビルハルチア病」（bilharzia）と言われた住血吸虫症は住血吸虫（blood fluke）の寄生による疾患で、この種の寄生虫は世界の多くの地域に風土病として存在する。ウッドラフ（Woodruff）によれば、この疾患は古代エジプトで蔓延し、たぶん中東諸国に広がったものだろうという。日本住血吸虫（*Schistosoma japonicum*）は魚介類にしばしば寄生し、ヒトにも感染して脳の住血吸虫症を引き起こす。これについての最も初期の報告は一八九〇年の山極勝三郎のものである。彼は脳の中に住血吸虫の卵を発見している。その後、散発的な症例報告があったが、一九三〇年にパーシー・サージェント（Percy Sargent）はこれに対して手術を行い、頭頂・後頭葉から肉芽性腫瘤を摘出し、患者は満足すべき治癒を得たという。同じ年に、脊髄における同様の肉芽性病変に関する報告がマラー（Muller）とシュテンダー（Stender）によって初めてなされた。

肺吸虫症（Paragonimiasis）

極東アジアおよび南東アジアに見られる風土病である肺吸虫症は、一般的には肺を侵す良性の寄生虫病で、喀血の原因になると考えられていた。しかし、ときには神経系を侵し、けいれんや全身衰弱や死をもたらすことがわかっている。中枢神経系の場合、脳膿瘍、髄膜炎、脊髄肺吸虫症の三つのうちのどれかの形をとることになる。この疾患は一八七八年に記載され、最初の脳の病変についての報告は日本の大谷によるものである。患者は二六歳の男性で、一年ほど前から咳と喀血があったが、けいれんを起こして昏睡状態に陥った。死後の剖検で、右の前頭葉と後頭葉に嚢胞性病巣が認められ、中には肺吸虫の成虫がいた。肺吸虫性髄膜炎は脳膿瘍より少ないが、よく結核性髄膜炎と誤診される。脊髄肺吸虫症もまた稀であるが、肺に吸虫症が認められない場合にはしばしば脊髄腫瘍と間違えられる。成虫と卵を含んだ嚢胞は硬膜外にあることが多い。幸いにして、動物に使われる抗蠕虫剤であるビチオノールがヒトにも有効であることがわかっている。

脳旋毛虫症（Cerebral Trichinosis）

古代における脳性熱（brain fever）の発症に関わっていたと思われる脳旋毛虫症は、近代では一八八一年にグレイジャー（Glazier）が初めて髄膜刺激症状の原因であると指摘した。その四半世紀後、フロシンガム（Frothingham）が剖検により潜在性の脳の旋毛虫を見つけ出した。この寄生虫は身体の他の部位への寄生は珍しくはないのだが、脳への進入は稀である。条虫によるもう一つの稀な感染症が共尾虫症（coenurosis）の感染で、最初に報告したのはブリュンプ（Brumpt）であり、一九一二年のことだった。臨床的、病理学的な所見は嚢虫のそれと酷似している。中枢神経系への他の蠕虫の感染はさらに稀なことである。

アメーバー脳膿瘍（Cerebral Amebic Abscess）

消化管へのアメーバーの感染は歴史こそ長いが、定義はずっとあいまいだった。神経系へのアメーバーの進入は、太古の昔からあったはずだが、その症状は「急性せん妄」（phrenitis）という枠組の中でとらえられた。最初の診断例は一八三八年のモアヘッド（Morehead）によるものである。病原体は一八七五年にロルシュ（Lorsch）によって同定された。消化管障害の患者に髄膜症状が現われた場合にこの寄生虫の関与が疑われたが、髄膜の中にもこの寄生虫が存在することは一九〇四年にカルトゥリス（Kartulis）が報告を出すまでは明らかになってはいなかった。その八年後にルグラン（Legrand）は広範な研究に基づいて、脳への進入（全身感染者の一～五％に起こる）は髄膜の血管を介して行われると結論づけた。オービソン（Orbison）らは播種は血流か椎骨静脈を介して行われると主張した。感染の結果として、脳膿瘍を形成することが多く、それはどれも粗い、線維性の壁を有しているが、大きさや匂いや硬さは様々である。症状は一般に、発熱、頭痛、意識障害、ときに嘔吐で始まる。焦点性けいれんが一五％の例で先行し、脳神経麻痺が二五％に発生する。三分の二の例では脳脊髄液の細胞数が増加する。

進行性上行性麻痺（Progressive Ascending Paralysis）

このカテゴリーの中にはランドリー病、ランドリー＝ギラン、ギラン＝バレー症候群、および急性免疫性多発神経炎が含まれる。これらのよく知られた症候群は、初め呼吸器のウイルス様感染症から始まり、次いで二〜三日から一週間後に進行性の上行性麻痺に襲われる。腱反射は消失し、ときには種々な程度の知覚障害も伴っている。この症候群は一八五九年にフランスのジャン・ランドリー（Jean Landry）が初めて記載した。五〇年以上を経て、ジョルジュ・ギラン（Georges Guillain）と協力者たちが臨床所見と病理学的変化――すなわち通常は脊髄根と末梢神経の分節性の炎症性脱髄なのだが――について詳しく述べた。この症候群はギラン＝バレー症候群を含む多くの名がつけられている。

結節性多発動脈炎（Polyarteritis Nodosa）

一八五二年にオーストリアの病理解剖学者ロキタンスキー（Rokitansky）によって見出された動脈系の疾患である結節性多発動脈炎は、侵された脳血管の種類と血管炎のステージ次第で様々な神経学的障害を呈し得る。一八六六年、ドイツのクスマウルとマイアーは、「今まで知られてこなかった動脈病変」に言及し、それを「結節性血管周囲炎」（periarteritis nodosa）と名づけた。この名称はこれがより広範な血管壁の反応であることが判明するまで使われた。約一〇％の症例に多彩な末梢のニューロパチーが見られる。それは一つあるいはそれ以上の末梢神経の領域に限局した痛みから始まるのが普通である。脳の症状、すなわち、頭痛、錯乱、一過性の幻覚、けいれん、それに局在性の障害（たとえば、片麻痺、失語症、半盲）が血栓症あるいは出血の結果として発生し得る。各種の全身性の血管炎が知覚過敏症などの神経系の症状、あるいは結合組織の疾患を起こし得る。

紅斑性狼瘡（Lupus Erythematosus）

紅斑性狼瘡の皮膚症状——頰と鼻の蝶形発疹——はビエット（Biett）による記載以来よく知られてきたものである。それに先立つ五〇年ほど前に、ハンガリーの皮膚科学者モーリッツ・カポシ（Moritz Kaposi）は中枢神経系が侵され得ることを示している。約三分の一の症例で頭痛を伴う錯乱や精神病的状態、あるいは他の神経障害を伴っている。けいれん発作や片麻痺、中枢あるいは末梢のニューロパチー、運動失調なども稀ではあるが見られる。

一般的な脳の病理所見としては、血管の内皮細胞増殖を伴うヒアリン化、特に小血管の変化が挙げられる。したがって、動脈閉塞や血栓症は少ないが、小梗塞が特に大脳皮質と脳幹に多く見られる。おそらく複雑な免疫現象を基礎とした血管炎によるものであろう。くも膜下出血が時に起こり、普通は致死的な結果を招いてしまう。

閉塞性血栓血管炎（Thrombo-Angitis Obliterans［von Winiwarter-Bürger 病］）

一八七九年、壊疽によって切断された男の下肢を調べていたヴィニヴァルター（Winiwarter）は、動脈と静脈の内膜が増殖し線維性の血栓が突出していることと、小血管が増生していることを見出した。二〇年後に、ビュルガー（Bürger）は初老期の成人の閉塞性血管障害に言及し、炎症性の病変であると考えた。彼は脳血管については書いていないが、一九二六年にチェルナ（Cserna）が脳血管の内膜が肥厚していることを発見し、その六年後にイェーガー（Jager）がさらに四つの症例を追加した。ある研究者はこの変化の理由を動脈硬化のせいにしたが、その後の報告で、固有な病変であることが確認された。脳はびまん性に萎縮し、血管は白く収縮して蛇行して、分水嶺領域では硝子様物質で満たされているのが特徴である。大血管（たとえば頸動脈や中大脳動脈）は閉塞するが、末梢の動脈には吻合が発達している。間欠性の麻痺や失語症、知覚障害、あるいは視野の障害などが症状としてよく見られる。多くの毒物や自己免疫反応が原因因子と考えられてきている。

高安病（Takayasu's Disease）

「脈なし病」（pulseless disease）と名づけられた大動脈弓症候群は、大動脈から出るいずれかの大きな動脈の狭窄の結果にほかならない。一般には大動脈弓から出る動脈が侵されるが、太い枝ならどれでも侵される可能性がある。この疾患はデーヴィ（Davy）によって一八三九年に記載され、サヴォリ（Savory）とクスマウルも一八五六年にそれぞれ独自にこの疾患について書いている。一九〇八年、高安右人は眼底の視神経乳頭の周囲の細動脈や細静脈が花輪様に吻合していることを明らかにした。取り巻く血管は節を作り、それが日によって移り動く。高安は患者の脈拍には触れていないが、大西が同様の患者について、「橈骨動脈の脈拍が触れず……腕が冷たい」と述べている。

この疾患は男より女にずっと多く、大部分は二〇歳代から三〇歳代に発症し、特に東洋系の人に多い。発病は筋肉痛や関節痛などの局所的な炎症症状から始まり、何ヶ月も何年もかけて衰弱し、体重が減少していく。神経系固有の症状は、頭痛、視力障害、知覚異常などで、稀には片麻痺が生じる。さらに進むと網膜の微小動脈瘤や動静脈シャントが現われる。脳血管障害の症状は頸動脈や腕頭動脈の狭窄の結果としてもたらされる。脳卒中、脳内出血、動脈性高血圧などが通常の死因となっている。

大動脈の病巣は発生部位と重篤度により様々である。病理学的所見は、大動脈開口部周囲の輪状の変化で、これが内腔を部分的あるいは完全に閉塞させてしまう。病変は急性、中間性、硬化性の状態に分けられる。

脊髄くも膜炎（Spiral Arachnoiditis）

一九世紀の終わり頃、進行性の知覚・運動麻痺と、病理学的には脊髄の軟化を伴う髄膜の硬化と嚢胞性変化を示す疾患がシュヴァルツ（Schwartz）によって報告された。彼はこれを梅毒によると考えたが、それから数年ののち、一九〇三年に、シュピラーが嚢胞性のくも膜の腫瘤が脊髄を圧迫していた症例報告を行った。その後の研究で、これは慢性の脊髄くも膜炎、あるいは外傷や化学物質、もしくは感染によるくも膜の慢性の炎症性反応であろうと考えられるようになっている。

第一〇章　脳神経外科の発展

頭部創傷の外科的治療

外傷の処置

一八〜一九世紀においては、戦場あるいは市民生活の中でも頭部外傷は少なくなかった。しかし助かる可能性があるのは頭皮の外傷例だけで、頭蓋骨を貫通し、大脳皮質の裂傷をきたした場合にはほとんど間違いなく数日以内に死亡するのが常だった。一時的な意識喪失と頭皮に擦過傷が生じたような通常の鈍的打撲では、地域の医師が鎮痛用の湿布を貼るぐらいが普通だったが、もし頭皮の裂傷が縫合を要するほどならば、治療のために呼ばれた外科医が穿頭術を勧めるようなこともあった。多くの外科医は頭部外傷は潜在的に重篤であると確信しており、さらなる悪化を防ぐために穿頭術を推奨していた。

予防的穿頭術の熱心な提唱者であったパーシヴァル・ポットの頭部外傷に関するテキストは、脳の覆い（頭皮と頭蓋）の外傷に関する記述のために頁数のほとんどすべてを使いきり、硬膜下と脳の外傷に関してはわずかに数頁を割いているのみである。これは、脳の外傷は危険であり、死ぬ可能性が高いというポットの考えに基づいている。ところが、一〇〇年後のチャールズ・フェルプスのテキストは全五〇〇頁の大部分であるが、脳の覆いに関する議論には一〇％以下しか使っていない。この本の大部分は脳の外傷の影響について書かれている。ここではもはや頭蓋骨は血腫あるいは膿瘍による障害の予防のためには開かれず、フェルプスが書いているように「頭部外傷における手術の適応は非常に限られている……頭蓋陥没骨折、合併症を伴わない硬膜外出血、そして稀ながら、硬膜下の病巣である」。頭蓋内膿瘍や銃創を治療するために、術者は術野を可能なかぎり無菌状態に保って脳を開いた。外科医たちは大脳皮質や皮質下の諸核の多くの機能を知るにつけ、ますます慎重になっていった。

各国における進歩

神経系の障害に関する理解の進歩は、自然科学の進歩ほどには目を見張るものではなかったろう。しかし神経系への理解の進歩は臨床神経学を打ち立てるのに不可欠なものであったのだ。こうした進歩は世界の多くの国々でそれぞれに進行していった。したがって、おのおのの国での進歩を辿ったほうが説明上都合がよい。しかし、これは進歩がそれぞれ独立して成し遂げられたことを意味しない。神経科学の発展の経過の中には言うまでもなく非常な重なり合いと統合がある。

フランス

一八世紀においては、パリはヨーロッパ随一の医学の中心地であり、その主たる魅力は外科であった。

外科医を志すたくさんの若者がパリに集まり、多くの死体解剖を経験し、さらには幾人もの偉大な内科医や外科医の下で多数の患者を見ることができ、公開された患者の数は合わせて二万人以上にも上るという。実際上はフランスのすべての外科医が頭部の手術を時には行うことがあったとはいえ、ほんのわずかな者だけがパリの病院やヨーロッパの戦場で十分な経験を積んでいたにすぎなかった。一八世紀における脳震盪についての一般的な考えは、頭部への打撃が脳の中の精気（spirit）を強く混乱させた結果であるというものだった。

しかし、少数の外科医は頭部外傷後の意識喪失に対してもっと実際的な概念をもっていた。陸軍の軍医であったプルフール・デュ・プティは、頭部外傷後の昏睡は血塊による大脳半球の圧迫が原因であろうと考え、脳震盪による意識喪失とは区別されるべきものだと言っていた。もう一人の外科医ピエール・ディオニ（Pierre Dionis）は死体を用いた練習で腕を磨いた人物だったが、彼が言うには、ローマ、アビニョン、ベルサイユでは穿頭術はたしかにあらゆる頭部外傷を治したが、「パリのオテル・デュー病院では患者は汚れた空気による感染のためにみんな死んだ」と言い切った。ディオニは、穿頭術は一般に急を要しないものではあるが、重篤な頭部外傷例の場合には時を移さずに行わないと手遅れになると認めていた。彼は多くの手術器具の図版を残していて、その中には極めて現代的な形の穿頭器が含まれている。もう一人のフランスの大外科医であるジャン・ルイ・プティは穿頭術は必ずしも一部の内科医が言っているほど危険なものではないと考えていた。頭蓋骨骨折は手術なしでも治ることがあるとは認めたが、「頭蓋骨骨折そのものは穿頭術の適応であり、陥没した骨を挙上したり骨片を除去するためだけではなく、硬膜と骨との間に溜まった血液を除くために必要である」と説いていた。まったく現代的な考えである！

プティは頭蓋骨骨折だけでなく、昏睡の持続、口や鼻や耳からの出血、麻痺あるいはけいれんなども穿頭術の適応であると信じていた。彼は穿頭術でけいれんが治るとは思わなかったが、発作の原因は取り除けると考えていた。また、受傷直後の意識喪失は脳震盪を意味するが、遅れて起こる昏睡は硬膜外、硬膜下あるいは脳内への出血のために脳が圧迫されて起こると見ていた。この考えは一〇世紀のアラブの医師たちももっていたが、その理由はわからなかった。

頭部外傷に関するかなり多くの実験が一八世紀に行われている。ポンパドゥール伯爵夫人やルイ一五世の侍医をつとめ、のちには経済学の分野で画期的な業績を残したフランソア・ケネー（François Quesnay）は頭部外傷についての数多くの論文を書いており、動物の脳に釘を打ち込んで串刺しにしても、何の障害も残さずに治癒したと述べている。彼は、頭部外傷患者に穿頭術を施すのはよいが、病院で行ってはいけない、なぜなら「病院の空気は健康によくない」からと忠告している。また、次の世紀にベンジャミン・ベル（Benjamin Bell）が非難した脳腫瘍の外科的摘出が可能かもしれないと、ケネーが一七四三年に書いているのは興味深い。A・C・ロリー（A. C. Lorry　一七二六〜八三）はイヌの脳幹に針を刺す一連の実験を行い、それに基づいて延髄は生命機能の座であると結論づけた。これはフルーランスによる延髄の呼吸中枢説を予言したものである。追って、ソーセロットは、大脳半球の障害で対側の麻痺が起こり、血塊による半球圧迫も同じ症状を起こすことを確認している。彼はオピストトーヌス（弓なり反張）と知覚過敏症と眼振は小脳半球の障害によるとし、また前肢の麻痺も小脳によるとしたが、これは誤りであった。

一八世紀に、リトレ（Littré）は、頭部外傷で死んだ男を解剖したが、出血も脳を圧迫する何ものも見出せなかったという有名な論文を出している（もっとも脊髄についてはまったく触れられていないが）。

この論文が契機となって外傷性意識喪失に対する興味が湧き起こる。一七六〇年に、フランス・アカデミーはこの問題についての最も優れた研究に賞金を出すことにした。そのためたくさんの説が提出された。たとえば、一過性の脳の貧血のためという説である。しかしこれはヴィトコフスキー（Witkowski）により心臓を摘出したカエルでも脳震盪が起こり得ることが示されて却下された。また脳に入れた糸が脳震盪時に動くことに基づく脳の歪み説も満足すべき説明とはならなかった。こうした間にも、頭部外傷患者のみじめな状態は少しも改善されなかった。なぜなら、病院は衛生設備に欠けていたうえに患者で溢れ、傷から排液している受傷直後の患者であっても、すでに感染を起こして傷から膿を流している人々や、激しく咳き込む人々の隣に寝かされていたからである。これでは脳外科が不評を買うのも当然であった。

だが、フランス革命が外科の流れを変えたのだった。陸軍は外科医を必要としたため、実質上の軍医学校がパリ、モンペリエ、ストラスブールに設立された。パリ大学にも医科学研究所を興すというナポレオンのプランが導入された。この軍の時代には、軍医学校教官、衛生長官、陸軍衛生監察官などを歴任したドミニック・ジャン・ラレー（Dominique Jean Larrey）が支配権を握っており、戦傷者を治療するために、移動病院「天駆ける救急隊」の組織を考え出した。彼の跡を継いだのがギョーム・デュピュイトランであった。気難しい男だったが、明敏で、名講義で知られていた。彼は三八歳でパリにあるオテル・デュー病院の外科主任になっている。

一九世紀の中頃、パリでは、多数の一般外科医が手術手技についての論文を膨大な数書いていた。これらの巨人たちの中に、パリ・ネケル病院の外科医で近代脳神経外科の導入者ピエール・ポール・ブローカがいた。彼は臨床症状から脳内の病変の局在を診断し、頭蓋計測の技術を用いて存在位置を確定させた。このような方法により脳膿瘍を手術して成功を収めているのだが、彼を最も有名にしたのは言語領野が左の第三前頭回にあることを明らかにしたことである（ブローカの言語中枢）。

英　国

一八世紀、イギリス諸島の内科医と外科医はそれぞれ別個に医療に従事した。その中にはかなりの数の有能な医師がいるのだが、神経学的疾患になんらかの貢献があったのはほんのわずかの人々である。たとえば、ロバート・ホイットはそれまで知られていなかった多数の疾患を明らかにした。彼は脱力発作（cataplexy）あるいは覚醒昏迷（stupor vigilans）について書いている。周期性頭痛（片頭痛）は、「頭部共感」（cephalic sympathy）によるとした。その他、多くの疾患、くらくら感（giddiness）あるいはめまい、うつ病、躁病、悪夢、筋攣縮などについても論じている。しかし、なかでも最もよく知られているのは水頭症についての議論であろう。

頭皮と頭蓋骨膜の間、および頭蓋骨膜と骨との間の水の貯留をホイットは外水頭症と呼んでいる。一方、頭蓋骨内——骨と硬膜の間、硬膜と軟膜の間、および（最も多い）脳室内——への水の貯留は内水頭症（脳室水腫）と名づけている。彼は昔のギリシア人やローマ人は頭蓋骨の上か下の水の貯留にだけ言及しており、脳内のことは何も述べていないと書いている。その後の人々——その中にはヴェプファやプティ、ル・ドラン（Le Dran）らも含まれる——も内水頭症を知ってはいたが、彼らの記述は概略でしかないとも言っている。ホイットによれば、ル・ドランの記述も「あたかも彼はこの疾患を見たことがないと思われるような仕方で」書かれている。ホイットはこの疾患を三つの段階に分けて明快に叙述し、そのうえで、「この症状をもった一例でも治し得た幸運に恵まれていない」と認めている。その理由は当時のこうした症例は結核性髄膜炎によるものだったからであろう。これはその六〇年後にパパヴォアーヌが「結核性くも膜炎」として記載して初めて確定された疾患である。

以上の記念碑的な業績に加えて、それほど目立たないが多くの神経系の疾患に光が当てられている。たとえば一七五七年にハクサム（Huxham）はジフテリアの口蓋麻痺を書いている。もっとも彼は原因をジフテリア猩紅熱（diphscarletina）に帰している。一七七三年の開業医フォザギルによる顔面の神経痛、ポットによる脊椎カリエスの圧迫性麻痺、アンダーウッド（Underwood）による乳児麻痺あるいは脊髄灰白質炎、そして、一七九八年のハスラム（Haslam）による進行麻痺の記載など、すべては神経系疾患に対する関心の強さを証明している。

英国では、一八世紀までは外科医志望者は外科を実践している者に徒弟奉公するのが常だった。一七六三年に、外科では最初の系統的な教育講座がロンドンのセント・バーソロミュー病院に設けられた。この世紀の後半に入るとガイズ・ホスピタルで外科医の教育が始まった。一八世紀の初め頃、ウイリアム・チェゼルデン（William Cheselden）は解剖学の教育講座を初めは自宅で開講し、のちにセント・トマス病院に場所を移した。それが非常に成功したので、困った床屋外科医たちは彼が自宅に死体を隠しもっていると訴えた。しかし、単なる譴責処分だけですみ、その後も病院で講義を続けられた。彼の教科書『人体解剖学 *Anatomy of the Human Body*』は広く読まれ、何年もの間、この方面での権威ある教科書として尊重された。

一七世紀末のヨーロッパの戦争で、軍医たちは頭部外傷の治療について多くの経験を積んではいたが、脳の深手は包帯をして、後は自然の成り行きに任せていた。だが、パーシヴァル・ポットのような一部の外科医は、頭部外傷の結果としての症状は砕かれた骨のためではなくて、脳の損傷によるのだと理解するようになっていた。当時は外科医でさえこうした考えを容易には受け入れがたかった。というのは、多くの人は精気（spirit）が脳を動かし、頭部への打撃がそれを霍乱《かくらん》するのだと依然として考えていたからである。しかし一部の者は頭部外傷に対して、より近代的な見方を取りはじめていた。一七三二年のターナーの言葉に耳を傾けてみようではないか……。

墜落あるいは頭部の打撃の後でまず最初に見られる可能性のあるのは、昏迷と昏睡、あるいはその後間もなく起こり得る錯乱状態、あるいは耳や目、鼻、口からの出血、または嘔吐、けいれん、ろれつの乱れ、そして四肢の麻痺などである。——私はこれらの症状を、類似のものも含めて、疑診的症状と呼ぶ。なぜなら、こうした症状は脳の表面に血液の滲出を伴ってはいるが骨折のない単なる脳震盪の場合にも付随して起こり得るからである。これらのどれも疾病に真に特徴的なものではない……もっとも、特に嘔吐と昏迷はそれをより強く疑わせる徴候ではあるが……。

われわれに議論の余地のない証拠を提供してくれる真の徴候とは、外傷がない場合、指で頭髪部分をくまなく押して、陥没あるいは凹みの部分を発見し、そこを押すと頭蓋の他の部分よりも沈み込むことを確認することである。そうした操作で骨片が遊離していて、ごりごりという（crackling）感触が指に触れるなら、診断は確定的である。

のちに「ごりごり、かりかり」（crepitation）という言葉がこの徴候に用いられるようになった。一八世紀の後半においては、短時間の意識障害を伴った頭部外傷患者の治療は主として瀉血と下剤であった。それで改善を見なければ、挫傷した頭皮の直下に穿頭が行われることもあった。頭皮に裂傷があり直下の骨が正常なときは、頭皮を縫合したうえで瀉血した。もし骨折があれば、ただちに穿頭術を施して骨片を除去し、その後に瀉血し下剤を用いた。これはポットが日常行っていた治療法であり、一七六八年の文献の中に記されている。ポットはごりごりいう頭蓋骨に対してはただちに穿頭を行い、できるだけ速やかに血腫の圧迫を除き血を外に逃がしてやるべきだと考えていた。なぜなら、「時間が経つと穿頭の効果がなくなってしまう」からである。穿頭術の目的は、「骨が折れているからではなく……理由は別なところにある……すなわち、頭蓋内の臓器（脳）が受ける危害そのものにある」。彼は頭部外傷患者に対する手術の適応を次のように規定している。第一に頭蓋内に漏出した液性成分による圧迫を除くため、第二に骨と硬膜の間にある物を取り除くため、第三にそれによる合併症を予防するためである。

ジョン・ハンターはセント・バーソロミュー病院でポットの下で外科の勉強を始めたが、七年戦争（一七五六〜六三）の終わり近くに軍医として従軍している。ロンドンに帰還後、病理解剖の研究を行い多くの標本を収集し、それらは現在、彼の名を冠した博物館に納められている。彼は頭蓋骨骨折だけでは致命的にはならず、穿頭術は脳が骨や血や膿で圧迫されているときだけ用いるべきであると考えていた。当時の同じように有名な他の外科医たちも合併症のない外傷性昏睡に対して手術を行うことに批判的であった。セント・バーソロミュー病院のジョン・アバネシー（John Abernethy）は頭部外傷に関する論文の中で、ごく軽度の陥凹を示す頭蓋骨骨折は「脳機能を乱さない」と指摘している。しかし、「ただちに手術をして挙上してやる必要のある陥没骨折もたしかに存在する」ことも認めている。彼は硬膜と骨との間の血腫が穿頭術の唯一の適応であるとした。彼は硬膜下血腫を除去しようと試みても、血腫が液化していなければ救命の見込みはほとんどないと考えていた。

一九世紀の初頭までは、頭部外傷の治療はその結果だけで評価された。死後に患者を解剖し、脳の病巣の性質と死因を検索することはあまりなかった。硬膜外や硬膜下に血腫、膿瘍あるいは液体が貯留しているというモルガーニの報告は、それを排出あるいは除去できるかもしれないと示唆したが、病巣の局在を決めることが困難なために勇敢な外科医といえども二の足を踏むのが現実だった。ベルが脈拍と呼吸の特徴から脳震盪と脳圧迫の鑑別を試みはしたが、当時は両者の鑑別は困難であった。したがって、一九世紀初期のロンドンで最も人気のあった外科医のアストリー・クーパー（Astley Cooper）が閉鎖性頭部外傷に対する手術を批判し、辛辣《しんらつ》な皮肉をこめて「もし君たちが穿頭術をしようと思うなら、君たち自身が順番に穿頭術を受けるべきだ」と言って聴講生たちを笑わせたのも、もっともなことではあったのだ。

このような反対論は外傷性昏睡の基礎的理解が欠けていたことと、感染に対する当時の病院の認識の無さに由来している。フランスの外科医たちの実験的研究によってかなりわかりかけていたにもかかわらず、脳震盪あるいは脳の圧迫が昏睡状態の原因であることは一般には受け入れられていなかった。多くの外科医、なかんずく軍医たちは、昏睡の原因は破損した頭蓋であり、穿頭して骨片を除去すべきだと考えていた。しかし外科医の中には、昏睡は骨折部位の直下の血液と挫滅組織片が原因なのだと信じている者もいた。硬膜や脳が傷ついた場合は、病院や手術室の不潔な空気のために予後は非常に悪かった。その結果、以前はポットがいつも穿頭術を行っていたセント・バーソロミュー病院ですら、一八六一年から六七年までの間は一度も手術がなされなかった。それでも田舎の新鮮な空気の下では、頭蓋骨骨折に対する穿頭術は何の合併症も伴うことなく実行されていたのであった。外科医たちは感染の恐ろしさにやっと気づくようになっていた。

奇妙な習慣――剃毛――は、濃い毛髪の除去は体温を下げるのに役立つという一種の信仰に基づいて長く続けられていた。「剃毛は氷枕を効果的に当てるのに役立つ。これはこのような状況下では、穿頭術に次ぐほとんど直接的な治療手段である」。一九世紀の中頃、何人かの外科医は脳内あるいは脳膜の間の出血の影響に気がついていた。ハッチンソンは中硬膜動脈からの出血による硬膜外血腫の症状を次のような明確な言葉で記している（以前から知られていたことだが、これほど明晰には表現されていなかった）。

受傷から症状発現までの間の意識清明期の重要性は硬膜動脈の破綻を示す大切な徴候として長く認められてきた。最初の意識清明期についてははっきりした証言があり、症状が突然発現したときは必ず、絶対的な確信をもって出血の存在を推定することができる……。血腫がどちらの側にあるかを推測するには、片麻痺（もし存在するなら）がどちら側にあるか、どちらの瞳孔が散大しているか、頭皮の挫傷がどちらにあるかを観察することが助けになろう。片麻痺は対側に現われるであろう。散大固定した瞳孔は、私の考えでは一般的に同側に見られるであろう。そして頭皮の腫脹は骨折部の直上に見られることが多い。

一九世紀の終わり頃までには、頭蓋骨骨折は二の次とされ、医師の注意はなによりも、脳の状態と、頭蓋内圧亢進が出血によるのではないかという可能性に向けられるようになっていた。このことから新たな疑問が湧いてきた。すなわち、明らかな出血がなくても圧迫された脳を減圧の技法で救えないのかという問題である。二〇世紀になると、この問題は、重篤な昏睡に陥りながら後遺症もなく回復した症例で議論された。

ドイツ

一五世紀以前には、ドイツの人たちは病気になると、自家製の薬や護符や、旅回りの接骨師の治療に頼っていた。一六世紀、戦場で受けた傷の治療は、傷の縫合と骨折の固定、四肢の切断術を仕込まれた外傷外科医が担っていた。なかでもほんの少数の人たち、たとえばシュトラスブルク（現ストラスブール）のブルンシュヴィヒやゲルスドルフたちだけがこうした外傷についての豊かな経験をもっていた。しかし、その五〇年後、バーゼルのヴィルツ（Wirtz）が外傷外科医の悪習を批判し、疼痛緩和法を用いて裂傷を縫うことを勧め、そうすれば傷の一次治癒が期待できるだろうと述べている。彼は焼灼法は四肢の切断のときだけ使い、血管からの出血は圧迫で止めるべきだと主張した。次の世紀の初めには、ヴィルヘルム・ファブリー（ラテン名＝ヒルデンのファブリキウス。一五六〇〜一六三四）が四肢切断の際に止血帯を用いることで外傷外科を改善したが、頭部外傷に関しては治療の進歩になにも貢献していない。彼は頭皮の傷を修復し、骨折した頭蓋に穿頭を施したが、脳の裂傷は致命的と考えて自然の成り行きに任せた。

創傷の治療法を一般外科領域に導入したのはローレンツ・ハイスターであり、彼は傑出した外科医であった。一六八三年に生まれ、医師の資格を取得してから短期間オランダ陸軍で勤務した。その後一七一〇年にアルトドルフ大学の外科教授に就任し、一〇年後にヘルムステット大学に移ってからは、そこに最後まで止まった。ハイスターは明快な文章と美しい図版からなる何冊もの解剖と外科の本を出し、それらは数ヶ国語に翻訳されている。そうして広く出回った本の一つが『外科学大系 *A general system of surgery*』なのである。

頭部の傷についてハイスターは書いている。「頭部に加えられた傷ほど危険を孕《はら》んだものはない」。傷がどんなに軽微に見えようとも、「治癒を確約することはできない」。骨の状態も重要な問題であると考えてはいたのだが、注意深く包帯し傷を「空気の害から守る」べきだと実感していた。彼が穿頭を行ったのは、骨片を除去したり、割れた、あるいは裂けた骨を開いて出血している板間骨髄を露出するためであった。陥没骨折は挙上子あるいは三脚形挙上子、あるいは鈎のついた挙上子で持ち上げるか、陥没部周囲の硬い骨にドリルで多数の孔を開け、それから骨片を挙上した。乳幼児の凹んだ陥没骨折（ダービー騎手の帽子型骨折）は、皮紐を陥没部に膠《にかわ》で接着して引っ張り上げた。必要があれば鈎つき挙上子も使用した。

硬膜外血腫に関してハイスターは以下のように見事な記述を行っている。

頭蓋骨は外見的には明らかな骨折も陥没もわからない線状骨折をしばしば起こすことはよく知られている。その際、骨に接する血管が外力で断裂する。その結果、流出した血液を穿頭によって除去しないかぎり、血腫が脳を圧迫して脳の機能のすべてとは言わないまでも、いくつかの機能を破壊して脳に重大な損傷を与えることになる。この処置を施さなければ、不穏、錯乱、けいれん、めまい、卒中、昏迷を引き起こし、意識、言語、随意運動が消失して遂には死にまで至る。したがって、こうした性質の急患にあたっては、穿頭術はけっして忘れてはならないものである。

出血している血管、あるいは血腫は脳を圧迫して頭痛、意識喪失、そして死を招くことをハイスターは認識していた。したがって、頭部外傷で頭蓋内出血が疑われる患者の予後の判定は慎重になされねばならなかった。もし外傷がなくても、意識が混濁していれば、頭髪を剃って頭皮に挫傷がないかをよく見、頭皮の腫脹や皮下出血を示す軟らかい部分がないかを触診すべきであるという。患者は頭の片側の痛むところを手でこすろうとするかもしれない。もし片方の手が動かなかったら、それは対側の頭部への外傷を示している可能性がある。もし頭皮に傷が発見されたら、外科医によってはただちに穿頭術を勧めたが、しかしハイスターは、まず浣腸、芳香剤、瀉血、下剤などの内科的治療を行ってその結果を見極めた。それらが無効であるか、あるいは患者の状態が悪化したときに初めて、凝固した血腫を除くため、穿頭を行うように助言した。硬膜下の血腫が疑われたときは、注意深く膜を切開している。最初の穿頭で血腫が発見されなかった場合には、再度、場所を変えて行った。ハイスターはさらに、彼らもこうして最終的には血腫を見つけて治したと、他の外科医らのことを引き合いに出して書いている。彼は脳の挫傷も大きな血腫によるものと同じような昏睡状態を起こし得ると考えていた。

ハイスターは頭部外傷以外にも外科医が手術できる多くの疾患があると言っている。新生児の内水頭症は一般に治療不能であるが、頭皮がぶよぶよしていることから診断のつく頭蓋と頭皮の間の液体の貯留は下剤や利尿剤、あるいは腫脹部の圧迫で治し得る。もし保存的方法が無効に終わったら、外科医によっては吸い玉による吸引か頭皮の切開を主張した。ハイスターは、めまい、頭痛、てんかん、多血症のような眼と頭の疾患は側頭動脈の切開による瀉血が好ましい治療法だと考えていた。しかし、これらの疾患でも瀉血は最後の手段であると言っている。

彼は脊髄損傷の治療には極めて慎重な態度をとっていた。後突起や椎弓が脊髄の損傷を伴うことなく骨折し得るとも考えていた。このような例では、圧縮した厚紙の板で背部を固定すれば治癒が早い。しかし、椎体が損壊している場合は、脊髄はほとんど常に挫傷を受けるか圧迫されていて、損傷部位より下の肢や内臓に麻痺が起こると述べるとともに、間もなく死に至るとも言っている。何人かの外科医が損壊した椎体を手術し、それを取り除いたり補塡したりし、傷の消毒、バルサムによる包帯なども試みられたが、ハイスターはそうしたことは何の益にもならないものだと言っていた。

斜頸の原因については多くのものを挙げていて、治療は、オランダの外科・婦人科医ローンホイゼ(Roonhuys)やトゥルピウス、メークレン(Meek'ren)その他の勧めに従い、緊張している頸の筋を鎖骨の近くで切断し、浸軟性の軟膏を塗っていた。ハイスターは神経の穿刺は痛みを与えるだけで、よくない結果を招くと警告している。

一九世紀の初頭まではフランスの医学がめざましく発展をとげたのだったが、一八七〇年の普仏戦争の後にはドイツに新しい、設備の整った研究所が数多く設立されて、そこで神経科学が急速に進歩していった。

イタリア

一八世紀のイタリアでは、科学者たちは文化的な活動に精力を傾け、そのため医学の発達は限られたものとなっていた。一八世紀の初頭にアントーニョ・パッキオニ（一六六五～一七二六）が、のちに彼の名が付けられる大脳の静脈洞に沿った顆粒を記載した。同じ時期に、アントーニョ・M・ヴァルサルヴァ（一六六六～一七二三）は頭蓋内腔に隣接している頭蓋の気洞を定義した。

神経系の理解に関する当時の最も偉大な貢献は、ジョヴァンニ・バティスタ・モルガーニ（一六八二～一七七一）がなしたものである。彼はパドヴァで医学教育を受け、その後の研究は解剖台上でなされたが、単に病変部位を見つけるのではなく、患者の症状と死後の所見とを結びつけた。彼の労作は編集の手を経て一七六一年に出版された。この記念碑的な著作『解剖によって明らかにされた疾病の部位と原因 *De sedibus et causis morborum per anatomen indagatis*』は、神経学的症候と剖検所見を統合するものとなっている。彼は血管系の疾患に特に興味をもっていて、硬膜外と硬膜下血腫、動脈瘤（くも膜下出血の有無に関係なく）、そして脳内血腫について書いている。脳卒中には二つのタイプがあるという。すなわち、脳内に血を含んだもの（血性）と、脳内あるいは脳周囲に血清を含んだもの（漿液性）である。彼によれば、前者は脈絡膜から脳室内あるいは脳内に出血した結果という。後者は、脳の中の過剰な血清が特徴であるが、はっきりとは定義されない他の病気が原因になっているという。今日ではその中のあるものは心臓疾患と関係すると見なされており、あるものは様々な脳疾患、たとえば脳梗塞、髄膜炎、てんかん発作、あるいは脳塞栓症などと関係している。彼は脳卒中は脳実質の病的状態であるというそれまでの考えを否定し、本質的には血管の変化によるものであると主張した。（慢性）硬膜下血腫をよく知っており、こう書いている。「頭蓋を開けると、半ポンドにも達する血液が硬膜と軟膜の間に溜まっているのを見た。硬膜と軟膜というよりむしろ、硬膜と血管外に出た血液で多少厚くなったもう一つの薄い膜との間といったほうがよいかもしれない」。

モルガーニは、麻痺は麻痺した側とは反対側の脳の病変で起こること、脳の梅毒性ゴム腫は腫瘍に似ていること、脳内の膿瘍はしばしば中耳の病変の続発症として起こること（以前のような逆の考えでなく）、そして全身の解剖が医師にとり非常に有用であるとはっきりさせた。

彼は血管病変に特に興味をもってはいたが、それ以外にも多くの神経学的問題、特に頭部外傷と脳の損傷について書いている。彼の臨床病理学的方法は最初は受け入れられなかったが、その価値が理解されるに伴って、医師たちは症例報告に病理所見をつけだした。その結果、脳の病理学的所見は必ず症例報告に添えられるものとなったのだった。かくして、一七九三年には英国のマシュー・ベーリー（Matthew Baillie）がウイリアム・クリフトの描いた美しい図を用いて、病理学という独立したテーマの下で本（『人体諸器官の病的解剖学』）を刊行するまでになっている。

一八世紀の後半になると、イタリアの科学者たちは神経系の電気刺激に興味をもつようになってくる。ボローニャの解剖学教授で、のちにパドヴァに移ったレオポルド・カルダーニ（Leopoldo Caldani 一七二五～一八一三）は脊髄と大脳皮質の電気刺激を研究し、刺激によってけいれん運動が起こることを見出した。他の研究者たち（たとえば、ルイジ・ロランド）も同様の反応についての報告を出している。しかし、それは末梢の筋肉に電流が広がったためではないかという疑義をもって受け取められた。しかしながら、ガルヴァーニ（Galvani）は筋肉に金属を接触させたり、二種の金属よりなるピンセットを触れさせて生物電気を起せることを証明してみせている。

一七七一年にフラポリは栄養障害によってペラグラが発症することを報告し、ドメニコ・コトゥーニョ（一七三六～一八二二）は一七七四年に脊髄周囲の液体のことを書いている。だが、彼の文書が別の題名で出されたために、この発見は五〇年近くのちにフランスのマジャンディの論文が出るまでは一般には認められてこなかった。

スペイン

ルネサンス時代、ヨーロッパの各都市に卓越した大学が続々と姿を現わした。スペインでは、サラマンカ大学が一二四三年に創立し、一世紀のちにはバリャドリードにも大学が設立されている。後者は外科の訓練校としてはモンペリエ大学、ボローニャ大学の両校に比肩するものと見なされていた。この学校に一五五〇年に初めて解剖学の講座が設けられた。その講座でイダルゴ・デ・アゲロ（Hidalgo de Agu-ero）が創傷の治療として乾燥法を（「特別な方法」として）紹介し、その結果創傷が化膿せずに治癒するようになったため、頭部と脊髄の外科学に大いなる前進がもたらされた。陥没骨折については、彼は危険と考えた症例にだけ、受傷後一～二日以内に穿頭術を行った。彼の方法はまず傷を清潔にすることで、傷をぬるま湯でよく洗い、卵白の軟膏を塗ったり焼灼したりしないで乾いた包帯を当てている。また、刃物による傷は一次治癒するか「消化剤」（digestives）を当てれば治るものだと言い張った。さらに、血性の液を傷から取り除いてはいたものの、頭皮を下の骨膜から引き剝がすことには反対だった。このようにイダルゴ・デ・アゲロは単純な傷には乾燥療法を好んで用い、陥没骨折には挙上術を適用したが、骨折に対する無差別な穿頭術には反対だったわけである。

当時のスペイン人の外科医のある者はこうした保存的な療法をとらなかった。メキシコ・グアダルーペのフランシスコ・アルセオ（Francisco Arceo）は一五七四年に創傷に関する本を刊行し、それは何版も版を重ねて四つの言葉に翻訳された。その中で彼は頭皮の浅い裂傷は一次治癒の可能性があると認めている。しかし、頭蓋骨骨折がその他の問題、たとえば硬膜の断裂や血腫と合併しているのなら、穿頭が必要であると主張している。アルセオは見た目は傷がなくても骨折や脳挫傷を起こしている場合があると気がついていた。

アンドレス・アルカサル（Andrés Alcazár）はスペイン北西部のサラマンカで医学を学んだが、スペイン中部のグアダラハラで医業を行った。一五七五年に出版された『外科学全六巻 *Chirurgiae libri sex*』の中で、彼は頭部外傷によって引き起こされる神経学的異常についてかなり詳細に論じている。また、彼が使用した穿頭器には骨を貫通したあと脳内に突き刺さるのを防止する花弁状のストッパーが工夫されていた。一方、ディオニショ・ダサ・チャコン（Dionisio Daza Chacón）は陸軍での豊富な経験に基づいて『外科の実践と理論 *Practica y teorico de cirurgia*』と題する本を書いた。この本は当時の一個人による最も豊かな経験の集大成とされている。彼はすべての頭蓋内血腫や膿瘍、およびすべての骨折片による硬膜の貫通性外傷に穿頭術を勧めている。内科的な治療は無効だと考えていたからである。しかしながら彼も、特に骨折が広い範囲に及ぶ患者や全身状態が悪い患者には、手術は危険であると認めている。当時の多くの外科医たちは頭部外傷の治療に慎重だったが、何人かの傑出したスペインの外科医たち――モンテマヨルのクリストバル（Cristobal）やアルセオ、アルカサル、それにダサ・チャコンら――は穿頭術を行っていた。

一七世紀に入るとスペインの医学は他のヨーロッパ諸国と同様に変化しはじめた。長いガウンをまとった学識豊かな外科医と短い衣服の床屋外科医との激しい闘争の結果、外科医はほとんど駆逐された。その頃、大学から独立した新しい外科専門学校が勅令によって建てられつつあった。それらは、サン・カルロス王立学校（マドリード）、シルヒーア王立学校（一七四八年、バルセロナ）、シルヒーア王立学校（カディス）などで、教授たちはすべてイタリアあるいはフランスの医学の中心地で訓練を受けた者であった。その結果、スペインの外科医は頭部外傷の治療に対してよりいっそう慎重になっていた。たとえば、マドリードのサン・カルロス校のリベス（Ribes）は穿頭術の適応は頭蓋内血腫の摘出のみであると考えていた。

一七二三年、ロダ・イ・バヤス（Roda y Bayas）は頭部外傷の治療を論じ、従来の形の治療法が孕む危険性と、それがいかに深刻な問題であるかを書いている。また、興味深いことに、イダルゴ・デ・アゲロが関与した四三六人の患者の中で死亡はわずかに二〇人だったという報告を引用してもいるのだが、これらがすべて頭部外傷患者だったのか、もしそうだったとしても、脳障害の重症度の如何は明らかでない。

一九世紀にはヨーロッパとアメリカで医学が非常に進歩したのだが、ブルゴス校の初代の外科教授で、のちにサン・カルロス校に移ったディエゴ・デ・アルグモーサ（Diego de Argumosa）は一八五六年に、前世紀に濫用された穿頭術は無用の長物として廃棄の運命にあると述べている。その結果として、外科的治療が必要な脳の圧迫性病変——陥没骨折、血腫、膿瘍、腫瘍（外骨腫あるいはキノコ様腫瘍を含む）——が顧みられなくなってしまった。外科治療の復活のためには一九世紀後半における多数の医学的発見が必要不可欠であったのだ。

歴史上初めて脳神経外科の教授に任命された人物は、たぶん、マドリードのマヌエル・オテロ・アセバド（Manuel Otero Acevado）で、一八九五年のことである。彼はパリのシポーとリヨンのジャブレ（Jaboulay）の下で学んでいる。一八九八年にはマドリード大学で「脳神経外科教授」（Professor de Cirugia Nerviosa）という名が授与された。彼の興味の対象は末梢神経と自律神経系であった。

日本

七世紀頃、中国医学が日本の土着の医療に取って代わった。漢方医は陰陽説に基づいて診断し、その治療法は薬草、鍼、灸であった。しかし、旅回りの医師によってもたらされた漢方医学は内戦と人々の冷淡さのゆえに、次第に廃《すた》れていったのだった。そのため、ほとんど千年の間、日本の農民たちは風邪や腹痛の治療は自家製の薬に頼っていた。外傷と骨折は中国方式、のちにはインド方式で治療した。一六世紀にポルトガルの商人が日本の南の地方に漂着するまでは、少数のイベリア人が薬草・樹皮の薬をもたらし、ヨーロッパの内科、外科の技術を伝えていたにすぎなかった。貿易関係が成立してからは、パレやのちにはハイスターの書物が日本語に翻訳されている。だが、不幸にして一五八七年に、徳川幕府は諸外国との通商を禁止した。地方のごく少数の医師が細々と新しい治療法の実践に取り組みつづけていたとはいうものの、医学は全体として低い水準に止まっていた。二〇〇年の間、外的世界との接触が制限され、西洋の医学の進歩に関する知識は入らなかった。稀に斬首された罪人の解剖が許されることがあり、その経験から日本の医師や医学生たちは彼らの古い書物の中の多くの誤りに気づきはじめた。一七七一年、杉田玄白は『ターヘル・アナトミア *Tafel anatomica*』（解剖学図譜。ドイツの医学者ヨーハン・A・クルムス Johann A. Kulmus によって一七三二年に書かれたテキストの蘭訳版）の写しによって、日本の過去の解剖に関する文書の中の数多の誤謬を思い知った。そこで、クルムスの解剖学図譜とハイスターの外科学のテキストが日本語に翻訳されたのだったが、当時の日本で、神経系の疾患が記載された証拠は存在しない。一八五九年になって初めて、幕府は制限つきながらも長崎で斬首刑に処せられた罪人の公開解剖を認可した。しかしここでも、脳と脊髄は調べられてはいなかった。しかし、明治の時代になってから解剖が公認されるとともに、未熟ながらも外科も一般化していった。一九世紀の後半までは脳は神聖にして触れるべからざるものであり、頭皮と頭蓋骨の傷は廓清され、縫合されていた。脳が神聖視されていたことを示すさらなる証拠が、橋本が一八八五年に出した日本の外科治療に関する本であり、脳外科については言及が一切省かれている。しかしながら、当時の西欧諸国においても、頭部の外科はだいたいにおいて傷、主として頭皮と頭蓋の傷の修復に限定されていた。このことは認めておく必要がある。

頭蓋の穿頭と感染創の創縁切除に関する日本の最初の文献は一八七七年に出ている。一八九四年の日清戦争においては、頭部外傷による死亡率は五七・三%であった。これは、当時のヨーロッパの戦場におけるものとほぼ同じであると言っていい。

二〇世紀の初めに、日本の外科医はてんかんの治療のために麻酔と無菌技術を取り入れて脳を手術しはじめた。焦点の位置決定は頭皮の瘢痕か、焦点性あるいはジャックソン型発作の症状を参考にした。一九〇四~〇五年の日露戦争は、よりよき技術と器具の下、脳外科の発達を促した。

佐野圭司（東京大学・脳神経外科）によれば、日本で最初に脳腫瘍を症状を見て診断し、摘出したのは三宅隼人で、一九〇七年のことだった。三宅はその症例報告の中で、脳腫瘍の外科の進歩が遅いのは技術の低さのためでなく、どこを手術すべきかを決定するのが難しいからだと指摘している。まさにこの理由によって日本における脳の手術は、脳室撮影による放射線学的方法の導入以前は急速には発展しなかった。

ロシア

九世紀までロシアの医療は主に手製の薬と薬草だった。リヒターによれば、その頃のロシア人は大変頑健で、医者は必要とされなかった（Richter WM von: *Geschichte de Medicin in Russland.* 1813-1817）。そのため、聖職者や在俗の有志が農民たちの一般的な病気を診ていた。貴人の治療のために外国から招かれた医師たちは、もし治療に失敗すると極刑に処せられた――この習慣は医師という職業を魅力あるものとはしなかった。一三四八~五一年の腺ペストのような疫病は非常に多くの命を奪った。地中海沿岸諸国の医書が入って刺激を与えはじめた頃も、ロシアは書物の不足に悩んでいた。初の医学書は一七世紀に書かれたもので、水治療と薬草を用いた方法が述べられている。ロマノフ朝の皇帝フョードル（在位＝一六七六～八二）は五年制の医師養成学校を作っている。これは主として陸軍の外科医養成が目的であったが、すぐに廃校の憂き目にあっている。半世紀ののち、大帝ピョートル一世は陸軍病院と医学校を創立し、それが医療施設における医療の実践を発展させる刺激となった。ヒッポクラテスの『箴言集』など古代の医学書もいくつか印刷された。よく訓練された医師を得るために、ピョートル大帝は多数の留学生をイタリアのパドヴァに派遣するとともに、陸軍のためにドイツやオランダの外科医を招いている。にもかかわらず、その後の七〇年間、歴代の皇帝が代わる間に、ロシアの医療は衰えた。エカテリーナ二世の統治下にあってはいくつかの病院が建設されたが、それらの医療施設においてさえ、医療の質は「ショッキング」と言えるものだった。五つの大学の医療機関があったが、全体的に教育水準は低かった。そうした中にあって一八三五年に設立された医学アカデミーだけは、優秀な学生を擁して教育内容もまあまあ満足すべきものだった。だが、不幸なことに、ナポレオン戦争とクリミア戦争のせいでロシアの財政は破綻し、専制君主制も足かせとなり、有能な教師による刺激に乏しいことも加わって、ロシアの民衆は他のヨーロッパ諸国の医学の進歩に目を向けず、医者を嫌悪と嘲りの目で眺めていた。

一九世紀にはロシアの一般外科医によって脳の手術が稀に行われたが、神経系への手術はペテルブルグの高名な外科医であるピロゴフ（Pirogoff）も擁護しなかった。そうはいっても、脳と脊髄に対する外科手術への関心が次第に高まってきたため、一八九〇年代の終わり頃に、ロシアの外科医たちはこの問題に関する何冊かの本を書いている。おそらく最も革新的な進歩は脳裂や皮質下の核を同定するための定位的装置の考案であろう。この装置はモスクワ大学の解剖学教授D・N・ゼルノーフ（D. N. Zernov）が一八八〇年代末に考え出した。一八八九年に彼は自身の考案した脳計測器を公開している。その構造は、アルミ製のリング状の基準枠を耳栓と留め金を用いてナジオン*訳注10-1とイニオン*訳注10-2を含む水平面に一致するように頭蓋骨に固定するものだった。頭蓋の縫合線や脳溝や皮質下の諸核を描いた脳計測用のマップに基づいて、赤道面と子午線のアーチを使って、極座標を決定するわけである。ゼルノーフの弟子のアルトゥノフ（Altunov）は長頭および短頭という頭の大きさのちがいに応じた脳のマップを作っている。またロッソリモ（Rssolimo）は一九〇七年に「脳局在地図」（brain topograph）と名づけた改良型を工夫した。それは大脳半球の形をしたドームの上に一定の間隔で孔を開け、それを基準枠の上に載せたもので、ドームの表面には主だった脳溝が線で示されている。したがって、目的とするどの皮質あるいは皮質下のポイントも、探索針をその直上の孔から入れれば探り当てられるようになっていた。ロッソリモはこの装置が十分によく機能したと書いているが、のちに大開頭が行われるようになり、皮質の表面が広く露出されるようになってからは無用になったのは明らかである。ホースレイ＝クラーク装置（定位脳手術装置）がホースレイ（Horsley）と技術者のクラーク（Clarke）によって開発されたのはそれから一〇年以上も経ってからのことだった。

訳注10-1　ナジオン（nasion）　鼻根点。二つの前頭骨と二つの鼻骨の接合部の中間点。すなわち鼻梁の中心点。
訳注10-2　イニオン（inion）　後頭骨外側隆起部の先端。ギリシア語由来で、後頭部の腱の意。

脂肪塞栓と脳外科的外傷

ヒッポクラテス学派の医師が骨折についての話の中で、「骨の整復が行われたときにけいれんが起こりやすい」と書いているのは、あまり注意されていないが、脂肪塞栓のことを言っているのかもしれない。遙かのちの一六七二年に、リチャード・ローワーが圧挫性外傷の患者の肺に多数の脂肪の小滴があり、血管が閉塞されていることを見出した。脳の脂肪塞栓症はドイツのヴァーグナー（Wagner）によって一八六五年に初めて報告されている。一八七八年には、チェルニー（Czermy）が脳脂肪塞栓の臨床症状（錯乱、昏迷、過高熱、部分性の運動系の症状と徴候、および昏睡）を記載し、診断を確定するには眼底鏡による網膜の観察が重要であると指摘した。次の世紀の初めには、ハーミヒ（Hamig）は脳の症状がなくとも脂肪尿症が起こり得ると述べている。こうした患者の二五％は臨床症状の発現までに何時間あるいは何日かの無症状期があるものである。一八八〇年にはスクリッバ（Scriba）が、脂肪塞栓脳では白質内に閉塞した血管に沿った点状出血と虚血性病巣が見られることを記載した。脂肪塞栓は一般的には骨折を起こすような頭部への鈍的打撃や軟部組織の外傷で起こるものであるのだが、その他の多くの状態（たとえば、鎌状赤血球貧血、火傷、急性感染症、電気ショック療法）に合併し得る。特に若年者と高齢者に起こりやすい。

頭蓋骨欠損の修復——頭蓋形成術

明らかな理由は不明ながら、頭蓋穿頭はその昔、ある種族の間では普通に行われるものだった。しかも、ときには欠損部が修復されている。ペルーの遺跡の頭蓋骨も、欠損部が時折ひょうたんの皮や貝殻片や骨、あるいは金箔や銀箔で埋められている。それらの補填後も患者が生きていたことは、周囲の骨縁に見られる骨の増殖により立証される。ある南洋の島々では、手術による死亡率は五〇％と高くはあったが、骨の欠損の補填にはココナッツの殻が使われた。中世のヨーロッパでは、破廉恥な外科医が患者から渡された修復に用いる貴金属を、孔に埋めるふりをして自分のポケットに入れてしまうことがあったという。当時は宗教的な偏見もあった。一六七〇年、あるロシア人が頭蓋骨の欠損部をイヌの頭蓋骨で埋めてもらったところ、教会の高僧からイヌの骨はキリスト教徒の頭にはふさわしくないと宣告を受け、破門の脅しをかけられ移植物を強制的に取り出させられたという。麻酔法と無菌法の出現は様々な材料を用いた頭蓋骨欠損の修復を容易なものに変えている。欠損部を覆うのに自分の頭蓋骨を移動させることもあった。骨膜片を修復する部位に滑り込ませ、骨を切り取られたところはそのまま閉じるか、そのまま肉芽を増殖させた。頭蓋骨以外も用いられ、脛骨、肋骨、腸骨、肩胛骨などを使うことが一時期は流行したものだったが、それぞれ欠点をもっていた。たとえば、骨の大きさが不十分とか、割れやすいとかである。取り出された自身の頭蓋骨を取っておいて、後で戻してやったりもした。第一次、第二次世界大戦期には、金属で好みの硬さと強度をもった移植片を製作し利用することが可能となった。

脳腫瘍の外科的治療

古代ギリシア、ローマの医師たちは様々なタイプの腫瘍を知ってはいたが、脳の腫瘍に気がついていたかどうかは証拠がない。実際、古代の人たちは頭蓋内腫瘍の症状と寄生虫の寄生やその他の感染症の症状を完全に混同させていた。そのため、腫瘍のごく初期の症状は、いわゆる「急性せん妄」(phreniti-des)の範疇に埋没してしまったろう。脳腫瘍に関する古代の文献の記述はまことにあいまいなものである。頭蓋を異様に変形させるようなものは別として、脳腫瘍がはっきりと認識されたのは一六世紀になって解剖が一般化してからだった。

解剖が合法化されてからでさえ脳はほとんど検索されなかった。腫物を発見したとしても、肉眼で観察するのみだったので、多くの場合、結核や梅毒による炎症性病巣であると考えていて、新生物と見なすことは稀だった。一七六一年に、モルガーニは名著『解剖によって明らかにされた疾病の部位と原因』の中で、脳の腫瘤を炎症性と肉腫性（sarcomatous）とに分けている。後者は肉様の腫瘍に対する一般的な用語であった。それ以後も、病理学者は脳のある種の腫瘤を新生物と認めたのだが、臨床医は依然として、血管性や寄生虫性、素因性あるいは体質性（癌や梅毒、結核）と外傷性に分けていた。病理学者は、脳をクロム酸で固定し、ミクロトームで薄片にし、カルミンで染色して顕微鏡で観察した早い時期から、脳内の腫瘤を炎症性あるいは肉腫性と記している。肉腫とされた腫瘤は主として脳実質から発生した新生物でできており、のちにグリオーマ（神経膠腫）と呼ばれるものであった。

当時考えられていた脳腫瘍の症状は無数にあって漠然としたものだった。これは二つの理由に由来している。第一に、一八世紀の後半までは大脳半球はどこも同じ機能をもっていると考えられており、したがって、大脳の障害による症状は局在性の意味をもたなかった。第二に、脳のすべての病気は基本的に結核か梅毒による炎症性のものと考えられており、したがって、新生物の可能性が考えられる前に内科的に治療されていた。このことは、こうした治療に反応しないすべての患者は新生物が疑われる前に状態が非常に悪化してしまうことを意味していた。脳腫瘍患者の予後は極めて暗いものだったので、もし手術したとしても、それはごく稀であった。その結果、良性腫瘍の患者でさえ、癌をもっていると考えられて自然の成り行きに任せられていたのであった。

一七世紀になって解剖が一般化して初めて、病理学者が手術可能ではないかと考える腫瘍が示された。トマス・ウィリスが脳腫瘍の症状として頭痛、けいれん、昏睡を挙げてはいたが、医師たちが恐る恐る脳腫瘍と診断するようになったのはそれから一世紀を経てからだった。モルガーニは一七六一年に症候学を書いており、ある種の脳実質外の腫瘍は——少なくとも解剖のときには——摘出可能なことが示された。しかし外科医にとっては、診断と局在の決定が難しく、手術に踏み切るのを妨げる大きな障壁となっていた。ホイット（図10－1）は一七六八年の論文の中で、嘔吐と頭痛は頭蓋内の腫瘍の存在をしばしば示すと書いている。他の何人かの人々も、持続性の耐えがたい頭痛は頭蓋内腫瘍によるものである可能性が高いと簡単にだが強調している。モルガーニはある種の脳腫瘍の初発症状がてんかんあるいはけいれんであることを知っていた。一九世紀初頭には、多くの研究者が脳腫瘍の初発症状としてけいれんを挙げている。

マキューエンとメイダ・ヴェール病院（ロンドン）の医師たちが焦点性けいれんの原因となっている腫瘍の摘出が可能かもしれないと示して以降、外科医たちは勇を鼓してけいれん患者の脳の手術に挑ん

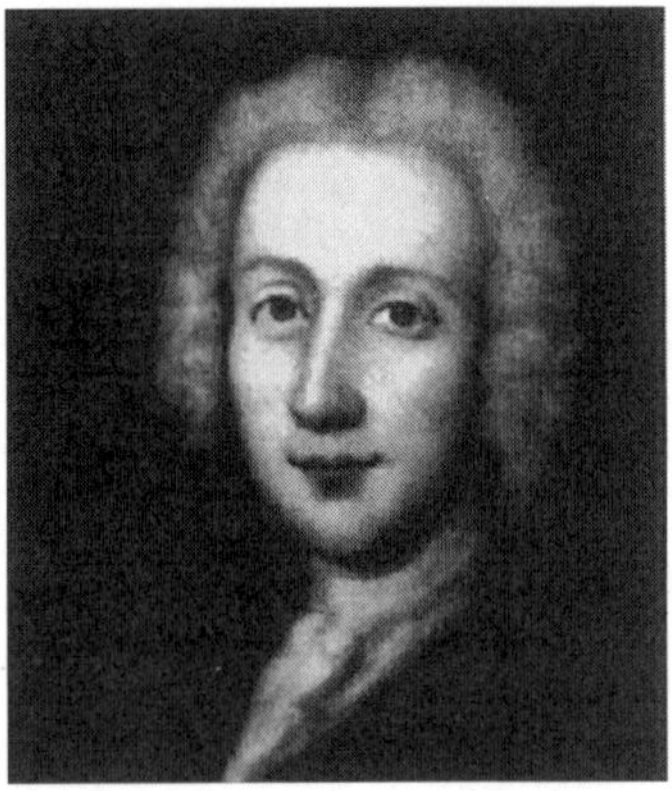

図10－1　エジンバラ大学のロバート・ホイット（1714－1766）。（*From the National Library of Medicine*）

しかしながら不幸にして、腫瘍を発見することも、てんかんを治療することもほとんどできなかった。

脳腫瘍の存在を示唆する唯一の客観的所見は、頭蓋内圧亢進による視神経乳頭の腫脹であった。眼は脳の窓であるとは古くからわかっていたが、視神経乳頭が観察できるようになったのは一八五一年にドイツのヘルムホルツ（Helmholtz）が眼底鏡を発明してからである。その二年後にチュルクが脳腫瘍で頭蓋内圧が亢進すると乳頭が腫脹することを初めて観察、フォン・グレーフェはこの現象を「鬱血乳頭」（Stauungspapilla）と呼び、視神経先端部の炎症による乳頭炎と区別した。一八六九年に、シュヴァルベはくも膜下腔は視神経周囲にまで延びていて、髄液圧が上がると視神経鞘が拡張し、網膜中心血管、特に静脈が圧迫されることを明らかにした。乳頭の腫脹は上昇した頭蓋内圧によって静脈血の戻りが阻害されるために起こるというこの考えは、広く受け入れられている。

しかし一九世紀になると、こうした臨床症状は脳腫瘍に限らず他の多くの脳病変の経過の中でも観察されるとわかってきた。当時は頭蓋腔内の占拠性病変の多くは炎症性の、結核、梅毒、化膿菌による膿瘍だった。また、かなり多くが包虫嚢腫あるいは胞虫症のような寄生虫感染によるものであり、したがって真の腫瘍は全体の半分以下だった。色収差のない顕微鏡はまだ開発途上にあったので、こうした腫瘤の良性、悪性の診断は見た目で判断されていた。そのうえ、肉様の、浸潤性の病巣は肉腫と考えられていた。このようなわけで、一九世紀初めの脳腫瘍の病理学的診断はかなり多くの問題がある。

当時は大脳皮質は反応性をもたず、どこも同じ機能をもつという考えが一般的であったため、病巣の局在決定が難しかった。しかし、この頃から大脳皮質の機能局在を支持する証拠が徐々に積み上げられていた。たとえば、ロバート・トッドが小てんかんを起こす場所を探すため皮質を刺激したところ、「けいれん様のものは起こらず、その代わり顔の筋肉の軽い引きつれ様の運動が起こった」。それは、「顔面神経を電気刺激したときに起きるものと同じであった」。フランスでは、モンペリエ大学のダックスやパリのブイヨー、運動性失語（aphemia）で有名なブローカなどから刺激を受けて、言語機能は左の中心前回の下部にあるということを神経学者たちが提起している最中だった。皮質に機能局在があることは、フリッチュとヒッツィヒがイヌの前頭葉を刺激して四肢に個別的な運動を起こさせたこと、さらには、その部分を片側だけ切除すると反対側の足にだけ麻痺が生じると示したことではっきりと証明されたのだった。三年後に、フェリアーが霊長類で大脳皮質の刺激実験を行ってこのことは重ねて確認された。彼はファラディ蓄電池の電流で頭頂葉、中心前回、上側頭回を刺激して筋肉反応が起こることを示したが、特に、彼が「運動野」（motor-region）と呼んでいた中心前回が最も反応したのであった。こうした刺激実験をもとに、フェリアーは視覚領は上辺縁回と角回に、聴覚領は上側頭蝶形骨回に、触覚領は海馬に、嗅覚領はアンモン角に、そして味覚領はその近くにあると結論づけた。

機能局在に関するこうした初期の研究は、感覚種の評価法に未熟さがあり、切除実験の際の解剖学的検証に厳密さを欠くきらいがあった。そのため、フェリアーが導き出した結論は後世のより厳密な研究に基づき修正されることになった。

皮質の機能の局在をヒトの頭皮上に表示するため、頭部表面の目印を頼りにローランド溝を作図する必要があった。そのためにブローカは撓《たわ》みやすいT定規を使っている。定規の腕の一つを鼻の下の縁に当て、反対側の腕を外耳孔に当ててから直交する腕を頭頂の方向に立てると、それがほぼ、頭皮の下にあるローランド溝に一致する。一八七八年にリュカ・シャンピオニエール（Lucas Championniere）はこの溝の作図のためのより正確なガイドを初めて作った。彼の器具の基本はナジオンとイニオンを結ぶ正中線に基づいている。その中点から二センチ後方のところから六七度の角度で外方に向かう線がローランド溝を示している。その後も、脳表の脳回を頭皮に投射するために精巧な器具が多数考案されている。しかし、のちに大開頭が行われ、脳表を広く露出できるようになってくると、このような器具は不要になって棄てられた。

ともかく、こうした目印に基づいて外科医は病巣の局在を決定できた。しかし、脳腫瘍の徴候は脳の他の疾患の徴候とよく似ていることがある。ガワーズは次の二つの状態が誤診を招きやすいと指摘した。その一つは全身性疾患の部分徴候で、たとえば貧血、腎疾患、あるいは鉛中毒などである。もう一つは片麻痺や本態性けいれんなどの脳機能の障害である。

これらを鑑別するにあたっては症状の進行の仕方に注意することが大切である。腫瘍の場合は一般にはゆっくりとした進行を示し、血管障害や感染症のように突発的にあるいは急激に発症することは稀である。一九世紀には、狂人の進行麻痺が考慮に入れなければならないほど多かった。唇や顔の振戦や、頭痛を伴わない強い錯乱、視神経炎、嘔吐などの典型的な症状がある場合には水銀剤を投与する一連の治療が試された。慢性の大脳炎あるいは脳炎（現在ではウイルス感染と考えられる）はこうした治療を行ってみることで鑑別できた。急性の疾患（たとえば脳動脈瘤や脳膿瘍、髄膜炎など）の鑑別には長期の観察が必要だった。結核腫や寄生虫病は肺や腹部の疾患が明らかな場合に疑われた。これらの疾患を疑ったとき、一九世紀の神経学者たちはすべての患者にテストと称して水銀剤を処方した。その結果、患者は脳腫瘍の疑いが強く考慮される前に視力を失い、悲惨な状態に陥ることが多かった。

頭蓋骨腫瘍

頭蓋骨の腫瘍は侵された骨を侵食したり、あるいは増殖させたりするために、患者の死後も長くその痕跡が残っている。それに基づいて、ムーディは先史時代の人々の頭蓋骨腫瘍を診断し、頭蓋骨に見られる疾患を図にして後世に残している。

中世になると、顔に変形をもたらした頭蓋底の腫瘍に関して多くの人が書いている。ヴェイガ（Veiga）も一五〇六年にこうした腫瘍を紹介している。一八世紀から一九世紀に外科手術が一般化すると、顔を変形させてしまう頭蓋骨腫瘍に対しても手術が行われるようになり、特にプティやデルボー（Delbeau）といったフランスの外科医たちが精力的に手術した。こうした骨腫は前頭洞や篩骨洞あるいは上顎洞の中や近辺に最も発生しやすく、他には少ない。それらは時には無症状であるが、時には洞や血管や神経等を傷めてしまい様々な訴えとなって現われる。頭蓋底の腫瘍はしばしば脳神経を巻き込み感覚や視力の障害を起こす。類骨骨腫や線維腫、軟骨腫などの稀な腫瘍も多数報告されている。これらの頭蓋骨腫瘍は胎生期の異常、あるいは外傷、感染などが原因と考えられてきた。

頭蓋の円蓋部の骨性腫瘍は、ある程度大きくなると死後にも非常な変形を残す。マルピーギとモルガーニはいくつもの頭蓋骨の腫瘍について書いており、これは、英国のフーパー（Hooper）がのちの一八二六年に「骨腫」（osteoma）と名づけたものである。しばしばそれらのあるものは下にある髄膜腫の表われだった。

脳実質外の腫瘍

頭蓋内に特有な腫瘍のうちのあるものは脳の被膜に発生し、しばしば骨に浸潤し、あるいは骨の増殖を刺激するため、古病理学者は先史時代の頭蓋に見られる病変を骨の肥厚であると言ってきた。脳底に発生する他の腫瘍も成長するにつれて付近の骨を侵食あるいは吸収するため、死後何世紀も経っていても影響は顕著に残っている。こうした変化は腫瘍がトルコ鞍や内耳孔といった狭い腔にあった場合、特に目立つものである。ときには頭蓋腔の骨の内面に石灰化した腫瘍が付着していることもある。

ルネサンス期、解剖が頻繁になると、脳の被膜にできる肥厚ないし腫瘤が「硬膜茸」（fungus durae matris）として記された。こう呼ばれたものの多くは新生物であったが、なかには他の病変、主として感染性病変も含まれていた。一九世紀の初め頃、ロンドンのリチャード・ブライトが「硬膜の裏打ちをしているくも膜」から発生した多葉性の茸様腫瘍について書いている。その四年後に、フランスのジャン・クリュヴェイエがこうした腫瘍を「茸状腫瘍」あるいは「髄膜の癌性腫瘍」と呼んでいる。しかしながら、ドイツのヘルマン・レーベルト（Hermann Lebert）はこれらが悪性であることに疑問を抱いた。しかし初め、彼は自分には線維芽細胞しか見えないと主張した。しかしのちに、ある腫瘍は癌性であると認めている。彼は良性腫瘍は頭蓋底から発生すると信じていたが、内科医たちはそうした分類に疑念をもっていた。ウィルヒョーは、硬膜茸は癌性ではなく、脳砂腫瘍（psammoma――砂腫）も良性であるとするレーベルトの主張に賛同したが、より大きな腫瘍は肉腫性であると考えていた。同じ頃、スイスのヴィルヘルム・ヒスは中胚葉細胞から発生する硬膜の裏打ち膜は上皮（epithelium）というよりも内皮（endothelium）であると定義した。そこで、砂腫体（psammoma body）の腫瘍に興味をもっていたイタリアのゴルジはこれらの腫瘍を内皮腫（endothelioma）と呼ぶよう主張した。

この言葉はヨーロッパの病理学者たちにアピールし、彼らは「硬膜」（dural）の代わりにこの言葉を使用した。しかし、髄膜から発生するもの以外にも内皮性腫瘍があるとわかると、「硬膜内皮腫」（dural endothelioma）という言い方は疑問視されるようになってきた。

それまでこの腫瘍は硬膜が起源であると見なされていた。だが、パッキオニ小体は軟膜の変形したものであるという知見が蓄積されてきた。スウェーデンのケイとレッツィウスが一八七六年にこの説を提唱する以前にも、英国のジョージ・レイニー（George Rainey）やドイツのフベルト・ルシュカその他の研究者たちがこの説にすでに傾いていた。そこで、英国グラスゴーのジョン・クレランドは一八六四年に二人の患者の小さな砂腫が硬膜から簡単に剝離できたとき、その腫瘍を「くも膜絨毛腫瘍」（villous tumors of the arachnoid）と呼んだのだった。パッキオニ顆粒から発生したものであると考えた結果にほかならない。それからほぼ四〇年のちに、シュトラスブルク（ストラスブール）のM・B・シュミット（M. B. Schmidt）は髄膜の小さな腫瘍の細胞構築がくも膜絨毛の内皮細胞に似ており、こうした腫瘍に見られる砂腫の結石が高齢者の脳のそれとまったく同じであると言っている。

この腫瘍は一九世紀においては硬膜茸や砂腫や内皮腫など様々な名前で呼ばれていたが、結局、クッシング（図10－2）があたりさわりのない名称――髄膜腫（meningioma）を作り出した。彼はそれがさらにいくつもの組織学的な分類――たとえば砂腫性（psammomatous）とか髄膜細胞性（meningothelioma-tous）など――に細分化され得るとしたのである。

この腫瘍の外科的摘出が一般化すると、脳外科医たちはこの腫瘍には好発部位があるのではないかと気がついた。特に、クッシングとアイゼンハルト（Eisenhardt）は髄膜の腫瘍の好発部位を分類し、著書を出す前にいくつかの特定部位を明らかにしていた。

後頭蓋窩では、大部分の髄膜腫は小脳橋角部、あるいは「外側陥凹」（lateral recess）に発見された。しかし聴神経腫瘍との鑑別は困難であった。外側陥凹の髄膜腫の存在が確かめられたのは組織学的な診断が可能となってからである。同じような困難は傍トルコ鞍部腫瘍についても言えた。ガッセル神経節の髄膜腫を最初に報告したのはおそらくクロジウス（Krogius）であり、一八九六年だった。しかし彼のスケッチを見ると、中頭蓋窩が起源のもののようにも思われる。何年かのちに、アメリカのダーカム（Dercum）、キーン（Keen）、シュピラーはこの場所にある腫瘍について述べている。それはたぶん髄膜腫であろうが、神経鞘腫だったかもしれない。鞍上部の髄膜腫は一八九九年にジェームズ・スチュアート（James Stewart）によって初めて解剖時に発見された。その後、この特徴的な臨床経過を示す腫瘍については非常な頻度で報告された。

極めて早い時期には、前頭葉底部の腫瘍は肉腫と考えられていた。クリュヴェイエは一八三五年にその一例に対して「癌性腫瘍」（tumeur cancereuse）という名をつけており、クレランドも剖検で一例発見

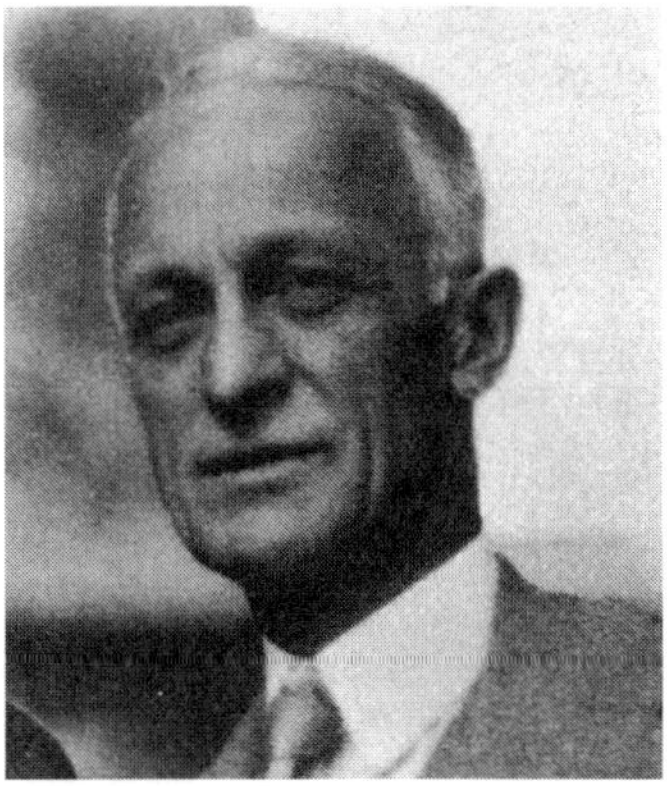

図10-2　クッシング（1869-1939）。（*From the collection of A. Earl Walker*）

し、「くも膜絨毛腫瘍」(villous tumor of the arachnoid)として記載した。初めて外科的治療を受けたのは三五歳の女性であった。彼女は一八八五年、一年あまり続いた記憶力障害、人格変化、左の鼻孔の嗅覚脱出を主訴としてローマのフランチェスコ・ドゥランテのもとを訪れた。

ドゥランテは左の前頭葉腫瘍を疑い左前頭部を開頭し、リンゴ大の多葉性の腫瘍を摘出している。腫瘍が篩骨板を貫通していたので、左の鼻孔からドレーンを差し込み創を閉じた。髄液漏は短時間で停止し、患者は一二年近く元気であった。一二年目に腫瘍が再発し、再手術が行われた。腫瘍は「線維肉腫」(fibrosarcoma)と診断された。その後、こうした嗅溝(olfactory groove)腫瘍の手術例はあまり報告されていない。

視神経鞘の腫瘍は稀であり、たとえ開頭してもそれが眼窩起源であるか、または頭蓋内の起源であるかを決定するのが困難だった。最初の報告の一つはパゲンシュテッヒャーによってなされたが、そのときの図にはそうした難しさがよく示されている。患者は三〇歳の女性で、片側の視神経が砂腫性髄膜腫と思われる腫瘍に侵されたため眼球の摘出術を受けている。二五年後、彼女は眼窩内腫瘍の再発のためまたも手術を受けており、そのときは、くるみ大の眼窩内腫瘍を摘出し、視神経管内が焼灼された。だが、不幸にして、患者は髄膜炎で間もなくこの世を去っている。剖検では、はしばみの実大の腫瘍が視神経管から頭蓋内に進展しているのが観察された。それよりやや前の一八七五年に、もう一例がデュソーシー(Dusaussy)によって報告されている。患者は五〇歳の男で、左の視力が失われていたが原因は不明であったという。左眼は六年前から突出しており、摘出術が行われ、栗の実大の腫瘍が一塊として取り出された。術後、髄液漏が起こり、患者は髄膜炎で死亡した。剖検では、大きな大豆大の腫瘍の残遺が頭蓋内の視神経を取り巻いているのが観察された。診断は「血管芽細胞性肉腫」(angioblastic sarcoma）であった。

頭蓋内の外側円蓋部に発生した茸状の髄膜腫はしばしばその部分の頭蓋を変形させてしまうので、そのことから存在が明らかになる。外側蝶形骨縁の髄膜腫（蝶形骨大翼髄膜腫）の場合には表面の骨の肥厚をきたし、骨性獅子顔貌（leontiasis ossea）あるいは変形性骨炎（osteitis deformans）といった変化を示す。しかしそれは普通はゆっくりと進行するものであり、ホースレイが手術したそうした髄膜腫の患者などは実に一二年の経過をもっていた。巨大な蝶形骨大翼髄膜腫は症状から想像するよりもずっと大きいことが多い。カスパルト（Caspart）は一七三一年の論文でそうした腫瘍を図解入りで記載した。彼はこうした髄膜腫を外科的に摘出する可能性について論じている。ブラムウェルは一八七九年に硬膜の巨大な髄膜腫がまったく麻痺も起こさずに存在することを述べている。

傍矢状洞髄膜腫はかなり多いものであるが、外科的摘出はしばしば困難である。早い時期の報告はブライトによって一八三一年になされている。その患者の腫瘍は上矢状洞の右側の前部に四インチにわたって癒着していた。ヘンシェンは、一八九三年にスウェーデン・ウプサラ大学のレナンデル（Lennander）が紡錘細胞肉腫であるとして部分切除を行った女性の例に触れている。三年後に患者は死亡しており、腫瘍は上矢状洞内に浸潤していた。一九二二年に、クッシングはこの腫瘍を「傍矢状洞髄膜腫」（parasagittal meningioma）と命名し、しばしば下肢のジャクソン型けいれんで発症し、下肢の進行性の痙性不全麻痺の経過を示すと述べている。

硬膜茸、あるいは“hemicraniosis”＊訳注10－3、あるいは穿孔性の頭蓋骨腫瘍として記された頭蓋円蓋部の過骨性の隆起は外見から明らかにわかるものである。カウフマン（Kaufman）は論文でこの種の腫瘍に言及したが、彼の治療の致命的な結果に対してハイスターが辛辣な批判を加えている。四半世紀ののち、スウェーデンの外科医オーロフ・アクレル（Olof Acrel）も同様の症例に対して手術を敢行しているが、患者はやはり死亡した。一七七四年、フランスのルイが硬膜の茸状腫瘍を概観する文章を書いている。

訳注10－3 hemicraniosis＝Brissaud-Lereboullet syndrome（ブリソー＝ルルブーレ症候群）。髄膜腫または肉腫により、それと同側の顔面および頭蓋の骨過形性（過骨）をきたし、頭蓋内圧亢進、視覚障害、眼球突出、けいれんをきたすもの。長期にわたり存在する髄膜腫の肉腫性の変化を反映するものとされている。

傍交会部腫瘍

傍交会部髄膜腫は横静脈洞沿いに発生し、静脈洞と関連しているため、手術は非常な危険を伴う。無菌手術法が一般化し、また進行性の麻痺とてんかんが大脳円蓋部の腫瘍によることがわかってからは大開頭による手術が行われ、そのため手術は大量の出血と周囲の脳への損傷を伴うことになった。この種の腫瘍の摘出は、腫瘍が巨大になるまで診断がつかないこともあり、死亡率が高かった。しかし、もし成功すればけいれんと神経学的な症状の改善という意味合いで遠隔成績は満足すべきものが多かった。最初の傍交会部髄膜腫の摘出術は一八八七年三月四日にバーゾール（Birdsall）とウィア（Weir）によって行われ、内容が報告されている。患者は同名半盲と「視神経網膜炎」（neuroretinitis）と不安定歩行の病歴をもち、腫瘍は後頭葉極に存在すると予想された。腫瘍はテントに付着しており、そこからの出血が激しく、ガーゼによる圧迫でもコントロールできずに患者は短時間のうちに死亡した。第二例目は一九〇六年にオッペンハイムとクラウゼにより報告されたものである。これはクラウゼ（図10－3）により成功裏に摘出された。

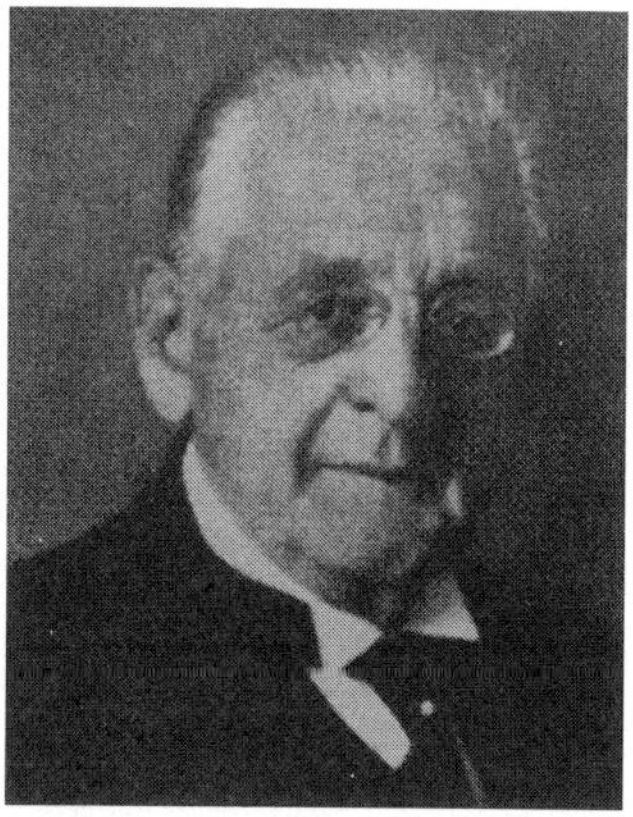

図10-3　クラウゼ（1857-1937）。（*From* A History of Neurosurgery, *p468*）

大脳半球の腫瘍

大脳半球内の腫瘍を最初に摘出した人物を明確に名指しすることは不可能である。というのは、一九世紀の後半までは各種の占拠性病変――腫瘍、嚢胞、膿瘍、肉芽種、転移性腫瘍など――はすべて脳腫瘍に分類されていたからである。ある例でははっきりとした根拠をもって疾患を同定することが可能であるが、多くの例では記述があいまいであるために病変の性質を確定できない。ほとんどの場合、初めのうちは梅毒を疑い水銀剤とコウ化カリウムを処方したので、腫瘍に対する効果的な治療は望むべくもなかった。一八七〇年に運動野の局在決定が可能となる以前には、開頭術を敢行していた大胆な外科医といえども手術が可能だったのは、過骨や頭皮の瘢痕があり、病巣の所在が外見上明らかに示されているものだけだった。

ニューヨークのハモンドは一八七一年に出した論文で脳腫瘍を論じたが、手術の可能性については述べていない。大西洋の対岸では、英国のある医師がこう言っている。「脳腫瘍の症状は非常にあいまいで、……めまい、頭痛、むかつき、けいれん、盲など多彩である」。たまたま治癒した一つの例が紹介されることがあったとしても、外科的な治療は誰からも勧められていなかった。

当時、脳の腫瘍は包括的な名称で記述されていた。すなわち、感染性（梅毒あるいは結核）、肉腫性、癌性、線維性、寄生虫性（嚢胞虫症あるいは包虫症）、あるいは混合性（たとえば血管性腫瘍、真珠腫、あるいは神経鞘種）などであった。神経系内の間質細胞がケリカーとディーテルス（Dieters）によって定義されると、フォン・モナコフはそれらの細胞と、以前は脳の浸潤性腫瘍と記されていたある種の腫瘍細胞が似ていることに気がついた。こうした腫瘍は形態上、様々な形をとっており、モナコフは硬さで分類できるのではないかと考えた。そうして彼は硬くて浸潤性のグリア性の腫瘍のことを「硬性グリオーマ」（glioma durum）と呼んでいる。一方、ゴルジはこうした間質細胞を星状膠細胞（astrocyte）と呼び、それから発生する腫瘍は硬性であると主張した。しかし、このタイプの細胞は様々な名をもっていた。たとえば、ケリカーは放射状あるいは星形細胞と呼び、ディーテルスは線維性星状細胞、ベルは刷子様細胞（brush cell）、そしてヤストロヴィッツは蜘蛛形細胞と言っていた。その結果、この腫瘍にもまた様々な名称がつけられた。すなわち、一八八四年にはゴルジがグリーマと名づけ、ハンガリーのレンホシェーク（Lenhossek）は一八九五年に星形細胞腫（astoma）と述べ、ロトマール（Lotmar）はアメーバー状巨大細胞グリオーマと命名している。そしてのちの病理学者によって名称は星状細胞腫（astrocytoma）に落ち着いた。そのほかの多いタイプの脳腫瘍――柔らかくて細胞に富み、しばしば壊死巣を伴い、浸潤性――を一般病理学者は肉腫と呼んで、もし浸潤性の神経膠細胞の腫瘍と考えられた場合には、悪性グリオーマと総称している。一九世紀の終わりに鍍金法が開発されると、こうした柔らかい浸潤性の腫瘍は様々なタイプの細胞により構成されていることが明らかになる。ある腫瘍では生毛体（blepharoplast）をもった細胞が血管の周りに放射状に位置する特徴を示し、ベゾルト（Besold）はこうした腫瘍は周皮細胞腫（perithelioma）であると考えたが、のちに脳室上衣細胞起源であることが判明し、上衣腫（ependymoma）という名がつけられた。また、規則的に並んだ小型の細胞からなる別の腫瘍が一九〇〇年にロバートソンによって特定された。彼はその原基細胞を中胚葉由来の神経膠細胞であるとしてメゾグリア（mesoglia）と呼んでおり、一九二一年、リオ・オルテガ（Rio Hortega）は希突起膠細胞（oligodendroglia）と名前をつけた。そしてこの小型で、円形の濃染性の核をもち、細胞質が明るく、細い原形質の突起をもつ細胞からなる腫瘍の名前は希突起膠腫（oligodendroglioma）となったのだった。

二〇世紀に入ってから、髄芽腫（medulloblastoma）や海綿芽細胞腫（spongioblastoma）などの亜群が記載され、生物組織学的な細胞の性質や悪性の度合い、組織学的所見などに基づいて多数の分類が提案された。

脳の新生物に対する手術

多くの医学史家は、近代脳神経外科の黎明期、初の脳腫瘍摘出は英国のゴッドリー（Godlee）によって行われ、臨床所見に基づく最初の局在決定はベネット（Bennett）が成功させたと書いている。この症例報告が一八八五年に発表されたとき、「医学史上初の」快挙だと喝采を浴び、英国の医学界は興奮に包まれたそうである。しかしこれは英国人たちが言うほど画期的な出来事ではなかったし、もし当時のロンドンの神経学界が他に抜きん出ていなかったなら、この出来事はとうの昔に忘れ去られていたであろう。

患者は二五歳の男性で、四年にわたって激しい頭痛と嘔吐に悩まされていた。診察すると、患者の知能、言語能力、聴力、知覚は正常だった。しかし、両側の鬱血乳頭と、左手の麻痺と左下肢の筋力低下が認められ、麻痺筋には時折間代性のけいれんが見られた。ベネットはこれはローランド溝の上三分の一の領域にある腫瘍であると診断し、ゴッドリーがその場所を開頭して硬膜を開くと、皮質の中に腫瘍が顔を出していた。彼は腫瘍の一部をスプーンを使って摘出し、硬膜と頭皮を閉じている。患者は麻酔から覚醒したが、術後四日目に手術創に感染の徴候が現われ、創が解離し、四週目に髄膜炎で死亡した。

ロンドン内科・外科学会で詳細が発表されたとき、ジョン・ヒューリングス・ジャクソンとフェリアーは発表者をたいそう賞賛し、小さな病巣の局在を正確に探り得たこと、外科的に摘出し得たことをほめたたえた。しかしスコットランド・グラスゴーのマキューエンが立ち上がり、自分はすでに八年も前から臨床症状に基づく腫瘍を含めた病巣の局在診断を行っており、一八七九年に一例の脳腫瘍を摘出し、患者は今なお健在であると主張した。スコットランド・エジンバラのサー・バイロム・ブラムウェルが一八八八年に出版した脳腫瘍に関する著作の中で、ゴッドリーには一言も言及しないで、脳腫瘍摘出の最初の成功者はマキューエンであると書いている事実からも、地元意識に根ざした嫉妬があったのは明らかである。ベルクマン（Bergmann　図10－4）もマキューエンの手術とドゥランテの手術（一八八四年に嗅溝髄膜腫を摘出）をベネットとゴッドリーの症例に先行するものとして書いている。スター（Starr）は一八九三年に出した脳の外科に関する著書の中でメイダ・ヴェール病院の症例だけを挙げている。彼はまた著作の中にアメリカからの報告の抄録も併せて載せている。その一つは一八八六年にサンフランシスコのハーシュフェルダー（Hirschfelder）が手術した症例で、患者は術後一週間もしない間に創部感染で死亡したが、スターはこれがアメリカにおける摘出手術の初の成功例であるともちあげている。しかし一般的には、キーンが一八八七年に行った大脳円蓋部の髄膜腫摘出手術がアメリカにおける最初の成功例であると見なされている。この患者は術後三〇年以上も生き永らえた。

ベネットの症例は腫瘍が浸潤性のグリオーマか肉腫であったのが不運であった。手術の結果がどうであれ、患者は数ヶ月後には悪性腫瘍のために死亡していただろうと思われるからである。もし腫瘍が茸状腫瘍（髄膜腫）か膿瘍であったなら、そして特に、もし感染創がうまく排膿されていて、患者が長く生存していたならば、脳外科の進歩に大きく貢献していたはずである。

大脳の血管性腫瘍

血管の成分からなる脳腫瘍は剖検が一般化するまでは事実上知られていなかった。一八五一年にウィルヒョーが大脳内の微細な毛細血管拡張性の病巣について書いている。一二年のちに、彼はこうした血

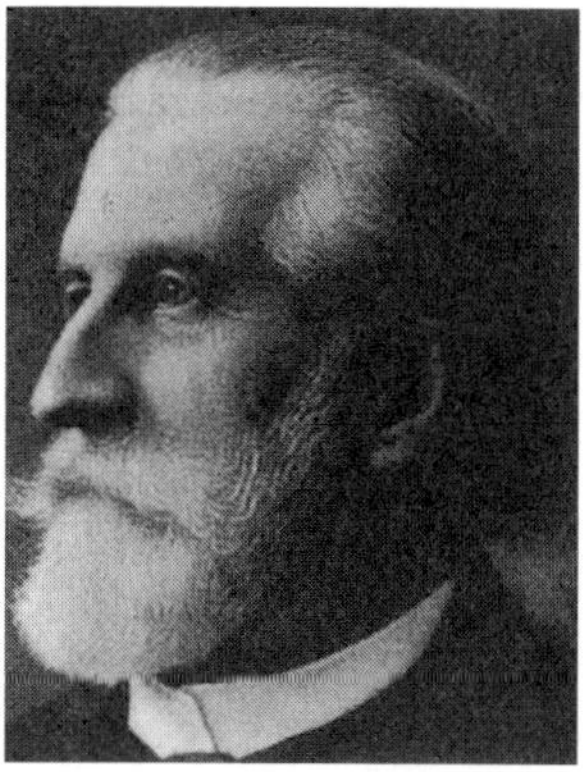

図10-4　エルンスト・フォン・ベルクマン（1836-1907）。(*From* A History of Neurosurgery, *p157*)

管の異常は発生過程に生じた新生物であると主張した。のちの研究者たちは、これらは発生上の奇形であり、無症状のことが多いが、ときとして部分てんかんや神経学的欠落症状を呈し得ると考えるようになっている。

この種の腫瘍がたびたび報告されるに伴い、病理学者たちはそれを動脈あるいは静脈の構成要素に基づいて分類しようと試みた。また、静脈性血管腫は程度あるいはタイプ（単純性、蛇行性、蔓状）に基基づき分類された。カリシャー（Kalischer）の早い時期の症例に見られるような、脳の血管腫に対応する皮膚の母斑、あるいはポートワイン様血管腫の存在も知られるようになってきた。ときには皮質の病変に頭部単純X線写真に写るぐらいの石灰化が見られることもあり、静脈叢は通常、表層の血管叢のように見えても、楔《くさび》型をしていて先端が脳室壁にまで届いている。これは先天性のものであるが、症状は成年の後期になるまで発現しないことが多い。

動静脈の吻合をもつ動脈性血管腫は先天性のこともあるが、外傷や先天性の静脈奇形から二次性に発達することもある。診断基準は初めの頃は臨床症状に基づいていた。すなわち、①シュタインハイルが最初に記した頭蓋内雑音、②エマーヌエル（Emanuel）とイーゼンシュミット（Isenschmidt）が記載した頭蓋外の血流の増大——これは頭皮の血管の拡張や頸動脈の肥大や心臓の肥大として現われる。いずれも血流量の増加の結果である——、③稀に拍動を呈する片側の眼球突出、それに、④しばしば起こる局在性てんかん、の四徴候である。拍動性の動脈あるいは静脈からなる病巣は楔型をしているのが普通で、先端は脳室の縁に届いている。血管（グリアで隔てられた小さな細動脈と細静脈）は肥厚して時には石灰化した硬い壁をもっている。

こうした病巣の外科的治療は二〇世紀に入るまでは試みられてはいなかった。全血輸血ができるようになって初めて導入血管の結紮と血管性腫瘍の摘出が可能になったわけである。

脳下垂体腫瘍

ギリシアの哲学者の時代から、脳下垂体は粘液性の物質を分泌しており、それは鼻を通って外に出ると思われていた。この考えはルネサンス時代にヴュサンスとシルヴィウスが疑問視するまで信じられた。彼らはヴェサリウスのいう「粘液を出す球」(glans pituitam excipiens) は脳底の周囲に存在する液体と何らかの関係があると考えた。しかし、ローワーに至って初めて、より近代的な解釈が提出された。「液体が何であれ……漏斗を通って粘液の腺 (glandula pituitaria) に到達した漿液は口蓋に流れ出るのではなく、血液の中に再び注がれてそれと混合するのである」。

しかしながら、血液に注がれる分泌物と、芸術家が彫刻や絵画に描いた骨格の変化にまさか関係があろうとは想像もされていなかった。ピエール・マリーが一八八六年に末端肥大症では骨の増殖が起こると記し、その翌年にミンコフスキーが下垂体との関係を明らかにしているのだが、それ以前には下垂体が体の成長を調節しているとはわからなかった。一九〇〇年にベンダ (Benda) が末端肥大症を起こす下垂体腫瘍は好酸性細胞よりなる腺腫であると証明し、議論に決着をつけている。だが、ある種の下垂体腫瘍は末端肥大症を伴わないことから、この考えは広くは受け入れられなかった。しかし一九〇〇年にバビンスキーが、そして一九〇一年にはオーストリアのフレーリッヒ (Fröhlich) が他の種類の下垂体腫瘍の場合には骨格の発達不全が起こることを明示した。さらに数年後にマールブルクが非分泌性の下垂体嫌色素性腺腫について書き、その場合は下垂体機能の低下という状態が生じることを述べている。これはクッシングによって一九〇九年に確認された。彼は末端肥大症は成人における好酸性細胞腫からの過剰な分泌によって起こり、非分泌性の嫌色素性腫瘍に伴う障害は下垂体の機能低下によるものだと言っている。フレーリッヒが報告している性器不全性過脂肪症候群（adiposogenital syndrome）は下垂体機能低下の前思春期型であると理解された。

こうした議論が進んでいた頃、一人の患者の死についてオスラーが報告を書いている。その患者は生前、急性の粘液水腫、頻脈、糖尿、下血、躁症状などを呈し、さらに側腹部に赤紫色の線条があり、膨らんだ顔つきをし、精神的に不安定で、下痢も伴っていた。死後の剖検は得られていない。この臨床症状はロブ（Robb）やクッシングがのちに記した下垂体の好塩基細胞増加症に類似している。二〇世紀の中頃以降、下垂体の多数の分泌ホルモンが同定されて、下垂体腫瘍の分類は組織学的なものから内分泌学的な基盤へ変化した。

トルコ鞍近傍の新生物

トルコ鞍近傍の新生物の存在は何世紀も前から認識されていた。実質性の、あるいは嚢胞性の、また石灰化を伴う、そして血管奇形性の腫瘍など、多くの種類の異なる腫瘍がトルコ鞍の中あるいは近傍の様々な組織から発生し、二〇世紀の初めまでは、これらの腫瘍は区別されずに病理学的に珍しいものであるとして一まとめにされていた。一九世紀においても、病理学者たちは臨床医よりもずっと早くこの種の腫瘍を知ってはいたが、分類に困難を感じて戸惑っていた。

視束交叉部の腫瘍はヘグマン（Hegmann）が一八四二年に書いているが、内皮腫と鑑別できたのは二〇世紀に入ってハドソン（Hudson）がその組織学的な特徴を明らかにした後である。一八七三年にミシェルがこの腫瘍とレックリングハウゼン氏病との合併に注目しているのだが、両者の関係はわからなかった。眼科医は眼球とともに腫瘍を摘出したが、アメリカのウォルター・E・ダンディは眼窩上壁を開いて視神経と視束交叉の一部とともに腫瘍を摘出したのであった。

第三脳室腫瘍

第三脳室を囲む組織から生じる腫瘍は胚発育異常性（dysembryonic）の起源をもっており、あるものは脳室内の組織に、あるものは脳室外の組織に由来する。

最も特徴的な第三脳室腫瘍はコロイド嚢胞である。一八五八年にヴァルマン（Wallman）が、粘稠性の黄色いゼリー状の物質を含んだおはじき大の薄い壁をもった嚢胞を初めて文書に書き留めた。その後散発的に報告が続いたが、ヴァイゼンベルク（Weisenberg）が文献を調査して症候の要約を作っている。その中で彼は初期の頭痛と視力の低下と頭位変換による意識障害を強調し、最後のものは両側のモンロー孔の閉塞の結果と考えられた。その後、一九三〇年にダンディが初めてこの腫瘍に診断をつけている。

その他の第三脳室内腫瘍に関する早い時期の文献は剖検の結果が書かれていても分類が困難になっている。一八七九年、フォークソン（Falkson）は知能が低く、高度の視力低下と頭痛、鬱血乳頭、外眼筋麻痺をもつ一六歳の少年の例を述べている。死後の剖検では大きな、卵型をした嚢胞性腫瘍が第三脳室底に付着しているのが発見された。組織学的には、上皮性の膜に包まれた多数の嚢胞が「肉腫様の」また軟骨様の部分と混在していた。これは松果体か脈絡叢起源と考えられたが、おそらくは松果体奇形腫だったのであろう。数年後に、リチャーズ（Richards）は進行性の痴呆で精神病院に入れられた五〇歳の男の症例報告を行った。患者は一〇ヶ月後に死亡し、剖検ではゴルフボール大の腫瘍が第三脳室から簡単に剥離されている。皮膜に包まれ、ゼラチン様の物質を含んだ実質性の腫瘍であって、肉腫と診断されたのだった。ダンディはこうした腫瘍を一ダースほど文献から集めている。その大部分は上皮性腫瘍(真珠腫、類皮囊胞あるいは奇形腫)だったが、中にはおそらく脈絡膜乳頭腫や髄膜腫やグリオーマが含まれていたと思われる。もっとも、グリオーマは肉腫と診断されていたのだが。以上はすべて解剖された症例である。摘出に初めて成功したのは六歳の少女で、ダンディの第二例目の症例だった。彼女は最初、後頭蓋窩を開頭されたが腫瘍が発見されなかった。

松果体腫瘍

松果体は何世紀も前から知られていたが、この領域の腫瘍についての初期の病理学者の認識はないに等しいものだった。ガワーズでさえ一例を挙げているだけである。第三脳室を占拠した囊胞性の腫瘍であった。一八七五年、カルル・ヴァイゲルトは一四歳の少年の松果体奇形腫について述べている。しかし松果体腫瘍は一般に、臨床症状の発現が遅い。グートツァイト(Gutzeit)は一八九六年に松果体腫瘍と思春期早発症(pubertas praecox)との関連に関して注意を喚起し、一九一〇年にイタリアのペリッツィ(Pellizzi)が「早発性大性器症」(macrogenitosomia praecox)と名前をつけた。この症状は大変目立つものである。しかし松果体腫瘍の多くは通常——奇形腫にせよ類皮囊胞にせよ——頭蓋内圧亢進症状と上方視障害(パリノー症候群)だけを呈する。クラウゼはこれらの徴候に基づいて診断をつけ、小脳ルートで腫瘍に到達しようと試みた。ホースレイはテント上ルートで手術をしたが、結果は惨憺たるものだった。

側脳室の腫瘍

側脳室内に発生する腫瘍は稀であるが、頭蓋内圧亢進症状——頭痛、めまい、嘔吐——を引き起こす。局所症状（たとえば、てんかんや片麻痺、失調など）を呈することは稀であり、あったとしても多くは偽局在徴候である。ある種の脳室内腫瘍（たとえば、肉腫、髄膜腫、類皮嚢胞、乳頭腫など）は一九世紀の後半に、解剖時や手術時にすでに認識されていた。

赤い顆粒状をした脈絡叢の乳頭腫は非常に特徴があるので、容易にそれと特定できる。しかし昔はウィルヒョーが記した石灰化を伴う真珠腫と混同されていた。最初のものはゲラール（Guerard）が一八三二年に報告した症例で、患者は三歳の少女で、腫瘍は解剖時に発見された。それから五〇年後の一八八六年に、オードリー（Audry）は各国の文献の中から二五の症例を集めていて、一九三〇年に、アメリカのヴァン・ワーゲネン（Van Wagenen）はさらに二二例を追加した。この腫瘍は良性であるが、診断は困難だった。というのは、局在徴候がほとんどなく、進行性の水頭症が唯一の症状のためである。

一九世紀の初めに病理学者たちは側脳室内の大小の嚢胞性または実質性の腫瘍のことを書いている。また、ヘニング（Henning）とヴァーグナーは一八八五年に乳児の側脳室内の巨大な腫瘍について述べている。おそらくそれは類皮嚢胞なのである。外見のつやつやした類表皮腫瘍はブローカその他によって同定された。脳室内の稀な腫瘍である髄膜腫は一八八一年にマクダウェル（McDowell）が初めて記録に残している。

脳梁の腫瘍

一七～一八世紀、脳梁という言葉は正中部の交連線維のみならず、側脳室を越えて、現在では半卵円中心と呼ばれている領域までもを含むと考えられていた。そのため、今では半球内腫瘍であるものも脳梁腫瘍のうちだった。

一七世紀になって解剖が一般化した最初の頃は、脳切といえば半球を水平に切るのが習慣だった。たぶんそのために脳梁の腫瘍の発見率が高かった。スイスのプラッター（Platter）が脳梁腫瘍の最初の報告者であるとされている。一六七五年、ヴェプファは二三歳の女性患者の症例報告を行った。彼女は突然頭の中が破裂するような感覚に襲われ尿失禁も経験していた。この発作は消失したが、約六ヶ月後には左の下肢が弱くなり、左足で立てなくなった。さらに左半身が麻痺してきて、めまいと頭痛と右眼の視力の低下が起こってきた。その後、片麻痺は徐々に改善してきたが、一八ヶ月後、錯乱状態になって死亡した。脳梁の後部に嚢胞性の腫瘍があり、右の側脳室から内包にまで広がっていた。一八五六年にはロキタンスキーが脳梁無形成を伴った脳内の脂肪腫を見出した。

その後も、単一のあるいは複数の症例報告が文献中に散見される。ブリストー（Bristowe）は一八八六年に脳梁症候群として、進行性の片側不全麻痺と、その対側の軽度の筋力低下、無関心、頭痛、嘔吐、傾眠を挙げている。しかし、厳密な症候群として確立したのは、てんかんの治療のために脳梁離断術を受けた患者に対して心理学的検査を行ってからのことだった。

脳幹部腫瘍

脳幹原発の、あるいは脳幹部へ浸潤した、あるいは脳幹を圧迫する新生物は一九世紀にはあまり報告がない。

感染性の腫瘍（結核腫と梅毒腫）が単独で、もしくは髄膜炎を伴いながら脳幹を侵すことは気づかれていた。稀な腫瘍である脳橋のグリオーマでは脳橋が肥大して変形するが、そのような脳橋の様子をガワーズが見事なイラストに残している。その他のいくつかの延髄内腫瘍は種類が同定されていない。脳幹外の腫瘍としては松果体腫瘍が水頭症の原因として病理学者によって述べられている。菱脳の底部の場合には、小脳橋角部の嚢胞性腫瘍、肉芽腫（感染性）、寄生虫性嚢胞その他の腫瘍が見つかっている。これらの中では小脳橋角腫瘍が最もよく知られていたが、報告にある記述からは、それらがどんな腫瘍か（神経鞘腫か、髄膜腫か、類表皮嚢胞か）は確定できない。

小脳腫瘍

後頭蓋窩腫瘍は一八世紀の病理学者にも知られていたが、小脳固有の新生物はそれよりは知られていなかった。一九世紀の後半に、英国の医師ウィルクス（Wilks）がいくつもの脳橋のグリオーマ、小脳の包虫嚢胞、脳橋の柔らかいゼラチン状の腫瘍、結核腫などを報告しており、その中に一例、二一歳の女性患者の小脳内嚢胞が含まれている。彼女は頭痛、複視、歩行不安定を訴えていたが、わずか数日で死亡しており、左の小脳半球に嚢胞が発見されている。ウィルクスはさらに一例、別の少女のことを書いている。彼女は数日間、頸の痛みを訴えたのちに呼吸が停止し、人工呼吸を八時間行ったが死亡した。この場合は延髄に浸潤性のグリオーマが見つかった。マウンセル（Maunsell）は一八八八年に小脳の包虫嚢胞を摘出している。スターによれば小脳の腫瘍を初めて成功裏に摘出したのはアメリカの外科医マクバーニ（McBurney）であり、一八九三年三月一五日のことだという（Starr MA: *Brain Surgery*. 1893）。

初めの頃の後頭蓋窩腫瘍に対する手術は死亡率が高かった。それは出血が多いことと、髄液動態に関する知識が不十分だったこと、そのうえ生命維持に重要な脳幹に対する操作技術が粗雑だったことによる。ホースレイとクラウゼは二人とも後頭蓋窩の手術は側臥位を推奨している（図10－5）。のちには顔枕も考案されて、これのおかげで麻酔医が患者の口と麻酔チューブをよく見られるようになっている。フ

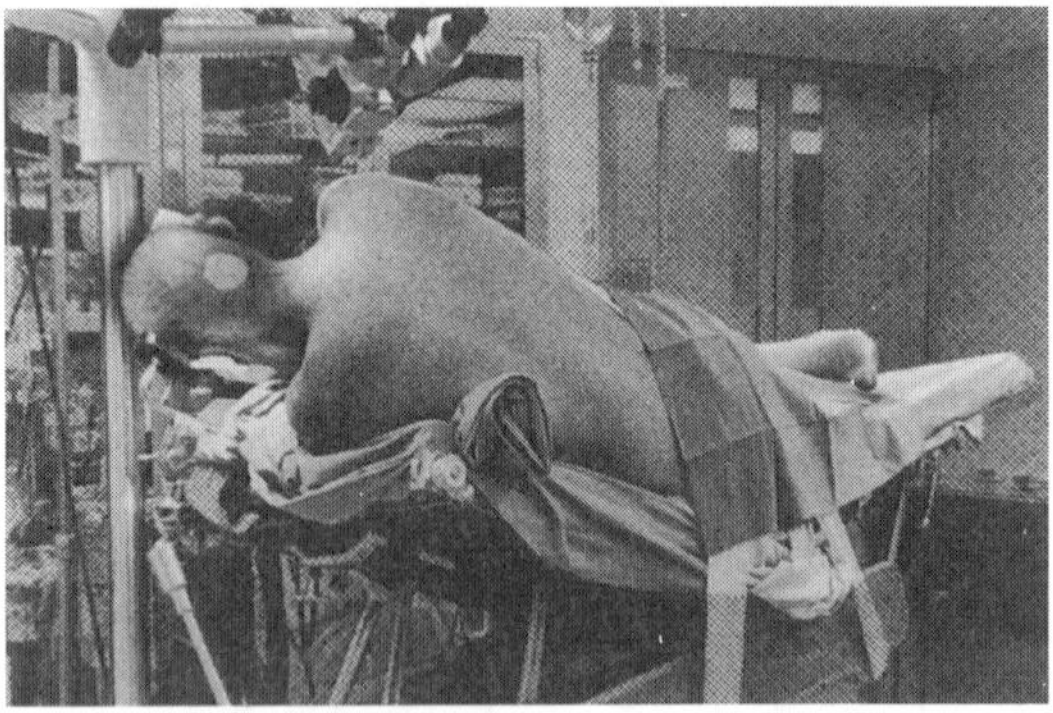

図10-5　小脳橋角腫瘍に対する側臥位による進入法。
（*From the collection of A. Earl Walker*）

ランスのティエリ・ド・マルテル（Thierry De Martel）は一九一三年に特別な椅子を工夫した。患者を座位に置くことで頭蓋内圧を低くして出血を少なくできるというわけである。後頭蓋窩を開くのにクラウゼは骨片を一塊にして切り取って、のちに元に戻す方法を用いたが、ほとんどの脳外科医は骨除去開頭を行っていた。この種の腫瘍では通常、頭蓋内圧が非常に高く、それを下げるためにクラウゼは、側脳室の後角を穿刺して、手術中、髄液を外に誘導していた。二〇世紀の初め、クッシングが髄液漏と感染を防ぐために強調したのは創を細心の注意をもって層状に縫合することだった。

病理学者が最初に小脳腫瘍として報告したのは充実性の結核腫、囊胞、そして肉腫であった。肉腫のあるものは髄膜肉腫と呼ばれたが、そのいわれは脊髄や大脳半球を覆うくも膜下腔に播種を起こすためだった。小脳虫部には崩れやすい腫瘍がしばしば見られた。この腫瘍の組織像が副腎髄質のそれに似ていたことにより神経細胞腫（neurocytoma）と命名されたが、何年かのちに、クッシングとベイリー（Bailey）はこの播種性の腫瘍を髄芽腫（medulloblastoma）と名づけ、これはおそらく胎生初期に顕著に見られる小脳の外顆粒層の未分化かつ双方向性（神経芽細胞性と海綿芽細胞性）の細胞から発生するものであろうとした。

小脳に多く見られるその他の腫瘍としては星状細胞腫が挙げられる。この腫瘍はしばしば、壁在結節を時として含む囊胞を形成し、小脳半球に好発する傾向をもつ。発生時期は髄芽腫よりもやや遅く、一〇代初めの子供にできる。完全に摘出しなくとも多くは何年もの間症状の再発が起こらない。

小脳の第三のタイプの腫瘍は脳室壁から発生する脳室上衣腫である。これは二〇世紀に入ってから同定された。

聴神経腫瘍

聴神経腫瘍の臨床症状は非常に特徴的で、解剖台上で目にする異常な外形とも相俟って、この腫瘍は歴史的にも非常に古くから知られていても不思議ではないと思い込みがちである。ところが、古い文献を渉猟し、その結果を一八三七年に発表したC・G・リンケ（C. G. Lincke）によるならば、歴史上、初めてこの腫瘍に言及したのはオランダ・ライデンのサンディフォール（Sandifort）で一七七六年だったという。それは聴神経腫瘍の典型的な症例で、解剖所見は次のように要約されている。「そしてそれゆえ、小脳陥凹部に隠れて存在するこの小さな塊がこの患者の聾の原因と考えられる」。

しかしながら、詳しい臨床症状はこれよりほぼ五〇年のちにルヴェク・ラスーリ（Leveque-Lasourie）によって初めて報告されたようである。患者は三八歳の女性で、初めめまいに襲われて、次いで頭痛、視力障害、そして左の耳鳴りから聾に至った。最後には歩行が不安定となり、四肢のしびれ感を訴え、出した舌が偏位を示し、そして遂に死亡した。剖検では、「たぶん内耳道から発生したと思われる」線維性の腫瘍が岩様骨に付着していた。腫瘍と聴神経および内耳道との関係が明確に記されていなかったので、クッシングは髄膜腫だったのではないかと言っている。しかし症状の経過を見るならばやはり第八神経腫瘍であろう。

アバークロンビーの一八二八年の症例はもっとはっきりしていない。チャールズ・ベルの一八三〇年の患者は聴神経腫瘍と思われるが、経過がやや典型的でない。患者は女性で、約一年の間、「舌先の左側に異常な感じがする」と訴えていた。この異常な感じは顔の左下部と下顎に広がっていった。顔と顎の筋力は保たれていた。しかし舌の左側の味覚と左の頰の知覚がなくなった。翌年になると左耳の聴力が失われ、左の顔面筋の筋力が低下し、左の側頭筋と咀嚼筋の麻痺が現われた。彼女は発症後約二年で死亡している。剖検ではハトの卵ほどの大きさの、黄色い液を含んだ腫瘍が左の小脳橋角に見つかった。腫瘍の底部からは第五神経と思われる細い索状物が出ており、頭蓋底に入っていくのが認められた。また、第七神経は脳幹から出て一センチほどのところで腫瘍の中に入っており、内耳道は腫瘍の皮膜成分で満たされていた。ボアイエにより一八三四年に報告された症例は腫瘍が拡大した内耳道に入り込んでいて、聴神経起源であることがより明らかなものとなっている。

おそらく、最もはっきりした症例は一八三五年にクリュヴェイエが報告したものだろう。患者は二六歳の女性で、頭頂部のひどい頭痛と左耳の進行性の聴力低下を訴えていた。左の顔面筋にけいれん性収縮があり、視力も低下してきたという。クリュヴェイエはこの患者の臨床所見と鑑別診断を極めて詳細に書いている。剖検では左の小脳橋角部に硬い腫瘍が見つかった。腫瘍は画家アントアヌ・シャザルの手によって美しく図解されている。また、最初に局所診断をつけたのはオッペンハイムで、彼自身は小脳起源と見ていたが、添付された彼のスケッチはそれが典型的な聴神経腫瘍であることを示している。G・F・スティーヴンズ（G. F. Stevens）によって示された早い時期の症例は正しく診断されていたにもかかわらず患者は手術を拒否し、死後の剖検で、「線維性肉腫が拡大した内耳道内に広がっていた」と確認された。この腫瘍は聴神経腫瘍、神経線維腫、線維性肉腫など様々な呼び方がされていた。一九〇二年にヘンネベルク（Henneberg）とコッホ（Koch）は「小脳橋角腫瘍」という名称を採り入れるとともに、両側の聴神経の腫瘍についても書いている。

病理学者たちは解剖の際、この腫瘍は母地から容易に剝離できると気がついていた。フォン・モナコフも聴神経腫瘍は外科摘出の好適応であるはずだと言っている。しかしこの腫瘍の摘出を試みた数少ない勇敢な外科医は数々の困難に直面している。第一に、小脳橋角へ到達するルートは非常に出血が多かった。そのため少なからぬ外科医が目標に到達する前に失血によるショックで患者を失うはめになっている。後頭下到達法と経側頭骨到達法の両方が試され、錐体骨と中耳経由の直達法も耳鼻科医によって行われたが、非常に難しいとわかって放棄された。外側後頭下法も出血が多く、また硬膜を開くと小脳半球が突出してきて腫瘍を露出するには小脳の一部を切除しなければならなかった。

結局、後頭蓋下開頭、あるいは横静脈洞の上下にまたがる開頭で、必要があれば静脈洞を結紮する方法や、経側頭骨到達法、小脳半球を十分に露出できる大きな外側後頭下開頭法などいくつもの到達法が採用された。だが、腫瘍に達しても、用指的な摘出は出血を誘発し、小脳や脳幹への損傷が大きく危険であった。そのため二〇世紀に入ってすぐの頃、当時の高名な外科医たちが手術した八人の患者のうちで助かったのはわずかに三人だけだった。こうした高い死亡率を見てクッシングは、術野を広くとるた

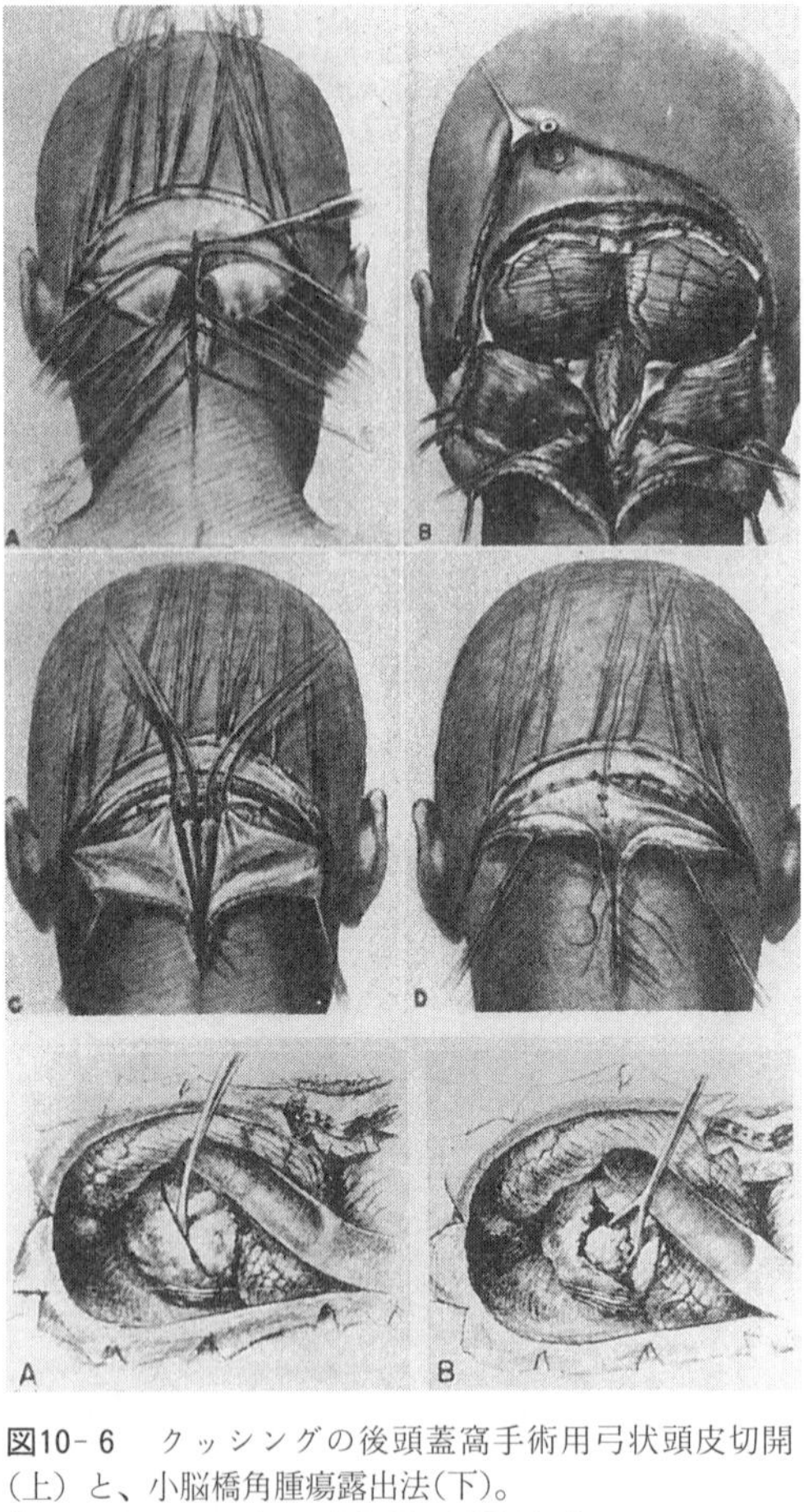

図10-6　クッシングの後頭蓋窩手術用弓状頭皮切開（上）と、小脳橋角腫瘍露出法（下）。
(*From the collection of A. Earl Walker*)

めに両側を開頭すること、頭皮からの出血を慎重に止血すること、脳室穿刺によって頭蓋内圧を下げること、そして被膜内の内容のみを摘出するよう提唱している。この技法によって彼は二〇世紀に入ってからの死亡率を許容範囲内に抑えている（図10－6）。ホースレイは一九〇三年までに六例の聴神経腫瘍を摘出し、あるものは成功したが、死亡率はやはり高かった。

大後頭孔の腫瘍

頭蓋脊椎移行部の腫瘍は一九世紀になるまでわからなかった。一八四九年にトッドが頭痛と頸の硬直を訴えていた一六歳の少女について述べている。彼女は左腕が完全に麻痺し、左足を引きずって歩いていた。入院した翌日には左下肢が完全に麻痺してしまったが、左上下肢の感覚は多少は保たれていたという。その翌日には右腕が弱くなり、失禁が始まっている。さらにその翌日には麻痺がさらに悪化し、あえぐような呼吸になった。頸から下で動かせる筋肉は右の胸鎖乳突筋だけだった。そして心臓が停止した。トッドは書いている。「魂の緒を切るのにこれ以上のろのろした、あるいは段階的なやり方は考えられないほどであった」。剖検では、肥大した歯状突起が硬膜を侵食しており、「線維性軟骨様の腫瘍が正中裂の左側から脊髄を圧迫し、脊髄は扁平化していた」。

脳腫瘍摘出技術の発達

脳の手術に対する関心が高くなるに伴って、脳腫瘍が疑われる患者の治療法も徐々に根治的なものに変化した。すなわち、以前は水銀剤とヨード剤が六ヶ月間試みられていたのだが、その間に頭蓋内腫瘍患者は自分の手足がますます弱り、視力が衰え、嘔吐とけいれんのために全身状態が悪化するのを虚《むな》しく見つめているだけだった。しかし、その六ヶ月間という期間は、ホースレイによって、感染症の可能性がはっきりと否定できる場合には三ヶ月に短縮された。一方、麻酔術は患者にとっては恩恵であったが、中枢神経系の手術を行う外科医にとっては困難な試練となっていた。麻酔をスムースに導入するには時間がかかり、このことが短時間で手術を終えるのに慣れていた外科医をいらだたせたわけである。ホースレイの麻酔医は、麻酔が十分な深さに達する前にホースレイが手術を始めてしまい、麻酔がやっと外科レベルに達した頃には手術を終えてドアから出ていってしまうとこぼしていた。実際、ある外科医たちは麻酔の導入に要する時間が外科手術そのものの時間よりも長いと非難した。初期の麻酔剤のエーテル、クロロホルム、笑気などは呼吸器系への副作用、出血増多、血圧低下などを起こす欠点をもっていた。特にエーテルの場合には気管内の粘液の貯留や出血の増多と呼吸の抑制が問題だった。ホースレイはこの副作用を避けるためにエーテルよりも危険性は高いがクロロホルムを使っている。頭蓋内手術は神経組織を細心の注意をもって扱わねばならないものである。そのため、一八八四年に局所麻酔剤が開発されると、麻酔医が患者を眠らせるのを待つよりも、局所麻酔剤の使用のほうを好む外科医が多くなった。

手術前の頭皮の準備としては、手術予定日の一日か二日前に剃毛してからよく洗い、二・五％石炭酸液につけてからよく絞っておいたガーゼで一〜二日の間頭を包んだ。手術当日には頭皮を千倍の昇汞《しょうこう》水《すい》でよく洗い、再度剃毛したのちに柔らかいブラッシで洗っている。クッシングは術野をビニールの膜で覆ったが、多くの外科医は一般外科のやりかたに従い頭皮をエーテルとヨード剤で消毒した。

手術時の患者の体位を、立位、臥位、座位のいずれにするかはもっぱら手術の所用時間にかかっていた。立位での手術は出血が少ない。中世の手術風景の挿し絵の中には、事実か想像かは知らないが、患者を立位にして頭皮を切開し病巣を摘出しているものがある。しかし開頭術を描いた多くの絵では患者は様々な臥位をとっている。近代になって長時間の手術が行われるようになるまでは、患者にとって楽であり、術者にとって操作のしやすい体位のことは重要視されていなかった。出血を少なくする方法と気道をより安全に保つ方法も考案された。ホースレイは頭を載せる特別な台を工夫して手術台に取り付けた。他の外科医は肩の下に枕を置いて気道を確保し、麻酔医が口と鼻を観察しやすい馬蹄形の枕も考えた。体位が水平だと出血量が増えるので、クッシングは手術台の頭の側を少し上げさせた。のちには、患者を座位で手術する椅子、爪で頭蓋を固定する付属の固定器も作られた。

皮膚の切開法として昔から使われていた十字切開法は、脳の大きな外傷や感染巣を観察するには十分な広さが得られなかった。それだけでなく、創を閉じたときに十字の角のところで創が解離することがよくあった。そのため、ホースレイは半月形あるいは馬蹄形の切開を創始した。この切開法は皮弁の血流がよく保たれるので、その後ほとんどの外科医がこれを踏襲するようになっている。

切開した頭皮からの出血は脳外科医にとっては重大である。頭皮の血管をコントロールする様々な巧妙な手段が考えられた。初めの頃は、ゴムの躯血帯、弾力に富む管、はては鋼鉄製の輪に至るまで、いろいろな素材のバンドを用意して、頭の周囲にきつく巻いた。また、一九世紀の終わり頃にランプシェア（Lampshear）が考案したのは、皮切の一側あるいは両側の断端に沿って糸できつく縛る方法、あるいは馬蹄形の皮弁の基部を糸で大きく縛るという方法だった。頭蓋と皮切の形に合わせた板を頭皮に縫いつけ、皮切の断端を圧迫したり、断端から出血している血管を結紮したりすることもされていた。アメリカのチャールズ・ハリソン・フレイジャー（Charles Harrison Frazier　図10－7）は頸動脈を頸部で露出

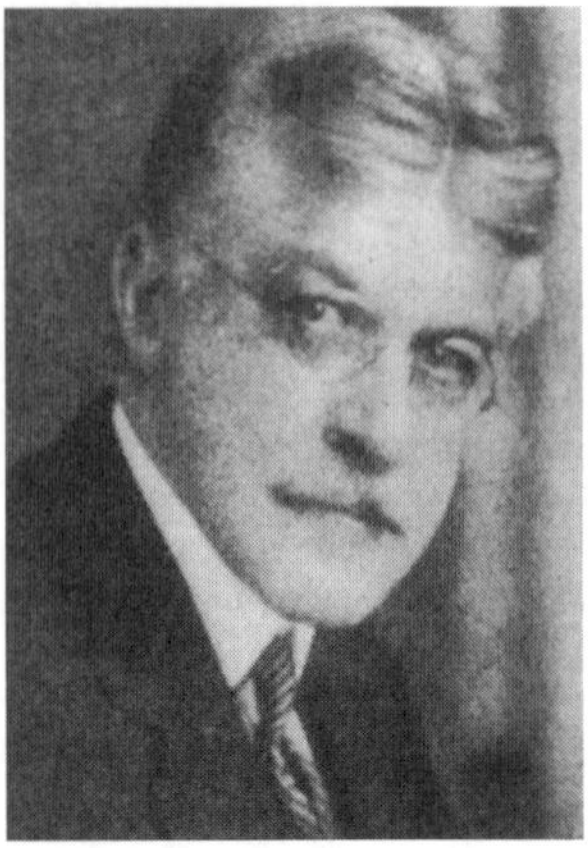

図10-7　チャールズ・ハリソン・フレイジャー（1870-1936）。（*From the collection of A. Earl Walker*）

して糸をかけ、出血が激しいときはそれを一時的に縛って出血を抑えようと試みた。シポーは歯のついたバネ製のクリップを考案し、それで頭皮の断端を圧迫している。T字型の鉗子やガーゼの当てものも使われた。フレイジャーは皮切断端を圧迫するため、止血鉗子を使って断端の帽状腱膜をつかんで裏返させた。クッシングは帽状腱膜を鉗子でつかむまで、助手に命じて指で皮切端を押さえさせている。そのうちに曲がりの止血鉗子とバネ式クリップが工夫され、これを使えば頭皮の皮切端をより正確に圧迫できた。メイヤー（Mayer）は「アドレナリン」を皮切線に沿って浸潤させて、血管を収縮させて出血を抑え、クリップや鉗子をかけやすくした。

次に、骨を開ける際には板間血管からの出血がやっかいな問題となってくる。これには普通の止血鉗子が使えないからである。そこで、様々な材質で作った栓子を板間の溝に打ち込んでいたのだったが、一八八六年頃にホースレイが止血用の骨蠟を考案すると、この方法は放棄された。P・W・スクアイア

(P. W. Squire) が作ったハチの蠟とアーモンド油、サルチル酸を混ぜた骨蠟は、消毒が可能であり、骨断端の板間の溝に塗り込むことで止血できた。

開頭部位の決定も一つの問題だった。脳表を広く覆った大きな血腫の露出ぐらいなら可能であった初期の当てずっぽうな開頭法は、頭皮上に描かれた運動領皮質に基づいて綿密に計画された皮切および開頭法に取って代わられたのだった。頭皮や骨の異常からその下の病巣が想定される場合はともかくとして、麻痺と局在性てんかんを起こす病巣はローランド溝に沿った部位だと推定が可能であるために、頭皮上に中心溝を作図する方法を使えば局在を決定できるのである。作図にはキューバ、フランス、ドイツ、イタリア、そしてロシアといった国々の外科医たちが考え出した道具 (encephalometer) が用いられた。イギリス人はリード線 (Reid'line) と正中線に基づいた線を頭皮に引いてローランド溝を計算して出している。

当時の開頭は直径がたかだか二〜三センチほどの小さなものであったことを認識しておく必要がある。したがって、開頭の位置決定は極めて正確でなければならなかった。一九世紀も終わり近くになった頃、初めて大きな骨片を反転させて大脳半球の大部分を露出できるようになったのである。そのために病巣の発見率が飛躍的な向上を見せている。

最も早い時期には頭蓋骨に明らかな腫脹や変形をきたすような脳腫瘍だけが診断できた。アクレルが一七六八年に手術した頭蓋の腫瘤は剖検で、頭蓋を侵食している血性の腫瘍と判明している。その六年後に、ルイが硬膜の茸様腫瘤を記しているが、その中のあるものは感染性の病変だったと思われる。一九世紀初頭のいくつかの報告も腫瘍と頭蓋の感染性疾患を混同している。クリュヴェイエはこの二つを区別して髄膜の癌性腫瘍について書いている。しかし、レベルトは一八四五年にその悪性度に疑問を投げかけ、それを「線維形成性腫瘍」(fibroplastic tumors)と呼んでいる。この腫瘍の本質の不確かさが一九世紀後半の多様な名称に反映されている。たとえば、ウィルヒョーはこれを肉腫と呼んでおり、この名は一八八五年まで使われた。しかし、何人かの病理学者はこれが悪性であるということに疑問を感じ、ゴルジは一八六九年に内皮腫という名を考えている。また、クレランドはそれがパッキオニ顆粒に似ていることに気づいて、くも膜の絨毛腫と呼んでいる。外科医たちは腫瘍が皮膜に包まれていることと指による剝離が容易なことから、良性なものだと考えた。ホースレイは、この腫瘍は剝き出して全摘出することが全摘出できれば予後は非常によいと主張した。一八八八年、ウィアとセガン(Seguin)は、もし可能だと信じていた。フォン・ブラマン(Von Bramann)は腫瘍に付着している硬膜、浸潤している骨、腫瘍に接している皮膜をともに摘出すべきだと言っている。

麻酔法と無菌法が発達してくると、外科医たちは、こうした頭蓋内腫瘍は摘出すべきなのだが、使っている器具と手術手技はデリケートな脳組織を扱うのには粗雑すぎると感じはじめた。さらに、穿頭器による開頭はこの種の腫瘍の全体を露出するには小さすぎることもわかった。ヴァーグナーは一八八九年、より大きな術野を得るために、頭皮剝離子、ハンマー、鑿を使い、頭皮と頭蓋骨を元に戻せるように筋肉をつけた状態で切り出して反転させた。こうした大きな骨形成的開頭によって、術者は硬膜を腫瘍の付着部の周囲で切ることができ、さらに硬膜を反転してより外側の皮質まで観察できるようになった。かくして、硬膜に付着している腫瘤(普通は硬くて被膜に包まれている)は極めて容易に摘出し得るものとなったのである。すなわち、指で硬膜を触れれば腫瘍の付着範囲がわかるので、腫瘍の周囲の硬膜を鋏で切れるわけである。摘出後の陥凹部の壁からは多量に出血するが、温生食水を含んだスポンジあるいはガーゼをパックして止められる。必要ならパックしたガーゼをそこに残したまま頭皮を被せて緩く縫合しておけばいい。普通、二〜三日中にガーゼは新たな出血なしに取り去れる。もしパックの必要がなければ、頭皮を緩く縫合し体液を外へ逃すためのドレーンを留置しておく。こうした手術の後では、ほとんどの患者がショック状態に陥った。それを乗り越えて血圧が上がってくると新たな出血が起こり、再びパッキングが必要になることもあった。

開頭したところに腫瘍が発見されなかったときは——当時は開頭術のほとんど半数がそうだった——、外科医は大いに悩むことになる。いろいろな可能性を考えなければならない。腫瘍は脳の深部にあって表面から見えないのかもしれない。腫瘍ではない何か瀰漫性の病変が大脳半球にあるのかもしれない。一番可能性が高いのは、腫瘍が——その種類が何であれ——開頭したところとは別なところに存在することである。たとえそうであったとしても、当時のほとんどの外科医は、硬膜を開けてみることもなかったし、抵抗性の腫瘤を探すために針で刺したり、嚢胞を穿刺したりもしなかった。アミドン（Amidon）によれば、一九世紀後半における脳腫瘍の手術一〇〇例のうち、損傷によるにせよ意図的によるにせよ、硬膜が開けられたのはわずかに三一例にすぎなかったという。診断が不正確なものはエルンスト・フォン・ベルクマンによれば全例の三一・一%であり、オッペンハイムは二七・五%だったと言っている。当時のほとんどの外科医は依然として脳とその膜を、心臓と心膜と同じように神聖視していて、けっして套管針やメスを突き立てようとしなかった。ミッデルドルプフ（Middeldorpf）が一八五六年に脳を穿刺すべしと書いているが、彼がはたして実際にそうしたのかどうかは不明である。一八八七年にウィアが初めて脳内腫瘍を探るため針の穿刺を行った。一九世紀においてはフレイジャーのようなごく限られた外科医だけが露出した皮質に針を刺した。アメリカの外科医ジョン・ビンガム・ロバーツ（John Bingham Roberts）は外科医が脳の穿刺や切開を怖がったがために多くの患者が膿瘍や腫瘍で死んだと述べている。一八九八年にフェリアーは「脳内腫瘍の治療は治療学の中の暗い章を形成している」と書いている。

硬膜を開けたとしても、脳圧が高いと脳が押し出してきて裂け、激しく出血するものである。たとえ脳が裂けなかったとしても、皮質の静脈からの出血もまた一九世紀の外科医にとっては難しい問題だったであろう。結紮で止血するのは困難なので、多くの外科医は焼灼による止血を好んで行った。しかしホースレイや何人かの外科医はそれを好まなかった。ベネットとゴッドリーは電流による電気焼灼法を用いたが、他の外科医(J・B・ロバーツ)は熱した針を出血点に当てる方法を用いた。ホースレイは華氏一一〇度から一一五度に熱した蒸留水か生理食塩水を出血している血管に振りまき、柔らかいスポンジで軽く圧迫して止血した。その他、熱した乾燥スポンジを使ったり(F・クラウゼ)、熱風を吹きつけたり(J・H・ケニョン J.F. Kenyon)して皮質表面からの出血をコントロールした。

出血がコントロールできたとしても、まだ難問が残されていた。腫瘍が表面にない場合、脳が膨れ出てきて、脳内の腫瘍に触れることがほとんど不可能だったのである。そのため、多くの例では腫瘍を見つけられないまま頭皮を閉じることになった。もし腫瘍が発見できれば、通常は、スプーンか指で腫瘍のごく一部を取り除いた。腫瘍が皮膜に覆われている場合は、腫瘍の周囲を指でえぐって、掘り起こして取り出した。ときには、メスや指による腫瘍の剝離が大出血を引き起こし、熱した食塩水ガーゼをパックしても止まらず、血圧が下がって自然に出血が止まるのを待たなければならないこともあった。このようなときには太い流入動脈をカットグート(ヒツジの腸壁から作った糸)か絹糸で結紮したものだった。腫瘍を取り除いた跡に残る脳の陥凹部からの出血は、熱した乾性か湿性の吸収性のある綿あるいはヨードフォルムガーゼを充塡して止血した。ホースレイは十分に酸素を含んだ動脈血は止血を促し、静脈からの血液の漏出を減少させると強調している。かつて先史時代に用いられていた筋肉は、二〇世紀の初頭になるまで止血には使われなかった。その頃になると、銀クリップが登場し、収斂剤が導入された。電気メス、吸引機、そして生物製剤も、のちに採り入れられている。

腫瘍摘出後の空洞に単ガーゼあるいはヨードフォルムガーゼを充填して一～二日間留置する方法は一九世紀の終わり頃まで普通に行われていたのだが、長時間の圧迫は周囲の脳組織の浮腫や壊死を引き起こし、また感染の原因ともなっていた。そこでフレイジャーは本当の緊急時にだけ圧迫法を用い、クッシングは生食水での洗浄を好んで選び取っていた。どうしても出血が止まらないときだけ出血血管を探して結紮するか、一～二日間のガーゼの充填を行った。頭皮の断端はゆるく合わせ、間隔の広い連続縫合で縫い合わせていた。だが、残念なことにこうした腫瘍摘出術は一般には死を招くことが多く、仮に手術死を免れたとしても、その後に感染による合併症が待っていた。

この絶望的な結果にはいくつかの要因が関与している。腫瘍の診断と局在決定の難しさ、脳腫脹のコントロールの難しさ、多くの腫瘍が浸潤性であること、開頭時あるいは腫瘍摘出時の大量の出血などである。ホワイト（White）がまとめたガイズ・ホスピタル（ロンドン）での脳腫瘍の剖検例一〇〇例を見ると、脳腫瘍の外科治療の困難さがよく理解できよう。一〇〇例のうち、四五例は結核腫で、多くは脳以外の臓器も結核に侵されていた。三六例が脳腫瘍で、グリオーマが二四例、肉腫が一〇例、グリオーマ＋肉腫が二例であった。そのうちの三分の一は手術中あるいは剖検で偶然、発見されたものであり、九例だけが手術が可能と判断された（小脳腫瘍が五例、前頭葉または後頭葉の腫瘍が四例）。初の頭蓋内腫瘍摘出の成功例はマキューエンによるものとドゥランテによるものである。マキューエンが手術した患者は男性で、子供の頃に左の眼窩の小さな腫瘍の摘出手術を受けていた。しかし彼は頭痛を訴えつづけ、さらに顔の右半分から始まって右半身から全身に広がり意識を失うけいれん発作を起こすようになっていた。再手術すると左眼窩の内壁が肥厚し、その上の硬膜に板状の腫瘍があったので、それを摘出したのであった。患者はそれから八年間生き、腎炎で死亡した。剖検では腫瘍は見られなかった。一方、ドゥランテの患者は左の眼瞼下垂を示していた。手術では篩骨板に浸潤している腫瘍が発見された。腫瘍と萎縮した前頭葉が切除され、多少の出血があったが、ガーゼのパックで抑えられ、ガーゼは一〇日後に除かれた。患者は数年間生きたのち、再発のため再手術が行われた。

このように、腫瘍の局在決定、頭蓋骨の開頭、病巣を露出するための硬膜切開、患者がショックを起こさないうちに行う止血処置、創の閉鎖、包帯法といった数々の困難を、一九世紀の先駆的な外科医たちは一つひとつ克服していったのである。

こうした先駆的な脳外科医たちの経験は、一九世紀後半に神経系の探求に挑んだ世界中の医師たちの試練と苦労をまさに代表するものである。シポーが編集した三巻のテキストは、当時、神経系の手術に挑んだ外科医たちの経験を物語るものとなっている。

第一一章　成熟期に入った神経科学

臨床神経学の始まり

一八世紀の頃は神経系の疾患は医師であれば誰でも扱ったものである。脳と脊髄の疾患が分離され、それぞれが一つの特別な単位と見なされるようになったのは一九世紀の中頃以降のことだった。当時は、この領域に特別な興味をもつ医師たちが様々な方法を用いて精神と神経の病いを治療した。フランスでは神経学者が「気違い病院」の医師たちと一線を画しつつあり、ドイツでは神経学の専門医たちが互いに手を結び合っていた。英国ではジョン・ヒューリングス・ジャクソンとウイリアム・ガワーズに刺激された神経学者たちが精神科と袂《たもと》を分かっている。アメリカでは神経学の発達が多少遅れたために精神神経医学が主流であったが、専門化が進むにつれて医師たちは次第に二つに分かれ、精神医学か神経学かどちらかに所属するようになっている。

神経学が精神医学と内科学から独立するに伴って、神経学の専門家たちは自分たちの扱う疾患をしかと決定していった。ただし、初めはてんかんなどいくつかの疾患については神経学も精神医学もともに扱っていたのだが、おのおのの分担領域ははっきりとした境界線で間もなくきれいに分けられた。一九世紀の終わり頃には精神学会と神経学会はそれぞれ別個に催され、両者が扱う疾患はほとんど重ならなくなっていた。神経学の領域に、昔から知られていた多くの疾患、たとえばてんかんや脳・脊髄外傷などのほか、一九世紀に神経系の病気とわかった多くの疾患が入れられた。こうした疾患の症候学と病理学を確立することにより神経学の基礎が築かれた。

ルネサンス期以降の進歩

芸術と文芸のルネサンスの終焉後、医学の分野で大きな進歩が成し遂げられた。たとえば、英国の医師・生理学者ウイリアム・ハーヴェイは血液が大静脈から心臓を経て肺に入り、大動脈に戻るという循環の理論を確立している。また一七世紀の初めにトマス・ウィリスは脳循環について詳述し、スイスのアルブレヒト・フォン・ハラーは神経の興奮性を証明（一七五三年）、イタリアのジョヴァンニ・モルガーニは神経系内の病的変化を記載した（一七六一年）。こうした進歩に伴い、臨床医たちもベッドサイドで遭遇する疾患を症状名でよりも病理学的な名で呼ぶようになる。麻痺とは、麻痺という病気があるのではなく、脳や脊髄の機能が侵された状態なのである。あるいは、脳室内の水分の貯留は結核性髄膜炎か水頭症か、あるいは他のもっと珍しい疾患の証拠にほかならない。一七世紀には、卒中は脳の出血か血栓症か、さらには心疾患の結果であるとされていた。年少者の失神は普通はてんかんの症状の一つなのだが、脳腫瘍や心臓疾患や代謝異常の徴候でもある。このように以前は症状として認識された数多くの神経系の疾患が、実体を有する一つの病気となったのだった。

一九世紀の初めには、それまでに得られた解剖学や生理学の知識が臨床に応用されている。パリ医科大学の教授であり「民衆病院」の医師でもあったガブリエル・アンドラルは、神経疾患クリニックにおける患者の臨床検査結果と死後の剖検所見とを照らし合わせて、疾患の真の性質を知ろうとした（表11－1）。デュシェンヌ・ド・ブーローニュ（本名＝ギョーム・バンジャマン・アマンド・デュシェンヌ　図11－1）はパリ中の病院を回って、失調歩行、筋麻痺、神経中毒症などの患者の筋肉および神経の刺激実験を行った。彼は脊髄灰白質炎や偽肥大性筋ジストロフィーの脱神経に陥った筋肉が刺激に対してどう反応するか調べている。得られた所見は、シャルコーやルシアン・コールニル（Lucien Cornil）が患者の死後行った病理解剖結果と照らし合わせて関連が求められた。進行性筋萎縮症についてはアランがすでに記していたが、デュシェンヌはこの病気で苦しむ患者の電気刺激反応を報告し、その結果、この疾患には二人の名が冠せられた（アラン＝デュシェンヌ脊髄性筋萎縮症）。彼はまた舌－口唇麻痺、あるいは球麻痺の定義を確立しているのだが、晩年に痴呆になり、人知れず亡くなった。

神経学の歴史を飾るもう一人のフランスの巨人はジャン・マルタン・シャルコー（一八二五～九三）である。サルペトリエール病院のシャルコーのクリニック（図11－2）は、当時、パリで随一で、しかも最も名が広まっていて、内外の学生たちを引きつけた。シャルコーの論文のほとんどはサルペトリエールの助手たちとの共著であった。シャルル・ジョセフ・ブシャールは脳内の粟粒動脈瘤、ピエール・マリーは筋萎縮、リシェー（Richer）はヒステリー、ジル・ド・ラ・トゥレット（Gilles de la Tourette）もヒステリー（一八八四年）、そしてピトレは大脳皮質運動中枢に関する文章を（一八九五年）、それぞれシャル

表11-1　Hall と Andral の用いた用語の比較

Marshall Hall (1836)	G. Andral (1844)
先天奇形	
無脳胎児 Anencephalic fetus	
肥大脳 Hypertrophic brain	Hypertrophic brain
萎縮脳 Atrophic brain (先天性片麻痺 Congenigal hemiplegia)	大脳萎縮 Cerbral atrophy
感染	
髄膜炎、脳炎 Meningitis and encephalitis	脳膿瘍 Abscess of brain
脊髄炎；上行性麻痺 Myelitis; ascending paralysis	化膿性髄膜炎 Purulent meningitis
脳結核 Tuberculosis of the brain	結核性髄膜炎 Tuberculous meningitis
水頭症 Hydrocephalus	Hydrocephalus
新生物	
硬性、あるいは脳様腫瘍 Scirrhous or encephaloid tumors	神経膠腫 Gliomas、線維腫 fibromas
神経腫 Neuromas	嚢性、多発性
血管性病変	
卒中、小脳性と大脳性 Apoplexy, cerebellar and cerebral	大脳、小脳内出血 Cerebral and cerebellar hemorrhage
軟化（鬱血性）Softening (congestion)	軟化（大脳または小脳）Softening (cerebral or cerebellar)
充血 Hyperemia	
脊髄出血 Spinal hemmorrhage	硬膜下血腫 Subdural hematoma
症状	
けいれん、片頭痛、恐水病、ヒステリー、舞踏病、振戦麻痺、中毒、三叉神経痛、尿毒症、錯乱 Convulsive, hemicrania, hydrophobia, hysteria, Chorea, paralysis agitans, intoxicaions, Trigeminal neuralgia, uremia, delirium	

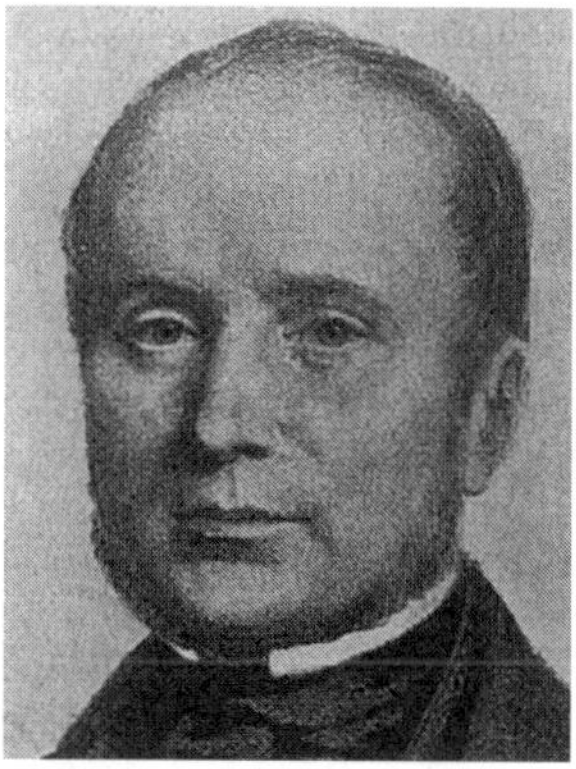

図11-1　デュシェンヌ・ド・ブーローニュ（1806-1875）。
（*From* The Founders of Neurology, *2nd ed., p431*）

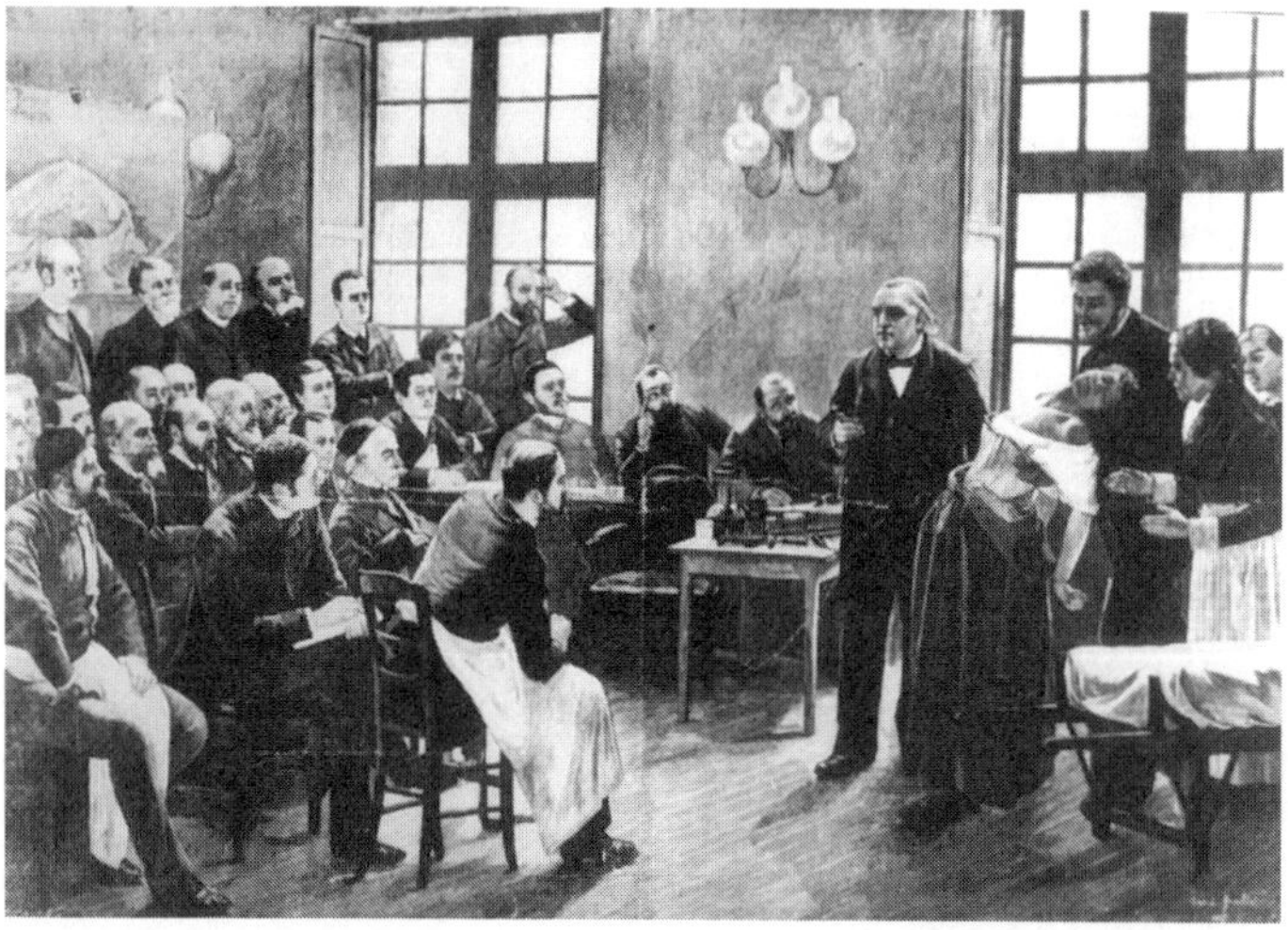

図11-2　サルペトリエール病院におけるシャルコーの臨床講義風景。
（*From the collection of A. Earl Walker*）

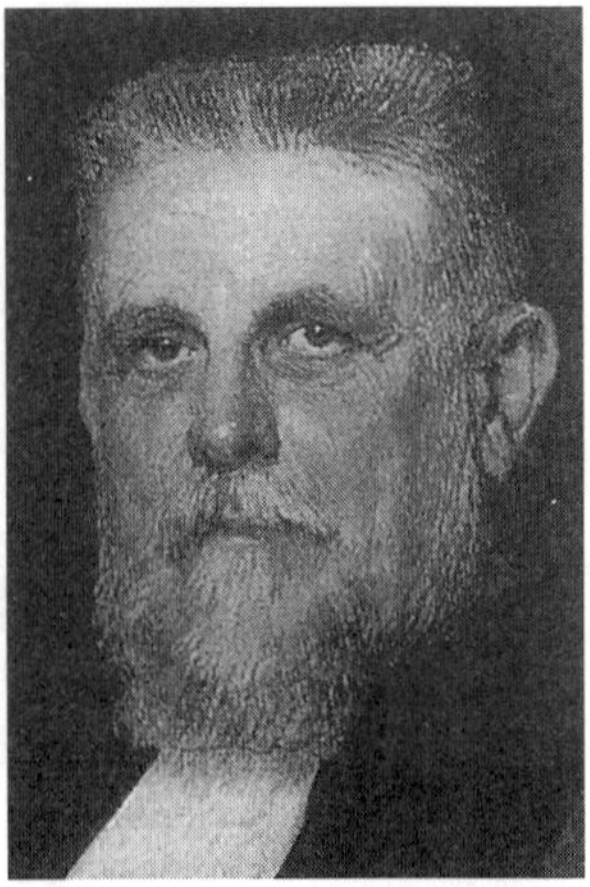

図11－3　ピエール・マリー（1853-1940）。
（*From* The Founders of Neurology, *2nd ed., p477*）

コーとともに書いている。その多くはサルペトリエール病院における講義の中でシャルコーが言及したものだった。彼自身は、のちに自分の名で呼ばれることになる筋萎縮性側索硬化症（シャルコー病）に関する一八七四年の論文や、進行性筋萎縮症（シャルコー＝マリー＝トゥース病）に関する論文、そして多発性硬化症の企図振戦に関する論文で後世に名を残している。またシャルコーは絵の名手でもあり、ポール・リシェーと二人で二冊の悪魔つき精神病（demonomania）の絵入りのモノグラフを出している。

シャルコーの高名な弟子であったピエール・マリー（図11－3）はパリ大学医学部の教授になった。一八八六年、マリーとシャルコーは腓骨筋の萎縮を報告したが、それについては英国のトゥースが同じ年に一足早くすでに論文を書いていた。一八九〇年代、マリーは肺性肥大性骨関節症の論文（一八九〇年）と、遺伝性小脳失調症の論文（一八九三年）を発表している。五年後には、のちにシュトリュンペル＝マリー病と名づけられる変形性関節症を一つの疾患として確立し、第一次世界大戦が始まると、戦場での経験に基づいて脳、脊髄、末梢神経の損傷についても書いている。ベルンハルト・モール（Bernhard Mohr）が一八四〇年に下垂体機能不全による代謝障害について述べているが、その四六年後にマリーが初めて末端肥大症の原因として好酸性細胞腫を提起した。それよりも前にクレプス（Krebs）とフリッチュがその種の因果関係を示唆していたが、患者が肥大した胸腺をもっていたのでそれと混同してしまっていた。のちにフレーリッヒが性器不全性過脂肪症を下垂体の機能が低下した状態なのだと言っている。

一九世紀末のパリでは多数の傑出した神経学者たちが神経系の疾患を明らかにしつつあった。その中には次のような人たちがいる。まず、ジョセフ・ジュール・デジェリーヌ（一八四九〜一九一七）はサルペトリエール病院の臨床主任教授在任中に、失語症、脊髄癆、筋萎縮症、間質性神経炎、オリーヴ橋小脳萎縮症（アンドレ・トーマ André Thomas と共著）、視床症候群、頭頂葉疾患、およびその他の神経系の疾患についての論文を次々にまとめ発表している。ジル・ド・ラ・トゥレット（一八五七〜一九〇四）はチックについての業績を残し、フュルジャンス・レーモン（Fulgence Raymond　一八五五〜一九一〇）は臨床講義で名をはせた。また、ラ・ピティエ病院主任ジョセフ・フランソア・フェリクス・バビンスキー（図11－4）は拇趾背屈反射、瞳孔反射、防御反射、立毛筋反射を解明したことで知られるし、アンドレ・トーマは小脳の研究、アレクサンドル・アシル・スーケは神経系のヒステリー症状の研究でともに名前が残っている。さらにポール・リシェーはサルペトリエール病院の画家であったが、解剖学図譜や神経疾患の絵でよく知られ、彫像家としても有名だった。

英国では、一九世紀の初めに何人かの医師たちが神経学の研究成果を発表している。たとえば、リ

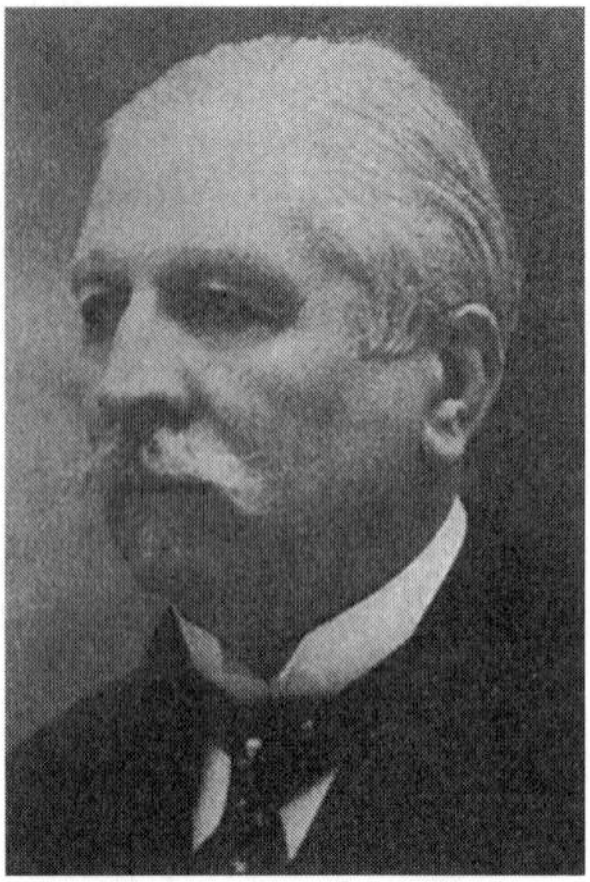

図11-4　バビンスキー（1857-1932）。（*From* The Founders of Neurology, *2nd ed., p398*）

チャード・ブライトは片側けいれん、中耳炎から続発する脳膿瘍、圧迫性麻痺、大脳性片麻痺などの論文を図も入れて出している。ジェームズ・パーキンソンは一八一七年に、のちにパーキンソン病と名づけられる振戦麻痺を詳述し、同じ時代に、リチャード・ベントリー・トッドはけいれん後片麻痺と不全麻痺について講義した。また、チャールズ・ベルは脊髄後根の感覚機能および顔面神経の硬質部（portio dura）の運動・感覚機能を論証し（顔面神経麻痺はベル麻痺と名づけられた）、ロバート・ジェームズ・グレーヴズ（Robert James Graves）は大脳疾患の際の針先瞳孔（pinpoint pupil）について書いている。

優れた観察者であったマーシャル・ホール（図11-5）は反射弓は脳から独立していることを証明し、溺死者を蘇生させる生理学的に理に適った方法を紹介している。彼は一八三六年に、前年の講義をまとめた『神経系とその疾患 *The Nervous System and its disorders*』を刊行しており、病理学的な裏づけと図を欠いてはいるのだが、臨床的な解説は当時として見るならば限りなく卓越したものだった。その内容の一覧（表11－1）を見ると、この傑出した医師の臨床面での造詣の深さがよくわかる。また、一七世紀のリヴェリウスおよびウィリスの解説と一九世紀のホールおよびアンドラルの解説を比較すると、疾患の分類が解剖・病理学に傾斜する流れが見て取れる。

一九世紀の後半に、麻痺とてんかん患者のための医療機関がロンドンに設立されている。そこにはジョン・ヒューリングス・ジャクソン（一八三五～一九一一）はじめ、神経疾患の専門家たちが多くいた。傑出した神経学者であったヒューリングス・ジャクソンは注意深い観察に基づいて、脳というのは神経活動を制御する多層構造の臓器であると述べている。一九世紀の初め頃は錐体路は脳梁から出ると考えられていたので、二番目のレベルの層は前頭葉皮質であると考えた。彼は、より高次の運動中枢は興奮と抑制作用をそれに次ぐ中枢や、より低位の中枢に及ぼしていると見ており、この考えは片側けいれん後の麻痺を説明するには都合がよかった。当時は皮質下の諸核とその線維連絡についての知識が不十分

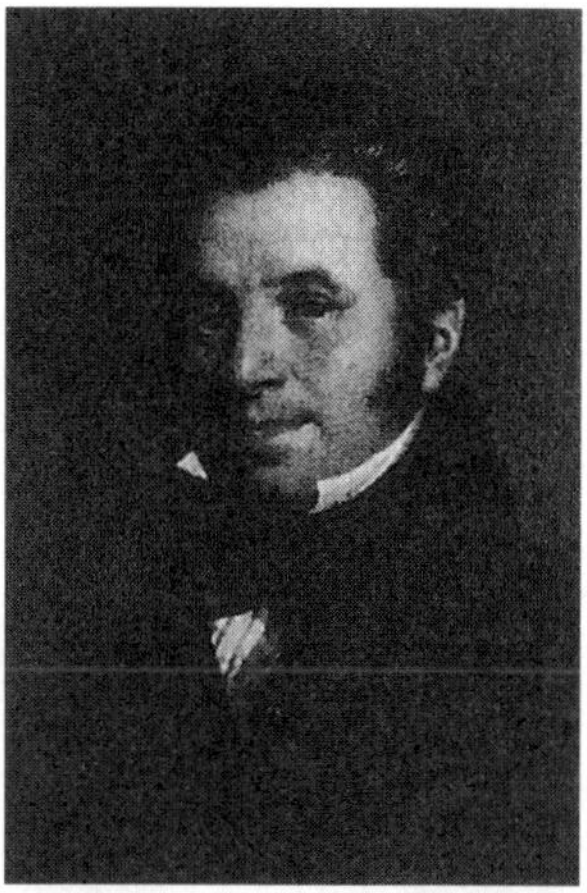

図11－5　マーシャル・ホール（1790-1857）。
（*From* The Founders of Neurology, *2nd ed., p222*）

だったので、その点で彼が不利だったのは致し方のないことである。

一九世紀後半における最も優れた神経学者はサー・ウィリアム・リチャード・ガワーズ（一八四五〜一九一五）であろう。彼の名は脊髄の伝導路に残されている。神経系疾患に関する百科全書的な教科書も書いており、神経疾患の新しい臨床病理学的な分類がその中で紹介されている。ガワーズとヒューリングス・ジャクソンはロンドンのクイーンズ・スクエアにある「国立麻痺・てんかん病院」の創設者たちの一人であった。一九世紀の末から二〇世紀の初めにかけて、この国立病院には著名な神経学者が数多く集まり、神経学を志望する若者たちが神経疾患を学ぶため世界中から押し寄せた。

ドイツとその周辺の国々では、神経系の研究は、研究室においても、また病院の病室においても進んでいった。神経疾患についての最初の臨床教科書を書いたのは一般にモーリッツ・ハインリヒ・ロンベルク（図11－6）とされている。この教科書は二巻からなり、第一巻は感覚系の障害、第二巻は運動系の

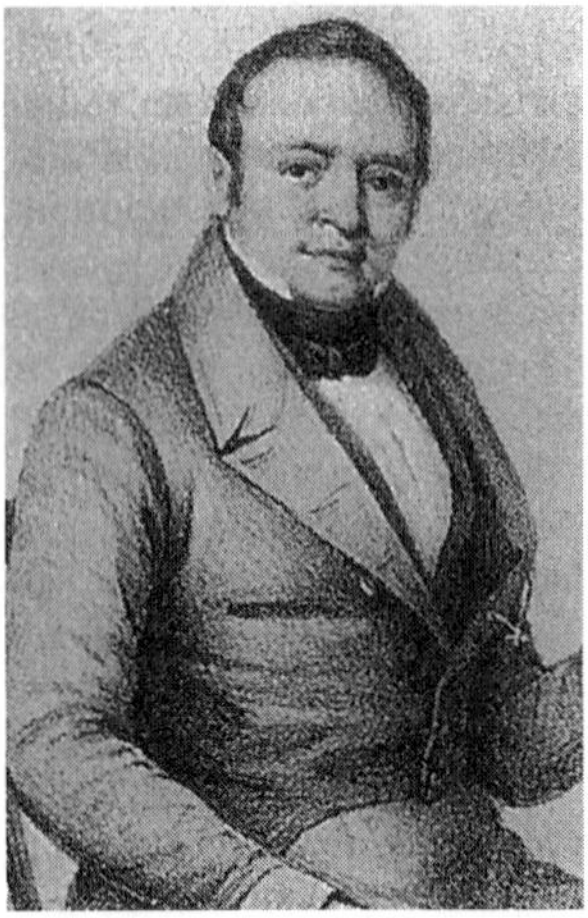

図11－6　ロンベルク（1795－1873）。（*From* The Founders of Neurology, *2nd ed., p507*）

障害を扱っている。ただ、それ以前の著者たちに倣って患者の病歴は極めて詳しく書かれているが、客観的な所見の記載がやや乏しい。また、触、痛、温度、二点識別を調べる感覚種の検査手技は記述があるが、反射に関しては理解が乏しく、角膜反射など二〜三の事項にしか触れていない。しかしロンベルクは脊髄癆の患者に立ったまま目を閉じさせると「体が揺れはじめてよろける」ことに気がついた。これは脊髄後索の機能障害の徴候であり、彼にちなんだ名がついている（ロンベルク徴候）。病歴には絵もなく、臨床所見と病理学的背景の関連づけもなされていない。末梢神経と脊髄の疾患が教科書の大部分を占めてはいるが、脳性麻痺についての章もある。その中でロンベルクは、進行麻痺、脳底部腫瘍、橋部グリーマ、動脈瘤、髄膜炎（慢性）、皮質下核や白質の軟化、精神障害など種々の疾患に言及している。病理に関しては肉眼所見はあるのだが、顕微鏡所見がまったくない。当時は顕微鏡と組織学的技術はまだ開発途上にあったのだ。彼も、「脳の孤立した病巣を発見しようとたびたび試みたがいつも失敗した」と認めている。ロンベルクは麻痺による運動障害と協調運動障害を区別していたが、原因を明らかにしようとはしなかった。同様に、言語や他の高次の精神機能の障害に言及してはいるのだが、それらと解剖学的な病巣を関連づけようとはしなかった。ロンベルクは明らかに、スピレーンが言ったように、「出現しはじめた臨床神経学者」であったのである（Spillane JD: *The Doctrine of the Nerves. Chapters in the History of Neurology*. 1981）。

ロンベルクに続いてドイツでは何人かの優れた神経学者や精神科医が輩出している。ヴィルヘルム・ハインリヒ・エルプ（図11－7）は一八八〇年に神経疾患の補助診断法としての電気診断学と、電気治療法を紹介している。一九世紀最後の四半世紀にウィーン大学の神経学と精神医学の教授であったテーオドール・ヘルマン・マイネルト（図11－8）は、脳と、脳疾患による精神障害の基礎的な知識を前進させた。ベルリン大学とブレスラウ大学の精神医学の教授であったカルル・ヴェルニッケ（Carl Wernicke 一八四八～一九〇五）は高次精神機能と脳の解剖学的関連、特に言語の解剖学の優れた研究論文を出している。また、ドイツ南部・ヴュルツブルクのニコラウス・フリートライヒ（一八二五～八二）は広場恐怖症（agoraphobia）、偽性硬化症および膝蓋腱反射の重要性について書いている。ハインリヒ・I・クインケ（一八四二～一九二二）は血管運動神経性浮腫を詳述し、補助診断法として一八九一年に腰椎穿刺法を採り入れた。ベルリンのヘルマン・オッペンハイム（一八五八～一九一九）も何冊かの神経学のテキストを書き、一九〇〇年に先天性筋無緊張症を記載した。

神経疾患の治療法は一九世紀の後半においては限られていた。患者の健康状態をできるだけ改善する以外には、ごくわずかな有効な薬が利用できるだけだった。患者は過剰な運動や心配事、寒冷、喫煙は避けるようにと注意され、船旅や、トルコ風呂のような沐浴、軽い食事療法、頭部への氷嚢、四肢の罨法、後頭部への発疱膏、頭部への蛭の吸着、そして稀には瀉血などが処方された。昔よく行われた瀉血

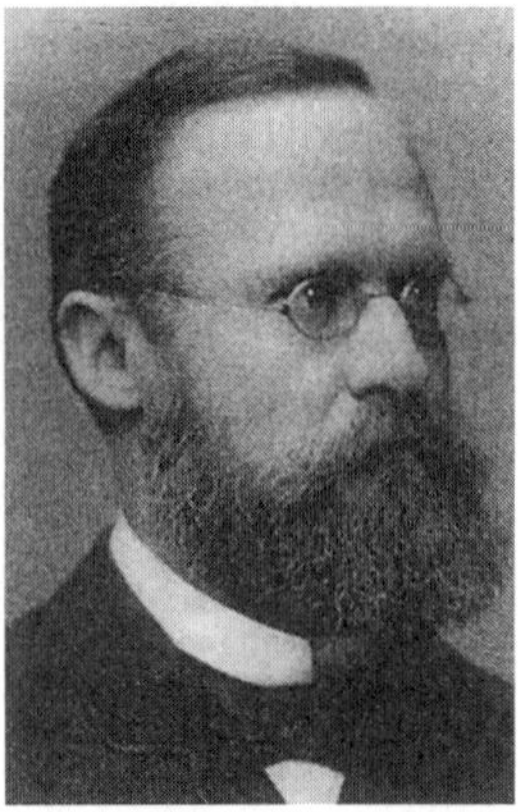

図11-7　ヴィルヘルム・ハインリヒ・エルプ（1840-1921）。（*From* The Founders of Neurology, *2nd ed., p436*）

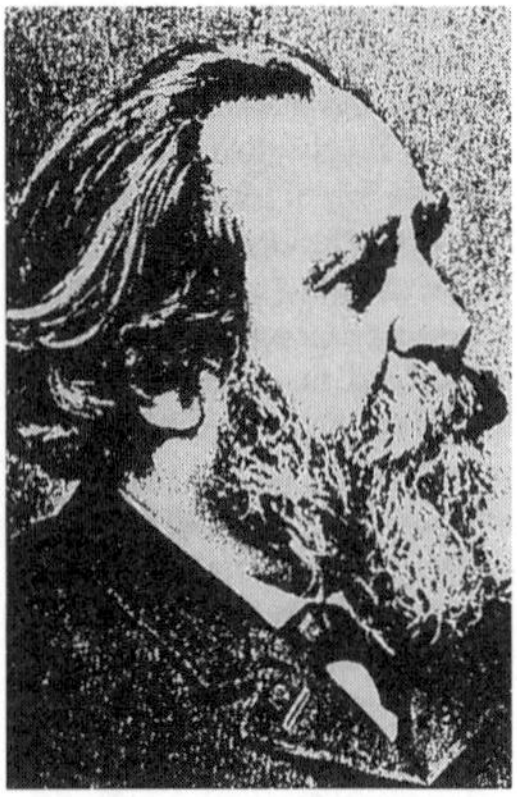

図11-8　テーオドール・ヘルマン・マイネルト（1833-1893）。（*From the collection of A. Earl Walker*）

や対側刺激や電気療法は、大部分、放棄されている。また、多くの薬物が試されており、強直症にはストリキニン、砒素剤、鉄剤、キニンなど、発熱には利尿剤や弱い緩下剤を処方した。パーキンソン氏病の振戦にはアルカロイド（ヒヨスチアミン）を含むナス科の薬用植物ヒヨスが最も有効な薬だった。沃化カリと水銀剤による一連の治療も行われたが、一七世紀に見られたような多剤複合投与と薬草を調合したものは、特殊な慢性疾患や性病に関係があると疑われた疾患に対してももはや使われなくなっている。

一九世紀前半においては、脳と脊髄の働きが多少はわかってきたとはいうものの、神経系に対する外科的治療は病院においても戦場においても危険で高い死亡率を伴った。しかし当時、神経系への手術を粗野な手仕事から洗練された技術に変え得る発展が様々なところで現われていた。たとえば、麻酔術はギリシア人やローマ人も知っていてマンダラゲを使っていたし、中国人もスコポラミンを処方した。また、麻酔深度を調節しやすいガス性あるいは揮発性麻酔剤が導入されると麻酔術は劇的に進歩し、こうした麻酔薬のおかげで患者は安静を保て、長時間を要する繊細な手術が可能となった。しかしながら、感染という妖怪が外科の世界を徘徊《はいかい》していた。

ルイ・パストゥール（Louis Pasteur　一八二二〜九五）がワインの低温殺菌法を紹介したとき、彼はフランスのワイン産業を救ったのみならず、創傷の抗菌療法を創始することになったのだった。当時、英国の外科医ジョーセフ・リスター（Joseph Lister）は傷が化膿することなく治るよう、傷に「良い膿」（laudable pus）を作らせない方法を考えていた。この場合、低温殺菌法は使えないので、おびただしい数の化学物質をテストした末、幸いにも化膿を予防する薬剤として石炭酸に辿りついた。二年間の実験と臨床試験を経たのちに、一八六七年に彼は自身の発見を医学雑誌「ランセット」に発表した。だが、反響は賛否が入り混じるものだった。しかしながら、ドイツのエルンスト・フォン・ベルクマンはリスターの説に従って、殺菌法と蒸気滅菌法を融合させた。

脳の活動の多くは大脳皮質に始まるという事実に刺激され、勇敢な外科医たちは脳の神秘の探求に向かうとともに、遂に病巣部の切除に踏み切った。英国のホースレイはよく脳外科の父と言われるが、同様のパイオニアとしてはフランスのピエール・ポール・ブローカ、ドイツのベルクマン、スコットランドのウィリアム・マキューエン、米国のウィリアム・ウィリアムズ・キーンらの名前が挙げられる。彼らはみな一般外科医だったが神経系の手術を得意とし、己が技術を神経外科の発展のために役立てた。

フランスにおける脳外科の創始者であるピエール・ポール・ブローカ（一八二四〜八〇）は他の者たちよりも数年は先を行っていた。脳外科における功績は、人類学的な研究と、言語中枢は前頭葉の第三前頭回にあると突きとめた臨床面での実績の陰に隠れて影が薄いが、彼は脳外科の手技を大きく発展させている。脳膿瘍の局在を決定し、手術も成功している最初の人物なのである。

エルンスト・フォン・ベルクマン（一八三六〜一九〇七）は一八六〇年にドルパート大学を卒業し、その後、普墺戦争、普仏戦争に赴いて、外傷、特に頭部外傷の治療についての貴重な経験を積んでいる。こうした戦場での経験をもとに、外傷の治療法と傷の無菌的手術法に関する広範囲な解説を、近代腹部外科の創始者テーオドール・ビルロート（Theodor Billroth）とフランツ・フライヘル・フォン・ピータ（Franz Freiherr von Pitha）の『一般および特殊外科ハンドブック *Handbuch der allgemeinen und spezielle Chirurgie*』に寄せて書いている。

一八八二年、彼はベルンハルト・R・K・フォン・ランゲンベック（Bernhard R. K. von Langenbeck）の後継者としてベルリン大学外科学講座教授に就任し、四年後には蒸気消毒法を導入、その後間もなく無菌的手術法を完成させた。一八八八年の論文でベルクマンは先天異常、脳膿瘍、脳腫瘍、てんかん、頭蓋内圧亢進などの脳疾患の外科的治療に触れている。また、脳脊髄軸の奇形には、液体で満たされた嚢――髄膜瘤――と、神経組織を含んだもの――脳瘤と髄膜脊髄瘤――の二種があることを明らかにした。前者は嚢胞を頸部で結紮し周囲の皮膚を縫えば治るとしたが、後者はたとえ外科的に修復しても多くは水頭症を合併し死に至ると述べている。当時、最も普通に見られた脳腫瘍は、中耳炎に続いてできる被膜をもった膿瘍だった。ベルクマンは中耳炎に起因する耳漏は静脈周囲炎と硬膜外膿瘍を起こし、さらに横静脈洞の血栓症と脳内膿瘍を引き起こすことを明らかにした。フランスのペイロニ（Peyronie）は脳の膿瘍に対して、穿刺して膿を吸い出すべきだと主張したが、ベルクマンは外誘導法を好んでいた。また彼は脳の膿瘍は浸潤性の脳腫瘍より予後がよいと知っていた。後者は診断が難しいうえに手による摘出や内容摘出では完全に取り切ることは不可能だった。だが、皮膜に包まれた腫瘍なら指でえぐり出すことができ、出血しても止血が可能で、患者は助かる見込みがあった。ベルクマンは七例の脳膿瘍について述べており、そのうちの三例は長期間生存したという。てんかんに対しては、「けいれん中枢」を切除した。しかし結果は満足すべきものでなかったと認めている。

ベルクマンの文章はいくぶん手を加えて一冊の本として復刻されている。一八八八年の教科書は五章よりなり、当時の外科手術の一般概念を書いている。各国の医学論文・図等を収めた『ウッドの内科学・外科学論文集 *Wood's medical and surgical monographs*』第六巻として刊行された英語版では、七六七頁から九六八頁がその部分に該当し、図はないが、ヨーロッパとアメリカの文献からの引用が一〇一個所も含まれている。当時、個々の外科医の神経系の手術の回数は非常に限られたものだったので、彼は医学界におけるこの方面の文献紹介に努め、彼自身の症例と文献から集めた報告をともに本に載せたわけである。この教科書で彼自身が論じているのは脳の外科のみで、脊髄と末梢神経は他の著者が書いているのだが、彼は先天奇形、膿瘍、腫瘍、てんかんについても述べている。

注目すべきことにベルクマンは自分の個人的な経験はあまり語らず、過去の成功例あるいは失敗例の詳細な経過を書くことに重きをおいていた。彼は各種の先天奇形を紹介しており、その中で手術可能なのは髄膜瘤だけであると断言している。これは主として前頭部にあり嚢胞と誤診しやすいとも言っている。また、脳深部の膿瘍は外傷や感染した頭蓋骨創から波及するもので、普通は中耳が関係するとした。それ以外の膿瘍は遠隔転移性のものか結核性のものであると述べている。彼は開頭には鑿と木槌を用いている。

ヴィクター・アレクサンダー・ヘイデン・ホースレイは一八五七年四月一四日に英国のロンドンで生まれた。ロンドン大学で医学を修め、王立外科大学の試験に合格したのち、大学病院で勤務した。彼は当時から科学的な好奇心が強く、たとえば麻酔も、助手に命じて各種の麻酔薬を自分にかけさせ効果を判定したという。

一八八四年、二七歳のときにホースレイはロンドンのブラウン・インスティチュートの教授兼所長に任命された。そこには電流を用いて大脳皮質の機能を研究していたエドワード・A・シェーファーとチャールズ・ビーヴァー（Charles Beevor）がいて、ホースレイは彼らのチームに歓迎された。そこに在職している間、彼は骨の断端の板間静脈からの出血を抑える骨蠟を考え出している。

一八八六年、ホースレイは今度はロンドンのクイーンズ・スクエアにある「国立麻痺・てんかん病院」の外科主任に任命された。一八八六年五月二五日、彼はてんかんに対して初の脳外科手術を行っている。患者は二二歳の男性で、七歳のときに頭蓋開放骨折を負っていた。ホースレイは上前頭回後部の瘢痕組織を切除した。患者の精神状態は改善し、てんかん発作は治まった。その一年後、ホースレイは脊椎管内の腫瘍を摘出し、そのことで名前が広まった。この種の手術は彼が最初ではなく、それは彼自身が言っていたことでもあるのだが、それでもなおかつ注目に値する手柄であったわけである。一八九〇年には、ベルリンで開かれた国際医学会で手術不能な脳腫瘍患者の苦痛を和らげる減圧開頭術を紹介している。手術した四四例のうち死亡例はわずかに一〇例であり、そのほとんどは悪性のグリオーマであった。脳の手術はほとんど死亡すると見なされていた時代にあって、この結果は驚くべきものだった。

二〇世紀に入るとホースレイは医療行政に転身し、医療、社会、そして教育の改革にほとんど熱狂的な情熱をもって取り組んだ。しかし攻撃的で尊大な、また妥協を許さぬ態度から多くの敵をつくっている。こうした政治活動のため、晩年はほとんど科学、医学の論文を書く余裕すらもてなかった。したがって二〇世紀に入ってからの手術の記録は残っていない。第一次世界大戦が勃発するや、彼は従軍を志願した。そして遂に、この大英帝国の指導的な脳外科医は地中海方面軍の医官に任命されて、メソポタミアの地で一九一六年七月一六日に熱中症のため死亡した。この病がいかに深刻なものであるのか気づくのがあまりにも遅すぎた。彼の業績と生涯の真の重要性の正しい評価が遅きに失っしているように。

サー・ウィリアム・マキューエンは一八四八年、スコットランド・クライド河河口にあるビュート島で誕生し、グラスゴー大学で医学を修めた。そこで彼は崇拝していた外科学教授のジョーゼフ・リスターと顔見知りになっている。マキューエンは外科的病巣の局在を決めるのに神経学的検査法を用いた最初の人々の一人であった。一八七六年、彼は少年に対して脳膿瘍の診断を下したが、死後剖検してみると膿瘍は指摘通りの場所にあった。一八七九年には、硬膜下血腫を診断・除去し、同じ年に髄膜腫をその上の過骨化した骨とともに摘出している。これらの手術はゴッドリーが診断しベネットが行った脳腫瘍摘出術よりも五年も前のことである。ゴッドリーらは彼らの例が神経学によって診断し手術した先駆けであると主張していた。マキューエンはホースレイとガワーズが報告している脊髄腫瘍摘出例より早い時期に五例の対麻痺患者に椎弓切除術を行っている。そのうちのあるものは肉芽様の腫瘍であった。

「破壺」(cracked pot) 音は頭蓋の骨折を示すものとしてマキューエンが提唱したと言われているが、彼自身は脳室の拡大に伴う叩打音という意味合いで記載したのだと主張している。彼は器用な外科医で、一般外科でも様々な新機軸を打ち出した。アメリカの外科医ハーヴェー・クッシングは彼を指して脳神経外科の主導的なパイオニアと呼んでいた。

ウィリアム・ウィリアムズ・キーン(図11-9)はフィラデルフィアに生まれ、ジェファーソン医科大学を一八六二年に卒業している。南北戦争に従軍し、そのときに得た神経損傷についての経験を、サイラス・ウィア・ミッチェル、ジョージ・R・モアハウス (George R. Morehouse) との共著の形で一冊の本に整理した。

当時の外科はまったく粗雑なものだった。滅菌技術は始まったばかりで、外科医は血にまみれた前掛けをつけ、汚れた器具を使って手術していた。出血は大きい血管なら結紮し、にじみ出る血はガーゼで圧迫して止血した。頭部の傷はしばしば自壊して膿が流れ出し、患者は敗血症で死亡した。頭蓋の陥凹骨折は、もし硬膜が破れていなければ挙上できたが、硬膜が破損して脳が露出している場合は死亡率は八〇%にも達した。四肢の外傷ではしばしば神経も損傷を受けたが、単にゆるく寄せ合わせるだけだった。感染の危険性が極めて高かったからである。ミッチェル、モアハウス、そしてキーンによる末梢神経損傷に関するこの優れた教科書は、損傷による感覚と運動障害について詳述し、さらにカウザルギーとその予後についても明快な説明を行っている。南北戦争終了後、キーンはヨーロッパに渡り、ベルリンのルードルフ・ウィルヒョーとパリのクロード・ベルナール（Claude Bernard）の下でしばらくの間過ごしている。

フィラデルフィアに戻ってから、彼はジェファーソン医科大学で講座を開いた。一八七六年の秋、リスターの無菌的外科手術法についての議論を聞くや、彼はただちにその方法を採用しようと決心した。この無菌法を用いて一八八七年に脳腫瘍の摘出術を行い、これが彼を有名にした。患者は二七歳の男性で、てんかんと進行性の片麻痺、そして言語障害をもっていた。手術にあたってはリスターの無菌法を徹底的に遵守し、まず前日に剃毛したのち、頭を石鹸水でブラッシングし、昇汞水を含んだ布で巻いた。翌朝、頭を再びエーテルと昇汞水で洗浄し、キーン自身は手を石鹸水でブラッシングしてからアルコールと昇汞水に浸した。手術道具は二時間煮沸消毒し、ガーゼ類は石炭酸水と昇汞水に浸している。開頭

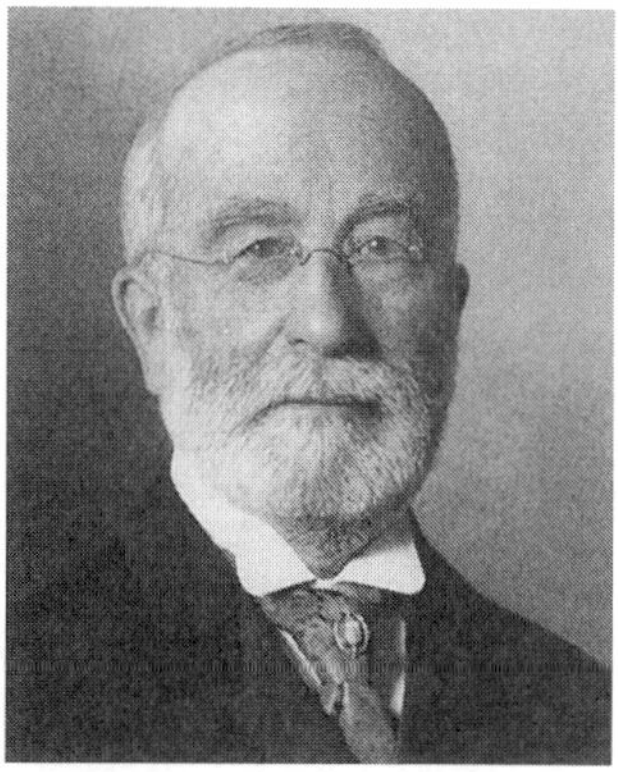

図11-9　キーン（1837-1932）。（*From* A History of Neurosurgery, *p177*）

は一インチ半のトレフィン（穿頭器）で行い、骨窓を広げて柔らかい腫瘍を露出した。次いで、腫瘍の周囲に沿って硬膜を切開し、指で腫瘍を掘り出した。このとき何本かの静脈が切れたため、結紮あるいはガーゼを用いた圧迫による止血が必要だった。硬膜の欠損はそのままにしておき、ドレーンを置いて頭皮を閉じた。翌日、大量の血塊が創部から取り出された。術後一〇日目に患者の状態が悪化したので再開頭したが、原因は脳の腫脹であった。ドレーンは一ヶ月間留置されている。創部は移植した皮膚（表皮および真皮の一部）で覆われた。創は間もなく治癒した。患者はその後三〇年間生き永らえた。死後に解剖したところ、腫瘍が残存した形跡は見られなかった。

キーンは、脳腫瘍の摘出以外にも数多くの脳外科手術を行っていて、特別な器具も考案している。彼は戦場での経験から頭部外傷の治療、特に硬膜下あるいは硬膜外出血に関心をもち、それらは早いうちに除去すべきものと考えていた。

また、水頭症に対しては脳室誘導法を用いている。穿刺は前頭部、後頭部、あるいは側頭部から行った。痙性斜頸は、第一、二、三頸神経の後根の切断で対処した。ときには胸鎖乳突筋を支配している脊髄副神経を切断している。さらに大勢の狭頭症患者や小頭症患者に対して頭蓋骨線状多切術を試みているが、結果は満足のいくものではなかったと認めている。それよりもうまくいったのは三叉神経痛に対するガッセル神経節摘除術である。彼は一八九〇年に六例を報告しているが、死亡した一例を除き他はすべて成功している。三叉神経痛に関しては、ガッセル神経節後神経切断術が可能かどうか、シュピラーとは意見を出しあう仲であったが、シュピラーの指示でこの術式を完成させたフレイジャーとは意見が合わなかった。

おそらく軍隊での経験の結果だと思うが、キーンは脊髄および神経の損傷に興味をもっていた。これらについては瘢痕形成と神経根の圧迫を防ぐため、早めに手術することを勧めている。切断された神経の縫合は、キーンらは初期の報告の中では勧めていないが、のちには神経の断端を一～二針の縫合で寄せ合わせるようになっている。こうして縫合された橈骨神経が、機能を見事に取り戻した症例報告が残っている。

キーンは世界中の外科医から脳外科の先駆者と認められていた。フィラデルフィア大学の神経科学者たちの陰に隠れてしまっているのだが、それでもなおかつ脳神経外科の先導者として確固たる地位を占めている。

臨床神経学の黎明

神経学の最初の一筋の光はいつ射したのか。それを決めるのは難しい。なぜなら、神経の機能あるいは機能障害についての断片的な記述であるならば最古の書物の中にも見出せるからである。ヒッポクラテスの時代にはすでに神経系のおびただしい数の疾患——麻痺、けいれん、中毒など——が知られていたし、ガレノスはこれらの疾患に解剖・生理学的な基礎を与えている。ヴュサンス、リヴェリウスそしてウィリスらは実験と臨床から得た経験を文字にして後世に伝え、ルネサンス期に入ると病理学的な基礎が確立された。ウィリスは「神経学の父」と言われるが、彼の子供たちは遅咲きだった。

一八世紀、神経系の疾患は医師であれば誰でも診ていた。脳と脊髄の疾患が分離され、独立した単位と見なされるようになるのは次の世紀の中頃になってからである。そのなかでホイットはガレノスの実験を裏づけ、分節性の脊髄反射活動や脊髄性抑制や脊髄ショックなどの概念を確立し、また個々人がおのおの別個におびただしい数の有意な研究を行った。たとえば、チャールズ・ベルは脊髄前根が運動を司ることを明らかにしているし、マジャンディは後根が感覚を司ることを見出した。当時は精神障害と神経障害は同一視されており、そのため専門といっても中身は精神医学と神経学を足し合わせたものだった。事実、神経学者たちは一〇〇年もの間、精神病院に通っててんかん患者や麻痺患者などを検査して自らの科学的な興味を満足させながら生計を立てていたのである。彼らは神経系の機能を評価する方法や手段を探し求めていた。こうして手にした検査法を駆使することで、以前は神経系のすべての疾患を、器質的なものも機能的なものも含めて診断し治療していた精神科医から徐々に分離していった。神経系の機能を客観的に評価できる手段のおかげで、神経学者たちは脳と心の障害を区別できるようになったのである。ある少数の症例では脳の病理学的異常が双方に作用することはある。いうまでもなく脳の器質的病変という特殊な分野は神経学者の領分である。しかしながら、イタリアではこの二つの専門領域は分離されていなかった。ドイツでは精神医学者がしばしば神経解剖学のような基礎神経科学に興味を示し、稀ならず神経学者の助けを求めていた。英国では、ヒューリングス・ジャクソンやウィリアム・ガワーズが医学界を牛耳っていたので神経学者を精神科医から分離して独立した医療に発展させることが可能であった。アメリカ合衆国では両者は結合されたが精神科のほうが優勢であった。一九世紀の終わりまで神経学の対象は主として神経系の器質的障害に限られていた。その結果、医師たちは自らの活動を精神医学と神経学のいずれかに限定していたものである。

神経学の領域には、てんかんや脳脊髄外傷のように大昔からよく知られている疾患のほか、一九世紀になって初めて神経系の疾患だとわかった数多くの病も含まれている。以前には何なのかわからなかったいくつかの異常が神経系の疾患だと診断し理解できるようになったのである。これらの神経学的疾患の症候学と病理学が臨床神経学の基礎を確立し、夜明けへと導いたのであった。

エピローグ

神経科学の発祥に関するこの物語は一九世紀末で終わっている。ここに至るまでの道のりは、二〇世紀に起こった神経科学の知識の面でのすさまじい爆発的発展の舞台を整えるものだった。この物語の中では、脳の神経生理学、電気生理学、そして生物化学の領域における当初の進歩の根源が振り返られている。

中枢神経系疾患の病態生理学の理解が進んだとはいうものの、一九世紀の末において、今日の神経科学の主流をなす分子生物学がこれほど発展しようとは誰に予想できただろうか。しかしながら、神経科学の歴史の中の先駆者たちの努力を想い返して敬意を表しつづけていくことは、われわれにとって大切である。彼らのおかげで、この領域の知識が人類のすべての努力の中でも、最も刺激的であり実りあるものの一つとなったからである。

二一世紀に近づきつつある今、神経科学は医学の進歩の至宝の如きものとなっている。ヒトゲノム内にコードされた分子構造が、現在、注意深く分析されている。遺伝子治療も現実的な話題となっている。発達神経生物学の進歩によって、神経細胞の分化や神経回路網の形成と変容のメカニズムの理解が進み、それは損傷を受けた神経系の効果的な再生法の開発を約束するものである。行動異常や精神病を引き起こす疾患の機序がわかれば、この難しい領域を解き明かす神経科学の新たなる知見として力を発揮することだろう。哲学者や科学者が何世紀もの間思い悩んできた「心と脳」の二元性という問題が解決されるかもしれない。

現在の神経科学の発展の多くは、科学技術の発達の直接の恩恵によるものである。コンピュータ科学の進歩によって、われわれは神経系の診断と機能的画像のための巧妙な機械や、脳のあらゆる部位に到達できるコンピュータ誘導術式や、脳の機能の様々な面を理解するモデルなどを手に入れた。新しい方法論が新しい科学的分析の戦略を生みながら、分子生物学の技術は今も発展しつづけている。しかしながらわれわれは、膨大な知識量、複雑怪奇な技術、そしてコンピュータの力などに誘惑されて、この本の主題である、人間として医師として、また科学者として神経疾患に取り組んだ人たちの努力という基本から目を外《そ》らすことは許されない。注意深い臨床観察は依然としてわれわれの日々の活動の中心主題であり、技術に頼った分析法に取って代わられてはならないし、われわれは現代の科学的方法論の非人間的解離に抗して、人間の条件の基礎としてこうした人間的要素を保ちつづけなければならないだろう。望むらくは、われわれの前進に合わせて、人間性、知能、文化、そして芸術が平行しながら、同等の重要性を保ちつつ歩みつづけてほしいものである。われわれに神経科学の端緒を与えてくれた先人たちの遺産に敬意を表し、それを想い起こしながら。

エドワード・R・ローズJr.
ジョージ・B・ウドヴァハイ

Whytt R: **Observations on the nature, causes, and cure of those disorders which have been commonly called nervous, hypochondriac or hysteric; to which are prefixed some remarks on the sympathy of the nerves. 2nd ed.** Edinburgh: T Becket, Hondt & Balfour, 1765
Whytt R: **The Works of Robert Whytt, M.D. published by his son.** Edinburgh: Balfour, Auld and Smellie, 1768
Wickman OI: Studien über Poliomyelitis acuta. **Arb Path Inst Univ Helsingfors 1:**109-292, 1905
Widal, Sicard, Ravaut: Cytologie du liquide céphalo-rachidien. Au cours de quelques processus méningés chroniques (paralysie générale et tabes). **Bull Mem Soc Med Hop (Paris) (3rd ser) 18:** 31-33, 1901
William of Saliceto, in Sudhoff K (ed): **Studien zur Geschichte der Medizin.** Leipzig: JA Barth, 1918, 685 pp
William of Saliceto: **Cyrurgia.** (F di Pietro, trans). Venice, 1474
Willis T: A description of an epidemical fever . . . 1661, in: **Practice of Physick.** London: T Dring, 1684, Treatise VIII, pp 46-54
Willis T: **Cerebri anatome: cui accessit nervorum descriptio et usus.** London: J Flesher, 1664, 456 pp
Willis T: The anatomy of the brain, in: **Dr. Willis's Practice of physick, being the whole works of that renowned and famous physician . . . now translated by S. Portage [sic].** London: T Dring, C Harper and J Leigh, 1684
Willis T: **The London Practice of Physick Contained in the Works of Dr. Willis, faithfully made English, and printed together for the publick good.** London: T Basset and W Crooke, 1685
Willis T: **The practice of physick.** (S Portage, trans). London, 1684
Wilson SAK: Progressive lenticular degeneration, a familial nervous disease associated with cirrhosis of the liver. **Brain 34:**295-509, 1912
Winiwarter F von: Ueber eine eigenthümliche Form von Endarteriitis und Endophlebitis mit Gangrän des Fusses. **Arch Klin Chir 23:**202-206, 1879
Wiseman R: **A treatise of wounds.** London: R Norton, 1672
Wiseman R: **Severall Chirurgical Treatises.** London: E Fleisher and J Macock, 1676
Witkowski L: Ueber Gehirnschütterung. **Virchows Arch Path Anat 69:**498-516, 1877
Witzel O: Die operative Behandlung der phlegmonösen Meningitis. **Mitt Grenzgeb Med Chir 8:** 388-392, 1901
Wolff E: Luftansammlung im rechten Seitenventrikel des Gehirns (Pneumozephalus). **Munch Med Wochenschr 61:**899, 1914
Wood W: Observations on neuroma. **Trans Med Chir Soc Edinburgh 3:**367-434, 1828/1829
Wren C: **Life and Works of Sir Christopher Wren.** (EJ Enthoven, ed). London: E Arnold. 1903
Wu Ti: in Bouger DC (ed): **History of China.** London, 1881, Vol 1, p 106
Würtz F: **Practica der Wundartzney.** Basel, 1563
Wynter WE: Four cases of tubercular meningitis in which paracentesis of the theca vertebralis was performed for the relief of fluid pressure. **Lancet 1:**981-982, 1891
Yamagiwa K: Beitrag zur Aetiologie der Jackson'schen Epilepsie. **Virchows Arch Pathol Anat 119:** 447-460, 1890
Yperman J: **Cyrurgia.** 1825
Zaufal E: Verein deutscher Aerzte in Prag. **Ein Vortrag Prag Med Wochenschr 5:**517, 1880
Zernov DN: [Encephalometer. A device for estimating parts of the brain in man.] **Proc Soc Physicomed (Moscow Univ, Moscow) 2:**70-80, 1889 (Russ)
Zinn JG, Haller A: **Mémoires sur les parties sensibles et irritables du corps animal.** Laussane: C d'Aunay, 1760, 500 pp

Waller AV: Experiments on the section of the glosso-pharyngeal and hypo-glossal nerves of the frog and observations on the alterations produced thereby in the structure of their primitive fibres. **Phil Trans R Soc Lond (Pt 2) 140:**423-429, 1850

Wallman H: Eine colloid Cyste im dritten Hirnventrikel und eine Lipoma in Plexus Chorioides. **Virchows Arch Pathol Anat 14:**385-388, 1858

Warkany J: **Congenital Malformations.** Chicago, Ill: Year Book Medical, 1971, 1309 pp

Wassermann A, Neisser A, Bruck C: Eine serodiagnostische Reaktion bei Syphilis. **Dtsch Med Wochenschr 32:**745-746, 1906

Wassermann A: Eine serodiagnostische Reaktion bei Syphilis. **Dtsch Med Wochenschr 32:**745-746, 1906

Weed LH: The cerebrospinal fluid. **Physiol Rev 2:**171-203, 1922

Weeds JF: Case of cerebral abscess. **Nashville J Med Sci (new ser) 9:**156-171, 1872

Weichselbaum A: Ueber die Aetiologie der akuten Meningitis cerebro-spinalis. **Fortschr Med 5:** 573-583, 620-626, 1887

Weigert C: Uber eine neue Untersuchungsmethode des Centralnervensystems. **Centralbl Med Wissensch 20:**753-757, 772-774, 1882

Weigert F: Zur Lehre von der Tumoren der Hirnanhaenge. **Virchows Arch Pathol Anat 65:**212-219, 1875

Weir RF, Seguin EC: Contribution to the diagnosis and surgical treatment of tumors of the cerebrum. **Am J Med Sci (new ser) 96:**25-38, 109-138, 219-232, 1888

Weir RF: Four month's operative work at the New York Hospital. **Med News Phila 50:**271-277, 1887

Weisenberg TH: Tumors of the third ventricle, with the establishment of a symptom complex. **Brain 33:**236-260, 1911

Weiss P: **La Cirugia del Craneo Entre los Antiguos Peruanos.** Lima, 1949, 34 pp

Welt L: Über Charakterveränderungen des Menschen infolge der Läsionen des Stirnhirns. **Dtsch Arch Klin Med 42,** 1888

Wepfer JJ: **Observationes anatomicae, ex cadaveribus eorum, quos sustulit apoplexia.** Schaffhausen: JC Suturi, 1658, 304 pp

Werdnig G: Zwei frühinfantile hereditäre Fälle von progressiver Muskelatrophie unter dem Bilde der Dystrophie, aber auf neurotischer Grundlage. **Arch Psychiatr Nervenkr 22:**437-480, 1891

Wernher: Pneumatocele cranii, supramastoidea, chronische Luftgeschwulst von enormer Grösse durch spontane Dehiscenz der Zellen des Processus mastoideus entstranden. **Dtsch Z Chir 3:** 381-401, 1873

Wernicke C, Hahn E: Idiopathischer Abscess des Occipitallappens durch Trepanation entleert. **Virchows Arch Pathol Anat 87:**335-344, 1882

Wernicke C: **Der Aphasische Symptomenkomplex.** Breslau: Cohn & Weigert, 1874, 72 pp

Wernicke C: **Lehrbuch der Gehirnkrankheiten fur Aerzte und Studierende.** Berlin: Fischer, 1881-1883, 3 Vols

West JF: Case of meningocele associated with cervical spina bifida, cured by aspiration. **Lancet 2:** 552-553, 1985

Westphal C: Ueber einen Fall von intracraniellen Echinococcen mit Ausgang in Heilung. **Berl Klin Wochenschr 10:**205-208, 1873

Westphal CFO: Ueber eine dem Bilde der cerebrospinalen grauen Degeneration ähnliche Erkrank ung des centralen Nervensystmes ohne anatomischen Befund, nebst einigen Bemerkungen uber paradoxe Contraction. **Arch Psychiatr Nervenkr 14:**87, 1883

Westphal CFO: Ueber einige durch mechanische Einwirkung auf Sehnen und Muskel hervorge brachte. **Arch Psychiatr Nervenkr 5:**803-834, 1875

White WH: One hundred cases of cerebral tumor with reference to cause, operative treatment, mode of death and general symptoms. **Guys Hosp Rep 43:**117-142, 1886

Whytt R: **An essay on the vital and other involuntary motions of animals.** Edinburgh: Hamilton, Balfour & Neill, 1751

Whytt R: **Observations on the dropsy in the brain.** Edinburgh: J Balfour, 1768

Whytt R: **Observations on the most frequent species of the hydrocephalus internus viz. The dropsy of the ventricles of the brain. The works of Robert Whytt,** M.D. 2nd ed. Edinburgh: J Balfour, 1768, 762 pp

Türck L: Ueber sekundäre Erkrankung einzelner Rückenmarkstränge und ihrer Fortsetzungen zum Gehirne. **Z Ges Arzte Wien 9**:289-317, 1853
Türk S: Ueber Retractions-bewegungen der Augen. **Dtsch Med Wochenschr 22**:199, 1896
Turner W: **The Convolutions of the Human Cerebrum Topographically Considered.** Edinburgh: Maclachlan & Stewart, 1806
Uematsu S: The dawn of brain surgery in Japan. History prior to World War II. **Neurosurgery 26**: 162-172
Underwood M: Debility of the lower extremities, in: **Treatise on the diseases in children.** London: J Mathews, 1789, Vol 2, pp 53-57
Unterharnscheidt F, Jacknik D, Gött H: **Der Balkenmangel Vol 128, Monogr Gasamtgeb Neurol Psychiat.** Berlin: Springer, 1968
Unverricht H: Experimentalle und Klinische Untersuchungen uber die Epilepsie. **Arch Psychiat 14**: 175-262, 1883
Valentin GC: Uber den Verlauf und die letzten Ende der Nerven. **Nova Acta Phys Med Acad Caes 18**:51-240, 1836
Valsalva AM: **Joannis Baptistae Morgagni epistolarum anatomicarum duodeviginti ad scripta perinentium celeberrimi viri Antonii Marie Valsalvae pars altera.** Venice: F Pitterus, 1741
Vara Lopez R: **La Craniectomía a Través des los Siglos.** Valladolid, Spain: Editorial, Ebanisteria, 1949, 148 pp
Varolio C: **De nervis opticis nonnullisque aliis praeter communem opinionem in humano capite observatis epistolae.** Padua: Meiti, 1573
Velpeau AALM: Observation sur une maladie de la moëlle épinière tendant à démontrer l'isolement des fonctions des racines sensitives et motrices des nerfs. **Arch Gen Med (old ser) (Paris) 7**: 68-82, 1825
Vesalius A: **De humani corporis fabrica. Libri septum.** Basel: Johannes Oporinus, 1543, 663 pp
Vesalius A: **Opera omnia anatomica et chirurgica.** Batavorum: J du Vivie & J and H Verbeek, 1725, 2 Vols
Vesling J: **Syntagma anatomicum.** Padua: Pauli Frambotti, 1647
Veyssière R: **Recherches Clinique et Expérimentales sur l'Hémianesthésie de Cause Cérébrale.** Thèse No 380. Paris: A Delahaye, 1874, 88 pp
Vicq d'Azyr F: Recherches sur la structure du cerveau, du cervelet, de la moelle elongée, de la moelle épinière, et sur l'origine des nerfs de l'homme et des animaux. **Hist Acad R Sci**:495-622, 1781
Vicq d'Azyr F: **Traité d'anatomie et de physiologie avec des planches coloriées répresentant au natural les divers organes del'home et de animaux.** Paris: FA Didot d'Aine, 1786
Vieussens R de: **Neurographia universalis.** Lyon: J Carte, 1684
Vieusseux G: Mémoire sur la malade qui a régné à Genève au printemps de 1805. **J Med Chirurg Pharm (Paris) 11**:163-182, 1805
Vigo G da: **Practica in arte chirurgica copiosa . . . continens novem libros.** Rome: Guillirett et H Bononiansem, 1514
Vigo J de : Opera, in: **Chyrurgia.** Lugdini: J and F Giuncta, 1525, 279 pp
Virchow R: **Die Cellularpathologie in ihrer Begründung auf Physiologische und Pathologische Gewebelehre.** Berlin: A Hirschwald, 1859, 440 pp
Virchow R: **Die Krankhaften Geschwülste.** Berlin: A Hirschwald, 1863-1867, 3 Vols
Virchow R: Ein Fall von Progressiver Muskelatrophie. **Arch Pathol Anat Physiol 8**:537-540, 1855
Wachsmuth H: Uber progressive Bulbärparalyse und Diplegia facialis. Dorpat, 1864 (Inaugural thesis)
Wagner W: Die temporäre Resektion des Schädeldaches an Stelle der Trepanation. **Zentralbl Chir 16**:833-838, 1889
Waldeyer HWG: Ueber einige neuere Forschungen im Gebiete der Anatomie des Centralnervensystems. **Dtsch Med Wochenschr 17**:1213-1218, 1244-1246, 1267-1269, 1287-1289, 1331-1332, 1352-1356, 1891
Walker A: New antomy and physiology of the brain in particular, and of the nervous system in general. **Arch Univ Sci 3**:172, 1809
Walker AE (ed): **A History of Neurological Surgery.** Baltimore, Md: Williams and Wilkins, 1951, 583 pp

Spiller WG, Potts P: **Univ Penn Med Bull 16**:362-366, 1903
Spiller WG: The location within the spinal cord of the fibers for temperature and pain sensations. **J Nerv Ment Dis 32**:318-320, 1905
Spiller WG: Two cases of partial internal hydrocephalus from closure of the interventricular passages. **Am J Med Sci (new ser) 124**:44-55, 1902
Spink MS, Lewis GL: Albucasis on surgery and instruments. **J Hist Med 29**:345-350, 1974
Stalpart Van der Weil C: **Observations rares de médicine, d'anatomie et de chirurgie.** (M Planque, trans). Paris: Nyon and LaPorte, 1780, 548 pp
Starr MA: **Brain Surgery.** New York, NY: William Wood & Co, 1893, 295 pp
Stein SAW: **De Thalamo et Origine Nervi Optici in Homine et Animalibus Vertebratis.** Copenhagen: S Trier, 1834, 66 pp
Steno N: **A dissertation on the anatomy of the brain.** Copenhagen: Busck, 1950
Steno N: **Dissertatio de cerebri anatomae. . . .** Gallico examplari Parisiis edito an, 1669
Stephanus C: **De dissectione partium corporis humani.** Paris: Colinaeum, 1545, 375 pp
Stern M: **Acromegaly.** London: New Sydenham Society, 1899
Stilling B: **Neue Untersuchungen über den Bau des Rückenmarks.** Kassel: von Heinrich Hotop, 1859
Stilling J: **Untersuchungen über die Entstehung der Kurzsichtigkeit.** Wiesbaden: Bergmann, 1887
Strümpell A: **Dtsch Z Neurol 12**:115-149, 1898
Sugita G, Royotoku M: **Keitai Shinsho.** 1774
Swan J: **A Dissertation on the Treatment of Morbid Local Affections of Nerves.** London: J Drury, 1820, 196 pp
Swedenborg E: **The Brain, Considered Anatomically, Physiologically, and Philosophically.** (RL Tafel, trans and ed). London: Speirs, 1882-1887, 2 Vols
Sydenham T: **Observationes medicar.** London, 1676
Sydenham T: **The Entire Works of Dr. Thomas Sydenham.** London: E Cave, 1753, 672 pp
Takayasu M: A case with peculiar changes of the central retinal vessels. **Acta Soc Ophthalmol (Jpn) 12**:554, 1908
Taruffi C: **Storia Della Teratologia.** Bologna: Regia Tipographia, 1891-1894, 8 Vols
Tello JC: **Craniectomia Prehistorica Entre los Hauyos.** London: International Congress of America, 1912
Temkin O: **The Falling Sickness. 2nd ed.** Baltimore, Md: Williams and Wilkins, 1971, 467 pp
Theodoric: Incipt Cyrurgia edita et compilata a divino Fratre Theodorico Episcope Cerviensi Ordinis Praedicatorum, in: **Cyrurgia Guidonis de Cauliaco.** Venetiis, 1499, pp 97-134
Theodoric: **The Surgery of Theodoric, ca 1267.** (E Campbell, J Colton, eds). New York, NY: Appleton-Century-Crofts, 1955-1960, 233 pp
Thierry F: **J Med Chir Pharm 2**:337-346, 1755
Thomas A: **Le Cervelet: Etude Anatomique, Clinique et Physiologique.** Paris: G Steinheil, 1897
Thomas JP: Drainage of cerebral abscess. **Med News (Phila) 46**:193-195, 1885
Thudichum JLW: **A Treatise on the Chemical Constitution of the Brain.** London: Baillière, Tindall & Cox, 1884
Tissot SA: **An essay on onamism: or a treatise upon the disorders produced by masturbation or the effects of secret and excessive venery.** (A Hume, trans). Dublin: J Williams, 1722, 149 pp
Todd RB: **Clinical Lectures on Paralysis, Certain Diseases of the Brain, and Other Afflictions of the Nervous System.** Philadelphia, Pa: Lindsay & Blakiston, 1855
Todd RB: **Clinical Lectures on Paralysis, Certain Diseases of the Brain, and Other Afflictions of the Nervous System. 2nd ed.** London: John Churchill, 1856, pp 284-307
Tooth HH: **The Peroneal Type of Progressive Muscular Atrophy.** London: HK Lewis, 1886
Tourette G Gilles de la: Jumping, latah, myriachiat. **Arch Neurol 8**:68-74, 1884
Trotter W: Chronic subdural hemorrhage of traumatic origin and its relation to pachymeningitis hemorrhage interna. **Br J Surg 2**:271-291, 1914
Trousseau A: De l'aphasie, maladie décrite récemment sous le nom impropre d'aphémie. **Gaz Hop 37**: 13-14, 25-26, 37-39, 48-50, 1864
Trousseau A: Mémoire sur un cas de trachéotomie pratiquée dans la période extrème de croup. **J Connaise Med Chir 1**:541, 1833

Pharm 12:3-20, 1821
Roy CS, Sherrington CS: On the regulation of the blood-supply of the brain. **J Physiol 11**:85, 1890
Rudolphi KA: **Entozoorum, sive Verminum Intestinalium, Historia Naturalis.** Amstelodami, 1808-1810, 2 Vols
Rufus d'Ephesus: **Oeuvres de Rufus d'Ephèse.** (Ch Daremberg, trans). Paris: JB Baillière & Fils, 1879, 290 pp
Russell D, Batten FE, Collier JSR: Subacute combined degeneration of the spinal cord. **Brain 23**: 39-110, 1900
Russell DS, Donald C: Mechanism of internal hydrocephalus in spina bifida. **Brain 58**:203-215, 1935
Sanderson JB: Note on the excitation of the surface of the cerebral hemispheres by induced currents. **Proc R Soc Lond 22**:368-370, 1873-1874
Sano K: **History of Neurosurgery (Japanese). A Monograph.** Chugai-Seiyaki, 1988, pp 30-43
Saucerotte N: **Mémoire sur les contre-coups dans les lésions de la tête.** 1769
Schäfer EA: On the alleged sensory functions of the motor cortex cerebri. **J Physiol 23**:310-314, 1898
Schaudinn FR, Hoffmann E: Vorläufiger Bericht über das Vorkommon von Spirochaetenen in syphilitischen Krankheitsprodukten und bei Papillomea. **Arb Gesundh Amte 22**:527-534, 1905
Schiff M: **Lehrbuch der Physiologie des Menschen. Muskel- und Nervenphysiologie.** Lahr: M von Schauenburg, 1858-1859, 424 pp
Schmidt MB: Ueber die Pacchion'schen Granulationen und ihr Verhältniss zu den Sarcomen und Psammomen der Dura mater. **Virchows Arch Pathol Anat 170**:429-464, 1902
Schupman A: Case of hypertrophy of brain in child. **Lancet 2**:490-491, 1838
Schwalbe E, Gredig M: Über Entwicklungsstörungen des Klienhirns, Hirnstamms und Halsmarks bei Spina bifida (Arnold'sche und Chiari'sche Missbildung). **Beitr Pathol Anat Pathol 40**: 132-194, 1907
Schwalbe MW: **Eine Eigenthümliche Tonische Krampfform mit Hysterischen Symptomen.** Inaugural Dissertation, Berlin, 1907
Schwann T: **Mikroskopische Untersuchungen über die Uebereinstimmung in der Struktur und dem Wachsthum der Thiere und Pflanzen.** Berlin: GE Reimer, 1839
Sekino H: Surgical text in Meiji-Era. First brain surgery in Japan. **No Shinkei Geka 16**:115-116, 1988
Sellier J, Verger H: Recherches expérimentales sur la physiologie de la couche optique. **Arch Physiol Norm Pathol (5th ser) 10**:706-713, 1898
Senn: **La méningité argué des enfants.** 1825
Sherrington CS: **The Integrative Action of the Nervous System.** New Haven, Conn: Yale University Press, 1906
Sigerist HE: **A History of Medicine.** New York, NY: Oxford University Press, 1951-1961, 564 pp
Simon T: Ueber Syringomyelie und Geschwulstibildung in Rückenmark.
Sinclair WW: Abnormal associated movements of the lids. **Ophthalmol Rev 14**:307, 1895
Singer C, Underwood EA: **A Short History of Medicine, 2nd ed.** Oxford: Clarendon, Press, 1962
Singer CJ: A short history of anatomy and physiology from the Greeks to Harvey. **Rev J Hist Med 15**:442, 1960
Singer CJ: Brain dissection before Vesalius. **J Hist Med 11**:261-274, 1956
Slawyk: Ein Fall von Allgmeininfection mit Influenzabacillen. **Z Hyg Infektkr 32**:443-448, 1899
Soemmerring ST von: **De basi encephali et originibus nervorum cranio egredientium.** Gottingen: A Vendenhoeck, 1778, 184 pp
Soemmerring ST von: **Von Hirn und Ruckenmark.** Mainz: Winkopp, 1788
Soranus: On acute and chronic diseases.
Souques A: **Etapes de la Neurologie Dans l'Antiquité Grecque.** Paris: Masson et Cie, 1936, 247 pp
Spencer H: **The Principles of Psychology.** London: Longman, Brown, Green and Longmans, 1855
Spillane JD: **The Doctrine of the Nerves. Chapters in the History of Neurology.** Oxford: Oxford University Press, 1981
Spiller WG, Frazier CH: Cerebral decompression. Palliative operations in the treatment of tumors of the brain, based on the observation of fourteen cases. **Univ Penn Med Bull 19**:146-167, 1907
Spiller WG, Martin E: The treatment of persistent pain of organic origin in the lower part of the body by division of the anterolateral column of the spinal cord. **JAMA 58**:1489-1490, 1912

Quincke H: Ueber Lumbalpunction. **Berl Klin Wochenschr 32:**889-891, 1895

Ramon y Cajal S: **Histologie du Systèm Nerveux de l'Homme et des Vertébrés.** Paris: A Maloine, 1909-1911, 2 Vols

Ranke O: Status corticis verrucosus deformis. **Z Ges Neurol Psychiatr 28:**635-750, 1905

Ranvier LA: Contributions á l'histologie et à la physiologie des nerfs periphériques. **Compt Rend Acad Sci (Paris) 73:**1168-1171, 1871

Ray P, Gupta HN, Roy M: **Susruta Samhita (A Scientific Symposium).** New Delhi, India: National Science Academy, 2nd publication, 1980, 459 pp

Ray P, Gupta HN: **Caraka Samhita (A Scientific Symposium).** New Delhi, India: National Science Academy, 1980, 124 pp

Reed CAL: Some typical recoveries in Iowa from chronic convulsive toxemia (epilepsy) following surgical correction of abdominal viscera. **J Iowa Med Soc 10:**204-208, 1920

Reil JC: Mangel des mittleren und freyen Theils des Balken in Menschengehirn. **Arch Physiol 11:** 241-244, 1812

Reil JC: Ueber den Bau des Hirns und der Nerven. **Neues J Phys Leipzig 1:**96-114, 1795

Remak R: **Observationes Anatomicae et Microscopicae de Systematis Nervosi Structura.** Berlin: Reimer, 1838

Remak R: Vorläufige Mittheilung microscopischer Beobachtungen über den innern Bau der Cerebrospinalnerven und über die Entwicklung ihrer Formelemente. **Arch Anat Physiol,** pp 145-161, 1836

Rhazes: **Liber continens.** Lugduni: J de Ferrariis, 1511, 284 pp

Richter WM von: **Geschichte de Medicin in Russland.** 1813-1817

Riddoch G: The reflex functions of the completely divided spinal cord in man, compared with those associated with less severe lesions. **Brain 40:**264-402, 1917

Rio-Hortega P del: **Bol Real Soc Espan Hist Nat 21:**63-93, 1921

Riverius L: **Medicina practica.** Basel: J Wesenfels, 1663, 582 pp

Riverius L: **The compleat practice of physick.** (N Culpeper, A Cole, W Rowland, trans). London: Peter Cole, 1655, 645 pp

Robert A: Mémoire sur la nature de l'écoulement aqueux très abondant qui accompagne certaines fractures du crâne. **Mem Soc Chir Paris 1:**563-615, 1847

Roberts JB: The field of limitation of the operative surgery of the human brain. **Trans Am SA 3:** 1-108, 1885

Roger Frugardi of Salerno, in Sudhoff K (ed): **Studien zur Geschichte der Medicin.** Leipzig: JA Barth, 1918, 685 pp

Rokitansky C von: Ueber einige der Wichtigsten Krankheiten der Arterien. **Dnksch Akad Wiss Wien 4:**1-72, 1852

Rolando L: **Saggio Sopra la Vera Struttura del Cervello dell'Uomo e degl'Animali, e Sopra le Funzioni del Sistema Nervoso.** Sassari: Stamperia Priviligiata, 1809, 98 pp

Rollo J: **An account of two cases of diabetes mellitus, with remarks as they arose during the progress of the cure.** London: C Dilly, 1797, 2 Vols

Romberg MH: **A Manual of the Nervous Diseases of Man.** (EH Sieveking, trans and ed). London: Sydenham Society, 1853, 2 Vols

Romberg MH: **Klinische Ergebnisse.** Berlin: A Förstner, 1846

Romberg MH: **Lehrbuch der Nervenkrankheiten des Menschen.** Berlin: A Duncker, 1840-1846 (2nd ed, 1851)

Rosenbaum S: Beiträge zur Aplasie des Nervus opticus. **Ztschr Augenheikld 7:**200-213, 1902

Ross R: On some peculiar pigmented cells found in two mosquitoes fed on malarial blood. **Br Med J 2:**1786-1788, 1897

Rossolimo GI: **The Brain Tipograph (a Device for Projection of Brain Parts on the Skull Surface).** Ezheg: Ekterin Bolnizi, 1907, pp 63-65

Roth N: Erasistratus. **Medtronic News,** 1983, pp 20-22

Rothman M: Demonstration des grosshirnlosen Hundes. **Berl Klin Wochenschr 48:**1302, 1911

Roux J: Observation sur une opération de trépan au crâne, faite avec succès dans un cas d'epanchement de pus circonscrit dans la cavité de l'arachnoïde lequel existait depuis quatre ans. **Nouv J Med Chir**

Paré A: **La methode de curer les combustiones principalement faictes par la pouldre à Canon.** Paris: Jean de Brie, 1551
Paré A: **La methode de traicter les playes faictes par hacquebutes et aultres bastons à feu.** Paris: Chésviuant Gaulterot, 1545
Paré A: **Oeuvres Complètes d'Ambroise Paré. Révués et Collationées sur Toutes les Éditions avec les Variantes by J.-F. Malgaigne.** Paris: JB Baillière, 1840-1841, 3 Vols
Parkinson J: **An Essay on the Shaking Palsy.** London: Sherwood, Neely, and Jones, 1817, 66 pp
Parry CH: **Collected Works.** London, 1825
Pasteur L: Sur la rage. **Compt Rend Acad Sci (Paris) 92:**1259-1260, 1881
Paul of Aegina: **The Seven Books of Paulus Aegineta.** (F Adams, trans). London: Sydenham Society, 1844-1877, 3 Vols
Pellizzi GB: La syndrome epifisaria "macrogenitosomia precoce." **Riv Ital Neuropatol 3:**193-250, 1910
Perthes GC: Ueber die Ursache der Hirnstörüngen nach Karotisunterbindung und über Arterienunterbindung ohne Schädigung der Intima. **Arch Klin Chir 114:**403-415, 1920
Petit JL: **Oeuvres Complètes de J.L. Petit, etc.** Paris: Frédéric Prévost, 1844, 882 pp
Petrén K: Ueber die Bahnen der Sensibilität im Rückenmarke, besonders nach den Fällen von Stichverletzung studiert. **Arch Psychiat 47:**495-557, 1910
Phelps C: **Traumatic Injuries of the Brain and Its Membranes.** New York, NY: D Appleton & Co, 1897, 582 pp
Phillips T: An account of a tumor situated on the lumbar vertebrae, of a very extraordinary size and singular appearance, which ensued from a fall (with an engraving). **N Lond Med J 1:**144-148, 1792
Piccolomini A: **Anatomicae praelectiones explicantes mirificam corporis humani fabricam.** Rome: Bonfadinus, 1586
Pick A: Beiträge zur Lehre von den Sprachstörungen. **Arch Psychiat Nervenkr 23:**896-918, 1892
Pietro: **Clerica practica.** 1035
Pitres A: Considérations sur l'agraphie. A propos d'une observation nouvelle d'agraphie motrice pure. **Rev Med 4:**855-873, 1884
Plato: **The Dialogues of Plato, 3rd ed.** (B Jowett , trans). Oxford: Clarendon Press, 1924
Platt WB: Fabricius Guilhelmus Hildanus; the father of German surgery. **Bull Johns Hopkins Hosp 16:**7, 1905
Pliny the Elder: **The Natural History of Pliny.** (J Bostock and HT Riley, trans.) London: Bohn, 1856-1893
Pölchen: Gehirnerweichung nach Vergiftung mit Kohlendust. **Berl Klin Wochenschr 26:**1881
Portal A: **Cours d'Anatomie Médicale.** Paris: Beaudoin, 1803
Pott P: **Remarks on that kind of palsy of the lower limbs which is frequently found to accompany a curvature of the spine and is supposed to be caused by it; together with its method of cure; etc.** London: J Johnson, 1779, 84 pp
Pott P: **The Chirurgical Works of Percivall Pott, F.R.S.** (Earle J, ed). Philadelphia, Pa: J Webster, 1819
Pourfour de Petit F: **Lettres d'un Médecin des Hôpitaux du Roi, à un Autre médecin de ses Amis.** Naumur: Charles G Albert, 1710
Pourfour du Petit F: Mémoire dans lequel il est démonstré que les nerfs intercostaux fournissent des rameaux qui portent des esprits dans les yeux. **Hist Acad R Sci Paris:**1-19, 1727
Praxagorus: **The Fragments of Praxagorus of Bos and His School.** (F Steckerl, col, ed, and transl). Leiden: EJ Brill, 1958
Proust, Tillaux: Opening an abscess of the brain. **Med Times Hosp Gaz Lond 2:**126-127, 1877
Prunières PB: Sur les objets de bronze, ambre, verre, etc. mêles aux silex et sur les races humaines dont on trouve les debris dans les dolmens de la Lozère. **Compt Rend Assoc Franc Avanc SC 2:** 683-705, 1873
Prunières: Sur les crânes artifiellements perforés à l'époque des dolmens. **Bull Mem Soc Anthropol Paris 9 (2nd ser):**185-205, 1874
Puchelt FA: Über partielle Empfindungslähmung. **Hdlbg Med Annal 10:**485-495, 1844
Quesnay F: **Histoire de l'Origine et des Progrès de la Chirurgie en France.** Paris: Ganeau, 1749, 520 pp
Quincke H: Die Lumbalpunction des Hydrocephalus. **Berl Klin Wochenschr 28:**929-933, 965-968, 1891

Müller J: Bestätigung des Bell'schen Lehrsatzes, das die doppelten Wurzeln der Rückenmarksnerven verschiedene Fuctionen haben, durch neue und Entscheidende Experimente. **Notiz Gebiete Nat Heilk 30:**113-117, 1831
Munk H: **Ueber die Funktionen der Grosshirnrinde.** Berlin: A Hirschwald, 1881, 133 pp
Nasse CF: **Sammlung zur Kenntnis der Gehirn- und Rückenmarkskrankeiten aus Englishchen und Franzosischen von Andr. Gottsschalk...** Stuttgart, 1837-1840
Needham J: **Science and Civilisation in China.** Cambridge, Engl: Cambridge University Press, 1954, Vol 1, 318 pp
Nélaton A: Affection singulière des os du pied. **Gaz Hop Paris 25:**13, 1852
Netter M: Diagnostic de la méningite cérébro-spinale (signe de Kernig, ponction lombaire). **Sem Med 18:**281-284, 1898
Nicolaier A: Ueber infectiösen Tetanus. **Dtsch Med Wochenschr 10:**842-844, 1884
Nissl F: Ueber die Veränderungen der Ganglienzellen am Facialiskern des Kaninchens nach Ausreissung der Nerven. **Allg Z Psychiatr 48:**197-198, 1892
Nothnagel H: Experimentelle Untersuchungen über die Functionen des Gehirns. **Arch Pathol Anat Physiol Klin Med 57:**184-214, 1873
Obersteiner H: On allochiria. A peculiar sensory disorder. **Brain 4:**153-163, 1882
Ogle W: Anosmia; or cases illustrating the physiology and pathology of the sense of smell. **Med Chir Trans 53:**263-290, 1870
Ogle W: Aphasia and agraphia. **St Georges Hosp Rep 2:**83-122, 1867
Ollivier d'Angiers CP: **De la Moëlle Epinière et de ses Maladies.** Paris: Chez Crevot, 1824
Ollivier d'Angiers CP: **De la Moëlle Epinière et de ses Maladies. Ouvrage Couronné par la Société Royale de Médicine de Marseille dans sa Séance Publique du 23 Octubre 1823, revue Corrigée et Augmentee.** 3rd ed. Paris: Méquignon-Marvis & Fils, 1837, 2 Vols
Oppenheim H, Krause F: Ueber Einklemmung bzw. Strangulation der Cauda equina. **Dtsch Med Wochenschr 35:**697-700, 1909 (change from 1906 in text)
Oppenheim H, Vogt C: Nature et localisation de la paralysie pseudobulbaire congenitale et infantile. **J Physiol Neurol Suppl 18:**293-308, 1911
Oppenheim H: Beiträge zur Prognose der Hemikranie. **Charite Ann 15:**201-296, 1888
Oppenheim H: **Die Geschwulste der Gehirns.** Wien: A Holder, 1896, 271 pp
Oppenheim H: **Lehrbuch der Nervenkrankheiten.** Berlin: S Karger, 1894 (2nd ed, 1898)
Oppenheim H: Ueber allgemeine und localisierte Atonie der Musckulatur (Myotonie) im frühen Kindesalter. **Monatschr Psychiat Neurol 8:**232-233, 1900
Oppenheim H: Ueber eine durch klinisch bisher nicht verwerthete Untersuchungsmethode ermittelte Form der Sensibilitätssstörung. **Neurol Centralbl 4:**529-533, 1885
Oppenheim H: Ueber eine eigenartige Krampfkrankheit des kindlichen und jungendlichen Alters (dysbasia lordotica progressiva, dystonia musculorum deformans). **Neurol Centralbl 30:** 1090-1107, 1911
Oppenheim H: Ueber Hirnsymptome bei Carcinomatose ohne nachweisbare Veränderungen im Gehirn. **Charite Ann 13:**335-344, 1888
Oribasius: **Ouevres d'Oribase.** (Bussemaker and CH Daremberg, trans). Paris: JB Baillière & Fils, 1851-1876, 6 Vols
Osler W: **The Evolution of Modern Medicine: A Series of Lectures Delivered at Yale University on the Stillman Foundation in April, 1913.** New Haven, Conn: Yale University Press, 1922, 243 pp
Owen R: **On the Anatomy of Vertebrates.** London: Longmans, Green & Co, 1866-1868, 3 Vols
Pacchioni A: **Dissertationes binae ad spectatissimum virum D. Joannem, Fantomun datae, cum ejusdem responsione illustradis durae meninges, ejusque glandularum structurae, atque usibus concinnatae.** Rome: R Gonzagam, 1713, 140 pp
Packard FR: **From Barber-Surgeon to Surgeon. The Evolution of Surgery. Landmarks in Medicine.** New York, NY: Appleton-Century, 1939, pp 3-35
Papavoine: **Propositione sur les Tubercules.** 1830
Paracelsus: **Four Treatises.** Baltimore, Md: Johns Hopkins Press, 1941, 256 pp
Paracelsus: **Grosse wund artzney von allen wunden, stich, schussz....** Ulm: Hans Varnier, 1536
Paré A: **Des monstres et prodiges. Deux livres de chirurgie. II.** Paris: Andrè Wechel, 1573
Paré A: La methode curative des playes et fractures de la teste humaine. Paris: J le Royer, 1561

Meynert T: Vom Gehirne der Saugethiere, in Stricker S (ed): **Handbuch der Lehre von den Geweben des Menschen und der Thiere.** Leipzig: Engelmann, 1872, Vol 2, pp 694-808

Meynert TH: **Psychiatrie Klinik der Erkrankungen der Vorderhirns.** Wien: W Braumüller, 1884

Michel V: Ueber eine Hyperplasie des Chiasma und des rechten Nervus opticus bei Elephantiasis. **Arch Ophthalmol 19:**145-164, 1873

Middeldorpf AT: Ueberblick über die Akidopeirastik eine neue Untersuchungs-Methode mit Hilfe Spitziger Werkzeuge. **Z Klin Med 7:**321-330, 1856

Miller C: Case of hydrocephalus chronicus with some unusual symptoms and appearances on dissection. **Trans Med Chir Soc Edinburgh 2:**243-248, 1826

Millington: Sir Thomas, 1628-1704, in Feindel W (ed): **The Origin and Significance of Cerebri Anatome.** 1965, pp 20-21

Mills CK: Aphasia and other affections of speech, in some of their medico-legal relations, studies largely from the stand-point of localization. **Rev Insan Nerv Dis (Sept/Dec):**10-181, 1891

Mills CK: **The Nervous System and Its Diseases.** Philadelphia, Pa: JB Lippincott, 1898, 1056 pp

Mingazzini G: **Der Balken, eine Anatomische, Physiologische und Klinische Studie. Hft 28 Monogr Gesamtgeb Neurol Psychiat.** Berlin: Springer, 1922

Minkowski M: Zur Physiologie der Sehsphäre. **Arch Ges Physiol 141:**171-372, 1911

Minkowski O: Uber einen Fall von Akromegalie. **Berl Klin Wochenschr 24:**371-374, 1887

Miraillié C: Sur le mécanisme de l'agraphie dans l'aphasie motrice corticale. **Compt Rend Soc Biol:**2250-252, 1895

Mistichelli D: **Trattato dell'apoplessia.** Rome: A de Rossi, 1709

Mitchell SW, Morehouse GR, Keen WW: **Gunshot Wounds and Other Injuries of Nerves.** Philadelphia, Pa: JB Lippincott, 1864, 377 pp

Miyake H: [Removal of a glioma in the motor cortex of the left cerebral hemisphere.] **J Jpn Surg Soc:**243-260, 1907 (Jpn)

Mohr B: Hypertrophie der Hypophysis cerebri und dadurch bedingter Druck auf die Hirngrundfläche, insbesondere auf dei Sehnerven chiasma derselben und den linkseitigen Hirnschenkel. **Wochenschr Ges Heilhldk 6:**565-571, 1840

Monakow C von: Ueber einige durch Extirpation circumscripter Hirnrindanregionen bedingte Entwicklungshemmungen des Kaninchengehirns. **Arch Psychiatr 12:**141-156, 1881

Mondino d'Luzzi: Anathomia overo dissectione del corpo humano, in: **Petrus de Montagnana's fasciculi di medicina.** Venice, 1493

Mondino d'Luzzi: **Anothomia overo dissectione del corpo humano. Fasciculo di Medicina.** (C Singer, trans). Florence: R I Lier and Co, 1925 (orig 1315)

Monro A Secundus: **Observations on the structure and functions of the nervous system.** Edinburgh: W Creech & Johnson, 1783

Moodie RL: **Paleopathology; an Introduction to the Study of Ancient Evidences of Disease.** Urbana, Ill: University of Illinois Press, 1923

Moodie RL: Studies in paleopathology. XVIII. Tumors of the head among pre-Columbian Peruvians. **Ann Hist Med 8:**394-412, 1926

Morand SF: **Opuscles de chirurgie.** Paris: Guillaume Desprez, 1768

Morgagni GB: **Adversaria anatomica omnia.** Pattavii: Excudebat Jesephus cominus, 1719

Morgagni GB: **Adversaria anatomica, Bk 6, Lugdunum Batavorum. Animadversio XIV.** 1740

Morgagni GB: **De sedibus et causis morborum per anatomen indagatis. Libri quinque.** Venice: Remondini, 1762, 2 Vols

Morgagni GB: **Epistolae anatomicae duodeviginti.** 1740

Morgagni GB: **The seats and causes of diseases investigated by anatomy: in five books, containing a variety of dissections, with remarks.** (B Alexander, trans). London: A Millar and T Cadell, Johnson and Payne, 1769, 868 pp

Morton CA: The pathology of tuberculous meningitis, with reference to its treatment by tapping the subarchnoid space of the spinal cord. **Br Med J 2:**840-841, 1891

Morton SG: **Crania Americana; or a Comparative View of the Skulls of Various Aboriginal Nations of North and South America.** Philadelphia, Pa: J Dobson; London: Simpkon, Marshall & Co, 1839, 296 pp

Magendie F: Expériences sur les fonctiones des racines des nerfs rachidiens. **J Physiol Exp Pathol 2:** 276-279, 1822
Magendie F: **Leçons sur les Fonctions et les Maladies du Système Nerveux.** Paris: Lecaplain, 1841, 2 Vols
Magendie F: Mémoire sur un liquide qui se trouve dans le crâne et le canal vertébral de l'homme et des animaux mammifères. **J Physiol Exp Pathol 5**:27-37, 1825; **7**:1-29,66-82, 1827
Magendie F: **Rechereches Philosophiques et Cliniques sur le Liquide Céphalorachidien ou Cérébro-spinal.** Paris: Méquignon-Marvis, 1842
Maggius B: **De vulnerum sclopetorum et bombardarum . . . curatione tractatus.** Bononiae: B Bonardum, 1552, 114 pp
Magnus R: Welche Teile des Zentralnervensystems müssen für das Zustandekommen der tonischen Hals- und Labyrinthreflexe auf die Körpermuskulatur vorhanden sein. **Pfluegers Arch 159:** 224-249, 1914
Maimonides M: **Hoc in volumine hec continentur aphorismi Rabi Moysi.** Venice: Hammon, 1500
Major RH: **A History of Medicine.** Springfield, Ill: Charles C Thomas, 1954
Malacarne CG, Malacarne VG: **Memorie Storiche Inforno alla vita e alle Opere di Michele Vincenzo Giacinto Malcarne da Saluzzo, Anatomico e Chirurgo.** Padua: Tip del Seminario, 1819
Malpighi M: **De cerebroepistola, in tetras anatomicarum epistolarum de lingua et cerebro.** Bologna: Benati, 1665
Malpighi M: **Opera omnia.** London: Scott, 1686
Marburg O: Die Adipositas cerebralis. Ein Beitrag zur Kenntnis der Pathologie der Zirbeldrüse. **Dtsch Z Nervenheilk 36:**114-121, 1908
Marcé: Mémoire sur quelques observations de physiologie pathologique tendant à démontrer l'existence d'un principe coordinateur de l'écriture et ses rapports avec le principe coordinateur de la parole. **Compt Rend Soc Biol (Paris)** :93-115, 1856
Marchal CJ: **De Calve Recherches sur les Accidents Diabétiques et Essai d'une Théorie Générale de Diabète.** Paris: P Asselin, 1864
Marie P: De l'ostéo-arthropathie hypertrophiante pneumonique. **Rev Med 10:**1-36, 1890
Marie P: De l'engagement des amygdales cérébelleuses a l'enterieur du trou occipital dans les cas ou la pression intracranienne se trouve augmenté. **Rev Neurol 8:**252, 1900
Marie P: La troisième circumconvolution frontale gauche ne joue aucun rôle spécial dans la fonction du langage. **Sem Med (Paris) 26:**241-247, 1906
Marie P: Sur deux cas d'acromégalie; hypertrophie singulière non congénitale des extrémités supérieures, inférieures et céphaliques. **Rev Med 6:**297-333, 1886
Marie P: Sur l'hérédit-ataxia cérébelleuse. **Sem Med (Paris) 13:**444-447, 1893
Marie P: Sur la spondylose rhizoméliqus. **Rev Med 18:**285-315, 1898
Massa N: **Liber introductorius anatomiae, sive dissectionis corporis humani, nunc primum ab ipso auctore in lucem aeditus.** Venice: Bindonus and Pasinus, 1536, 108 pp
Matteucci C, von Humboldt FHA: Sur le courant eletrique des muscles des animaux vivants et récemment tués. **Compt Rend Acad Sci (Paris) 16:**197-200, 1843
Maunsell HW: Subtentorial hydatid tumour removed by trephining recovery. **N Zeal Med J 2:** 151-156, 1888-1889
Mayer E: Clinical experience with Adrenalin. **Phila Med J 7:**819-820, 1901
Mayow J: **Tractus quinque medico-physici quarum primus agit de sal-nitro, et spiritu nitro-ceres.** Oxford, 1674
Medin O: En epidemi af infantil paralysi. **Hygiea 52:**657-658, 1890
Ménière P: Sur une forme particulière de surdité grave dépendant d'une lésion de l'oreille interne. **Gaz Med Paris (3rd ser) 16:**29, 1861
Mercuriale H: **Medicina practica.** Lugduni, 1623
Meschede JF: **Die Paralytische Geistes Krankheit und ihre Arguniske Grundlage.** Berlin: G Reimer, 1865, 102 pp
Mestrezat W: **Le Liquide Céphalo-rachidien Normal et Pathologique.** Paris: A Maloine, 1912, 681 pp
Metschnikoff E, Roux PPE: Études expérimentales sur la syphilis. **Ann Inst Pasteur 17:**809-821, 1903
Meyer L: Die epithels-granulationen der arachnoidea. **Virchows Arch Pathol Anat 17:**209-227, 1859

Liveing E: **On Megrim, Sick-Headache, and Some Allied Disorders. A Contribution to the Pathology of Nerve Storms.** London: J & A Churchill, 1873

Locke J: The celebrated Locke as a physician. **Lancet 2**:367, 1829

Locock C: [Contribution to discussion on paper by EH Sieveking.] **Lancet 1**:528, 1857

Loeb J: Die Sehstörungen nach Verletzungen der Grosshirnrinde. **Pfluegers Arch 34**:67-172, 1884

Loewi O: Ueber humorale Uebertragbarkeit der Herznervenwirkung. **Pfluegers Arch Ges Physiol 189**:239-242, 1921

Long CW: An account of the first use of sulphuric ether by inhalation as an anaesthetic in surgical operations. **South Med J 5**:705-713, 1849

Lopez Pinero JM: **La Trepanacion en España.** Madrid, Spain: Editorial Tecnica Española, SA, 1967, 480 pp

Lopez RV: **La Craniectomia à Través de los Siglos.** Valladolid Editorial, 1949, 148 pp

Lorry AC: Sur les mouvements de cerveau et de la dure-mere. **Mem Acad R Sci 3**:277, 1760 (2nd publ)

Louis: Sur les tumeurs fongueuses de la dure-mere. **Mem Acad R Chir 5**:1-95, 1774

Lowenthal MS, Horsley VAH: On the relations between the cerebellar and other centers (namely cerebral and spinal) with special reference to the action of antagonistic muscles. (Preliminary account.) **Proc R Soc Lond 61**:20-25, 1897

Lower R, King E: An account of the experiment of transfusion practiced upon a man in London. **Phil Trans 2**:557, 1667

Lower R: **De Catarrhis.** (R Hunter and J Malcalpine, trans from Latin). London: Dawsons, 1672

Lower R: **Tractatus de corde item de motu & colore sanguinis, et chyli in cum transitu.** Amsterdam: D Elzevirum, 1669, 232 pp

Lucas K: **The Conduction of the Nervous Impulse.** London: Longmans, Green & Co, 1917

Luciani L, Sepalli L: **Le Localizzazioni Funzionali del Cervello.** Naples: Vallardi, 1885

Luciani L: **Il Cervelletto. Nuovi Studi di Fisiologia Normale e Patologico**. Florence: Successori le Monnier, 1891, 320 pp

Lund JC: **"Chorea Sancti Viti i Saetesdalen." Beretning om Sundhetsstilstanden og Medicinalforholdene i.** Norge, 1859

Lund JC: **In Beretning om Sundhetsstilstanden og Medicinalforholdene i Norge i 1860.** Christiania: Trykt i Det Steenske Bogtrykkeri, 1863

Luschka H: **Der Hirnanhang und die Steissdrüse des Menschen.** Berlin: G Reimer, 1860, 97 pp

Luschka H: **Die Structur der Serösen Häute des Menschen.** Tübingen: Laupp & Siebeck, 1851, 98 pp

Luys JB: Atrophie musculaire progressive. Lésions histologique de la substance grise de la moëlle épinière. **Gaz Med (Paris) 15**:505, 1860

Luys JB: **Recherches sur le Système Nerveux Cérébro-Spinal: sa Structure, ses Fonctions, et ses Maladies.** Paris: JB Baillière et Fils, 1865, 660 pp

Lyon IW: Chronic hereditary chorea. **Am Med Times 7**:289-290, 1863

Maas H: Zur Casuistik und Therapie der Gehirnabscesse nach eigenen Erfahrungen. **Berl Klin Wochenschr 6**:127-129, 140-143, 1869

Macewen W: Case presentation before the Glasgow Pathological and Clinical Society Dec. 22, 1885 **Glasgow Med J (new ser) 25**:210, 1886

Macewen W: Discussion of paper by Bennett AH, Godlee RS: Case of cerebral tumour. The surgical treatment. **Br Med J 1**:988-989, 1885

Macewen W: Intra-cranial lesions, illustrating some points in connexion with the localisation of cerebral affections and the advantages of antiseptic trephining. **Lancet 2**:541-543, 581-583, 1881

Macewen W: **Pyogenic Infective Diseases of the Brain and Spinal Cord. Meningitis, Abscess of the Brain, Infective Sinus Thrombosis.** Glasgow: J Maclehose & Sons, 1893, 354 pp

Macewen W: Tumour of the dura mater—convulsions—removal of tumour by trephining—recovery. **Glasgow Med J 12**:210-213, 1879

Macht DI: Moses Maimonides, physician and scientist. **Bull Hist Med 3**:585-598, 1935

Magatus (Magati) C: **De rara medicatione vulnereum, sur de volneribus raro tractandis, libri duo.** Venicetiis: A and B Dei, 1616

Kulmus JA: **Anatomische tabellen.** Angspurg: JJ Lotters, 1740
Kundrat H: **Arhinencephalie als Typische Art von Missbildung.** Graz: Von Leuschner und Lubensky, 1882
Kussmaul A, Maier R: Ueber eine bisher noch nicht beochriebene eigenthü mliche Arterienerkrankung (Periarteritis nodosa), die mit Morbus Brightii und rapid fortschreitender allgmeiner Muskellähmung einhergeht. **Dtsch Arch Klin Med 1:**484-518, 1866
Kussmaul A: **Die Störungen der Sprache.** Leipzig: FCW Vogel, 1877
Lancisi GM: **De subitaneis mortibus. Libri duo.** Rome: JF Buagni, 1707
Landry O: Note sur la paralysie ascendante aiguë. **Gaz Hebd Med (Paris) 6:**472-474, 486-488, 1859
Lanfranc of Milan: **Science of Cirurgie.** Berlin: Asher and Co, 1894, 360 pp
Langhans T: Ueber Hohlenbildung im Rückenmark in Folge Blutstauung. **Arch Pathol Anat Physiol 85:**1-25, 1881
Langier: **Séance de l'Académie des Sciences.** Paris, 1864
Langley JN: On the union of cranial autonomic (visceral) fibers with the nerve cells in the superior cervical ganglion. **J Physiol 23:**240-270, 1898
Langley JN: **The Autonomic Nervous System.** Cambridge: W Heffer, 1921
Lannelongue M: **De l'Ostéomyélite Aiguë Pendant la Croissance.** Paris: Asselin et Cie, 1879
Lanzino G, DiPierro CG, Laws ER Jr: One century after the description of the "sign": Joseph Babinski and his contribution to neurosurgery. **Neurosurgery 40:**822-828, 1997
Larrey DJ: **Surgical Memoirs of the Campaigns of Russia, Germany, and France.** (JC Mercer, trans). Philadelphia, Pa: Carey and Lea, 1832, 293 pp
Laws ER Jr: The contributions of neurosurgeons to medical history. **Acta Neurochir 124:**172-175, 1993
Laws ER Jr: The neurosurgeon and endocrinology. **Clin Neurosurg 27:**3-18, 1980
Lawson R: On the symptomatology of alcoholic brain disorders. **Brain 1:**182-194, 1879
Le Dran HF: **Traité des óperations de chirurgie.** Paris: Charles Osmont, 1742
Lebert H: **Physiologie Pathologique on Recherches Cliniques, Expérimentales et Microscopiques sur l'Inflammation, la Tuberculisation, les Tumeurs, la Formation du Cal, etc.** Paris: JB Baillière, 1845, 2 Vols
Lebert H: Ueber Krebs und die mit Krebs Verwechselten Geschwülste in Gehirn und Seinen Hüllen. **Virchows Arch Pathol Anat 3:**463-569, 1851
Leeuwenhoek A van: **Epistolae physiologicae super compluribus naturae arcanis.** Delft: Beman, 1719
Legallois JJC: **Expériences sur le Principe de la Vie. Notamment sur Celui des Mouvements du Coeur, et sur le Siège de ce Principe.** Paris: D'Hautel, 1812, 364 pp
Lenhossek von: **Der Feiner Bau des Nervensystems in Lichte neuester Forschungen.** Berlin: Fischer, 1895
Leonardo RA: **History of Surgery.** New York, NY: Froben Press, 1943, 504 pp
Leuret F: **Anatomie Comparée du Système Nerveux Considerée dans ses Rapports avec l'Intelligence.** Paris: Baillière, 1839
Levin M: Narcolepsy (Gélineau's syndrome) and other varieties of morbid somnolence. **Arch Neurol Psychiatr 22:**1172-1200, 1929
Leyden E von: **Klinik der Ruckenmarks-Krankheiten.** Berlin: A Hirschwald, 1874-1876
Leydig F: **Lehrbuch der Histologie des Menschen und der Thiere.** Hamm: G Grote, 1875
L'Hermitte J: Un cas de syndrome thalamique á évolution régressive; l'ataxie résiduelle. **Rev Neurol 28:** 1256-1259, 1921
Lichtenstern: Progressive pernicious anaemia in tabetic patients. **Dtsch Med Wochenschr,** 1884
Lichtheim L: Pathologie und Therapie der perniciösen Anamie. **Neuralbl Zentralbl 6:**235, 1887
Liepmann HK: Das Krankheitsbild der Apraxie (motorische Asymbolie) auf Grund eines Falles von einseitiger Apraxie. **Monatschr Psychiat Neurol 8:**15-44, 1900
Lissauer H: Ein Fall von Seelenblindheit nebst einem Beitrage zur Theorie derselben. **Arch Psychiatr Nervenkr 1:**222-270, 1890
Lister J: On a new method of treating compound fracture, abcess, etc. with observations on the conditions of suppuration. **Lancet 1:**326-329, 357-359, 387-389, 507-509; **2:**95-96, 1867
Lister J: On the antiseptic principle in the practice of surgery. **Lancet 2:**353-356, 1867
Littré A: **Histoire de l'academie royale des sciences.** Paris, 1705

350-352, 1953) (Expounded by the worshipful Atreya Punarvasu, compiled by the great sage Agnivesa and redacted by Caraka and Drdhabala)
Jansen A: Optische Aphasie bei einer otitischen eitrigen Entzündung der Hirnhäute am linken Schläfenlappen mit Ausgang in Heilung. **Berl Klin Wochenschr 32:**763-765, 1895
Jastrowitz M: Beiträge zur Localisation im Grosshirn und über deren praktischen Verwerthung. **Dtsch Med Wochenschr,** 1888
Jefferson G: The prodromes of cortical localization. **J Neurol Neurosurg Psychiatry 16:**59-72, 1953
Joffroy A: Hospice de la Sâlpetrière clinique nerveuse. Leçons faites en Décembre 1891, 1. **Prog Med (2nd ser) 22:**61-62, 1894
John of Gaddesden, in Lennox WG: John of Gaddesden on epilepsy. **Ann Med Hist (3rd ser) 1:** 283-307, 1939 (1314, orig)
John of Mirfield: **Surgery.** (JB Cotton, trans). 1969
Jones WHS: Ancient Roman folk medicine. **J Hist Med 12:**459-472, 1957
Kadyi H: **Ueber die Blutgefässe des Menschlichen Rückenmarkes.** Lemberg: Gubrynowicz and Schmidt, 1889
Kalmus JA: **Tafel anatomia.** 1647
Karplus JP, Kreidl A: Über Totalextirpation einer und beider Grosshirnhemisphären an Affen (macacus rhesus). **Arch Physiol Leipz:**155-212, 1914
Keen WW: Three successful cases of cerebral surgery including (1) the removal of a large intracranial fibroma, (2) exsection of damaged brain tissue and (3) exsection of the cerebral center for the left hand. With remarks on the general technique of such operations. **Trans Am Surg Assn 6:** 293-347, 1888
Kenyon JH: Endothelioma of the brain three years after operation. **Ann Surg 61:**106-107, 1915
Kernig VM: Ein Krankheitssymptom der acuten Meningitis. **St Petersburg Med Wochenschr 7:**398, 1882
Keswani NH: **Medical Education in India Since Ancient Times.** 1968
Key A, Retzius G: **Studier i Nervsystemets Anatomi.** Stockholm: PA Norstedt & Soneo, 1872, 68 pp
Key A, Retzius MG: **Studien in der Anatomie des Nervensystems und des Bindegewebes.** Stockholm: Samons & Wallin, 1875-1876, 2 Vols
Khairallah AA: Arabic contributions to anatomy and surgery. **Ann Med Hist 4:**409-412, 1942
King JEJ: The treatment of brain abscess by unroofing and temporary herniation of abscess cavity with the avoidance of usual drainage methods, with notes on the management of hernia cerebri in general. **Surg Gynecol Obstet 39:**554-568, 1924
Klebs E: Die Einschmelzungs-Methode, ein Beitrag zur mikroskopischen Technik. **Arch Mikrosc Anat 5:**164-166, 1869
Kleine W: Periodische Schlafsucht. **Mschr Psychiatr Neurol 57:**285-320, 1925
Klippel M, Feil A: Un cas d'absence des vertebres cervicales avec cage thoracique remontant jusqu'a la base du crâne. **Nouv Iconogr Salpetr 25:**223-250, 1912
Klotz O: Abrecht von Haller (1708-77). **Ann Med Hist 8:**10-26, 1916
Klüver H, Bucy PC: "Psychic blindness" and other symptoms following bilateral temporal lobectomy in rhesus monkeys. **Am J Physiol 119:**352-353, 1937
Knoblauch A: **De Neuromate et Gangliis Accessoriis Veris, Adjecto Cujusvis Generis casu novo atque Insigni.** Frankfort-a-Main, 1843, 39 pp
Kölliker RA von: **Mikroskopisches Anatomie.** Leipzig: Englemann, 1850-1854, 3 Vols
Korsakov SS: Etude médico-psychologique sur une forme des maladies de la mémoire. **Rev Philos 28:**501-530, 1889
Krause F: **Chirurgie des Gehirns und Rückenmarkes nach eigenen Erfahrungen.** Berlin: Urban & Schwarzenberg, 1908 (Vol 1), 1911 (Vol 2)
Krause F: Entfernung des Ganglion Gasseri und des zentral davon gelegenen Trigeminus-stammes. **Dtsch Med Wochensch 19:**341-344, 1893
Krause F: **Surgery of the Brain and Spinal Cord Based on Personal Experiences.** (H Haubold and M Thorek, trans). New York, NY: Rebman, 1909-1912, 3 Vols
Krogius A: Du traitement chirurgical des tumeurs de la fossa latérale moyenne. **Rev Chir 16:**434-445, 1896
Kühne W: **Ueber die Peripherischen Endorgane der Motorischen Nerven.** Leipzig: W Engelmann, 1862

His W: Histogenese und Zusammenhang der Nervenelemente. **Arch Anat Physiol (Anat Abt Suppl)**:95-117, 1890
Hitzig E: **Untersuchungen über das Gehirn.** Berlin: A Hirschwald, 1874
Hoffmann H: Stereognostiche Versuche. Dissertation, Strassburg, 1883
Hoffmann J: Ueber chronische spinale Muskelatrophie im Kindesalter, auf familiärer Basis. **Dtsch Z Nervenheilk 3**:427-470, 1893
Hoffmann J: Ueber progressive neurotische Muskelatrophie. **Arch Pyschiat Nervenkr 20**:660-713, 1889
Holmes W: Repair of nerves. **J Hist Med 6**:44-63, 1951
Hooke R: **Micrographia.** London: Martyn and Allestry, 1665
Hooper R: **The Morbid Anatomy of the Human Brain; Illustrated by Coloured Engravings of the Most Frequent and Important Organic Diseases to Which That Viscus is Subject.** London: Longman, Rees, Orme, Brown and Green, 1826
Horsley V, Sharpey-Schäfer EA: A record of experiments upon the functions of the cerebral cortex. **Phil Trans R Soc Lond 179B**:1-45, 1888
Horsley V: Antiseptic wax. **Br Med J 1**:1165, 1892
Horsley V: Brain surgery. **Br Med J 2**:670-675, 1886
Horsley V: Discussion on the treatment of cerebral tumours. **Br Med J 2**:1365-1367, 1893
Horsley V: On the technique of operations on the central nervous system. **Br Med J 2**:411-423, 1906
Hudson AC: Primary tumors of the optic nerves. **Ophthalmol Hosp Rep 18**:317-394, 1912
Hughes ML: **Mediterranean, Malta, or Undulant Fever.** London: Macmillan & Co, 1897
Hulke JW: Case of recovery after evacuation of a traumatic abscess in the brain by trephining and incision. **Lancet 1**:406, 1879
Hume EH: **The Chinese Way in Medicine.** Baltimore, Md: Johns Hopkins University Press, 1940, 189 pp
Hunt JR: The role of the carotid arteries in the causation of vascular lesions of the brain, with remarks on certain special features of the symptomatology. **Am J Med Sci 147**:704, 1914
Hunter J: **The Works of John Hunter, F.R.S. with Notes.** (JF Palmer, ed). London: Longman, Rees, etc, 1835, 4 Vols
Huntington G: On chorea. **Med Surg Rep 26**:317-321, 1872
Hurry JB: **Imhotep, The Vizier and Physician of King Zoser and Afterwards the Egyptian God of Medicine.** London: Oxford University Press, 1928, 219 pp
Huss M: **Alcoholismus chronicus eller chronisk alkoholsjukdom; Ett bidrag till Dyskrasiernas Kännedom; Enligt Egen och Andras Erfarenhet. Första Afdelningen.** Stockholm: Joh Beckman, 1849
Hutchinson J: Aneurism of the internal carotid within the skull diagnosed eleven years before the patient's death. Spontaneous cure. **Trans Clin Soc Lond 8**:127-131, 1875
Hutchinson J: Four lectures on compression of the brain. Clinical lectures and reports of the medical and surgical staff of the London hospital. **Lond Hosp Rep 4**:10-55, 1867
Huxham J: **On the malignant, ulcerous sore-throat.** London: J Hinton, 1750
Ibn-al-Nafis: Ibn an Nafis und seine Theorie des Lungenkreislaufs. **Quell Stud Gesch Med 4**:37-88, 1933
Jackson JH: Discussion of paper by Bennett AH, Godlee RS. Case of cerebral tumour. The surgical treatment. **Br Med J 1**:988-989, 1885
Jackson JH: **On the Anatomical and Physiological Localisation of Movement in the Brain.** London, 1875 (Reprinted)
Jackson JH: **Selected Writings of John Hughlings Jackson.** (J Tayler, ed). New York, NY: Basic Books, 1958
Jackson JH: Unilateral epileptiform seizures beginning by a disagreeable smell. **Med Times Gaz 2**: 168, 1864
Jackson JH: Unilateral epileptiform seizures, attended by temporary defect of sight. **Med Times Gaz 1**:588-589, 1863
Jaggi OP: **History of Science, Technology, and Medicine in India. Vol 3, Folk Medicine.** Delhi/Lucknow: Atma Ram & Sons, 1982, 228 pp
Jamnagar SG: **The Caraka Samhita.** India: Azurvedic Society, 1949 (reviewed by **J Hist Med 8:**

Haller A von: **Elementa physiologicae corporis humani.** Lausanne: Marci-Michael, Bosquet et Sociorum, 1759-1766, 8 Vols
Haly Abbas: **Liber artis medicine, qui dicitur regalis.** Venetiis: B Ricius, 1492
Hamby WB, Gardner WJ: Treatment of pulsating exophthalmos. **Arch Surg 27:**676-685, 1933
Hamig G: Uber die Fettembolie des Gehirns. **Beit Klin Chir 27:**333-362, 1900
Hammett FJ: The antatomical knowledge of the ancient Hindus. **Ann Med Hist 1:**325-333, 1929
Hammond WA: **A Treatise on Diseases of the Nervous System.** New York, NY: D Appleton & Co, 1871, 754 pp
Hannover A: Die Chromsäure, ein vorzügliches Mittel bei mikroskopischen Untersuchungen. **Arch Anat Physiol Wiss Med:**549-558, 1840
Hansen GHA, Looft C: **Leprosy in its Clinical and Pathological Aspects.** (N Walker, transl from Norwegian). Bristol: John Wright, 1874
Harlow JM: Passage of an iron rod through the head. **Bost Med Surg J 39:**389-393, 1848
Harlow JM: Recovery from the passage of an iron bar through the head. **Publ Mass Med Soc 2:** 327-346, 1868
Harrison RG: Embryonic transplantation and development of the nervous system. **Anat Rec 2:** 385-410, 1908
Hartmann F: **The Life of Philippus Theophrastus Bombastus of Hohenheim, Known by the Name of Paracelsus.** London: Redway, 1950
Harvey W: **The Works of William Harvey.** (R Willis, trans). London: Sydenham Society, 1847
Hashimoto T: Chirurgische Beitrage aus Japan. **Arch Klin Chir 32:**1-57, 1885
Haslam J: **Observations on insanity.** London: F and C Rivington, 1798
Head H, Holmes G: Sensory disturbances from cerebral lesions. **Brain 34:**102-254, 1911/1912
Hegmann: De Neuromate Nervi Optici. Berlin, 1842 (Thesis)
Heine J von: **Beobachtungen über Lähmungszustände der untern Extremitäten und deren Behandlung.** Stuttgart: FH Köhler, 1840
Heister L: **A general system of surgery in three parts, containing the doctrine and managment.** London: J Whiston, L Davis, C Reymer, et al, 1768, 414 pp
Helmholtz HLF von: **Beschreibung eines Augen-Spiegels zur Untersuchung der Netzhaut im lebenden Auge.** Berlin: A Förstner, 1851, 43 pp
Henneberg, Koch: Ueber 'Central'-Neurofibromatose und die Geschwülste des Kleinhirnbrückenwinkels. (Acusticus-Neurom). **Arch Psychiatr Nervenkr 36:**251-302, 1902
Henri de Mondeville: **Chirurgie de Mâitre Henri de Mondeville.** (E Nicaise, trans). Paris: G Baillière & Cie, 1891, 903 pp
Henrici C: **Ueber trepanation bei Gehirnabscessen.** Kiel: CF Mohr, 1880, 26 pp (Inaugural Dissertation)
Henschen SE: **Klinische und Anatomische Beiträge zur Pathologie des Gehirns.** Upsala: Almquist und Wiksell, 1890-1922, 3 Vols
Henschen SE: On the visual path and centre. **Brain 16:**170-180, 1893
Hering HF: Die Aenderug der Herzschlagzahl durch Aenderung des arteriellen Blutdruckes erfolgt aus reflektorischen Wege. **Pfluegers Arch Ges Physiol 206:**721-723, 1924
Heroditus: **The History of Heroditus.** (GC MacAulay, trans). London: Macmillan, 1896, 2 Vols
Herophilus, in: **Medicorum Graecorum Opera Quae Exstant.** (DCG Kühn, ed). Leipzig: C Cnoblochius, 1822, 26 Vols
Herpin T: **Des Acier Incomplete d'Epilepsie.** Paris: 1867
Hidalgo de Aguero B: **Thesoro de la verdadera cirugia y via particular contra la commún.** Sevilla, 1604
Hill L: **The Physiology and Pathology of the Cerebral Circulation. An Experimental Research.** London: J & A Churchill, 1896
Hilton J: **On the Influence of Mechanical and Physical Rest and the Diagnostic Value of Pain.** London: Bell and Waldry, 1863, pp 16-58
Hippocrates: **The Genuine Works of Hippocrates.** (F Adams, trans). London: Sydenham Society, 1849, 2 Vols (New York, NY: William Wood & Company, 1829)
Hirschfeld O: Removal of a tumor of the brain. **Pacific Med Surg J 29:**210-216, 1886
His W: **Die Anatomische Nomenclatur.** Leipzig: Veit Co, 1895

Golgi C: Recherches sur l'histologie des centres nerveux. **Arch Ital Biol 3**:285-317, 1883; **Arch Ital Biol 4**:92-123, 1884
Golgi C: Sulla struttura sullo sviluppo degli psammomi. **Morgagni 11**:874-886, 1869
Goltz FL: Der Hund ohne Grosshirn. **Pfluegers Arch Ges Physiol 51**:570-614, 1892
Gotfredsen E: **A Dissertation on the Anatomy of the Brain, by Nicolaus Steno.** Copenhagen: Nyt Nord Forlag Arnold Busck, 1950
Gowers WR, Horsley V: A case of tumour of the spinal cord; removal; recovery. **Med Chir Trans (2nd ser) 71**:377-430, 1888
Gowers WR: **A Manual of Diseases of the Nervous System.** London: J & A Churchill, 1886-1888, 2 Vols
Gowers WR: **Epilepsy and Other Chronic Convulsive Diseases.** London: J & A Churchill, 1881 (2nd ed, 1901)
Gowers WR: Tetanoid chorea associated with cirrhosis of the liver. **Dis Nerv System 2**:656, 1888
Gowers WR: **The Border-Land of Epilepsy.** London: J & A Churchill, 1907
Gowers WR: **The Diagnosis of Diseases of the Spinal Cord.** London: J & A Churchill, 1880
Graefe A von: Verhandlungen ärztlicher Gesellschaften. **Berl Klin Wschr 5**:125-127, 1856
Graefe FWEA von: **Ueber Complications von Sehnvervenentzündung mit Gehirnkrankheiten. Graefes Arch Ophthal 7(2 Abt)**:58-71,1860
Graña F, Rocca ED, Graña L: **Las Trepanaciones Craneanas en el Perú en la Época Pre-Hispánica.** Lima, Peru: Imprenta Santa Maria, 1954, 340 pp
Gratiolet LP: **Mémoires sur les Plis Cérébraux de l'Homme et des Primatès.** Paris: Bertrand, 1854
Graves RJ: **A System of Clinical Medicine.** Dublin: Fannin & Co, 1843
Greenfield JG, Pritchard B: Cerebral infection with *Schistosoma japonicum*. **Brain 60**:361-372, 1937
Greig DM: Hypertelorism. A hitherto undifferentiated congenital cranio-facial deformity. **Edinburgh Med J 31**:560-593, 1924
Griesinger W: Fortgesetzte Beobachtungen über Hirnkrankheiten. Cysticerken und ihre Diagnose. **Arch Heilk 3**:207-240, 1862
Grünbaum ASF, Sherrington CS: Observations on the physiology of the cerebral cortex of the anthropoid apes. **Proc R Soc Lond 72**:152-155, 1903
Gudden B von: Beitrag zur Kenntniss des Corpus mamillare und des sögenannter Schenkel des Fornix. **Arch Psychiatr 11**, 1884-1885
Gudden B von: Experimental Untersuchungen über das peripherische und centralen Nervensystem. **Arch Psychiatr Nervenkr 3**:693-723, 1870
Guillain G, Barré JA, Strohl A: Sur un syndrome de radiculo-névrite avec hyperalbuminose du liquide céphalo-rachidien sans réaction cellulaire. Remarques sur les caractères cliniques et graphiques des réflexes tendineux. **Bull Mem Soc Med Hop Paris 40**:1462-1470, 1916
Gull W: Cases of aneurism of the cerebral vessels. **Guys Hosp Rep (3rd ser) 5**:281-304, 1859
Gunn MR: Congenital ptosis with peculiar associated movements of the affected lid. **Trans Ophthalmol Soc UK 3**:283-286, 1883
Gutzeit R: Ein Teratom der Zirbeldrüse. Königsberg: E Erlatis, 1896, 50 pp (Thesis)
Guy de Chauliac: **Ars chirurgica [On Wounds and Fractures].** (WA Brennan, trans). Chicago, Ill: Privately printed, 1923, 153 pp (1363, orig ms)
Guy de Chauliac: **De la practique de cyrurgie.** (N Panis, trans). Lyons, 1478
Guy de Chauliac: Treatment of wounds. **J Hist Med 19**:193-214, 1964
Hall HC: **La Dégénérescence Hépatolenticulaire.** Paris: Masson, 1921
Hall M: **Lectures on the Nervous System and Its Diseases.** London: Sherwood, Gilbert, and Piper, 1836
Hall M: **Memoirs on the Nervous System.** London: Sherwood, Gilbert, and Piper, 1837
Hall M: On a new mode of effecting artificial respiration. **Lancet 1**:229, 1856
Hall M: On the reflex function of the medulla oblongata and medulla spinalis. **Phil Trans R Soc Lond 123**:635-665, 1833
Hall M: **Synopsis of Cerebral and Spinal Seizures of Inorganic Origin and of Paroxysmal Form as a Class.** London: J Mallett, 1851
Haller A von: De partibus corporis humani sensibilibus et irriabilibus. **Comment Soc Reg Sci Gottingen 2**:114-158, 1753

Fritsch G, Hitzig E: Ueber die elektrische Erregbarkeit des Grosshirns. **Arch Anat Physiol Wiss Med 37**:300-332, 1870
Fritz K von: Asclepius, a review. **J Hist Med 2**:110-116, 1947
Fröhlich A: Ein Fall von Tumor der Hypophysis cerebri ohne Akromegalie. **Wien Klin Rundschau 15**:883-906, 1901
Froin G: Inflammations méningées avec réactions chromatique, fibrineuse et cytologique du liquide céphalo-rachidien. **Gaz Hop 76**:1005-1006, 1903
Frugardi R: **Practica chirurgicae.** 1170
Frugardi R: **The Surgery of the Four Masters.**
Funk C: The etiology of deficiency diseases. **J State Med 20**:341-368, 1912
Fürbringer P: Zur klinischen Bedeutung der spinalen Punction. **Berl Klin Wochenschr 32**:272-277, 1895
Fuster B, Gibbs E: Caracteres electroencefalográficos de la epilepsia psicomotoriz; foco de espiculas negativas de localización temporal anterior en el EEG obtenido durante el sueño normal o inducido con diferentes drogas. **Neurocirugia 4**:287-291, 1948
Gale T: **An excellent treatise of wounds made with gonneshot.** London: R Hall, 1563
Galen: **De Usu Partium [On the Usefullness of the Parts of the Body].** (MT May, trans). Ithaca, NY: Cornell University Press, 1968
Galen: **Oeuvres Anatomiques, Physiologiques et Médicales de Galien.** (Ch Daremberg, trans). Paris: JB Baillière, 1854, 2 Vols
Galen: **On the Opinions of Hippocrates and Plato.** (transl, Kuhn)
Gall F: **Sur les Fonctions du Cerveau et sur Celles de Chacune de ses Partes, Vol 2.** Paris: JB Baillière, 1822
Gall FJ, Spurzheim JC: **Anatomie et Physiologie du Système Nerveux en Général, et du Cerveau en Particulier.** Paris: F Schoell et al, 1810-1819, 4 Vols
Galvani L: De viribus electricitatis in motu musculari commentarius. Pars prima. **Bononien Sci Art Instit Acad 7**:363-418, 1791
Gama JP: **Traité des Plaies de Tête et de'Encéphalite, etc. 2nd ed.** Paris, 1835, 616 pp
Gamper E: Zur Klinik der Sensibilitätsstörungen bei Rindenläsionen. **Monatschr Psychiat Neurol 43**:21-36, 1918
Gardner WJ, Angel J: The mechanism of syringomyelia and its surgical correction. **Clin Neurosurg 6**: 131-140, 1959
Gardner WJ: Hydrodynamic mechanism of syringomyelia: its relationship to myelocele. **J Neurol Neurosurg y 28**:247-259, 1965
Gardner WJ: **The Dysraphic States from Syringomyelia to Anencephaly.** Amsterdam: Excerpta Medica, 1973
Garrison FH: **An Introduction to the History of Medicine, 4th ed.** Philadelphia, Pa: WB Saunders, 1929, 996 pp (Reprinted 1960)
Garrison FH: **Contributions to the History of Medicine.** New York, NY: Hafner, 1966, 989 pp
Gaubius HD: **Institutiones pathologiae medicinalis.** Edinburgh: A Donaldson et J Reid, 1772, 337 pp
Gay JA: Abcés sous la dura-mère guéri par le trépan. Rec périod. **Soc Med Paris 2**:170-172, 1797
Gélineau JBE: De la narcolepsie. **Gaz Hop (Paris) 53**:626-635, 1880
Geoffroy Saint-Hilaire I: **I. Histoire Générale et particulière des Anomalies de L'Organisation.** Paris: JB Baillière, 1832-1837, 3 Vols
Geoffroy Saint-Hilaire I: **Philosphie Anatomique. Tome II. Des Monstruosités.** Paris: Chez l'Auteur, 1822
Gerlach J von: **Mikroskopische Studien aus dem Gebiete der Menschlichen Morphologie.** Erlangen: F Enke, 1858, 72 pp
Gerlach J von: Über die struktur der grauen Substanz des menschlichen Grosshirns. **Zentralbl Med Wissensch 10**:273-275, 1872
Gersdorff H von: **Feldbüch der Wundartzny - sampt vilen Instrumenten der Chirurgey.** Strassburg: H Schotten, 1540, 210 pp
Glisson F: **Tractatus de natura substantiae energetica.** London: Brome and Hooke, 1672

Fallopius G: **Observationes anatomicae.** Venetiis: MA Ulmum, 1561
Fallopius G: **Opera omnia. Cui nunc denum accessit tomus secundus.** Francofurti: A Wecheli, 1600, 2 Vols
Falret J: De l'état mental des épileptiques. **Arch Gen Med 16:**661-679, 1860; **17:**461-491, 1861; **18:** 423-443, 1861
Fazio F: Ereditarietà della paralisi bulbare progressiva. **Riv Med 4:**327, 1892
Feindel W (ed): **Thomas Willis: The Anatomy of the Brain and Nerves. Classics of Neurology and Neurosurgery Library.** Montreal: McGill University Press, 1983, 192 pp
Fernel JF: **Medicina.** Lutetiae Parisiorun: A Wechelum, 1554
Ferrara G: **Nuova selva di cirugia divisia in tre parti.** Venice: S Combi, 1608, 565 pp
Ferrier D: Discussion of paper by Bennett AH, Godlee RS: Case of cerebral tumour. The surgical treatment. **Br Med J 1:**988-989, 1885
Ferrier D: Experimental researches in cerebral physiology and pathology. **West Riding Lunatic Asylum Med Rep 3:**30-96, 1873
Ferrier D: On the localisation of the functions of the brain. **Br Med J 2:**766-767, 1874
Ferrier D: **The Functions of the Brain.** London: Smith, Elder and Co, 1876
Ferrier D: The localisation of function in the brain. **Proc R Soc Lond 22:**229-232, 1874
Finkelnburg FC: Asymbolie und Aphasie. **Berl Klin Wochenschr 7:**449-450, 460-462, 1870
Flechsig P: **Die Leitungsbahnen im Gehirn und Rückenmark des Menschen auf Grund entwicklings geschlichlicher Untersuchungen.** Leipzig: Wilhelm Engelmann, 1876
Fleischl von Marxow E: Mittheilung betreffend die Physiologie der Hirnrinde. **Centralbl Physiol 4:** 538, 1890
Fletcher HM: A case of megaloencephaly. **Trans Pathol Soc Lond 51:**230-232, 1900
Flourens MJP: **Recherches Expérimentales sur les Propriétés et les Fonctions du Système Nerveux dans les Animaux Vertébrés.** Paris: Crevot, 1824, 332 pp
Flourens MJP: Recherches physiques sur les propriétés et les fonctions du système nerveux dans les animaux vertébrés. **Arch Gen Med 2:**321-370, 1823
Foerster O: Motorische Felder und Bahnen, in Bumke O, Foerster O (eds): **Handbuch der Neurologie.** Berlin: Springer-Verlag, 1936, Vol 6, pp 1-357
Foix C, Hillemand P: Les synchromes de la région thalamique. **Presse Med 33:**113-117, 1925
Fontana FGF: **Richerche filosofiche sopra il veleno della vipera.** Lucca: J Giusti, 1767
Fontana FGF: **Traité sur le venin de la vipère.** Florence, 1781, 2 Vols
Foster H: **Lectures on the History of Physiology During the Sixteenth, Seventeenth and Eighteenth Centuries.** Cambridge, Engl: Cambridge University Press, 1901, 310 pp
Fothergill J: in Elliott J: **A complete collection of the medical and philosophical works of John Fothergill.** London: J Walker, 1781, 661 pp
Fothergill J: Remarks on that complaint commonly known as under the name of the sick head-ach. **Med Observ Inqu 6:**103-137, 1777/1784
Fournié E: **Recherche Expérimentales sur le Fonctionnement du Cerveau.** Paris: A Delahaye, 1873, 99 pp
Frapolli F: **Animadversionen in morbum, vulgo pellagram.** Milan: J Galcatium, 1771
Frazier CH: Remarks upon the surgical aspects of operable tumors of the cerebrum. **Univ Penn Med Bull 19:**49-70, 1906
Freud S: **Zur Kenntriss Der Cerebralen Dysplegien Des Kindesalters (Im Anschluss An Die Little 'Sah Krankheit).** Leipzig: F Deutcke, 1893, 168 pp
Freud S: **Zurr Auffassung der Aphasien, eine Kritische Studie.** Vienna: Deuticke, 1891 [**On Aphasia: A Critical Study.**] (E Stengl, trans). New York, NY: International Universities Press, 1953]
Friedreich N: Ueber Ataxie mit besonderer Berüchsichtigung der hereditären Formen. **Virchows Arch Pathol Anat 68:**145-245, 1876
Friedreich N: Ueber degenerative Atrophie der spinalen Hinterstränge. **Virchows Arch Pathol Anat 26:**391-419, 433-459, 1863; **27:**1-26, 1867
Friedreich N: **Ueber Progressive Muskelatrophie, über Wahre und Falsche Muskelhypertrophie.** Berlin: Hirschwald, 1873

Duchenne de Boulogne GBA: Recherches faites à l'aide du galvanisme sur l'etat de la contractileté et de la sensibilité électro-musculaires dans les paralysies de membranes supérieures. **Compt Rend Acad Sci 29**:667-670, 1849
Duckworth WLH: **Galen on Anatomical Procedures, The Later Books.** (MC Lyons and B Towers, eds). Cambridge, Engl: Cambridge University Press, 1962, 279 pp
Duplay A: Observations de maladies des centres nerveux; recueilliés à l'hôpital de la Pitié, dans le service de M. le professuer Rostan. **Arch Gen Med (2nd ser) 6**:478-499, 1834
Dupuytren G: **Leçons Orales de Clinique Chirurgicale Faites à l'Hôtel Dieu de Paris. Recueillies par Brierre de Boismont et Marx. 2nd ed.** Paris: Germer-Baillière, 1839
Durant W: **The Story of Civilization. Part 1. Our Oriental Heritage.** 1954, Vol 1, p 532
Durant W: **The Story of Civilization. The Life of Greece.** 1939, Vol 2, pp 95-96
Durante F: Estepazione di un tumore endocranico (forma morbosa prima e dopo l'operazione). **Boll Accad Mem Roma 11**:247-252, 1885
Durante F: **Trattato di patologia e terapie chirurgica generale e speciale.** Rome: Societa ed Dante Alighieri, 1898-1899, 3 Vols
Dutrochet RJH: **Recherches Anatomiques et Physiologiques sur la Structure Intime des Animaux et der Végétaux, et sur leur Motilaté.** Paris: JB Baillière, 1824, 233 pp
Duval M: Technique de l'emploi du collodion humide pour la pratique des coupes microscopiques. **J Anat Physiol 15**:185-188, 1879
Dyke CG, Davidoff LM, Masson CB: Cerebral hemiatrophy with homolateral hypertrophy of the skull and sinuses. **Surg Gynecol Obstet 57**:588-600, 1933
Ebbell B: Die Ält-Agyptische Chirurgie, die Chirurgischen Abschnitte der Papyrus E. Smith und Papyrus Ebers. **Skr Norske Viden Akad Oslo II Hist-Filos Kl 2**:1-92, 1939
Ecker A: **On the Convolutions of the Human Brain.** (JC Galton, trans). London: Smith & Elder, 1873
Ehrenberg CG: Nothwendigkeit einer feineren mechanischen Zerlegung des Gehirns und der Nerven vor der chemischen dargestellt aus Beobachtungen von CG Ehrenberg. **Ann Phys Chem 28**:449-473, 1833
Ehrlich P: Ueber die Methylenblaureaction der lebenden Nervensubstanz. **Dtsch Med Wochenschr 12**:49-52, 1886
Eijkman C: Polyneuritis bij hoenders. **Geneesk T Nederl Indie 36**:214, 1896
Elgood C: A medical history of Persia and the eastern caliphate from the earliest times until the year 1932. **J Hist Med 7**:194-197, 1952
Elliott TR: On the action of adrenalin. **J Physiol 31**:xx-xxi, 1904
Erasistratus, in: **Medicorum Graecorum Opera Quae Exstant.** (DCG Kühn, ed). Leipzig: C Cnoblochius, 1823, 26 Vols
Erb WH: Handbuch der Krankheiten spinalen Symptomencomplex. **Berl Klin Wochenschr 12**: 357-359, 1875
Erb WH: Ueber Schnenreflexe bei Gesunden und ber Rückenmarkskranken. **Arch Psychiatr Nervenkr 6**:792-802, 1875
Esch P: Ueber Kernikterus der Neugeborenen. **Zentralbl Gynek Leipz 32**:969-976, 1908
Estienne C: **De dissection partium corporis humani.** Paris, 1545
Estienne C: **La dissection des parties du corps humain divisée en trois livres.** Paris: Simon de Collines, 1546
Eulenburg M: Ueber progressive Muskelatrophie. **Dtsch Klin 6**:129-131, 1856
Eustachius B: **Tabulae anatomicae.** (JM Lancisius, trans). Amsterdam: R and G Wetstenios, 1722, 115 pp
Evans AC: **Studies on Brucella (Alkaligenes) Melitensis.** Washington, DC: Government Printing Office, 1925
Exsner S: **Untersuchungen über die Localisation der Functionen in der Grosshirnrinde des Menschen.** Wien: Wilhelm Braumüller, 1881
Fabricius Hildanus: **Observationum et curationum medico-chirurgicarum. Opera quae extant omnia.** Frankfurt: J Beyeri, 1646
Faivre E: Observations sur les granulations méninpgiennes ou glandes de Pacchioni. **Ann Sci Natl (Zool) (3rd ser) 20**:321-333, 1853

Davidoff LM, Dyke CG: Agenesis of corpus callosum. Its diagnosis by encephalography. Report of three cases. **Am J Roentgenol 32**:1-10, 1934

Dax M: Lésions de la moitié gauche de l'encéphale coincidant avec l'oublie des signes de la pensée (lu a Montpellier en 1836). **Gaz Hebd Med Chir 2**:259-262, 1865

Daza Chacón D: **Prâctica y teórica de Cirurgia en romance y en Latin.** Valencia, 1673 (Valladolid, 1584-1595)

de Argumosa D: **Resumen de Cirugia.** Madrid, 1856

de Cyon E, Ludwig CFW: Die Reflexe eines der Sensiblen Nerven des Herzens auf die motorischen der Blutgefässe. **Arb Physiol Anat Leipzig 1**:128-149, 1867

de Martel T: La technique opératoire en chirurgie nerveuse. **Gaz Hop (Paris) 86**:2045-2048, 1913

de Panizza B: Osservazioni sul nuevo ottico. **Giornale I 1st Lomb Sci 7**:237-252, 1855

de Roda y Bayas J: **Cirugia Rational; Breve, Sagua y Curacion de las Herida de Cabeza.** Zaragoza: P Carreras, 1923

de Sauvages: **Nosologia methodica.** Amsterdam: Sumptibus Fratrum de Tournes, 1763

Dejerine J: **Anatomie des Centres Nerveux.** Paris: J Rueff et Cie, 1890-1891, 2 Vols

Dejerine J: Contribution à l'étude anatomo-pathologie et clinique des différentes variétiés de cécité verbale. **Compt Rend Soc Biol (Paris) 44**:61-90, 1892

Dejerine J: Sur un cas de cécité verbale avec agraphie, suivi d'autopsie. **Compt Rend Soc Biol (Paris) 43**:197-201, 1891

Dejerine JJ, Roussy G: Le syndrome thalamique. **Rev Neurol 12**:521-532, 1906

Dejerine JJ, Sottas J: Sur la névrite interstitielle hypertrophique et progressive de l'enfance. Affection souvent familiale et à début infantile, caractérisée par une atrophie musculaire des extremités avec troubles marqués de la sensibilité et ataxie des mouvements et relevant d'une névrite interstitielle hypertrophique à marche ascendante avec lésions médullaires associées. **Compt Rend Soc Biol (9th ser) 45**:63-96, 1893

Delpech JM: **De l'Orthomorphie.** Paris: Gabon, 1828, 2 Vols

Delstanche: Notes relatives à un cas d'abcès intradural consécutif à une otite moyenne purulente droite. **Bull Soc Belge Otol Lar Rhin 3**:38-40, 1898

Demy G, Camus P: Sur une forme d'hypochondrie aberrante due à la perte de la conscience du corps. **Rev Neurol 13**:461-467, 1905

Dercum FX, Keen WW, Spiller WG: Endothelioma of the Gasserian ganglion; two successive resections of the ganglion; first by the extradural (Hartley-Krause) operation and second by an intradural operation. **JAMA 34**:1026-1033, 1900

Descartes R: **De homine figuris et latinitate donatus a Florentio Schuyl.** Lugduni Batavorum: F Moyardum & P Leffen, 1662

Detmold W: Abscess in the substance of the brain; the lateral ventricles opened by an operation. **Am J Med Sci (new ser) 19**:86-95, 1850

Dingwall SJ: **Artificial Cranial Deformation; A Contribution to the Study of Ethnic Mutilations.** London: John Bale Sons, & Danielsson, 1931, 313 pp

Dionis P: **Cours de'operations de chirurgie....** Paris: L d'Houry, 1707

Dott NM: Intracranial aneurysms: cerebral arterioradiograpy: surgical treatment. **Edinburgh Med J (new ser) 40**:219-234, 1933

Dreschfeld J: On some of the rarer forms of muscular atrophies. **Brain 9**:178-195, 1886

Duane A: Congenital deficiency of abduction associated with impairment of adduction, retraction movements, contractions of the palpebral fissure and oblique movements of the eye. **Arch Ophthalmol 34**:133-159, 1905

DuBois-Reymond E: **Untersuchungen über Thiersche Elektricität.** Berlin: GE Reimer, 1848-1884, 2 Vols

Duchenne de Boulogne GBA: **De l'Electrisation Localisée, et de son Application à la Pathologie à la Pathologie et à la Thérapeutique.** Paris: JB Baillière, 1855 (2nd ed, 1861; 3rd ed, 1872)

Duchenne de Boulogne GBA: Etude comparée des lésions dans l'atrophie musculaire graisseuse progressive et dans la paralysie générale. **Un Med 7**:215-255, 1853

Duchenne de Boulogne GBA: Paralysie musculaire progressive de la langue, du voile du palais et des lèvres. **Arch Gen Med (5th ser) 16**:283-296, 431-445, 1860

Constantinus Africanus: **Pantegni [The Total Art].**
Constantinus Africanus: **Regimen Sanitatis or Flos Medicine.**
Cooper A: **Lectures on the Principles and Practice of Surgery.** London: H Renshaw, 1839, 683 pp
Cooper A: Some experiments and observations on tying the carotid and vertebral arteries, and the pneumo-gastric, phrenic and sympathetic nerves. **Guys Hosp Rep 1:**457-475, 1836
Cords R: Einseitige Kleinheit der Papille. **Klin Monatlbl Augenheilk 71:**414, 1923
Corner GW: Anatomical texts of the Eastern Middle Ages. A study of the transmission of culture, with a revised Latin text of "Anatomia Cophonis" and translation of four texts. **Ann Med Hist 10:**1928
Corning JL: Spinal anesthesia and local medication of the cord. **NY Med J 42:**483-485, 1885
Cotugno DFA: **De ischiade nervosa commentarius.** Naples: Simoni, 1764
Critchley M: **The Divine Banquet of the Brain and Other Essays.** New York, NY: Raven Press, 1979, 267 pp
Croce GA della: **Chirurgiae . . . libra septem. . . .** Venetiis: Jordanum Zile Hum, 1573
Cruce JA: **Chirurgiae libri septum.** Venice: J Zilettus, 1573, 311 pp
Cruveilhier J: **Anatomie Pathologique du Corps Humain; ou, Descriptions, avec Figures Lithographées et Coloriées; des Diverses Altérations Morbides dont le Corps Humain est Susceptible.** Paris: JB Baillière & Fils, 1829-1842
Cruveilhier J: Sur la paralysie musculaire, progressive, atrophique. **Bull Acad Med 18:**490-502, 546-583, 1852-1853
Cserna S: Arteritis obliterans mit analogen Vëranderungen in den venen. **Arch Intern Med 12:** 213-226, 1926
Cumings JN: The copper and iron content in brain and liver in the normal and hepato-lenticular degeneration. **Brain 71:**410-415, 1948
Cushing H, Eisenhardt L: **Meningiomas. Their Classification, Regional Behaviour, Life History, and Surgical End Results.** Springfield, Ill: Charles C Thomas, 1938
Cushing H: A note upon the faradic stimulation of the postcentral gyrus in conscious patients. **Brain 32:**44-53, 1909
Cushing H: Surgery of the head, in Keen WW (ed): **Surgery: Its Principles and Practice.** Philadelphia, Pa: WB Saunders, 1908, pp 17-276
Cushing H: Technical methods of performing certain cranial operations. **Surg Gynecol Obstet 6:** 227-246, 1922
Cushing H: The basophil adenomas of the pituitary body and their clinical manifestations (pituitary basophilism). **Johns Hopkins Hosp Bull 50:**137-195, 1932
Cushing H: The hypophysis cerebri. Clinical aspects of hyperpituitarism and of hypopituitarism. **JAMA 53:**249-255, 1909
Cushing H: The meningiomas (dural endotheliomas): their source, and favoured seats of origin. **Brain 45:**282-316, 1922
Czermak JN: Ueber mechanische Vagus-Reizung beim Menshen. **Jena Z Med Naturw 2:**384-386, 1865-1866
Czerny V: **Beiträge zur Operativen Chirurgie.** Stuttgart: F Enke, 1878, 392 pp
Dale HH: The action of certain esters and ethers of choline, and their relaton to muscarine. **J Pharmacol 6:**147-190, 1914
Dalechampius J: **Chirurgie françoise. Ensemblé de quelques traictez des opérations de chirurgie facilitées et éclaircies par Jean Girault.** Paris: O de Varennes, 1610, 664 pp
Dandy W: An operative treatment for certain cases of meningocele (or encephalocele) into the orbit. **Arch Ophthalmol 2:**123-132, 1929
Dandy WE, Blackfan KD: An experimental and clinical study of internal hydrocephalus. **JAMA 61:** 2216-2217, 1913
Dandy WE, Blackfan KD: Internal hydrocephalus, an experimental, clinical and pathologic study. **Am J Dis Child 8:**406-482, 1914
Dandy WE: The treatment of carotid cavernous arteriovenous aneurysms. **Ann Surg 102:**916-926, 1935
David JP: **Dissertation sur les éffets du mouvement et du répos dans les maladies chirurgicales.** Paris: Vallat-la-Chapelle, 1779, 164 pp

Charcot JM, Bouchard A: Douleurs fulgurantes de l'ataxie sans incoordination des movements; sclérose commençante des cordons postérieurs de la moëlle épinière. **Gaz Med Paris (3rd ser) 21**:122-124, 1866
Charcot JM, Bouchard CJ: Nouvelles recherches sur la pathogenie de l'hemorrhagie cerebrale. **Arch Phys Norm Pathol 1**:725, 1868
Charcot JM, Cornil AV: Contributions à l'étude des altérations anatomiques de la goutte. **Compt Rend Soc Biol Mem (3rd ser) 5**:139-163, 1864
Charcot JM, Joffroy A: Une observation de paralysie infantile s'accompagnant d'une altération des cornes antérieures de la substance grise de la moëlle. **Compt Rend Acad Soc Biol (5th ser) 1**: 312-315, 1870
Charcot JM, Marie P: Sur une forme particulière d'atrophie musculaire progressive, souvent familiale, débutant par les pieds et les jambes et atteignant plus tard les mains. **Rev Med 6**:97-138, 1886
Charcot JM, Pitres JA: **Les Centres Moteurs Corticaux chez l'Homme.** Paris: Rueff & Cie, 1895
Charcot JM, Richer P: **Les Démoniaques dans l'Art.** Paris: A Delahaye & E Le Crosnier, 1887
Charcot JM, Richer P: **Les Difformes et les Maladies dans l'Art.** Paris: Lecrosnier and Bebé, 1889
Charcot JM, Vulpian EFA: De la paralyse agìtante. **Gaz Hebd 8**:765-767, 1861/1862
Charcot JM: Des amyotrophies spinalis chroniques. **Prog Med 2**:573-574, 1874
Charcot JM: Des différentes formes de l'aphasie de la cécité verbale. **Prog Med (Paris) 11**:441-444, 1883
Charcot JM: Deux cas d'atrophie musculaire progressive avec lesions de la substance grise. **Arch Physiol Norm Pathol 2**:744-760, 1869
Charcot JM: Histologie de la sclérose en plaques. **Gaz Hop 41**:554-555, 1868
Charcot JM: **Leçons sur les Localizations dans les Maladies du Cerveau et de la Moelle Epinière Faites à la Faculté de Médecine de Paris. Recueillies et Publiées par Bourneville et E. Brissaud.** Paris: VA Delahaye, 1876-1880, 425 pp
Charcot JM: **Leçons sur les Maladies du Système Nerveux Faites à la Salpêtrière.** Paris: A Delahaye, 3 Vols, 1872-1873
Charcot JM: **Lectures on the Diseases of the Nervous System.** (WB Hadden, trans and ed). London: New Sydenham Society, 1877, 2 Vols
Charcot JM: Sur quelques arthropathies qui paraissent dépondre d'une lésion du cerveau ou de la moëlle epiniere. **Arch Phys Norm Pathol 1**:161-178, 1868
Chassaignac E: Mémoire sur l'écoulement séreux qui s'effectue par d'oreille à la suite des fractures du rocher. **Mem Soc Chir (Paris) 1**:542-562, 1847
Chen KKK, Ling ASH: Fragments of medical history. **Ann Med Hist 8**:185-191, 1926
Cheselden W: **The anatomy of the human body, 6th ed.** London: W Bowyer, 1741, 336 pp
Chiari H: Ueber die Pathogenese der Sogennanten Syringomyelie. **Z Hielkunde 9**:307-336, 1888
Chiari H: Ueber Veränderungen des Kleinhirns infolge von Hydrocephalie des Grosshirns. **Dtsch Med Wochenschr 17**:1172-1175, 1891
Chiari H: Ueber Veränderungen des Kleinhirns, des Pons, und der Medulla Oblongata infolge von congenitaler Hydrocephalie des Grosshirns. **Denkschr K Akad Wiss Math Nature Kl 63**:71, 1895
Chipault A: **Chirurgie opératoire du système nerveux.** Paris: Rueff & Cie, 1891, 2 Vols
Chipault A: Note sur deux instruments destinés à facilites les operations crâniennes: une pince à compresses, une pince hémostatique à demeure. **Trans Neurol Chir 2**:15-16, 1897
Chopart F, Desault PJ: **Traité des maladies chirurgicales et des operations qui leu conviennent.** Paris: Villier, 1796, 2 Vols
Clarke ES, O'Malley CD: **The Human Brain and Spinal Cord.** Berkeley, Calif: University of California Press, 1968, 926 pp
Cleland J: Contribution to the study of spina bifida, encephalocele, and anencephalus. **J Anat Physiol 17**:257-291, 1883
Cleland J: Description of two tumours adherent to the deep surface of the dura mater. **Glasgow Med J 11**:148-159, 1864
Clevenger SV: **Spinal Concussion.** Philadephia, Pa: FA Davis, 1889, 359 pp
Cobb S: Haemangioma of the spinal cord associated with skin naevi of the same metamere. **Ann Surg 62**:641-649, 1915
Constantine A: **Arch Gaschichte Med 23**:293-298, 1930

Bright R: Cases and observations illustrative of diagnoses where tumors are situated at the base of the brain; etc. **Guys Hosp Rep 2**:279-310, 1837
Bright R: Fatal epilepsy, from suppuration between the dura mater and arachnoid. **Guys Hosp Rep 1**:36-40, 1836
Bright R: **Reports of Medical Cases Selected with a View of illustrating the Symptoms and Cure of Diseases by Reference to Morbid Anatomy. Diseases of the Brain and Nervous System.** London: Longman, 1831
Broadbent WH: Cerebral mechanism of speech and thought. **Med Chir Trans 55**:145-194, 1872
Broca P: Perte de la parole; ramollissement chronique et destruction partielle du lobe anterieur gauche du cerveau. **Bull Soc Anat (Paris) 2**:235-238, 1861
Broca P: Remarques sur le siège de le faculté du language articulé, suivie d'une observation d'aphémie. **Bull Soc Anat (2nd ser) 6**:330-357, 1861
Broca P: Sur la topographie cranium cérébrale. **Rev Anthrop 5**:193, 1876
Broca P: Sur les trépanations préhistoriques. **Bull Mem Soc Anthropol (Paris) (2nd ser) 25**: 542-557, 1874
Brossard J: **Etude Clinique sur une Forme Héréditaire d'Atrophie Musculaire Progressive Débutant par les Membres Inférieurs (Type Fémoral avec Griffe des Orteils).** Paris: Steinheil, 1886
Brousse A: De l'Ataxie Héréditaire. Montpellier, 1882, No 37 (Thesis)
Brown S, Schäfer EA: An investigation into the functions of the occipital and temporal lobes of the monkey's brain. **Phil Trans R Soc Lond 179B**:303-327, 1888
Brown S: On hereditary ataxy with a series of twenty-one cases. **Brain 15**:250-268, 1892
Brown-Séquard CE: De la transmission des impressions sensitives par la moëlle épinière. **Compt Rend Soc Biol (Paris) 1**:192-194, 1849
Brown-Séquard CE: Recherches expérimentales sur la production d'une affection convulsive épiletiforme, à la suite de lésions de la moëlle épinière. **Arch Gen Med (5th ser) 7**:143-149, 1856
Brudzinski J: Un signe nouveau sur les membiers inférieurs dans les méningites chez les enfants. **Arch Med Enf 12**:745, 1909
Bruno: **Cyrurgia magna.** 1252
Bruns V von: Die chirurgischen Krankheiten und Verletzungen des Gehirns und seiner Umhullung, in von Bruns V (ed): **Handbuch der Praktischen Chirurgie für Aerzte und Wundärzte.** Tübingen: H Laupp, 1854
Brunschwig H: **Dis ist das buch der cirurgia hautwirckung der wundartzney von Hyeronimo Brunschwig.** Strassburg: J Grüninger, 1497
Brunus: Chirurgia magna, in: **Collectio chirurgica.** Veneta, 1498, pp 83-102
Bubnoff N, Heidenhain R: Ueber Erregungs - und Hemmungsvorgänge innerhalb der motorischen Hirncentren. **Arch Ges Physiol 26**:137-200, 1881-1882
Budge EAW: **The Book of the Dead.** London: Kesgan, Paul, Trenol, Trubner & Co, 1898, 354 pp
Bürger L: Thrombo-angiitis obliterans; a study of the vascular lesions leading to presenile spontaneous gangrene. **Am J Med Sci 136**:567-580, 1908
Cabanis PJG: **Rapports du Physique et du Moral de l'Homme.** Paris: Masson et Cie, 1843, Vol 1, 405 pp
Cairns H: Acoustic neurinoma of right cerebello-pontine angle. Complete removal. Spontaneous recovery from post-operative facial palsy. **Proc R Soc Med 25**:35-40, 1931
Caldani LMA: **Icones Anatomices.** Venice, 1801-1813
Canappe J: **L'anatomie des os du corps humain.** Lyons, 1541
Captaine PA: **Un Grand Medicin du XVIe siecle, Jean Fernal.** Paris: Librairie le Francois, 1925
Carville C, Duret H: Sur les fonctions des hémisphères cérébraux (histoire, critique et recherches expérimentales). **Arch Physiol (2nd ser) 2**:352-491, 1875
Casal G: **Historia natural, y medica de el principado de asturias.** Madrid: M Martin, 1762
Casserius J: Tabulae anatomicae LXXIIX, in Spigelius A (ed): **Opera que extant.** Amsterdam, 1645
Caton R: The electric currents of the brain. **Br Med J 2**:278, 1875
Celsus AC: **Translations of the Eight Books on Medicine. 2nd ed.** London: Simpkin & Marshall, 1831, 263 pp (revised by GF Collier)
Charcot J: De la maladie de Ménière (vertigo ab aure loesa). **Prog Med (Paris) 2**:37-38, 49-51, 1874

Bennett AH, Godlee RJ: Case of cerebral tumour. The surgical treatment. **Trans R Med Chir Soc Lond 68**:243-275, 1885 (Reproduced by Wilkins RH (ed): **Neurosurgical Classics.** Park Ridge, Ill: American Association of Neurological Surgeons, 1992, pp 361-371)

Bennett AH, Godlee RJ: Excision of a tumor from the brain. **Lancet 2**:1090-1091, 1884

Berengario da Carpi J: **Commentaria cum amplissimis additionibus super anatomia Mundini una cum textu ejusdem in pristinum et verum nitorem redacto.** Bologna: H de Benedictis, 1521, 528 pp

Berger H: Ueber das Elektrenkephalogramm des Menschen. I. Mitteilung. **Arch Psychiat Nervenkr 87**:527-570, 1929

Bergmann E von: **Die Chirurgische Behandlung von Hirnkrankheiten. Zweite, Vermehrte und Umgearbeitete Auflage.** Berlin: A Hirschwald, 1888, 189 pp

Bergmann E von: Zur Sublimatfrage. **Therapmh 1**:41-44, 1887

Bheshagratna KK: **The Sushruta Samhita.** 1963

Bianchi GB: **Storia Del Mostra Di Due Corpi.** Turin, 1748, 139 pp

Bianchi L: La funzione dei lobi prefontale. **Arch Ital Biol 22**:102-105, 1894

Bible: **Genesis 17:3**

Bible: **Leviticus 13:3**

Bible: **Mark 9:17**

Bickers DS, Adams RD: Hereditary stenosis of the aqueduct of Sylvius as a cause of congenital hydrocephalus. **Brain 72**:246-262, 1949

Blocq L, Marinesco G: Sur un cas de tremblement Parkinsonien hémiplégie symptomatique d'une tumeur de pédoncle cérébal. **Compt Rend Soc Biol (9th ser) 2**:105-111, 1893 (or 45:105, 1893)

Blum F: Der Formaldehyd als Härtungsmittel. **Z Wissensch Mikrosc 10**:314-315, 1893

Boerhaave H: **Praelectiones academicae de morbis nervorum.** Lugduni Batavorum: apud Petrum, 1761

Bolk L: **Das Cerebellum der Säugethiere.** Harlen: Bohn, 1906

Bonetus T: **Sepulchretum.** 1679, 3 Vols

Bonhoeffer K: Klinisch-anatomische Beiträge zur Pathologie des Sehhügels und der Regio subthalamica: ein Sehhügelherd. **Monatschr Psychiat Neurol 67**:253-271, 1928

Bonnier P: Le question de l'orientation lointaine. **Rev Scient Paris 2**:837-839, 1904

Bontius J: **De medicina indorum.** Lugduni Batavorum: F Hackiun, 1642

Bordet JJBV, Gengou O: Le Microbe da la coqueluche. **Ann Inst Pasteur 20**:131-141, 1906; **21**: 720-726, 1907

Bouillaud JB: Exposition de nouveaux faits à l'appui de l'opinion qui localise dans les lobules antérieurs du cerveau dont cette opinion à été sujet. **Bull Acad Med 4**:282-328, 333-349, 353-369, 1839/1840

Bouillaud JB: Recherches cliniques propres à démontrer que la perte de la parole correspond à la lésion de lobules antérieurs du cerveau et à confirmer l'opinion de M. Gall sur le siège de l'organe du langage articulé. **Arch Gen Med 7**:25-45, 1825

Bouillaud JB: Recherches expérimentales sur les fonctions du cerveau (lobes cérébraux) en général, et sur celles de sa portion antérieure en particulier. **J Physiol Exp Pathol 10**:36-98, 1830

Bouillaud JB: **Traité Clinique et Physiologique de l'Encèphalite ou Inflammation du Cerveau.** Paris: JB Baillière, 1825

Bourneville S, Noir J: Hydrocéphalie. **Prog Med (Paris) 12**:17-23, 1900

Boyle R: **Experimenta et observationes physicae.** London: J Taylor, 1691, 32 pp

Bramann von: Ueber Exstirpation von Hirntumoren. **Arch Klin Chir 45**:365-400, 1893

Bramwell B: **Intracranial Tumours.** Edinburgh: YJ Pentland, 1888, 270 pp

Bramwell B: **The Diseases of the Spinal Cord.** Edinburgh: Maclachlan and Stewart, 1882, 300 pp (2nd ed, 1884)

Breasted JH: **The Edwin Smith Surgical Papyrus Published in Facsimile and Hieroglyphic Transliteration with Translation and Commentary in Two Volumes.** Chicago, Ill: University of Chicago Press, 1930

Bretonneau P: **Des Inflammatións Spéciales du Tissu Muqueux et en Particulier de la Diphthérite, ou Inflammation Pelliculaire.** Paris: Crevot, 1826

Brewitt-Taylor CH: **San Kuo, or Romance of the Three Kingdoms.** Shanghai: Kelly & Walsh, 1925, 2 Vols

Auché M: Des névrites péripheriques chez les cancéreux. **Rev Med (Paris) 10:**785-807, 1890
Aurelianus C: **On Acute Diseases and on Chronic Diseases.** (IE Drabkin, trans). Chicago, Ill: University of Chicago Press, 1950, 1019 pp
Avenzoar: **Alterser.** Venice: Teisar, 1490
Averroës: **Colliget [Book on universals].** Lugduni: J Guinta, 1531
Avicenna: **Libri in re medica omnes qui hactenus ad nos pervenere.** Venice: V Valgrisium, 1564, 2 Vols
Avicenna: **The Canon of Medicine.** (OC Gruner, trans). London: Luzac & Co, 1930
Axtell WH: Acute angulation and flexure of the sigmoid. A causative factor in epilepsy. Preliminary report of 31 cases. **Am J Surg 24:**385-387, 1910
Babinski J: Tumeur du corps pituitaire sans acromégalie et avec arrêt de dévelopement des organes génitaux. **Rev Neurol 8:**531-533, 1900
Babinski JFF: Sur le réflexe cutané plantaire dans certaines affections organiques du système nerveux central. **Compt Rend Soc Biol (9th ser) 3:**207-208, 1896
Babinski JFF: Sur le rôle du cervelet dans les actes volitionnels nécessitant une succession rapide de mouvements (diadococinésie). **Rev Neurol 10:**1013-1015, 1902
Babinski JFF: De l'abduction des orteils (signe de l'éventuil). **Rev Neurol 11:**1205-1206, 1903
Badal J: Contribution à l'étude des cécites psychiques. Alexie, agraphie, hémianopsie inférieure, trouble du sens d'l'espace. **Arch Ophtalmol (Paris) 140:**97-117, 1888
Baillie M: **The morbid anatomy of some of the most important parts of the human body.** London: J Johnson & G Nicol, 1793
Ballala of Benares: **The Narrative of Bhoja (Bhojaprabandha).** (LH Gray, trans). New Haven, Conn: American Oriental Society, 1950, 107 pp
Ballance CA: **The Dawn and Epic of Neurology and Surgery.** Glasgow: Jackson and Wylie, 1930
Bang BLF: Die Aetiologie des seuchenhaften ("infectiösen") Verwerfens. **Z Thiermed 1:**241-278, 1897
Bar-sela A, Hoff HE: Asaf on anatomy and physiology. **J Hist Med Allied Sci 20:**358-389, 1965
Bard S: **An enquiry into the nature, cause and cure of the angina suffocativa, or sore throat distemper, as it is commonly called by the inhabitants of this city and colony.** New York, NY: S Inslee & A Car, 1771
Barker AE: Notes on a case of cerebral suppuration due to otitis media diagnosed and successfully treated by trephining and drainage. **Br Med J 1:**777-781, 1888
Bartholin C: **Institutiones anatomicae.** Leiden: Hack, 1641, 496 pp
Bartholow R: Aneurisms of the arteries at the base of the brain: their symptomatology, diagnosis and treatment. **Am J Med Sci 64:**373-386, 1872
Bartholow R: Experimental investigations into the functions of the human brain. **Am J Med Sci 67:**305-313, 1874
Bartholow R: Experiments on the function of the human brain. **Br Med J 1:**727, 1874 (Letter)
Bastian HC: On the symptomatology of total transverse lesions of the spinal cord with special reference to the condition of the various reflexes. **Med Chir Trans 73:**151-217, 1890
Batten FE: Ataxia in childhood. **Brain 28:**484-505, 1905
Bechterev VM von: Acutely developing disturbances of movement in alcoholics with features of cerebellar ataxia. **Obozr Psikhiat 5:**1-4, 1900
Beck A: Die Bestimmung der Localisation der Gehirn- und Rückenmarksfunctionen vermittelst der elektrischen Erscheinungen. **Centralbl Physiol 4:**473-476, 1890
Behring AE von: Die Behandlung der Diptherie mit Dipththerie Heilserum. **Dtsch Med Wochenschr 19:**543-547, 1893; **20:**645-646, 1894
Bell B: **A system of surgery.** Edinburgh: C Elliott, 1782-1787, 7 Vols
Bell C: **Idea of a New Anatomy of the Brain Submitted for the Observations of his Friends.** London: Strahan and Preston, 1811, 36 pp
Bell C: On the nerves: giving an account of some experiences on the structure and functions, which lead to a new arrangement of the system. **Phil Trans 111:**398-424, 1821
Bell C: **The Nervous System of the Human Body.** London: Longman et al, 1830, 238 pp
Benda C: Beiträge zur normalen und pathologischen Histologie der menschlichen Hypophysis Cerebri. **Berl Klin Wochenschr 37:**1205-1210, 1900
Benivieni A: **De abditis nonnulus ac mirandis morborum et sanationum causis.** Florence: F Giuntae, 1507

References

Abercrombie J: **Pathological and Practical Researches on Diseases of the Brain and Spinal Cord.** Edinburgh: Waugh and Innes, 1828 (3rd ed, 1834)

Abernethy J: **Surgical Observations on Injuries of the Head and on Miscellaneous Subjects.** Philadelphia: T Dobson, 1811

Acrel O: **Case Report in Chirurgiska Händelser, Anmärkte och Samlade uti Kongl. Lazarettet och Annorstädes, med Ansenliga Tilökningar och Bifogade Afritningar.** Stockholm, 1768

Adamkiewicz A: Die Blutgefässe des menschlichen Rückenmarkes. 1. Die Gefässe der Rückenmarkssubstanz. **Sitzungsber Akad Wiss Wien Math Naturwiss Kl 84:**469-502, 1881

Adamkiewicz A: Die Blutgefässe des menschlichen Rückenmarkes. 2. Die Gefässe der Rückenmarksoberfläche. **Sitzungsber Akad Wiss Wien Math Naturwiss Kl 85:**101-130, 1882

Adams F: **The Genuine Works of Hippocrates.** Baltimore, Md: Williams & Wilkins, 1939, 384 pp, 2 Vols (London: Printed for the Sydenham Society, 1849)

Adams J: A case of aneurism of internal carotid in the cavernous sinus, causing paralysis of the third, fourth, fifth and sixth nerves. **Lancet 2:**768, 1869

Adelmann H: The problem of cyclopia. **Q Rev Biol 11:**161-182, 1936

Adie WJ: Idiopathic narcolepsy: a disease *sui generis;* with remarks on the mechanism of sleep. **Brain 49:**257, 1926

Aëtius of Amida: Tetrabiblione, quoted by Major RH: **A History of Medicine.** Springfield, Ill: Charles C Thomas, 1954, Vol 1, pp 211-212

Albucasis: **Albucasis de chirurgia.** (J Channing, ed). Oxford: Clarendon Press, 1778, 2 Vols

Alcazar A: **De vulneribus capitis.** Salamanca, 1575

Alcmaeon of Crotona: quoted by Garrison FH: **History of Medicine. 9th ed.** Philadelphia, Pa: WB Saunders, 1928, pp 89-90

Aldini J: **Essai Théoretique et Expérimental sur le Galvanisme.** Paris: Fournier, 1804, 398 pp

Alexander of Tralles: **Practica.** (T Puschmann, trans). Vienna: Braumuller, 1878-1879, 2 Vols (1504, orig)

Alexander W: **The Treatment of Epilepsy.** Edinburgh: YJ Pentland, 1889, 220 pp

Altunov NV: **Encephalometric Investigations of the Brain Relative to Sex, Age and Skull Indices.** Moscow, 1891

Anderson J: On sensory epilepsy. A case of basal cerebral tumours affecting the left temporo-sphenoidal lobe, and giving rise to a paroxysmal taste-sensation and dreamy state. **Brain 9:**385-395, 1886/1887

Andral G: **Essai d'Hématologie Pathologie.** Paris: Fortin, Masson & Cie, 1843

Andral G: **Précis d'Anatomie Pathologique.** Bruxelles: Wahlen et Cie, 1837

Aran FA: Recherches sur une maladie non encore décrite du système musculaire (atrophie musculaire progressive). **Arch Gen Med (4th ser) 24:**4-35, 172-214, 1850

Aran FA: Revue clinique des hopitaux et hospices. **Un Med 2:**553-554, 557-558, 1848

Arceo F: **De recta curandorum vulnerum retione, et aliis eus artis praeceptis, libri ii.** Amberes, 1574

Aretaeus: **The Extant Works of Aretaeus, the Cappadocian.** (F Adams, ed and trans). London: Sydenham Society, 1856, 510 pp

Argyll Robertson D: On an interesting series of eye symptoms in a case of spinal disease, with remarks on the action of belladonna on the iris. **Edinburgh Med J 14:**696-708, 1869

Aristotle: **Aristotle's Psychology: A Treatise on the Principles of Life.** (WA Hammond, trans). London: S Sonnenschein & Co, 1902, 339 pp

Arnold DJ: Weitëre Beiträge zur Akromegaliefrage. **Virchows Arch Pathol Anat Physiol 135:**1-78, 1894

Arnold J: Myelocyste; Transposition von Gewebskeimen und Sympodie. **Beitr Pathol Anat Pathol 16:**1-28, 1894

Asclepiades of Prussia: quoted by Major RH: **A History of Medicine.** Springfield, Ill: Charles C Thomas, 1954, Vol 1, pp 164-166

Asklepios: quoted by Major RH: **A History of Medicine.** Springfield, Ill: Charles C Thomas, 1954, Vol 1, pp 102-105

APPENDIX A
神経科学発達史の中の芸術

　太古の昔から、医療者の訓練と実地の中で芸術は重要な役割を担ってきた。原始社会においては医療者の唄と踊りは薬草と同程度に大切だった。中世になり知識が増してきても、絵画と音楽は医師によってさらに頻繁に使われた。死体解剖が合法化されると、脳の形態異常は芸術的な絵画に描かれた。もったいぶった態度でフラスコ内の尿を調べている医者の姿は一七世紀の劇場や芸術作品の中でしばしば笑いのタネにされている。また、悪魔を追い払う原始人の太鼓の音であれ、乱れた神経を和らげるための美しい和音であれ、音楽は大昔から苦しみを和らげるために効果的に使われてきた。最近では音楽療法の理論的根拠が研究されてきている。

　ギリシア文明の開花期の頃は、教育とは人間一般に関する幅広い知識——（学芸の）基本原理、弁証法（論理学）、修辞学（雄弁術）——と同時に、実用的技術——幾何学、算術、天文学——も教えることを意味していた。これらの知識の上に法律家や医師や特に宗教家といった専門職が成り立っていた。

したがって、こうした科目は専門科目の補助ではなくて、その基本的要素であると考えられていた。こうした基礎的な教育を経たのちに、医師の卵たちはしばしば著名な医学の中心地にて、一人か複数の医師の下で不特定の期間修行した。ガレノスのことを思い出してみよう。彼は基礎教育を終えたのち、アレクサンドリアに赴き、そこで五年の間講義を聞いたが、患者を診てはいなかった。それでも彼は熟練した外科医としてペルガモンに帰り、それから一年も経たないうちに闘技場づきの医師に任命された。

古代医療芸術

第一一～一二王朝の頃のエジプト人は書き物の中に身体のスケッチや絵を入れている。にもかかわらず、死者の体を保存するため鼻孔から脳を掻き出して頭蓋骨の中に防腐剤を詰め込む儀式についてはなぜかしら図像を残していない。様々な理由で（社会的習慣から、医療上あるいは部族の名誉のために）頭蓋骨に孔を開けた他の地域の人たちも、彼らの技術の証《あかし》となるような絵画はもちろん、開頭の方法や理由を示す書き物すら残さなかった。頭蓋骨の手術を表現している最も古い作品は、おそらくアメリカ先住民族モヒカン族が残した鑿で孔を開けている西暦六〇〇年頃の土偶（huaco）であろう。新大陸で見つかった別の人物像はあたかも怪物のようだが、無脳症を示したものだろう。

古代のギリシア人やローマ人たちは頭部の構造や切断図を描いてはいるが、手術の方法については何も絵がない。最初の千年期の後半においては、頭部の解剖に不慣れであった外科医たちは、古代ギリシアの医師ですら巧みに行っていた開頭術を避けていた（Jones WHS: Ancient Roman folk medicine. 1957）。アラブの医書には数葉の挿し絵が見られる。解剖がタブーだったため、神経系に関する知識はギリシアやローマの文書を訳した拙劣な訳文の中から拾い集めた。中世の医学書は手書きだったので大雑把なスケッチや細密画がほんのわずかあるだけで、神経系に関するものはない。頭の中の様子を殴り書いたヨーロッパにおける最古のスケッチや絵は、たぶん一三世紀イタリアのサレルノ学派のものであろう。やや下ると、板に人体図を描いてその上に、病巣や外傷やその他の異常を重ね書きしたものが現われる。こうした「疾患人体図」は一五世紀になると多くなる。頭の絵の中に脳の機能を指し示す円や四角の「区画」を描き、その中や隣接する個所に説明が記されている。たとえば、特殊および一般感覚を統合する共通感覚（sensus communis）は一番前の区画に、空想と想像は時には判断、思考と一緒に次の区画に、そして後ろの区画には必ず記憶が入れられた。初期のスケッチではこうした機能は頭の周りや頭の中に置かれていたが、やや時代が下ると脳や脳室の中に割り当てられた。

穿頭器や外科器具のやや粗っぽいスケッチは一四世紀のコルドバの手術書の中に最初に出てくる。アジアの文献の中には不完全で奇抜な神経系の絵がある。

ルネサンス期の神経学関連の絵画

『解剖図の歴史と書誌 *HISTORY AND BIBLIOGRAPHY OF ANATOMIC ILLUSTRATION*』（ドイツ語版初版＝一八五二年、英語版翻訳および注釈＝モーティマー・フランク）を著したルードヴィヒ・テーオドール・コウラント（Ludwig Theodor Choulant）によれば、医学絵画は記憶を助ける模式図として、個々の体部の外観を表わし、解剖学の基準を確立するために導入されたものという。一四世紀、ボローニャ大学のモンディーノによる最初の解剖学のテキストの中にはまったく挿し絵が入っていない。印刷術と木版画が導入された後でさえ、わずかながら作られていた図譜は極めて模式的だった。脳の写実的なスケッチは、想像を交えないで描かれたレオナルド・ダ・ヴィンチの作品群が草分けだとされている。イタリアは近代絵画の発祥の地であるがゆえに、フィレンツェにおいて絵師たちが「医師と薬剤師のギルド」の一派を占めて医師の解剖に立ち合っていたのは自然な成り行きであったろう。画家カスターニョ(Castagno 一三九〇〜一四五七)とヴェロッキオ(Verrocchio 一四三五〜八八)による「墓場の科学」は当時の画家たちの手により絵にされた。一方、ミケランジェロは自分で何度も解剖したが、その様子は描かなかった。最初の印刷された図譜はフリース(Fries)が一五一九年に出したものである。その中で彼は顔の表情は見事に描いたものの、頭蓋骨から脳を取り出す手順を示したスケッチにある脳の姿はお粗末だった。数年後にイタリア・ボローニャ大学のベレンガーリオ・ダ・カルピは自身の解剖結果に基づいて脳の切片を二枚描いた。これは正確さに多少の難はあるものの、それ以前の模式的で概略的な絵に取って代わるものであり、解剖図の基礎を打ち立てた。そこでは皮質と皮質下の構造が以前のように「区画」で損なわれることなく描かれており、ここにおいて旧来の人体疾患図は近代の芸術的手腕によって駆逐されたわけである。

イタリア学派の解剖学者たちはヴェサリウスの『人体の構造全六巻 *Decorporis humani fabrica libri septum*』から刺激を受けて人体の構造上の神秘を多数見出し、その中でガレノスのいくつかの誤りを正していった。彼らは図譜を使って医療の実技を解説することを一般化した。外科器具と、穿頭術すら含む外科手技のスケッチが医学論文に載るようになり、ときには末端肥大症や顔面けいれんなどの神経疾患がキャンバスに描かれ石の上に刻まれた。

その頃、ヴェサリウスはベルギーのルーバンにいて人体解剖を行っていた。彼が見事な標本を作成し、オランダの画家カルカールがそれを見て人体と神経の構造を絵にしていった。そのうちの何枚かはヴェサリウス自身が描いたものだとされている。これによりガレノスの誤りの多くが訂正された。ヴェサリウスの解剖学の表現はそれ以前のものをはるかに凌駕しており、のちの解剖学者たちの探究心を大いに刺激するものだった。

バロック時代の芸術家たちはパトロンたちの気に入るように、宮廷に飾る肖像を荘厳でしかも実物よりも立派に描いたが、見たものをあるがままにも描いていた。たとえば、スペインのベラスケスは歯をむき出して笑う白痴や体の変形した軟骨発育不全症の男、クレチン病患者などを描いている。また、ピーテル・ブリューゲル（ブリューゲル兄弟の兄。地獄図を描いた弟ヤンと混同されて「地獄のブリューゲル」とあだ名された）や、オランダのヒエロニムス・ボス（本名＝イェルーン・ファン・アーケン）は不具者や神経疾患のある人々を彼らの絵の題材とした。ルーベンスも小頭症の小人を描いている。医師を揶揄《やゆ》する絵もあった。尿瓶《しびん》は一六世紀のオランダの画家が好んで用いた題材だった。ある絵では、毛皮の帽子をかぶり派手な衣服をまとったハンサムな医師が尿瓶を点検している様を、青白い顔色をした貧血症の乙女が目をいっぱいに見開いて凝視している。別の絵では精神薄弱の若者の頭から石を取り出す偽医者が描写されている。

芸術家たちがルネサンスの高揚した精神に刺激される一方で、治療技術はなかなか進歩しなかった。臨床科学が発展するには、基礎的な科学が発展し、土台を築くことが必要だった。たとえば一七世紀までは脳の正確な解剖学的描写には注意が払われていなかった。そこで、カスパー・バルトリンは脳の外側にある大きな溝について書き記し、シルヴィウス裂と名前をつけた。一七九五年、ヨーハン・クリスティアーン・ライルはその奥に島状の脳回があることに気がついた。ルイジ・ロランドは脳回を調べて中心溝の重要性に注意を喚起し、それゆえにこの溝には彼にちなんだ名がついている（ロランド溝）。英国エジンバラのW・ターナーはさらにいくつもの脳溝を指し示し、それらはのちにフランスのルイ・ピエール・グラシオレやドイツのアレクサンダー・エッカーにより写生器の助けも借りながら正確に図示されている。

近代神経学における絵画

医師たちは臨床報告の中でなかなか絵を使おうとはしなかった。一八世紀に入ると何人かの医師たちが著書の中にスケッチを挿入しているが、多くは説明を補うために器具を描いたものだった。英国のロバート・ホイットは一七六八年に動物の運動について書いているが、やはり図解はしていない。同じ年に出ているパーシヴァル・ポットの頭部外傷のテキストは開頭に用いる手術器具のイラストを三枚用いたのみである。次の世紀、ジョン・ベル (John Bell) とチャールズ・ベルはともに自分たちの教科書に美しい図を載せている。リチャード・ブライトは卓越した風景画家であると同時に医学画家でもあったし、ドイツの解剖学者・病理学者ヤーコブ・ヘンレ（Jacob Henle）は論文に載せる絵を自分で描いただけでなく、講義の際にも説明のため黒板にチョークで芸術的な絵を描いたという。コウラントは一八五二年に図の歴史作りを始めているが、その中には興味ある神経学的図版も多く含まれている。一九世紀の後半に入ると、医学論文にはよりよい図版がより多く載せられるようになるのだが、一部の人たちは依然として図をあまり使わずに長たらしい説明に固執した。たとえば、オッペンハイムが一八九〇年代に出した脳腫瘍の二七〇頁の本の中には一四枚の図しかなくて、しかもほとんどが線画であった。しかし、二〇世紀初期のクッシングになると、手術が終わったあと手術の手順を図示するためにスケッチを数枚描くのが常だった。その出来映えの見事さたるや、専属の画家が嫉妬を感じるほどだった。

この頃になると写真術が普及して、資料の肉眼的あるいは顕微鏡的な外観を、きれいに、忠実に再現することが可能となった。ブレスラウ大学のオットフリート・フェルスターは回診の際に助手にカメラをもたせ、興味をもった症例はその場で写真撮影させていた。そのおかげで、彼の『神経学ハンドブック *Handbuch der Neurologie*』は多くの写真が載っている。ほぼ同時期に、ジョンズ・ホプキンズ病院のマックス・ブレーデル（Max Brödel）と同校の医学画家たちは解剖室と手術室に入りびたり、芸術的で詳細な手術手技の絵を描いた。その絵は詳細を極め、実際に手術に加わった助手ですら見落とした細部まで表現されていた。このようにして近代絵画は医学教育を向上させている。

演劇における神経科学

太古の昔から、医者は劇の中で丁重に、あるいは手荒に扱われてきたものである。古代ギリシアの大喜劇詩人アリストファネスは戯曲「雲 Clouds」の中で医者というものは怠け者で長い髪を蓄えた気取り屋であると書いている。古代ローマでは、医師という職業に対して人々はあまり敬意を払わなかった。のちに専門化が進んだ結果、尊敬されるようになったとケルススは書いている。しかし、ローマが衰退するにつれて医業も傾き、わずかに修道院の中だけで細々と命脈を保っていた。一方、大衆の娯楽として講談、舞踏、歌謡などが盛んになると、劇はそっぽを向かれていった。ある国々では宗教劇が演じられたが、医者は登場してこない。医師という職業に対する興味が復活するのはルネサンス以降のことである。シェークスピアは彼のおびただしい数の戯曲の中にときどき医師を登場させている。しかし外科医は稀である。また医療のことが話題に上ると、たまにだが神経系にも言及している。「ヘンリー四世」の中では太鼓っ腹の貴族フォールスタッフにこう言わせている——「この卒中と申すは、どうやら一種の昏睡病、つまりは、血の循環がとどこおって、妙にズキズキ痛むものらしゅうございますな。……なんと申しましても心痛、心労、頭の使い過ぎと申すが、原因だそうでございますな。ガレンの医書にも、ちゃんとそうあるのを読んだことがございます」（中野好夫訳『ヘンリー四世 第二部』岩波文庫の訳による）。

しかし、フランスではのちにこの職業は風刺の格好の的となった。一七世紀のモリエールは作品の五つにまで医者を登場させて、浣腸や鍼や下剤の効用を説く物知り顔の医師を揶揄している。小説家ルサージュの代表作「ジル・ブラース物語」に出てくる医師のサングラードを見てみよう——「顔色の蒼白いやせた背の高い男で、少くとも四〇年このかたパルク（命を司る地獄の三姉妹）の鋏をあずかっている。……（この）外科医は、たっぷり血をとることによって我々に助力したので、我々は二日もたたぬうちに老司教会員を衰弱の極におとしいれた」（杉捷夫訳『ジル・ブラース物語（一）』岩波文庫の訳による）。

稀には医師の中にも演劇界にあえて身を投じる者もいた。たとえばクロード・ベルナールは若いとき芝居の演出をしていたが、二～三回上演しただけで頓挫し、別な仕事についたほうがよいと忠告された。かくして医学界は卓越した生理学者を得たのであった。

現代では演劇は娯楽として大衆に親しまれ、生活の中で占める役割が大きくなって、医師の出る場面は少なくなった。英国のバーナード・ショーのような少数の劇作家が、たとえば「医師のジレンマ *The Doctor's Dilemma*」などで医療の問題を論じているが、人間生活の深刻な側面は一般に避けられるようになっている。

神経学における音楽の位置づけ

紀元前数世紀もの昔には、様々な形の音楽——医療者による太鼓や歌——が病気を追い出すために奏でられた。音階の数的原理を探求したピタゴラスは音楽が悩める心を慰めることを認めて「音楽療法」（musical medicine）を処方した。彼は腰筋炎や坐骨神経痛に対しては疼痛部の上で拍動を感じるまで笛を吹き鳴らすよう唱えている。そうすれば痛みは消えるという。古代ギリシアの哲学者テオフラストス（Theophrastus　紀元前三七二頃〜紀元前二八八頃）はアリストテレスの弟子であったが、彼は痛みを訴える患者のそばで激しく情熱的な音楽を演奏すると痛みが和らぐと書いている。後期古代ローマでは、たとえばソラノス（二世紀初め）などはこうした療法に疑問を感じていたが、アスクレピアデス（前一世紀）は心の痛みは音楽で消せると書いている。その六〇〇年後、西ローマ帝国のカエリウス・アウレリアヌス（Caelius Aurelianus）は急性・慢性疾患に関する論文の中で、昔の人は音楽が躁病を治すと考えていたが、自分はそうは思わない、というのは歌っている僧侶たちが躁状態に陥っていくのを見たからだと言っている。何世紀かのちに、アラブの医師たちは精神病院で患者の興奮を和らげるために音楽を使った。中世、全ヨーロッパを戦争と疫病が覆い尽すと音楽は宗教歌か、修道院の詠唱歌ぐらいしかなくなった。一四世紀初め、フランスのアンリ・ド・モンドビュは弟子たちに、「ヴァイオリンか一〇弦琴を使って患者たちの気持ちを引き立てよ」と忠告している。

ペストがヨーロッパを席巻《せっけん》して人口の大多数を奪う事態になると芸術は顧みられなくなった。音楽が復活し、家庭や教会から離れて上流階級が支える専門の舞台で奏でられるようになるのはルネサンスになってからである。イタリアでは、街頭で歌う世俗的な恋歌が修道院の宗教音楽に取って代わった。医師といわず教養のある人々は誰でも楽器をたしなみ、オルガンとヴァイオリンで精緻に奏でる教会音楽はこの時代、オペラとなって花開く。この芸術に対する最も注目すべき医師の貢献は、ジョヴァンニ・バティスタ・デラ・ポルタによるオペラグラスの発明であろう。オペラ、少なくともグランドオペラにおいては医者はたとえば「椿姫」でヴィオレッタの死を宣告した医師のように職業としての役割を演ずるだけで笑い物にはされていない。

中世までは音楽というものは耳で認識されると思われていた。トマス・ウィリスは音楽の才能のある人の小脳は柔らかく、才能のない人は固いと言い、音楽の中枢は小脳にあると主張した。フランツ・ヨーゼフ・ガルとヨーハン・クリスティアーン・シュプルツハイムは脳の各所に様々な機能を割り当て、音楽を認識するのは大脳皮質であるとした。ガルの説は証明はされなかったが、あとに続く研究を刺激する魅力はもっていた。また、のちの言語障害の研究の中で稀にではあるが音楽障害に言及されている。失語症の研究者として知られている英国の神経病学者ヘンリー・ヘッドは、失語症患者はメロディを口ずさめ、正しいリズムと音程で歌えるのが普通なのだが、楽譜を読んだり、楽譜を見て歌うことはできないと言っている。

音楽の神経解剖学的な基礎研究は最近になって始まった。簡単にいうと、音楽の認知は言葉と同様に大脳半球の何ヶ所かに関係している。たとえば、数字を読み上げている右利きの人の右の内頸動脈にアミタールを注入すると音程とリズムが乱れるが、意識と会話は正常である。一方、左の内頸動脈に注入すると、会話とその理解、発声、歌唱がだめになり、数分後に元に戻る。一般的に、音楽的素養が高い人ほど左半球の役割が大きくなる。一つひとつの旋律やメロディの認知は右半球でなされているが、音楽的に高度に訓練された人の場合は左右両側の半球が関係している。アメリカの精神医学者カール・プリブラム（Karl Pribram）によれば、音楽の統合は発声とその実践的な意味づけと密接に関連していて、前頭－辺縁皮質で処理されるが、その部位と解剖学的機序は自然言語のものとは別だという。しかしながら皮質下の線維連絡も関係しており、ヘッドによると視床に病巣をもつ患者では、音楽は体の左右に異なった反応を引き起こしがちであるという。ヘッドは言語障害があっても音楽能力（彼によればメロディを想起することとそれを正しい音程とリズムで口ずさむ能力）は必ずしも障害されないと考えていた。失語症患者は歌詞は出てこないものの、メロディを口笛で奏でることは可能であると書いている。

罰や脅しの代わりに音楽が、精神科や小児科領域で、ごく最近では麻酔科領域でも治療手段となってきたが、音楽が脳の活動に及ぼす影響についての基礎的な研究はほとんどなされていない。面白い研究としては、「情熱的な」または「癒し系の」音楽が脳波に及ぼす影響についてのものがある。それによれば静かな歌を聞いている人のほうが激しい歌を聞いている人より脳波のベータ波が増えるという（Brunys MA, Swertsen B: Evaluating the effect of music on electroencephalogram patterns of normal subjects. 1984）。

まとめ

人類の歴史を通じて、医療者（それがどんな種類の医療者であろうと）は人間の生活の中で重要な役割を担ってきた。絵画、演劇、音楽の発達に合わせて医師たちは、絵画を弟子たちの教材として、演劇を大衆の啓蒙のために、そして音楽を患者のゆううつ症を取り去るのに利用してきた。また、診察の際に医師の着る派手でけばけばしい衣装は、たとえなすすべがない場合であっても患者を元気づける効果はあった。一六世紀の初め頃には医師たちはあご髭をつけ、羽飾りのついた帽子をかぶり、長いガウンをまとっていた。それがのちには華やかな衣装を身にまとい、頭には大きなかつらをかぶり、手には金の頭の杖をもつようになる。まことに医師たちは市中の華《はな》だったのである！

音楽について言えば、原始人の太鼓から最近のモダンタップやロックンロールまで、音楽は人の脳を刺激しつづけてきた。こうした騒々しい音楽でも脳を治療する医師にとっての武器になりはしないかという科学的な研究が病室や脳外科の手術室で今や盛んに行われている。いつの日か、適度な癒しの音楽が脳の痛覚中枢を抑制して現在使われている鎮痛剤が不要になる日が来るであろうか？

References

Aurelianus C: **On Acute Diseases and Chronic Diseases.** (IE Drabkin, trans). Chicago, Ill: University of Chicago Press, 1950, 1019 pp

Bartholin C: **Institutiones anatomicae.** Leiden: Hack, 1641, 496 pp

Berengario da Carpi: **Commentaria cum amplissimis additionibus super anatomia Mundini una cum texta ejusdem in prietinum et verum nitorem redacto.** Bologna: H de Benedictis, 1521, 528 pp

Borchgrevink HM: Prosody and musical rhythm are controlled by the speech hemisphere, in Critchley M, Hanson (eds): **Music, Mind and Brain.** New York, NY: Plenum Press, 1982

Bruys MA, Swertsen B: Evaluating the effect of music on electroencephalogram patterns of normal subjects. **J Neurosurg Nurs 16**:96-100, 1984

Ecker A: **Die Hirnwindung des Menschen nach eigenen Untersuchungen insbesondere über die Entwicklung derselben beim Fötus.** Braunschweig Vieweg Sohn, 1869, 56 pp

Foerster O: Motorische Felder und Bahnenin, in Bumke O, Foerster O (eds): **Handbuch der Neurologie.** Berlin: Springer-Verlag, 1936, Vol 6

Fries L: **Spiegel der Arztny.** Strassburg: J Grieninge, 1519

Gall FJ, Spurzheim JC: **Anatomie et Physiologie du Système Nerveux en Général, et du Cerveau en Particulier.** Paris: F Schoell et al, 1810-1819, 4 Vols

Gratiolet LP: **Mémoires sur les Plis Cérébraux de l'Homme et des Primates.** Paris: Bertrand, 1854

Head H: **Aphasia and Kindred Disorders of Speech.** Cambridge, Engl: University Press, 1926, 549 pp

Jones WHS: Ancient Roman folk medicine. **J Med Hist 3**:525-546, 1948, **12**:459-472, 1957

Oppenheim H: **Die Geschwulste der Gehirns.** Wien: A Holder, 1896, 271 pp

Pribram K: Brain mechanisms in music. Prolegomena for a theory of the meaning of meaning, in Critchley M, Hanson (eds): **Music, Mind and Brain.** New York, NY: Plenum Press, 1982, Vol 2, pp 21-35

Reil JC: Uber den Bau des Hirns und der Nerven. **Neues J Phys Leipzig 1**:96-114, 1795

Rolando L: **Saggio Sopra la Vera Struttura del Cervello dell'Uomo e degl'Animalii, e Sopra le Funzioni del Sistema Nervoso.** Sassari: Stamperia Privilegiata, 1809, 98 pp

Turner W: **The Convolutions of the Human Cerebrum Tomographically Considered.** Edinburgh: Maclachlan & Stewart, 1806

Vesalius A: **De humani corporis fabrica. Libri septum.** Basel: Johannes Oporinus, 1543, 663 pp

Willis T: **Cerebri anatome: cui accessit nervorum descriptio et usus.** London: J Flesher, 1664, 456 pp

APPENDIX B

各時代における医療費

医療が聖職者たちの掌中にあった間は治療費はすべて自発的な喜捨と考えられた。しかし医療が聖職者と寺院から離れると、経済原則に支配される商売に姿を変えていった。知られているかぎりでは歴史上最古の法律であるバビロンのハンムラピ法典（紀元前一七世紀）の中に医業に関する規定が書かれている。それによれば、医療費は一律ではなく、貴族、一般自由人、奴隷など、その人の社会的な地位に応じて、また治療の結果によってもそれぞれ異なった基準で払われた。

古代の王は宮廷の中に一人かそれ以上の人数のお抱え医師を置いておくか、あるいは宮廷の近くに高名な医師を住まわせて王族の治療に当たらせていた。ギリシアの歴史家ヘロドトスの記述の中にペルシア帝国のダレイオス一世（在位＝紀元前五二二〜紀元前四八六）が足首をくじいたときの話が出ている。それによると、侍医のエジプト人医師には痛みを除くことができなかった。しかしながら、ようやくにしてダレイオスは、捕虜になっていたクレタ島出身のギリシア人デモケデスがこの種の怪我の治療に長けているという評判を聞きつけ、惨めな境遇にあったデモケデスを牢獄から連れてこさせた。デモケデスは足首に湿布を施し、鎮痛剤を処方した。すると痛みはたちどころに治まり、ダレイオス一世は大変に感謝してデモケデスを王宮に連れていったが、侍医として自らに仕えさせるために自由の身にすることは拒んだという。

ペルシアの医師の報酬は病気の重さと患者の社会的な地位に従い定まっていた。富裕と見なされる貴族は家畜か家財で支払いをしたものだった。ギリシアでは、患者がアスクレピオス神殿を訪れるときは一般に、何か高価なもの、たとえば金や硬貨や指輪やその他の飾り物を差し出した。詩人や哲学者や芸術家は謝礼として自分の作品を置いていくことが多かった。そうした報酬の中には金その他の金属で作った大小様々な臓器——卵巣、子宮、腸など——の鋳物も含まれており、それらの臓器は病に侵された場所を表わしている。

ギリシアの医師たちは権力者に対しても時として超然とふるまっていた。ヒッポクラテスも疫病が蔓延していたペルシアの王から呼ばれたが、王の招きを断わったと伝えられている。

ローマ皇帝コンスタンティヌス一世（在位＝三一〇頃〜三三七）の時代ののち、君主たちは宮廷に一人ないしそれ以上の人数の「主治医」（archiater）を留め置くのが常だった。市井の医療を担っていた他の一般の医師たちは開業を規制されていた。彼らは、貧民に対しては国から報酬を受け取り無料で診察したものの、一般の人たちからは治療費をとっていたらしい。

古代ローマにおいては、政治家であり文筆家でもあったカトーやプリニウスが、医者たちは患者に毒を盛っている疑いがあると痛烈に非難している。当時の医者の年収は貴族階級を顧客にもつ者たちの一五万六〇〇〇ドル相当から、個人開業医の一万ドル相当程度であったらしい。皇帝や国王の侍医が高収入であったのは、こうした人たちを治療する危険性ややりづらさを考えれば当然のことだったろう。のちのローマの高名な医師、たとえばガレノスなどは一人の患者の治療代に二〇〇〇ドル相当を請求していたようである。

ローマ帝国が衰退に向かうと、軍隊や上流階級を相手にしていたギリシアの医師は別として、医療はあまり教育もなく修練も不十分な門外漢の手に委ねられた。こうした免許のない開業医が増えてくると、規制する法律が必要になり、そこにはたとえば次のような文言が入れられた。「もし（医師が）誤って人を傷つけた場合、罰金として一〇〇スー（sous）を支払わねばならない。手術によって患者を死に至らしめたときは医師の身柄は死者の縁者に引き渡される。縁者は医師に対して気の済むまであらゆることをしてよい。もし奴隷を片輪にするか殺すかしたときは、医師はその持ち主に別の奴隷で弁償する義務がある」。

ローマ時代を過ぎると、医師はしばしば「金に飢えている」（money hungry）と見なされた。たとえば、中世イラン屈指の医者であったラージー（ラテン名＝ラゼス）に次のような逸話が伝わっている。それによると、錬金術に手を出したラージーは目を傷つけてしまい、医者にかかったところ五〇〇ディナーを請求された。すると彼は私は本当の錬金術と金を作り出す方法を見つけたと言って、それから医学の勉強を始めたという。中世英国の詩人チョーサーも「カンタベリー物語」の中で似たような金儲け医者のことを書いている。

もちろんすべての医師が金に執着していたわけではない。感謝をこめて気前よく謝礼を支払う患者もいたはずである。しかしこうした印象が生まれるにはそれなりの理由があったにちがいない。というのは西暦一二〇〇年に書かれたサレルノ学派の文書の中にこのようなくだりがあるからである。「病気が治ったのちに医師に感謝の意を表しない患者はまた悪化させてもかまわない」。その学校では学生がマスターの学位を授かる前に、貧者には無料で治療を施し、薬剤師の分け前にあずかることはしないと宣誓する習わしになっていたという。一三世紀、フランス・モンペリエのアンリ・ド・モンドビュによれば、ほとんどの王族は十分な報酬を出したが、なかには治療費を払わない者もいた。そこで彼は治療を始める前に報酬に関してはっきりと理解させておくべきだと言っている。そればかりか、要求額は医師が妥当と考える額の二倍にすべきだとも述べている。

外科は中世においては見下されていて、外科医はしばしば報酬も名誉も与えられることがなかったので、謝礼代わりの現物支給が頼りであったというのもうなずける。一六世紀、アンブロアーズ・パレの医師としての経歴はアンリ二世の軍隊の従者から始まっている。そのため地位もなければ報酬もなく、実入りといえば、樽詰めのワインや馬、装身具、そして兵士が払う小銭くらいのものだった。しかし顧客に王族が加わると、報酬は大幅に上がって三〇〇クラウンにもなり、さらに将来も約束されている。

しかしすべての医師が彼のように君主や王から厚遇されたわけではない。一七世紀、脳卒中で倒れた英国王チャールズ二世に、侍医であるエドマンド・キング卿はただちに瀉血を施した。ところが当時の王室典範によると、王室の人々に対してこのような荒療治を行う場合は、別の医師にも意見を求める決まりになっていた。王は回復したが、キング卿の違背を許し、一〇〇〇ポンドの報酬を認めるにあたっては枢密院の恩赦がなければならなかった。ちなみに一〇〇〇ポンドは支払われずじまいであったという。別の例を挙げると、一八世紀、英国のアン女王の主治医であったピーター・チェンバレンは、ここ何年もの間両陛下の治療に対する報酬をもらっていないとこぼしていた。同じ頃、フランスのルイ一四世はこの点では鷹揚《おうよう》だったようで、瘻孔の手術をした外科医とその助手に二〇万ドル相当を支払っている。

手術が成功した場合、生涯年金（たとえば年に三〇ポンド）の形で報酬が払われることもたまにあり、王族からだと相当な金額になっていた。クヴァリンはハプスブルク家出身の神聖ローマ皇帝ヨーゼフ二世の診療報酬として毎年一万ポンドの年金を受け取り、男爵にも叙せられた。ロンドンのディムスデイルはロシアの女帝エカテリーナ二世から要請を受けこの国に種痘を伝えたが、これにより、一万ポンドの報酬、諸雑費ならびに毎年五〇〇ポンドの年金が彼に対して支払われている。一七九二年にトマス・ウィリスは精神が錯乱したポルトガルの女王を治療するためリスボンに招かれている。そのとき彼は一ヶ月当たり一〇〇〇ポンドの手当と必要経費を要求し、治療に成功した場合はさらに二万ポンドが追加される約束だった。

一九世紀と二〇世紀においては、富裕な国際的有名人に対する診察料は人により大きな差があった。少数の高名な医師は高額な小切手の受け取りを拒否して、かかった時間と要した費用にふさわしい控えめな額しか求めなかった。またある医師は有名人は無料で治療した。

一四世紀、フランスの外科医ギ・ド・ショーリアクは報酬についてこう書いている。「報酬の額は医師の労力と患者の財力と病気の性質と、そして医師自身の威信とを勘案して決められるべきものである」。

医学書の言語

医師の社会的地位というものは、その人が周囲に与える印象といくらかは関連するものであり、それはめぐりめぐってその人の言語能力次第なのである。中世まではラテン語は物理学の手段であり、医師もまた恨み節を唱えながらも守護者の役目を担っていた。しかし英国では一〇六六年のノルマン人による征服以来、ラテン語は医学と大学の中では使われていたものの、社会と政治の世界はフランス語が支配した。とはいえ土着の言語が依然として家庭や道端では話されていた。その結果、医学においても英語（中世の英語であり、近代英語とは異なっている）で書いたテキストが求められるようになり、特に印刷術が普及するとそうした声が強くなった。かくして、英国ではラテン語と英語の医学の文献に違いが生じ、専門家の言葉と社会の言葉が分裂する事態になった。それはチョーサーが詩作を通して文学の言葉を創造し、科学や医学の言語とは言葉のニュアンスが画然と区別されたからである。古典主義と俗人主義への分裂は時として悲惨な結果を生んでいる。バーミンガム通りの壁に埋め込まれた銘板はトマス・ブラウンが英語で本を書いたことを咎《とが》められ火刑に処せられた事実を証言している。

ルネサンス以前の時代においては医学書は一般市民にはあまりにも高価であったため、多くの者が貧しい学者や医師や素人用に薄手の本を書いている。そうしたテキストの多くは医師でもあった聖職者たちが著者である。彼らは物質的利益には無頓着であり、自分の品行、とりわけ女性に関しては慎重だった。もちろん金に執着する者もいくらかはいた。彼らは土地の言葉でテキストを書いたが、空疎な言葉と作り話と嘘に満ちていた。

APPENDIX C

神経学の歴史に現われた症候群の用語集

症候群とは一つの病変あるいは障害を指し示す一群の症候（symptoms）あるいは徴候（signs）である。それは原因や病因が特定された疾患名とは異なる。症候群の発症原因としてはあらゆる因子が関与し得る（たとえば血管性あるいは腫瘍性など）。

●迷行性交感神経再生症候群 *Aberrant sympathetic regeneration syndrome*

一七五七年、フランスのデュフェニ（Duphénix）は耳下腺に貫通創を負った患者が摂食時に同側の頬に発汗を起こすことに気がついた。一〇〇年以上のち、英国のフレデリック・パークス・ウェーバーは、耳下腺部に外傷を負った患者は食物、特に酸っぱいものや甘いものを口にすると二〜三分以内に耳介前部と側頭部に潮紅と発汗が起こり、同時にそこに温感が生じると述べている。この場合、発汗は三叉神経の耳介側頭枝の領域に、少数例では大耳介神経の領域に起こる。正常だと耳下腺に分布している神経線維が外傷後に再生してこれらの神経に入り込み、迷走して汗腺に結合したためと考えられている。他のいくつかの交感神経性の反応が耳下腺の手術後あるいは顔面麻痺ののちに見られる。これも神経迷行の結果である。これらの神経線維の正確な走行は確立されていない。（後述「クロコダイルの涙」および「マーカス・ガン現象」参照）

●アーガイル・ロバートソン瞳孔 ***Argyll Robertson pupil***

アーガイル・ロバートソン症候群（ダグラス・アーガイル・ロバートソン　一八三七〜一九〇九）とは、瞳孔が輻輳《ふくそう》によっては収縮するが、光やアトロピン、フィゾスチグミン、メサコリンなどの薬物には反応しないことをいう。障害部位は明らかではないが、おそらく中脳であろうと考えられている。

●ベルの顔面麻痺 ***Bell's facial palsy***

一八三六年、チャールズ・ベルによって他の神経症状をまったく伴わずに起こる一側顔面の突然の麻痺が報告された。前駆症状として軽度の疲労感や耳痛、あるいは病側の顔面の痛みなどが先行するのが普通である。麻痺は子供では通常、二〜三週以内に消失するが、成人ではより長くかかるか、あるいは完全には回復しないこともある。回復はまず眼輪筋から始まり、下部の顔面筋が最後に治る。

●ベネディクト症候群 ***Benedikt's Syndrome***

オーストリアのモーリッツ・ベネディクト（一八三五〜一九二〇）が一八八九年に記載したこの古典的症候群は赤核の障害、特にその後上部分の障害により発症するものである。動眼神経はこの部を通って脚間窩に達する。常に見られる症状は、対側の舞踏病様、振戦様、アテトーゼ様あるいはバリスム様の過剰運動と、同側の第Ⅲ神経麻痺である。しかし片麻痺や片側知覚鈍麻、その他赤核周辺の構造の障害による症状も伴うことがある。（後述「クロード症候群」参照）

●**ベルトロッティ＝ガルサン症候群、片側脳底症候群 *Bertolotti-Garcin's syndrome (hemibase syndrome)***

ベルトロッティ＝ガルサン症候群は頭蓋底に沿った片側の病巣による一二脳神経すべての片側の麻痺である。しかし一〜二の脳神経が侵されずに残ることもある。脳神経の広範な侵襲にもかかわらず、脳・脊髄の実質内への進展の症状は示さない。ベルトロッティ＝ガルサン症候群は一次性あるいは二次性の頭蓋底部の腫瘍によって起こる。乳がんの転移によることが多い。

●**腕神経叢症候群 *Brachial plexus syndrome***

一七七九年、英国の産科医スメリ（Smellie）は鉗子分娩のため頭が強く圧迫されて、「両上肢が数日間麻痺していた」新生児について述べている。スメリは別な症例も報告している。逆子で生まれた子供で、やはり両上肢が麻痺していた。彼は麻痺の原因として出生時の肩関節の脱臼を考えたが、腕神経叢の損傷だった可能性がある。

上部腕神経叢の損傷についてはフランスの神経病学者デュシェンヌ・ド・ブーローニュが一八七二年にさらに詳しく述べており、ドイツのヴィルヘルム・ハインリヒ・エルプもそれより数年遅れて書いている。一八八五年にはオーギュスト・デジェリーヌ・クリュンプク（Augusta Dejerine-Klumpke）が下部腕神経叢の損傷について報告している。症状としては、ホルネル症候群、手の固有筋の筋力低下と萎縮、前腕尺側と第四、五指の知覚障害等を挙げている。腕神経叢の完全損傷では上肢は完全に麻痺し、棒のように細くなり、知覚は失われる。

●ブレーマー症候群、縫合不全状態、ブレーマーの縫合不全状態 ***Bremer's syndrome (status dysraphicus or Bremer's dysraphicus)***

脊髄空洞症の不全形であるブレーマー症候群の臨床的な特徴は、ホルネル症候群、虹彩異色、第五、六、七脳神経の麻痺である。これは橋内の空洞ないし軟化によると考えられている。空洞はより吻側に広がることもある。

●小脳橋角症候群 ***Cerebellopontine angle syndrome***

この言葉はヘンネベルクとコッホによって一九〇二年に導入された。意味するところは、テント、脳幹、岩様骨の後壁、中小脳脚、小脳、後頭骨の間にできる陥凹とそこにある脳神経による症状である。小脳橋角に生じる病変は聴神経からのものが多いが、その他に髄膜腫、稀に血管から生じるものもある。

●頸肋症候群 ***Cervical rib syndrome***

頸肋はガレノスもヴェサリウスも知っていたと言われるが、その症候群に初めて詳しく言及したのはフランスのユノー（Hunauld）で一七四四年のことだった。また、クーパーは一八一八年にこれを初めて内科的に治療しており、クート（Coote）は一八六一年に外科的治療を試みている。ブラムウェルは一九〇三年に正常な第一肋骨も腕神経叢の下部を圧迫することがあると気がつき、その七年後にマーフィー

（Murphy）がこの症候群に対して第一肋骨を切除した。産科的手技や胎児の頭による圧迫で腰仙部神経叢に類似の症候群が起こり得る。

●チテリ症候群 ***Citelli's syndrome***

グラデニーゴ＝ランノア症候群を引き起こす破裂孔の病変の症候群。

●クロード症候群 ***Claude's syndrome***

フランスのアンリ・C・J・クロード（Henri C. J. Claude　一八六九〜一九四五）が見出したもので、赤核と結合腕が侵されて生じる。同側の第三神経麻痺と対側の協働収縮不能（asynergia）、運動失調、測定異常（dysmetria）、反復拮抗運動不能（dysdiadochokinesia）を特徴とする。後大脳動脈の穿通枝の血栓症により起こる。（ベネディクト症候群を参照）

●ワニの涙 ***Crocodile tears***

顔面神経麻痺の部分的回復ののち、食事を契機にして大量の涙が溢れ出す症候群をいう。ベルの麻痺の続発症として稀に見られ、コロブスキー（Chorobski）症候群とも言われる。これは他の原因、たとえば帯状疱疹などによる顔面神経麻痺ののちにも起こることがある。再発神経の迷走によると言われている。（迷行性交感神経再生症候群を参照）

●**眼球後退症候群、シュティリング＝チュルク＝デュアン症候群 *Eye retractioon syndrome (Stilling-Türk-Duane syndrome)***

一九〇五年にアメリカのアレクサンダー・デュアンによって、眼球の内転が制限され、内転させようとすると眼球の後退が起こり、外転障害も合併する症例が報告された。これはおそらく外転筋の異常神経支配によるものであろう。

●**フォヴィルの下部橋症候群 *Foville's inferior pontine syndrome***

フランスのアシル・L・F・フォヴィル（Achille L. F. Foville　一七九九～一八七八）が記載したもの。橋の尾側の被蓋が侵された結果、第六神経線維、第六・七神経核、脊髄視床路、内側毛帯、三叉神経脊髄枝、下小脳脚らがすべて障害される。同側への共同性注視麻痺と第六・七神経の麻痺のみの軽症例もこれに含める。ときにはこれに錐体路と脊髄視床路障害を伴うこともある。

●**フックス徴候 *Fuchs' sign***

フックス徴候（エルンスト・フックス Ernst Fuchs　一八五一～一九三〇）とは第三脳神経の再生期に見られる下垂した上眼瞼の奇妙な協調運動障害を指す。

●**グラデニーゴ＝ランノア症候群 *Gradenigo-Lannois syndrome***

一九〇四年にイタリアのジュゼッペ・コンテ・グラデニーゴ（Giuseppe Gradenigo　一八五九～一九二六）は急性あるいは慢性の中耳炎で、同側の目と頭の痛みのほかに第六神経の麻痺も伴う症例について書い

ている。しかしこの症状は岩様骨先端部の腫瘍性病変によっても引き起こされる。（チテリ症候群を参照）

●**グレネー症候群、交差性感覚麻痺** ***Grenet syndrome (crossed sensory paralysis)***

この症候群を起こす病変は橋の中央三分の一のところにあり、三叉神経の感覚核、脊髄視床路、内側毛帯、三叉神経運動核、上小脳脚を破壊する。臨床症状の特徴は同側の顔面の温・痛覚の麻痺と対側の体の温・痛覚の島状の脱出である。ときには同側の咀嚼筋の麻痺や他の橋の徴候を示すこともある。

●**ホームズ＝アディ瞳孔、強直性または筋強直性瞳孔** ***Holmes-Adie pupil (tonic or myotonic pupil)***

一九〇六年にマーカスが瞳孔の異常に言及し、のちにホームズ＝アディ瞳孔（サー・ゴードン・M・ホームズ Sir Gordon M. Holmes〈アイルランド〉一八七六〜一九六五、ウィリアム・J・アディ〈英国〉一八八六〜一九三五）と名づけられた。主として二〇歳代の女性に発症するとされている。一般に一側の瞳孔が健常側よりやや大きく、調節反射は遅いが正常範囲であるのに反し、対光反射はないか、あったとしても極めて遅い。しばらく暗いところにいると患側の瞳孔がゆっくりと散大し、明るいところに戻ると弱く収縮する。また、メサコリンを点眼すると瞳孔は通常ゆっくりと収縮する。これはアセチルコリンへの過敏性を示すものである。

●**ホルネル症候群** ***Horner's syndrome***

一八六九年、スイスの眼科医ヨハン・F・ホルネル（Johann F. Horner　一八三一〜八六）は一側の縮瞳、眼瞼下垂、同側の顔面の無汗症、眼球陥凹からなる症候群を記載した。フランスのクロード・ベルナールは動物の頸部交感神経幹を実験的に切断したときに類似の症候群が引き起こされることに気がついた。

●核間性麻痺または核間性眼筋麻痺 ***Internuclear palsies or internuclear ophthalmoplegia***

この症候群には前方型と後方型があると言われる。内側縦束の異常で起こると考えられている。側方視のときには内直筋が働かないが輻輳の際には働くのが特徴である。側方視の際には、外転した眼球に解離性眼振が起こる。

●マジャンディ＝ヘルトヴィヒの斜偏倚 ***Magendie-Hertwig squint position***

フランソア・マジャンディ（一七八三〜一八五五）が記載し、リヒアルト・ヘルトヴィヒ（Richard Hertwig 一八五〇〜一九三七）が詳細を明らかにした症候群で、後頭蓋窩の外傷の結果、障害側の眼球が下方で「内方」へ、他方の眼球が上方で「外方」へ向く眼球の斜偏倚である。病巣が核上性であるため複視は起こらない。

●マルキャファーヴァ＝ビニャミ症候群 ***Marchiafava-Bignami syndrome***

一九世紀の終わり頃、地ワイン（カルドゥッチ産）を多飲するイタリア人に見られる慢性痴呆症が報告された。エットレ・マルキャファーヴァ（Ettore Marchiafava　一八四七〜一九三五）とアミーコ・ビニャミ（Amico Bignami　一八六二〜一九二九）は一九〇三年に、こうした患者の脳梁に壊死が見られると述べている。この疾患はイタリア人だけでなく他の国の人の中にも時折見られ、症状は急速に進む痴呆と、ときとして構語障害や四肢の固縮を呈することもある。脳梁の壊死のほかに大脳皮質の第三層の壊死も見られる。

●**マーカス・ガン現象、下顎瞬目** ***Marcus Gunn phenomenon (jaw-winking)***

マーカス・ガン現象（ロバート・マーカス・ガン　一八五〇〜一九〇九）は患者が食べたり噛んだり、あるいは下顎を健常な眼球のほうへ動かしたりしたときに患側の眼瞼が共同運動（開眼）を起こす現象をいう。逆マーカス・ガン現象（inverted Marcus Gunn phenomenon）もある。これは噛む運動で眼裂が狭くなる（閉眼する）現象である。普通は先天性であるが、顔面麻痺の後、再生した神経線維の迷走の結果起こることもある。

●**マリー＝フォア症候群、小脳性片麻痺** ***Marie-Foix syndrome (cerebellar hemiparesis)***

マリー＝フォア症候群（ピエール・マリー　一八五三〜一九四〇、シャルル・フォア　一八八二〜一九二七）は通常、橋外側、中小脳脚、三叉神経根と、ときにはその近隣の伝導路を含む領域の血栓症で発症する。臨床的には、同側の小脳症状を示す（たとえば、反復拮抗運動不能、測定異常、協調運動障害など）。

●**延髄症候群** ***Medulla oblongata syndrome***

初期の文献を見ると数多くの延髄症候群が報告されているのだが、その多くは病理学的な証明を欠いており、なかには多発性病変による症状もある。厳密な検証の結果、わずかに二つの症候群が確認された――すなわち外側延髄症候群と内側延髄症候群である。

注意深く検討すると、他の延髄症候群――ゲオルク・アヴェリス（George Avellis）や、バビンスキー、ジャン・ナジェオット（Jean Nageotte）、レーモン・セタン（Raymond Cestan）らによって記載されたもの――は不十分な証拠に基づくか、解釈の誤りであることがわかっている。シュミットやアントニョ・タピャ（Antonio Tapia）、ジャクソン、ジャン・アレクサンドル・バレー（Jean-Alexandre Barré）によって報告された症例はおそらく延髄の病変でなく延髄外の病変によるものである。

● 延髄外側症候群 *Lateral medullary syndrome*

この症候群はドイツのアードルフ・ヴァレンベルク（Adolf Wallenberg）が一八九五年に記載した。後下小脳動脈あるいは稀には椎骨動脈の小枝の血栓症によって引き起こされる。一般的には突然発症するめまい、悪心、嘔吐、嚥下障害、構語障害、不安定、吃逆、稀に複視、顔面麻痺、同側の知覚鈍磨などを特徴とする。症状は数日のうちに不安定、嚥下障害、構語障害、知覚障害（同側の顔面の鈍磨と対側の体の鈍磨）を残して他のものは消失する。

● 延髄内側症候群 *Medial medullary syndrome*

フランスのジョゼフ・ジュール・デジェリーヌは前脊髄動脈の吻側穿通枝の領域の梗塞による症状を記載した。舌下神経またはその核の梗塞による二次性の舌筋の麻痺、対側の片麻痺、後索性知覚障害などである。デジェリーヌはまた延髄の外側と内側の症候群が合併している第二のタイプについても述べている。さらに第三のタイプにも言及し、これは両側性のものだった。

● **中脳症候群 *Mesencephalic syndrome***

この症候群の原因は脳底動脈吻側の枝の閉塞である。関係する枝は、動眼神経核とその線維や正中部の諸核を灌流する正中部の穿通動脈、また赤核と小脳脚の外側を灌流する傍正中穿通動脈、小脳脚と後部赤核を灌流する外側回旋枝、および上小脳動脈または後大脳動脈から出る視蓋枝である。文献の中には中脳の病巣が引き起こす臨床症状が書かれているが、これらは必ずしもある血管の閉塞と想定どおりに関係しているとはかぎらない。これはたぶん多数の、そして多様な側副血管のためであろう。その他いくつかの症候群が記載されてきているが、それらは中脳の他の神経路や核を含むという証明が十分でない。一般的には、サルを使った脳破壊実験によってヒトの臨床症状の基礎が確認されてきた。

●メルカーソン症候群 *Melkersson's syndrome*

メルカーソン症候群（エルンスト・メルカーソン Ernst Melkersson　一八九八〜一九三二）は時に両側に発生する核下性顔面麻痺を特徴とする。若年者、特に少女に多く見られるものであり、数ヶ月あるいは数年を経て再発する傾向があり、また無痛性の顔面の浮腫、特に下唇の浮腫を合併することがある。その他多様な頭部の異常を伴うこともある。

●ミヤール＝ギュブレル症候群、橋腹側症候群 *Millard-Gubler syndrome (ventral pons syndrome)*

ミヤール＝ギュブレル症候群（オーギュスト・L・J・ミヤール Auguste L. J. Millard　一八三〇〜一九一五、アドルフ・M・ギュブレル Adolphe M. Gubler　一八二一〜七九）は普通は脳血栓によって起こるものである。特徴は同側の末梢性顔面麻痺と外直筋麻痺で、そのために眼球の患側への外転が障害される。出血や腫瘍でも起こることがあり、その際はしばしば橋の他の構造も含まれる。

●**ノートナーゲル症候群 *Nothnagel's syndrome***

ドイツのカルル・W・H・ノートナーゲル（一八四一〜一九〇五）が記載したこの多彩な症候群は失調性歩行（たとえば千鳥足とか横揺れ歩行）と動眼神経麻痺を特徴とする。眼振を伴うことも多い。視蓋やその周辺構造に発生し、小脳虫部や四丘体を圧迫している腫瘍によるものとされており、稀な症候群である。

●**眼球顔面麻痺、メービウス症候群 *Oculofacial palsies (Moebius syndrome)***

ドイツのパウル・J・メービウス（一八五三〜一九〇七）が一八八九年に記載したこの新生児神経核症候群は、一側または両側の動眼神経麻痺と他の脳神経、普通は顔面神経の麻痺を合併するものである。病巣の性質と部位は明らかではないのだが、たぶん胚芽期の早い段階（発生四週目以内）に起こるものと思われる。

●**眼球回転発作、眼球クリーゼ *Oculogyric crises***

眼球が上方へ、稀には側方へ、強直性、攣縮性に偏位し、三〇分以上も続く発作をいう。発作は感情の爆発をきっかけに始まり、意識消失あるいは異常頭位を伴う。

●**眼球クローヌス *Opsoclonus***

ポーランドのオルゼホフスキ（Orzechowski）によって“opsoclonus”と名づけられた眼球のミオクロニー様の動きはまた、眼球ミオクローヌス（ocular myoclonus）、稲妻様眼球運動（lightning eye movement）、失調性共同性眼球運動（ataxic conjugate movement）、衝動性眼球運動症（saccadomania）、おどる目（dancing eye）などと呼ばれてきた。この眼球運動の特徴は非律動的で不規則で「無秩序な」（chaotic）急速運動である。これは開眼時にも閉眼時にも、睡眠時にも覚醒時にも見られる。しばしば他の筋肉、たとえば広頸筋や胸鎖乳突筋、口蓋筋などのミオクローヌスを伴う。

この症状は脳炎、神経芽腫などを含む多数の神経疾患や、遠隔の悪性腫瘍などの際に見られる。眼球運動は普通は共同運動で眼瞼のまばたきを伴うが、不規則性であるところが眼球振盪とちがっている。

●口蓋振盪またはミオクローヌス *Palatal nystagmus or myoclonus*

両側の口蓋、咽頭、喉頭のリズミカルなミオクローヌスをいう。振動数は三〇回／分から二〇〇回／分である。覚醒時にも睡眠時にも見られる。橋、小脳核、または下オリーブ核の障害により引き起こされる。

●パリノー症候群 *Parinaud's syndrome*

パリノー症候群（アンリ・パリノー Henri Parinaud　一八四四～一九〇五）は上丘の病変あるいは上丘が圧迫されることによって生じる共同上方視の麻痺である。思春期早発症、共同偏視麻痺、輻輳障害、対光反射の消失を伴うときは松果体腫瘍によることが多い。

●発作性一過性精神障害 *Paroxysmal transitory psychic disorder*

普段は正常に見える人が一時的に異常状態に陥る例は多くある。たとえば、てんかん発作のある型、片頭痛のときの認知障害、一過性健忘、ナルコレプシーの際の意識障害などが挙げられる。これらに襲われると行動が一時的におかしくなるが、発作が通り過ぎれば身体的にも精神的にも、もとの正常な状態を取り戻す。

健忘は脳の一過性機能障害の最も典型的な例である。頭部に打撃を加えると（意識喪失を伴うか否かにかかわらず）打撃の前後の短い時間、記憶が損なわれるということは何世紀も前からわかっていた。たとえば、頭に鋭い一撃を受けたボクサーが見た目はまったく正常に試合を続けているのに、この間の記憶がそっくりそのまま抜け落ちていて、ときにはこのような状態が数時間も続くことがある。また、殺人のような劇的な出来事に遭遇すると、人はときとして何があったか思い出せなくなってしまう。さらには麻酔や失血、あるいはショック状態にある間、患者は意識を喪失しているように見えながら、漂っているような感じや、付き添っている医師や友人たちの会話などを鮮明に記憶していることがある。似たような夢幻状態は催眠でも起こり得る。こうした隔離され、ときには感情味を帯びた健忘発作があることは、長い間認識されてきた。アメリカのサイラス・W・ミッチェルは一人の兵士について書いている。その兵士は右腕に銃創を受け正中神経の麻痺を起こした。出血はほとんどなかったが、「彼は無関係なことばかりとりとめなく話していて、銃で撃たれたことをほとんど覚えておらず、その後の一時間の出来事も記憶していなかった」。

てんかん発作の間は記憶が失われていると一般には考えられている。しかし多くの患者は発作の始まり、あるいは前兆は思い出せるのである。

●凹足、家族性 *Pes cavus (familial)*

凹足はつま先の屈曲を伴う異常に高いアーチ状の足の甲と定義される。これには鉤足（claw foot）、凹足（cave foot）、高弓足（high arched foot）、弓状足（pes arcuatus）など様々な呼び名がある。家族性の凹足は一般にある種の家族性遺伝性神経疾患に見られるもので、たとえば、フリートライヒの失調症、腓骨部筋萎縮症、遺伝性痙性対麻痺、二分脊椎に伴う脊髄形成異常、遺伝性多発神経炎性運動失調症、あるいはそれらの不全形などが挙げられる。これは独立して起こることもあるし、リンパ水腫のような他の発達異常と合併することもある。

●幻肢症候群 *Phantom limb syndrome*

白兵戦が行われていた時代にあっては四肢を切断することなどは稀ではなかったはずである。しかしながら驚くべきことに、一五世紀になるまで幻肢という現象についてはまったく語られてこなかった。初めて幻肢に言及したのはアンブロアーズ・パレ、ルネ・デカルト、アルブレヒト・フォン・ハラーであるとされている。しかし、幻肢に関するある程度詳しい説明は、ゲニオー（Gueniot）（彼は切断肢の telescoping――短縮現象――を記載した）、サイラス・W・ミッチェル、そしてその後のフランス人たちが行った。数多くの切断術を経験したにちがいないパレでさえ、四肢を切断されたにもかかわらず時として四肢がまだあるような感じがし、時に激痛の発作を伴うと簡単に触れているだけである。

幻肢について最初に詳しく書いたのはミッチェルで一八七一年のことだった。彼は、四肢切断者のほとんどが切断された四肢の幻影あるいは幻肢を、切断直後から、あるいは三週以内に感じるようになると述べている。幻肢の感覚は切断端を叩いたり、電気で刺激したり、あるいは追加の切断が行われたりしたときに不意に現われてくる。あまりにも真実味を帯びた感覚なので、患者は手足を使おうとして初めてそれがないことに気づかされるほどである。時間の経過とともに幻肢はつけ根から短くなって、そのためあたかも肩から直接、前腕や手が出ているような奇妙な感覚にとらわれる。残った末端部分は異様な感じがして痛みも覚え、様々な言葉で表現される。ミッチェルによれば、断端は運動、温度変化、針による刺激（特にくり返される刺激）や動く幻覚に対して過敏である。幻肢は様々な肢位を取り得るが、受傷したときの肢位に似た位置を取ることが多い。また、幻肢は意思によって動かせる。そのとき痛みを伴うこともあり、伴わないこともある。小指または小趾は通常は動くが、多くの場合、疼痛を伴う引きつった状態になっている。断端は時にはけいれん状の収縮を起こす。時には有痛性のあるいは無痛性の硬直性収縮を示すこともある。再手術についてミッチェルは「けっして希望のもてるものではない」と言っている。

幻肢の記述は主として成人の戦傷者だったので、若年の切断者にはこのような現象はないと考えられていた。しかし最近の研究によって幻肢発現の基本的な機序は（脳内の）身体図（body schema）であることがわかってきた。したがって、幻肢は先天性の四肢欠損症患者や小児期の切断者にもあってもよいとされている。

●**橋症候群 *Pontine syndrome***

一七世紀まで橋は、脳の尾側部分として小脳の一部と見なされていた。知られている最初の橋の疾患は英国のキングストン（Kingston）が報告したものである。患者は一四～一五歳の靴屋で突然死した。解剖すると右内頸動脈と脳底動脈がくるみ大の動脈瘤状に拡大しており、それが橋を圧迫して軟化させていた。フイエム（Huyem）もいくつかの橋の症例を残したが、臨床症状についての詳しい記述はほとんどない。その後も散発的ながらも報告があり、なにがしかの症状が新たに追加されているのだが、脳底動脈の様々なレベルの病変に起因する症候群はマールブルクの詳細な報告書の中で詳しく言及されている。

橋の梗塞は一般に、虚血性軟化を引き起こす脳底動脈の枝の血栓症によるものである。これらの軟化は多発性であることは稀であるが、橋の中の多数の核および伝道路を細い分枝で灌流している脳底動脈系のあらゆるところで起こり得る。またそれゆえに複雑な症候を呈することになる。

橋出血はシェーヌ（Chene）が最初に記したが、それ以前にも普通に見られた疾患であるはずである。オッペンハイムは橋出血の症状を詳しく記載し、梗塞よりも広範な症状を示し命取りになる確率が高いことを示している。各種の橋症候群は記載した神経学者の名がついている。すなわち、ミヤール＝ギュブレルの腹側橋症候群、フォヴィルの橋被蓋症候群、グレネー（Grenet）の橋中部症候群、レーモン＝セタンの吻側橋症候群、マリー＝フォアの外側橋症候群、ガスペリーニ（Gasperini）の尾側被蓋症候群などである。

●進行性外眼筋麻痺 *Progressive external ophthalmoplegia*

この言葉は明らかにボーモン（Beaumont）が先に使っているが、最初の症例報告が一八五六年のアルブレヒト・フォン・グレーフェ（一八二八〜七〇）によるものであったため、彼の名がついている。ハッチンソンは一八七九年に一例の報告をしているが、剖検所見を欠いていた。フックスは一八九六年の論文でこの疾患は神経変性疾患あるいは筋ジストロフィーの範疇に入れるべきだと述べている。その後いくつかの剖検例の報告が続いたが、萎縮性なのか、それともジストロフィー性であるのかを明らかにはできなかった。この疾患は他の多くの疾患、すなわち筋強直性ジストロフィー、遺伝性眼咽頭筋ジストロフィー、バッセン＝コルンツワイヒ Bassen-Kornzweig 症候群、レフスム Refsum 症候群、家族性失調症、メービウス症候群、進行性核上性麻痺、症候性眼筋麻痺などに合併して起こることがある。

●**レーモン＝セタン症候群、上部フォヴィル症候群 *Raymond-Cestán syndrome (superior Foville's syndrome)***

この症候群にはフランスのフュルジャンス・レーモン（一八四四～一九一〇）とレーモン・セタン（一八七二～一九三四）の名がついている。橋の吻側三分の二が侵され、内側毛帯、脊髄視床路、上小脳脚、核上性動眼神経路が破壊される。臨床的には、同側の片側性協調不能、対側の片麻痺と片側感覚麻痺、病巣側への共同注視麻痺が見られる。

●**下肢静止不能症候群 *Restless legs syndrome***

クリッチリーが言うように、ウィリスが"restless legs"について書いてはいるが（Critchley M: *The Divine Banquet of the Brain and Other Essays*. 1979）、それから一世紀半以上もの長きにわたって忘れられたかのようになっていた。一八四九年、スウェーデンのマグヌス・フスは、横になると両足がむずむずしてきて、足を動かさずにはいられないと訴える三人のアルコール中毒患者について述べている。患者は気をまぎらわすために夜中に起き上がっては歩き回らなければならなかった。一八六一年、ヴィットマル（Wittmar）は「下腿不安症」（anxietas tibiarum）について述べているが、おそらくこれも"restless legs"のことだろう。その後何人かの報告者が続いたが、最初に詳しく書いたのはスウェーデンのカルル・A・エクボムだった。彼によれば、主な症状は両下肢の奇妙なむずむず感で、皮下の筋肉、ときには骨の中までむずむずしてくる。異常感は左右同時でないこともあり、稀には腕にも起こり得る。異常感とともに弱力感あるいは重たい感じがすることもある。これは患者が休んでいるときにだけ起こるものであり、普通は夜、疲れたときや床についたときである。異常感は何時間も続き患者の眠りを妨げる。歩き回ったり下肢をマッサージすれば多少は楽になる。下肢を氷で冷やすこと、あるいは冷たい風にあてることも症状の軽減に役立つ。男女いずれにも起こり、何年も続く。大多数は原因不明だが、稀には鉄欠乏が原因と考えられる例もある。様々な状態が症状を悪化させるが、薬剤にはあまり反応しない。

●**シカール＝コレ症候群** ***Sicard-Collet syndrome***

シカール＝コレ症候群（ジャン・A・シカール　一八七二～一九二九、フレデリク・J・コレ Frederic J. Collet 一八七〇～一九六六）は頸静脈孔と前顆管を通るすべての組織の障害により起こるものである。臨床症状は、同側の舌の後部の味覚消失、嚥下障害、発声障害と、口蓋・声帯・僧帽筋・胸鎖乳突筋の麻痺と萎縮である。原因は腫瘍、外傷、あるいは血管障害や炎症であるが、後者の場合は他の頭蓋底の神経も含まれていることがある。

●**上小脳動脈症候群** ***Superior cerebellar artery syndrome***

稀な疾患であるが、上小脳動脈の血栓症が橋の上部と中脳（主として上小脳脚と時には隣接の脊髄視床路や交感神経路も含めて）を侵すものである。症状としてはホルネル症候群を引き起こす。

●上眼窩裂症候群 ***Superior orbital fissure syndrome***

この症候群は一八六一年にフランスのアンドレ・ロション－デュヴィニョー（André Rochon-Duvigneaud）が記載したものであり、第三、四、六脳神経の麻痺をきたし、その結果、完全な眼筋麻痺と眼瞼下垂、三叉神経第一枝領域の激痛と知覚脱出と、ときには交感神経麻痺による縮瞳、さらには眼静脈の閉塞による眼球突出を引き起こす。この場合の縮瞳はコカインによっても広がらない。眼窩尖端症候群（orbital apex syndrome）に発展して視力の低下あるいは失明に至ることもある。外傷、感染、腫瘍、動脈瘤などが原因となる。

●前庭症候群 ***Vestibular syndrome***

前庭症候群が初めてそれとして認識されたのは、おそらくはパリの聾啞病院の院長だったプロスペル・メニエールによってであって、一八六一年のことである。彼は嘔吐を伴う突発性のめまい（vertigo）について書いている。発作は一側の耳の耳鳴りと聾を伴い、正常な期間を間に挟んでくり返し再発したという。メニエールはこの発作は迷路の障害によるものであろうと見ていたが、当時は彼も含めて誰にも真の原因はわからなかった。それが解明されたのは一世紀近く経ってから、患者の側頭骨が精査されたことによる。すなわち、小嚢は拡張しリンパ管周囲腔は閉塞し、中央階の拡張によってライスナー膜は前庭階の骨の壁に圧排されて蝸牛から見えなくなっていた。さらにコルチ器官が圧迫されており、蝸牛管は不定形の物質で満たされていた。

多くの他の疾患——頭位性眼振、前庭神経炎、耳の感染、迷路を含む血管障害、耳硬化症、薬物中毒など——がこうしためまい発作を起こす可能性がある。大脳のある特定の部位、角回や縁上回などの病巣が視運動性眼振を引き起こす。その際、大部分は急速相の方向が病巣側に向いてる。頭位性突発性良性眼振は一九二一年にオーストリアのローベルト・バーラーニ（Robert Bárány）が初めて記載した。頭が特定の位置に置かれると、数秒の時間を経たのちに低いほうの耳に向かって水平性および回転性の眼振が出現してすぐに消える。これは血管の閉塞か外傷か耳石の感染によるものと考えられていた。

●ヴィラレー症候群 *Villaret's syndrome*

モリス・ヴィラレー（Maurice Villaret　一八七七〜一九四六）が記載したこの症候群では四つの下部脳神経と頸髄の交感神経が侵される。つまり、シカール＝コレ症候群とベルナール＝ホルネル症候群を合併した症候群である。原因として多いのは外傷、腫瘍、炎症などである。

●ウェーバー症候群 *Weber's syndrome*

ヘルマン・D・ヴェーバー（Hermann D. Weber　一八二三〜一九一八）は大脳脚の腹内側に病巣があり、病巣と同じ側に動眼神経麻痺、対側に片麻痺をもつ患者について書いており、ウェーバー症候群と名づけられた。

●その他の症候群

一九〇八年にエドゥアール・ブリソーとジャン・A・シカールが記載した一側の片側顔面けいれんと対側の片麻痺の症候群や、マリー・エルンスト・ジェル（Marie-Ernst Gelle）が記載した対側の第八神経麻痺などは稀であり、多発性の病巣によるものである。

感情は脳ではなく身体の臓器の中に宿っていると思われていた。それゆえに、「心からの笑い」(hearty lough) という言い方も、感情の源泉のことを指している。ヒッポクラテスは喜びや悲しみの感情は脳に宿るとしていたが、その後の哲学者や医師たちは感情がどこに宿るのか、追究しようとはしなかった。骨相学者たちは大脳皮質が感情の座だと考えた。一八八七年、ロシア・カザン大学、ペテルブルグ大学教授であったウラジミール・M・ベヒテレフ (Vladimir M. Bechterew) は、顔の表情を作るのは視床であると主張した。ドイツのアルフォンス・M・ヤコブ (Alfons M. Jakob) は、笑い方や泣き方が異常な患者たちの脳を調べて、その半数以上が基底核に病巣をもつことを見出した。しかし、感情の表出に関わる部位と核の究明は、二〇世紀の始まりを待たなければならなかった。

Hertwig H: Expierimenta que dam de effectibus laesionum in partibus encephali singularibus et de verdsimili harum partium functione, Bertolini, formis Feisteridnis et Eiserdorffianis (1926). **Int Cat Surg Gen (1st ser) 6:**185, 1885
Horner JF: Ueber eine Form von Ptosis. **Klin Monatsbl Augenheilk 7:**193-198, 1869
Hunauld FJ: **Communication to the Royal Academy of Sciences, 1740.** Amsterdam, 1744
Kingston PN: Case of fatal encephalitis with hemiplegia immediately excited by cantharides, in consequence of intense predisposition from basilar and internal carotid aneurysm. **Edinburgh Med J 57:**69-77, 1842
Klumpke A: Contribution à l'etude des paralysies radiculaires du plexus brachial; paralysies radiculaires totales; radiculaires inférieures; de la participation des filets sympathiques oculopupillaires dans ces paralysies. **Rev Med 5:**591-616, 739-790, 1885
Marburg O: Zur pathologie der Spinalganglien. **Arb Neurol Instit Univ 8:**103-139, 1902
Marchiafava E, Bignami A: Sopra un alterazione del corpo calloso osservata in soggeti alcoolisti. **Riv Patol Nerv Ment 8:**544-549, 1903
Marcus Gunn R: Congenital ptosis with peculiar associated movements of the affected lid. **Trans Ophthalmol Soc UK 3:**283-286, 1883
Markus C: Notes on a peculiar pupil phenomenon in cases of partial iridoplegia. **Trans Opthalmol Soc UK 26:**50-56, 1906
Melkersson E: Ett fall av recidiverande facialispares i samband med angioneurotiskt odom. **Hygiea 90:**737-741, 1928
Mitchell SW: Phantom limbs. **Lippincotts Mag 8:**563-569, 1871
Moebius PJ: Ueber engeborene doppelseitige Abducens-Facialis-Laehmung. **Munch Med Wocherschr 35:**91-94, 108-111, 1888
Murphy T: Brachial neuritis caused by pressure of the first rib. **Aust Med J 15:**582-585, 1910
Nothnagel H: **Topische Diagnostik der Gehirnkrankheiten: eine Klinische studie.** Berlin: A Hirschwald, 1879
Paré A: **La Manière de Traicter les playes faictes tat par hacquebutes que par fléche . . .** Paris: Ieau de Brie, on Arnoul l'Angelier, 1552
Parinaud H: Paralysie des mouvements associés des yeux. **Arch Neurol (Paris) 5:**145-172, 1883
Raymond F, Cestan R: Le syndrome protubé rantiel supérieur. **Gaz Hop 76:**829-834, 1903
Raymond F, Cestán R: Trois observations de paralysie des mouvements associés des globes oculaires. **Rev Neurol 9:**70-77, 1901
Rochon-Duvigneaud A: Quelques cas de paralysie de tous lef nerfs orbitaires (ophtalmoplégie totale avec amaurose et anesthésie dans le domaine del'ophtalmique), d'origine syphitique. **Arch Optalmol (Paris) 16:**746-760, 1896
Sicard JA: Syndrome du carrefour condylo-déchiré postérieur (type par de paralysie des quatre nerfs craniens). **Mars Med 53:**385-397, 1916/1917
Smellie W: A collection of preternatural cases and observations in midwifery, new edition, in: **Treatise on theory and pract of midwifery.** London: W Strahan, T Cadell, and G Nicol Strand, 1779
Villaret M: Le syndrome nerveux de l'espace rétro-parotidien postérieur. **Rev Neurol (Pt 1) 23:** 188-190, 1916
von Bechterew V: Die Bedeutung der Sehhügel auf Grund von experimentellen und pathologischen Daten. **Virchows Arch Pathol Anat 110:**102 and 322, 1887
Wallenberg A: Acute bulbaraffection (Embolie der Art. cerebellar. post. inf. sinistr.) **Arch Psychiat Nervenkr 27:**505-540, 1895
Weber HD: A contribution to the pathology of the crura cerebri. **Med Chir Trans 46:**121-139, 1863
Wittmar T: **Pathologie und Therapie der Sensibititat. Neurosen.** Leipzig: Schafer, 1861, p 45

References

Argyll Robertson D: On an interesting series of eye symptoms in a case of spinal disease, with remarks on the action of Belladonna on the iris, etc. **Edinb Med J 14**:646-708, 1869

Avellis G: Klinische Beiträge zur halbseitigen Kehlkopflähmung. **Berl Klin 40**:1-26, 1891

Babinksi J, Nageotte J: Hémiasynergie, latéropulsion et myosis bulbaires avec hémianesthésie et hémiplégie croisées. **Rev Neurol 10**:358-365, 1902

Benedikt M: Tremblement avec paralysie croisée du moteur oculaire common. **Bull Med (Paris) 3**:547-548, 1889

Bernard C: Des phénomènes oculopupillaires products par la section du nerf sympathique cervical; ils son indépendents des phenomenes vasculaires caloriques da la tête. **Compt Rend Acad Sci 55**: 381-382, 1869

Bonnier P: Un nouveau syndrome bulbaire. **Presse Med 11**:174-177, 1903

Bramwell E: A case of meralgia paresthetica (Bernhardtsche Sensibilitätsstörung) with a short account of condition. **Edinb Med J 14**:26-33, 1903

Bremer FW: Klinische Untersuchung zur Aetiologie der Syringomyelia. **Dtsch Z Nervenheilk** 95, 1926

Brissaud EA, Sicard JA: Type special de syndrome alterne. **Rev Neurol 16**:86, 1908

Cestan R: Le syndrome protubérantiel superieur. **Rev Neurol 11**:1053-1054, 1903

Chorobski J: The syndrome of crocodile tears. **Arch Neurol Psychiatry 65**:299-318, 1951

Citelli S: Vegetazioni adenoidi e sord omutis mo. **Boll Med Orecchio Gola Naso 22**:141-150, 1904

Claude HCJ: Syndrome pédonculaire de la région du noyau rouge. **Rev Neurol 23**:311, 1912

Collet FJ: Sur un nouveau syndrome paratytique pharyngolaryngé par blessure de guerre. **Lyon Med 124**:121-129, 1916

Coote H: Pressure on the axillary vessels and nerve by an exostosis from a cervical rib—Interference with the circulation of the arm—Removal of the rib and exostosis—Recovery. **Med Times Gaz 2**: 108, 1861

Duane A: Congenital deficiency of adduction associated with impairment of abduction, retardation movements, contractions of the palpebral fissure and oblique movements of the eye. **Arch Ophthalmol 34**:133, 1905

Duphénix M: Observations sur les fistules du canale salivaire de Stenon. I. Sur une plaque compliquée à la joue où le canal salivaire fut déchiré. **Mem Acad R Chir 3**:431, 1757

Ekbom K: Akroparestesier och restless legs under graviditet. **Lakartidningen 57**:2597-2603, 1960

Ekbom KA: Asthenia crurum paraesthetica ("irritable legs"): a new syndrome consisting weakness, sensation to cold and nocturnal paresthesia in legs, to certain extent to treatment with priscol and doryl. **Acta Med Scand 118**:197-209, 1944

Erb W: Ueber eine eigenthümliche Localisation von Lähmungen im Plexus brachialis. **Verh Naturh Med 1**:130-136, 1874-1876

Foville ALF: Note sur une paralysie peu connue de certains muscles de l'oeil, et sa liasion avec quelques points de l'anatomie et da physiologie de la protubérance annulaire. **Bull Soc Anat (Paris) (2nd ser) 33**:393-414, 1858

Fuchs E: Ueber Blepharochalasis (Erschlaffung der Lidhaut). **Wein Klin Wochenschr 9**:109, 1896

Gradenigo G: Sulla leptomeninge circonscritta e sulla paralisi dell' abducente di origine otitica. **Gior R Accad Med Torino 10**:59-84, 1904

Gubler AM: De l'hémiplégie alterne envisagée comme sign de lésion de la protubérance annulaire et comme preuve de la décussation des nerfs faciaux. **Gaz Hebd Med 3**:749-789, 811, 1856

Gueniot M: D'une hallucination du toucher (ou héterotopie subjective des extremités) particulière à certains amputés. **J Physiol (Paris) 4**:725-730, 1861

Henneberg and Koch: Über 'Central'-Neurofibromatose und die Geschwülste des Kleinhirnbrückenwinkels. (Acusticus-Neurom). **Arch Psychiatry Nervenkr 36**:251-304, 1902

Depth recording, in Schaltenbrand G, Walker AE (eds): **Stereotaxy of the Human Brain**. Stuttgart: Georg Thieme Verlag, 1982, pp 661-668 (with Uematsu, Niedermeyer, and MacDonald)

General principles of stereotaxic surgery for epilepsy, in Schaltenbrand G, Walker AE (eds): **Stereotaxy of the Human Brain**. Stuttgart: Georg Thieme Verlag, 1982, pp 645-652

Normal and pathological physiology of the thalamus, in Schaltenbrand G, Walker AE (eds): **Stereotaxy of the Human Brain**. Stuttgart: Georg Thieme Verlag, 1982, pp 181-217

Stereotaxic surgery for tremor, in Schaltenbrand G, Walker AE (eds): **Stereotaxy of the Human Brain**. Stuttgart: Georg Thieme Verlag, 1982, pp 515-521

Book review of *Neurobehavioral Consequences of Closed Head Injury,* by H Levin, A Benton, and R Grossman. **J Nerv Ment Dis 171:** 50-51, 1983

Book review of *The Thalamus and Midbrain of Man,* by RR Tasker et al. **J Nerv Ment Dis 171**:50-51, 1983

Current concepts of brain death. **J Neurosurg Nurs 15**:261-264, 1983

The past four decades—experimental epilepsy. **Res Publ Assoc Res Nerv Ment Dis 61**:1-17, 1983

Book review of *A Textbook of Epilepsy, 2nd edition*, edited by J Laidlaw and R Alan. **J Nerv Ment Dis 172**:114-115, 1984

Book review of *Brain Damage and Recovery,* by S Finger and DG Stein. **J Nerv Ment Dis 172**:117, 1984

Book review of *Hughlings Jackson on Psychiatry,* by K Dewhurst. **J Nerv Ment Dis 172:** 113-114, 1984

Book review of *Management of Pituitary Adenomas,* by ER Laws et al. **J Nerv Ment Dis 172**:114-115, 1984

Dead or alive. **J Nerv Ment Dis 172**:639-641, 1984 (editorial)

The electroencephalographic characteristics of the rhombencephalectomized cat. **EEG Clin Neurophysiol 57**:156-165, 1984 (with Hovda and Feeney)

Book review of *Dandy of Johns Hopkins,* by WL Fox. **Bull Hist Med 59**:559-560, 1985

Epidemiology of brain tumors: the national survey of intracranial neoplasms. **Neurology 35:** 219-226, 1985 (with Robins and Weinfeld)

George B. Udvarhelyi. **Surg Neurol 24**:361-363, 1985 (with Macksey)

Post-traumatic epilepsy. **Prog Clin Neurosci 2:** 91-99, 1985

Book review of *Epilepsy and the Corpus Callosum,* edited by AG Reeves. **J Nerv Ment Dis 174:** 636-638, 1986

Book review of *Surgery of the Mind,* by EA Turner. **J Nerv Ment Dis 174**:55-56, 1986

The neurological basis of amnesia. **Seara Med Neurocir 15**:89-97, 1986 (with Feeney)

The evolution of the World Federation of Neurosurgical Societies. **Acta Neurochir 94**: 99-102, 1988

As I saw it. **Appl Neurophysiol 51**:7-9, 1988

Brain death—an American viewpoint. **Neurosurg Rev (Suppl 1)12**:259-264, 1989

Post-traumatic epilepsy in World War II veterans. **Surg Neurol 32**:235-236, 1989

The fate of World War II veterans with post-traumatic seizures. **Arch Neurol 46**:23-26, 1989 (with Blumer)

Understanding of language, in Carbojal JR, Escobar A (eds): **Homenaje al Doctor y Professor Manuel M. Velasco Suarez.** SA, Mexico: Editorial Progreso, 1989, pp 671-685 (with Feeney)

Long-term effects of severe penetrating head injury on psychosocial adjustment. **J Consult Clin Psychol 58**:531-537, 1990 (with Tellieer et al)

Congenital anomalies of the cerebellar vermis—the Dandy-Walker syndrome. **Adv Clin Neurosci 1**:1-11, 1991

The death of a brain. First Medico-Legal Argentinian Congress, 1991

Brain death—1992. First International Symposium on Brain Death, Havana, Cuba, 1992

Lapses of Memory. Memory Symposium, The Johns Hopkins University, 1992

Book review of *Neurosurgical Classics,* edited by RH Wilkins. **Bull Hist Med 67**:378-379, 1993

Book review of *Neurobehavioral Problems in Epilepsy,* by DB Smith et al. **Adv Neurol 55:** 496, 1991; **EEG Clin Neurophysiol**:1993

The falling sickness arises. **Surg Neurol 45:** 71-83, 1996

sexual behavior and aggressivity, in Fields W (ed): **Neural Bases of Violence and Aggression.** St Louis, Mo: WH Green, 1975, pp 392-400 (with Blumer)

Neurosurgical management of the epilepsies. Critique and perspectives. **Adv Neurol 8:** 333-350, 1975

Outcome of head trauma: age and post-traumatic seizures. **Ciba Foundation Symp 34:** 215-226, 1975 (with Black and Shepard)

Past, present and future of epilepsy. **Proc Natl Semin Epilepsy—Bangalore, India 10.1**:5, 1975

Surgical intervention in epilepsy. **Proc Natl Semin Epilepsy—Bangalore, India 8.1**:3, 1975

The localization of sex in the brain, in Zulch KJ, Creutzfeldt O, Galbraith GC (eds): **Cerebral Localization.** Berlin: Springer-Verlag, 1975, pp 184-199 (with Blumer)

The national seminar on epilepsy—a critique. **Proc Natl Semin Epilepsy—Bangalore, India 11.1**:261-274, 1975

The neural basis of sexual behaviour, in Benson F, Blumer D (eds): **Psychiatric Aspects of Neurological Disease.** New York: Grune and Stratton, 1975, Vol 11, pp 199-217

The neurological basis of sex. **Ann Indian Acad Med Sci 9**:152-167, 1975

The neurological basis of sex. Lakshmipathi Oration delivered at W.H.O. Seminar on Epilepsy—Bangalore, India, 1975

The neuropathological findings in irreversible coma. A critique of the "respirator." **J Neuropathol Exp Neurol 34**:295-323, 1975 (with Diamond and Moseley)

Experimental studies on temporal lobe epilepsy in the monkey. **Neurol Med Chir (Tokyo) 16**:255-263, 1976 (with Mayanagi)

Neurosurgical aspects of head pain, in Appenzeller O (ed): **Pathogenesis and Treatment of Headache.** New York,: Spectrum Publications, 1976, pp 146-158

Respirator brain. Report of a survey and review of current concepts. **Arch Pathol Lab Med 100**:61-64, 1976 (with Molinari and Moseley)

The neurological basis of sex. **Neurol India 24:** 1-13,1976

The neurosurgeon's responsibility for organ procurement. **J Neurosurg 44**:1-2, 1976

Intracranial pressure monitoring in neurosurgery, in Fleming DG, Ko WH (eds): **Indwelling and Implantable Pressure Transducers.**

Histological reactions to various conductive and dielectric films chronically implanted in the subdural space. **Med Biol Eng Comput 11:** 195-210, 1977 (with Loeb and Uematsu)

Long-term behavorial effects of temporal lobectomy for temporal lobe epilepsy. **McLean Hosp Bull**:85-103, 1977 (with Blumer)

Sedative drug surveys in coma. How reliable are they? **Postgrad Med 61**:105-109, 1977 (with Molinari)

The middle age of epilepsy, in Penry J (ed): **Epilepsy; Eighth International Symposium.** New York: Raven Press, 1977, pp 81-85

Ancillary studies in the diagnosis of brain death. **Ann NY Acad Sci 315**:228-240, 1978

Pathology of brain death. **Ann NY Acad Sci 315**:272-280, 1978

Pulsatile cerebral echo in diagnosis of brain death. **J Neurosurg 48**:866-875, 1978 (with Uematsu and Smith)

Absence of pulsatile midline-echo as determination of cerebral death. **Ultrasound Med Biol:** 251-256, 1979 (with Uematsu and Smith)

Advances in the determination of cerebral death. **Adv Neurol 22**:167-177, 1979

Clinical evaluation of long-term epidural monitoring of intracranial pressure. **Surg Neurol 12**:373-377, 1979 (with Gucer, Viernstein, and Chubbuck)

The nervous system. General considerations. **Pediatr Surg 3**:1549-1557, 1979 (with Long)

The prediction of post-traumatic epilepsy—a mathematical approach. **Arch Neurol 36:** 8-12, 1979 (with Feeney)

Book review of *Neurological Classics in Modern Translations,* edited by DA Rottenberg and FH Hochberg. **Bull Hist Med 54**:292-293, 1980

Continuous intracranial pressure recording in adult hydrocephalus. **Surg Neurol 13:** 323-328, 1980 (with Gucer and Vierstein)

The national survey of stroke. Clinical findings. **Stroke (Suppl 1) 12**:113-144, 1981 (with Robins et al)

Book review of *Metastatic Tumors of the Central Nervous System*, by K Takakura, K Sano, S Hojo, and A Hirano. **J Nerv Ment Dis 170:** 700-701, 1982

Classification of movement disorders, in Schaltenbrand G, Walker AE (eds): **Stereotaxy of the Human Brain**. Stuttgart: Georg Thieme Verlag, 1982, pp 503-509

Comments on "Chronic pain as a variant of depressive disease: the pain-prone disorder." **J Nerv Ment Dis 170**:424, 1982

Cerebral blood flow and oxygen consumption. An on-line technique. **Johns Hopkins Med J 128:**134-140, 1971 (with Pevsner, Bhushan, and Ottesen)

Life expectancy of head injured men with and without epilepsy. **Arch Neurol 24:**95-100, 1971 (with Leuchs, Lechtape-Gruter, Caveness, and Kretschman)

The cerebrospinal fluid from ancient times to the atomic age. **Acta Neurol Latino-Am 1 (Suppl 1):**1-9, 1971

The cerebrospinal fluid in health and disease. Summary of a symposium. **P Neuro-Psiquiatr 29:**323-336, 1971

The law and the neurosurgical nurse. **J Neurosurg Nurs 3:**83-92, 1971

The life expectancy of head injured men with and without epilepsy. **Zentralbl Neurochir 32:**3-9, 1971 (with Leuchs, Lechtape-Gruter, Caveness, and Kretschmann)

The pathological findings in fatal craniospinal injuries. **J Neurosurg 34:**603-613, 1971 (with Davis, Bohlman, Fisher, and Robinson)

The value of electroencephalography for the neurosurgeon. **EEG Clin Neurophysiol** IC-15-27, 1971

A prospective study of post-traumatic seizures in children. **Trans Am Neurol Assoc 97:**4, 1972 (with Black and Shepard)

Cerebral circulation and metabolism at deep hypothermia. **Neurology 22:**1065-1070, 1972 (with Tabaddor and Gardner)

Long term evaluation of the social and family adjustment to head injuries. **Scand J Rehabil Med 4:**5-8, 1972

Neurologic surgery today. **CMD:**799-805, 1972 (with Laws)

Prognostic value of cerebral blood flow (CBF) and cerebral metabolic rate of oxygen. ($CMRO_2$) in acute head trauma. **J Trauma 13:**1953-1955, 1972 (with Tabaddor, Bhushan, and Pevsner)

Summary for the International Symposium on Rehabilitation in Head Injury. **Scand J Rehabil Med 4:**154-156, 1972

The current status of epilepsy in some developing countries. **Epilepsia 13:**99-106, 1972

The libidinous temporal lobe. **Schweiz Arch Neurol Neurochir Psychiatr 111:**473-484, 1972

The technique of temporal lobectomy in psychomotor epilepsy and postoperative sexual changes. **J Neurosurg 5:**9-16, 1972 (Russ)

Carotid-cavernous fistula: a controlled embolus technique for occlusion of fistula with preservation of carotid blood flow. Technical note. **J Neurosurg 38:**113-118, 1973 (with Black, Uematsu, and Perovic)

Central phosphenes in man: a report of three cases. **Neuropsychologia 11:**1-19, 1973 (with Chapanis, Uematsu, and Konigsmark)

Echoencephalography, a non-invasive diagnostic procedure of increasing value. **CMD:** 913-927, 1973 (with Uematsu)

Man and his temporal lobe. John Hughlings Jackson lecture. **Surg Neurol 1:**69-79, 1973

Optimal criteria for care of patients with stroke. **JAMA 226:**164-168, 1973 (Stroke Advisory Committee)

A method for the recording of the pulsations of the midline echo in cerebral death. **Johns Hopkins Med J 135:**383-390, 1974 (with Uematsu)

Book review of *The Victim is Always the Same,* by IS Cooper. **J Nerv Ment Dis:**71-72, 1974

Editorial: Guidelines for stroke. **Surg Neurol 2:** 108, 1974

Electrical stimulation of the cerebral visual system in man. **Confin Neurol:**113-124, 1974 (with Uematsu, Chapanis, and Gucer)

Experimental temporal lobe epilepsy. **Brain 97:** 423-446, 1974 (with Velasco and Velasco)

Letter: Guidelines for stroke care. **J Neurosurg 40:**413-414, 1974

Obituary. Percival Bailey, 1892-1973. **Surg Neurol 2:**85-86, 1974

Surgery for epilepsy. *Handbook of Clinical Neurology,* edited by PJ Vinken and GW Bruyn. **Epilepsies 15:**739-758, 1974

Thalamotomy for alleviation of intractable pain. **Confin Neurol 36:**88-96, 1974 (with Uematsu and Konigamark)

The brain team. **J Neurosurg Nurs 6:**49-57, 1974

Cerebral blood flow and brain metabolism as determinants of death, a review. **Johns Hopkins Med J:**107-115, 1975 (with Smith)

Cerebral death, in Tower DB (ed): **The Nervous System.** New York: Raven Press, 1975, Vol II, pp 75-87

Criteria of cerebral death. **Trans Am Neurol Assoc 100:**29-35, 1975 (with Molinari)

Current concepts of epilepsy. **Proc Natl Semin Epilepsy—Bangalore, India 6.7:**9, 1975

D.C. potentials of temporal lobe seizures in the monkey. **J Neurol 209:**199-215, 1975 (with Mayanagi)

Echoencephalography. **Med Trial Tech 21:** 445-465, 1975 (with Uematsu)

Epilepsy: a Canadian viewpoint, in Wada JA (ed): **Modern Perspectives in Epilepsy.** Montreal: Eden Press, 1975, pp 8-23

Long-term effects of temporal lobe lesions on

Brain and Nerves, edited by W Feindel. **Bull Hist Med 1941:**187-188, 1967
Sexual behavior in temporal lobe epilepsy. **Arch Neurol 16:**37-43, 1967
Summation of the symposium on the vertiginous patient. **Arch Otolaryngol 85:**558-560, 1967
Temporal lobectomy. **J Neurosurg 26:**642-649, 1967
The acute head injury: a multidisciplinary problem. **Neurol Med Chir (Tokyo) 9:**7-20, 1967
The propagation of focal cortical seizures in the monkey. **J Nerv Ment Dis 144:**358-373, 1967 (with Ip and Rivera)
The relationship of head trauma to neurological disease. **Bull School Med Univ Md 52:** 64-68, 1967
The significance of post-traumatic epilepsy. **Conn Med 31:**109-114, 1967
Ultrasonic determination of the size of cerebral ventricular system. **Neurology 17:**81-84, 1967 (with Uematsu)
Acute head injury—a multidisciplinary problem. **No To Shinkei 20:**1217-1223, 1968
The anatomy of amnesia. **Neuro-ophthalmology 4:**201, 1968
The neurological manifestations of von Recklinghausen's disease, in: **Brain and Mind Problems.** Il Pensiero Scientifico, 1968, pp 359-380 (with Adamkiewicz)
The pathology of intracranial aneurysms. **Prog Brain Res 30:**283-288, 1968 (with Govaert et al)
The study of potentials in chronic experimental epilepsy. **EEG Clin Neurophysiol 24:**290, 1968 (with Morello et al)
Visual disturbances in temporal lobectomized patients. **Neuro-ophthalmology 4:**230, 1968 (with Walsh)
A prospectus, in Jasper HH, Ward AA, Pope A (eds): **Basic Mechanisms of the Epilepsies.** Boston, Mass: Little, Brown, and Co, 1969, pp 807-814
Brain herniations, in Vinken PJ, Bruyn GW (eds): **Handbook of Clinical Neurology, Vol 1.** Amsterdam: North Holland Publishing, 1969, p 550
Current concepts of pathogenesis of tremor in Parkinson's disease, in: **Third Symposium on Parkinson's Disease.** Edinburgh: E and S Livingstone, 1969, pp 100-105
Depth EEG findings in epileptics with generalized spike-wave complexes. **Arch Neurol 21:** 51-58, 1969 (with Niedermeyer and Laws)
Diagnostic significance of scalp and depth EEG findings in patients with temporal and frontal lobe epilepsy. **Johns Hopkins Med J 126:**146-153, 1969 (with Laws and Niedermeyer)
Electroencephalography in neurosurgery. **EEG Clin Neurophysiol 27:**643, 1969
Neurosurgical instruction in the medical school. **Neurocirugia 27:**17-20, 1969
Significance of the electroencephalogram in comatose respirator cases. **Curr Med Digest 36:**189-200, 1969
Single unit studies on acute and chronic epileptic foci. Their surrounds and their mirror foci in cats and monkeys. **Trans Am Neurol Assoc 94:**183-184, 1969 (abstract with Ishijima)
The contribution of scalp and depth EEG findings to the surgical treatment of temporal lobe epilepsy. **EEG Clin Neurophysiol 26:** 110, 1969 (with Niedermeyer et al)
The death of a brain. **Johns Hopkins Med J 124:** 190-201, 1969
The results of anterior interbody fusion of the cervical spine. Review of 93 consecutive cases. **J Neurosurg 30:**127-133, 1969 (with Riley, Robinson, and Johnson)
Unit studies on transcallosal spread of epileptic activities in the cat's brain. **EEG Clin Neurophysiol 26:**631, 1969 (with Ishijima et al)
Differential diagnosis of trigeminal neuralgia, in Hassler R, Walker AE (eds): **Trigeminal Neuralgia.** Stuttgart: Georg Thieme Verlag, 1970, pp 30-34
Post-traumatic epilepsy 15 years later. **Epilepsia 11:**17-26, 1970 (with Erculei)
R. Glen Spurling 1894-1968. **Trans Am Neurol Assoc 95:**337-338, 1970
The propagation of epileptic discharge. **Epilepsy Mod Probl Pharmacopsychiatr 4:**13-28, 1970
The role of the cerebral peduncle in movements. **Neurosci Res 3:**175-207, 1970
The slow spike-wave complex as a correlate of frontal and fronto-temporal post-traumatic epilepsy. **Eur Neurol 3:**330-346, 1970 (with Niedermeyer et al)
The unresting specialty. The 1970 AANS Presidential Address. **J Neurosurg 33:** 613-624, 1970
Trauma workshop report: neural trauma. **J Trauma 10:**1069-1071, 1970 (with Ommaya et al)
Carotid-cavernous fistula: a technique for occlusion of fistula with preservation of carotid blood flow. **Trans Am Neurol Assoc 96:** 205-208, 1971 (with Black, Uematsu, and Perovic)

The contribution of depth recording to clinical medicine. **EEG Clin Neurophysiol 16:** 88-99, 1964 (with Marshall)

The neurosurgeon's viewpoint. **J Bone Joint Surg 46(Am):**1806-1810, 1964

The pattern of propogation of epileptic discharges in Schaltenbrand G, Woolsey (eds): **Cerebral Localization and Organization.** Madison, Wisc: The University of Wisconsin Press, 1964, Vol 7, pp 95-111

The VIIIth nerve action potential in Meniere's disease. **Laryngoscope 73:**1456-1464, 1963

Autoimmune response to malignant glial tumors. Preliminary observations. **Neurology 15:**474-476, 1965 (with Mitts)

Chronic post-traumatic headache. **Headache 5:** 67-72, 1965

Cortical projections and paralysis. **Trans Am Neurol Assoc 90:**128-131, 1965 (with Richter)

Dissemination of acute focal seizures in monkey—(II). From subcortical foci. **Arch Neurol 12:**357-380, 1965 (with Udvarhelyi)

Echoencephalography for head trauma. Proceedings of the IIIrd International Congress of Neurological Surgery. **Excerpta Medica Int Cong Series 110:**194-199, 1965 (with Uematsu and Sugar)

Frontal lobe epilepsy. **Psychiatrr Neurol 150:** 321-333, 1965

Review of *Brain Function. Cortical Excitability and Steady Potentials. Relations of Basic Research to Space Biology. UCLA Forum in Medical Sciences, No. 1*, edited by MAB Brazier. **Bull Johns Hopkins Hosp:**1965

Review of *Epilepsia und ihre Randgelbiete in Klinik und Praxis,* edited by W Schultse. **Bull Johns Hopkins Hosp:**1965

The art of selecting technical aids for neurological diagnosis of brain lesions. **Clin Neurosurg 13:**277-290, 1965

The generalization of a seizure. **J Nerv Ment Dis 140:**252-270, 1965 (with Udvarhelyi)

The production of focal brain lesions by induction heating. **Excerpta Medica Int Cong Series 110:**556-560, 1965

The training of a neurosurgeon. A review of an international problem. **J Neurosurg 23:** 54-62, 1965

Critical evaluation of brain scan. **Neurology 16:** 746-748, 1966 (with Abbassioun, Udvarhelyi, and Fueger)

Dural echoencephalography. **J Neurosurg 25:** 634-637, 1966 (with Uematsu)

Grantsmanship. **Clin Neurosurg 13:**55-62, 1966

Induction thermocoagulation of the brain: a new neurosurgical tool. **IEEE Trans Biomed Eng BME 13:**114-120, 1966 (with Burton, Mozley, and Braitman)

Internal structure and afferent relations of the thalamus, in Purpura D, Yahr MD (eds): **The Thalamus.** New York: Columbia University Press, 1966, pp 1-12

Introduction, in Caveness W, Walker AE (eds): **Head Injury Conference Proceedings.** Philadelphia, Pa: JB Lippincott, 1966, pp 1-12

Neurological crossroads of the world. **Trans Am Neurol Assoc 91:** 1-9, 1966 (Presidential Address)

Post-traumatic epilepsy. **Proc Aust Assoc Neurol 4:**1-8, 1966

Pre-frontal lobe epilepsy. **Int J Neurol 5:** 422-429, 1966

Radiofrequency telethermocoagulation. **JAMA 197:**700-704, 1966 (with Burton)

Report of Ad Hoc Committee to study head injury nomenclature. **Clin Neurosurg 12:** 386-394, 1966

Section of the cerebral peduncle in the monkey. **Arch Neurol 14:**231-240, 1966 (with Richter)

Summation of the Symposium on Parkinson's disease. **J Neurosurg 24:**475-477, 1966

Depth EEG studies in a patient with fourteen and six per second positive spikes. **EEG Clin Neurophysiol 22:**86-89, 1967 (with Niedermeyer and Ray)

EEG and behavioral findings in temporal lobe epileptics (before and after temporal lobectomy). **EEG Clin Neurophysiol 23:**493, 1967 (with Niedermeyer et al)

Effects of orbito-frontal ablation on thalamocortical potentials and behavior in the cat. **EEG Clin Neurophysiol 23:**90, 1967 (with Velasco et al)

Experimental petit mal. **Trans Am Neurol Assoc 92:**57-61, 1967 (with Morello)

Introduction and conclusion, in: Recent Advances in Clinical Neurophysiology. **EEG Clin Neurophysiol Suppl 25:**1967

Modern trends in the neurophysiological investigation of brain diseases. Introduction. **EEG Clin Neurophysiol Suppl 25:**101, 1967

Modern trends in the neurophysiological investigation of brain diseases. Conclusion. **EEG Clin Neurophysiol Suppl 25:**205-206, 1967

Review of *The Use of Diagnostic Ultrasound in Brain Disorders*, by CC Grossman. **J Nerv Ment Dis 144:**231-232, 1967

Review of *Thomas Willis. The Anatomy of the*

Med 35:575-576, 1961
Stimulation and depth recording in man, in Sheer DE (ed): **Electrical Stimulation of the Brain.** Austin, Tex: University of Texas Press, 1961, pp 498-518 (with Marshall)
Summary, from *Extrapyramidal System and Neuroleptics.* 1961, pp 295-297
Cerebral depth recording in man. **Extrait du Livre Jubilaire du Dr. Ludo von Bogaert:** 844-865, 1962 (with Marshall and Weitz)
Editorial. Observer error, statistical and biological significance. **Curr Med Digest 29**:42-44, 1962
General considerations, in **Pediatric Surgery. Part VII. Nervous System.** Chicago, Ill: Year Book Medical Publishers, 1962, pp 1221-1232
Incidence of post-traumatic epilepsy in Korean veterans as compared with those from World War I and World War II. **J Neurosurg 19**: 122-129, 1962 (with Caveness and Ascroft)
Infections of the nervous system, in **Pediatric Surgery. Part VII. Nervous System.** Chicago, Ill: Year Book Medical Publishers, 1962, pp pp 1265-1268
Miscellaneous conditions, in **Pediatric Surgery. Part VII. Nervous System.** Chicago, Ill: Year Book Medical Publishers, 1962, 1285-1289
Perspectives in neurosurgery. **J Indian Med Profession 9**:4360-4362, 4364-4369, 4347-4374, 1962
Post-traumatic epilepsy. **World Neurol 3**: 185-194, 1962
Review of *The Spinal Cord, Basic Aspects and Surgical Considerations,* by G Austin. **J Neurol 21**:663-664, 1962
Stereotaxic methods for the study of the subcortical activity in epilepsy. **Confin Neurol 22**: 217-222, 1962
The neurosurgical evaluation of the chiasmal syndrome. **Am J Ophthalmol 54**:564-581, 1962
The results of anterior interbody fusion of the cervical spine. **J Bone Joint Surg 44A**: 1569-1587, 1962 (with Robinson, Ferlic, and Wiecking)
The value of electroencephalography in the prognostication and prognosis of post-traumatic epilepsy. **Epilepsia 2**:138-143, 1962 (with Marshall)
Trauma to the nervous system, in: **Pediatric Surgery. Part VII. Nervous System.** Chicago, Ill: Year Book Medical Publishers, 1962, pp 1255-1264
Brainstem reticular formation influence on convulsions in monkey. **Arch Neurol 8**:248-256, 1963 (with Rodriguez-Serrano)
Cerebral peduncle in propagation of convulsions. **Arch Neurol 8**:581-590, 1963 (with Richter)
High frequency thermal induction lesions of the brain. **J Nerv Ment Dis 136**:298-301, 1963
Intracranial abscesses, in Cecil RL and Loeb RF (eds): **Textbook of Medicine, 11th edition.** Philadelphia: WB Saunders, 1963, pp 1663-1666
Intracranial tumors, in Cecil RL and Loeb RF (eds): **Textbook of Medicine, 11th edition.** Philadelphia: WB Saunders, 1963, pp 1675-1683
Posttraumatic epilepsy and early cranioplasty. **J Neurosurg 20**:1085, 1963 (with Erculei)
Review of *Clinical Orthopaedics and Related Research, No. 27,* by DePalma. **Bull Johns Hopkins Hosp 113**:179, 1963
Review of *Operative Neurosurgery*, by ES Gurdjian. **JAMA 188**:764-765, 1963
Review of *Principles of Neurological Surgery*, by L Davis and RA Davis. **JAMA 187**:138-139, 1963
Review of *The Microscopic Anatomy of Tumors of the Central and Peripheral Nervous System*, by P Del Rio-Hortega. **J Nerv Ment Dis 137**: 306, 1963
The late results of cranioplasty. **Arch Neurol 9**: 105-110, 1963 (with Erculei)
The syndrome of the tentorial notch. **J Nerv Ment Dis 136**:118-129, 1963
The use of adhesive tapes of closure of scalp and skin. **J Neurosurg 20**:812-813, 1963 (with Otenasek)
Autotransplantation of gliomas. **J Neuropathol Exp Neurol 23**:324-333, 1964
Post-traumatic epilepsy, in Rowbotham: **Acute Injuries of the Head, Their Diagnosis, Treatment, Complications and Sequela, 4th edition.** Edinburgh: E and S Livingstone, 1964, Vol 15, pp 486-509
Pseudomotor cerebri associated with prolonged corticosteroid therapy. **JAMA 188**:779-784, 1964 (with Adamkiewicz)
Review of *Volume VIII. The Cortex of the Four Year Old Child.* **Nerv Ment Dis 138**:304, 1964
Subcortical recording in experimental focal chronic epilepsy. **Trans Am Neurol Assoc 89**: 37-39, 1964 (with Rivera)
Surgical treatment of epilepsy. **Mod Treat 1**: 1104-1116, 1964

20:435-449, 1957

Studies on effect of the injection of alumina (alum oxide) cream into the basal ganglia. **Arch Neurol Psychiatr 78:**562-567, 1957 (with Faeth)

Subarachnoid hemorrhage and intracranial aneurysms: medical or surgical. **Surgery 41:** 509-511, 1957

The development of the concept of localization in the 19th century. **Bull Hist Med 31:** 99-121, 1957

The vascular system. **Prog Neurol Psychiatr 13:** 239-253, 1957 (with Aronson)

Medicolegal aspects of head injuries. **Postgrad Med 24:**A34-A46, 1958

Post-traumatic epilepsy, administrative considerations, in Medical Department, US Army: **Surgery in World War II. Neurosurgery.** 1958, Vol 1, pp 279-317

Primitive trepanation: the beginning of medical history. **Trans Stud Coll Phys Phila (4th ser) 26:**99-102, 1958

Review of *Congenital Arteriovenous Aneurysms of the Carotid and Vertebral Arterial Systems,* edited by H Olivecrona and J Ladenheim. **J Neuropathol Exp Neurol 17:**538-539, 1958

Review of *The Brain and Human Behavior. Research Publication of the Association for Research in Nervous and Mental Disease,* edited by HC Solomon, S Cobb, and W Penfield. **Bull Johns Hopkins Hosp:**220, 1958

A follow-up of head injured men of World War II. **J Neurosurg 16:**600-601, 1959 (with Jablon)

A simplified approach to pallidotomy. **Southern Med J 52:**136-142, 1959 (with Aronson and McGovern)

Intracranial abscesses, in Cecil RL and Loeb RF (ed): **Textbook of Medicine, 10th edition.** Philadelphia/London: WB Saunders, 1959, pp 1560-1562

Intracranial tumors, in Cecil RL and Loeb RF (ed): **Textbook of Medicine, 10th edition.** Philadelphia/London: WB Saunders, 1959, pp 1551-1560

Propagation of after-discharge between temporal lobes. **J Neurophysiol 22:**538-553, 1959 (with Poblete and Ruben)

Review of *Ciba Foundation Symposium on the Cerebrospinal Fluid. Production. Circulation and Absorption,* by GE Wolsteinholme and CM O'Connor. **Bull Johns Hopkins Hosp (March):**1959

Review of *Epilepsy,* by M Sakel. **Bull Johns Hopkins Hosp (March):**1959

Review of *Speech and Brain-Mechanisms,* by W Penfield and L Roberts. **Bull Johns Hopkins Hosp (Dec):**1959

Subcortical recording in temporal lobe epilepsy. **Arch Neurol 1:**288-302, 1959 (with Lichtenstein and Marshall)

Surgical treatment of epilepsy. **Curr Med Digest 26:**59-68, 1959

The heroic treatment of acute head injuries: a critical analysis of the results. **Am Surg 26:** 184-188, 1959 (with Black)

A critical analysis of electrocorticography in temporal lobe epilepsy. **Arch Neurol 2:**172-182, 1960 (with Lichtenstein and Marshall)

Ménière's syndrome or aural vertigo: Surgical therapy. **J Nerv Ment Dis 130:**567-577, 1960

Obituary. John F. Fulton, 1899-1960. **J Neurophysiol 25:**346-349, 1960

Review of *A History of Neurology (M.D. Monographs on Medical History, No. 2),* by W Riese. **Bull Hist Med 34:**93-94, 1960

Review of *Sir Geoffrey Jefferson: Selected Papers.* **EEG Clin Neurophysiol 3:**326-327, 1960

Review of *The Cerebral Cortex in English. Some Papers on the Cerebral Cortex,* by G von Bonin. **Contemp Psychol:**5, 1960 (trans)

Solitary spinal cord tumors occurring in multiple members of a family. **J Neurosurg 17:** 783-787, 1960 (with Myers, Austin, and Gallagher)

The march of focal motor convulsions. **Trans Am Neurol Assoc,** 1960 (with Udvarhelyi)

The state of consciousness in focal motor convulsions. **Epilepsia 1:**592-599, 1960

Anterolateral chordotomy for relief of pain. **Postgrad Med 29:**485-495, 1961 (with Diemath and Hoppnen)

Histochemical study of tumors of the central nervous system. **Proc Int Cong Neuropathol 1:**95-102, 1961 (with Udvarhelyi, O'Connor, Laws, and Krainin)

Murder or epilepsy. **J Nerv Ment Dis 133:** 430-437, 1961

Review of *Electrical Studies on the Unanesthetized Brain,* edited by ER Ramey and DS O'Doherty. **Bull Johns Hopkins Hosp:**1961

Review of *Essentials of Neurosurgery for Students and Practitioners,* by S Mullan. **J Nerv Ment Dis 133:**453-454, 1961

Review of *Klinik und Behandlung der Raumbeengenden Intrakraniellen Prozesse. Handbuch der Neurochirurgie,* edited by H Olivecrona and W Tonnis. **J Neuropathol Exp Neurol 20:**456-457, 1961

Review of *La trepanacion del crneo en el Antiguo Per,* by J Lastres and F Cabieses. **Bull Hist**

rophysiol Suppl 3:53, 1953 (with Warner)
Surgical treatment of epilepsy. **Acta Med Philippina 9**:101-115, 1953
The surgical treatment of pain and motor disorders. **Prog Neurol Psychiatr 8**:363-373, 1953 (with Warner)
Changing role of neurological surgery in medicine. **JAMA 156**:833-835, 1954
Complications of cerebral angiography. **Neurology 4**:643-656, 1954 (with Kaplan)
Effect of hypothalamic lesions on canine neurogenic arterial hypertension. **Proc Soc Exp Biol Med 85**:474-477, 1954 (with Browne and McQueen)
La conducta y el rinencefalo temporal en el mono. **Rev Latino-Am Psiquiatr 3**:1954 (with Thomson and McQueen)
Role of the brainstem in blood pressure regulation in the dog. **Neurology 4**:2-13, 1954 (with McQueen and Browne)
The pathology and pathogenesis of cerebral aneurysms. **J Neuropathol Exp Neurol 13**: 248-259, 1954 (with Allègre)
The propagation of cortical and subcortical epileptic discharge. **Epilepsia (3rd ser) 3**: 37-48, 1954 (with Faeth)
Vascular system. **Prog Neurol Psychiatr 9**: 367-381, 1954 (with Faeth)
Cerebral arterial shunt in the monkey. **J Neurosurg 12**:634-642, 1955 (with Browne and Warner)
Cerebral pedunculotomy for involuntary movements. **Surg Gynecol Obstet 100**:716-720, 1955
Curso avanzado de epilepsia. **Neurocirugia 12**: 1-39, 1955
Die nordamerikanische Neurochirurgie der Gegenwart. **Dtsch Med Wochenschr 80**: 441-443, 1955
El significado del tálamo. **Rev Neuro Psiquiatr 18**:131-150, 1955
Intracranial tumors (brain tumors), in Cecil RL and Loeb RF (eds.): **Textbook of Medicine, 9th edition.** Philadelphia/London: WB Saunders, 1955, pp 1600-1608
Intracranial abscesses (brain abscesses), in Cecil RL and Loeb RF (eds.): **Textbook of Medicine, 9th edition.** Philadelphia/London: WB Saunders, 1955, pp 1608-1612
Les fistules carotico-caverneuses. **Ann Ocul 188**: 834-848, 1955 (with Allègre)
Pain—the neurosurgeon's viewpoint. **J Chron Dis 2**:91-95, 1955
Review of *The Founders of Neurology,* edited by W Haymaker. **Bull Hist Med 29**:96-97, 1955
The meaning of the thalamus. **Proc 6th Latin-Am Neurosurg Cong**:926-946, 1955
The surgical treatment of pain and motor disorders. **Prog Neurol Psychiatr 10**:387-399, 1955 (with Poggio)
Threshold studies on production of experimental epilepsy with alumina cream. **Proc Soc Exp Biol Med 88**:329-331, 1955 (with Faeth, Kaplan, and Warner)
Tumors of the nervous system. Brain tumors. **Curr Ther**:533-538, 1955
Observations upon cerebellar convulsive activity induced by strychnine. **Yale J Biol Med 28**: 419-427, 1955/1956 (with Poggio)
The electroencephalographic concomitants of subcortical epilepsy. **Acta Neurol Latino-Am 1**:239-255, 1995
A man is as old as his legs. **Md Med J 5**:73-74, 1956
Carotid-cavernous fistulas. **Surgery 39**:411-422, 1956 (with Allègre)
Cerebrospinal fluid rhinorrhoea following removal of an acoustic neuroma. A case report. **J Neurosurg 13**:199-204, 1956
Clinical localization of intracranial aneurysms and vascular anomalies. **Neurology 6**:79-90, 1956
Experimental subcortical epilepsy. **Arch Neurol Psychiatr 75**:548-562, 1956 (with Faeth and Warner)
La fisiologia de la epilepsia. **Med Cirurg Farmacia (Janeiro) 237**:1-15, 1956
Neuralgia, trigeminal and glossopharyngeal (tic douloureux). **Curr Ther**:521, 1956
The vascular system. **Prog Neurol Psychiatr 11**: 230-245, 1956
Impairment of memory as a symptom of a focal neurological lesion. **Southern Med J 50**: 1272-1275, 1957
Motor disorders and pain. **Prog Neurol Psychiatr 12**:373-386, 1957 (with Lichtenstein)
Physiological principles and results of neurosurgical interventions in extrapyramidal diseases. **Premier Congres International des Sciences Neurologiques. Bruxelles. Juillet 21-28, 1957.** pp 118-137
Prognosis in post-traumatic epilepsy. A ten-year follow-up of craniocerebral injuries of World War II. **JAMA 164**:1637-1641, 1957
Recent memory impairment in unilateral temporal lesions. **Arch Neurol Psychiatr 78**: 543-552, 1957
Sequelae of head injuries. **Curr Med Digest 24**: 61-67, 1957
Stimulation and ablation. Their role in the history of cerebral physiology. **J Neurophysiol**

Review of *Diagnosis and Treatment of Brain Tumors and Care of the Neurosurgical Patient.* **Bull Johns Hopkins Hosp 86:**77, 1950

Review of *Skull Fractures and Brain Injuries*, by HE Mock. **Surg Gynecol Obstet 95:**1950

Section of U fibers of motor cortex in cases of paralysis agitans (Parkinson's disease). **Arch Neurol Psychiatr 64:**57-59, 1950 (with Cobb, Pool, Scarff, Schwab, and White)

The electroencephalogram in thalamic hemorrhage. **EEG Clin Neurophysiol 2:**99-102, 1950 Marshall)

The electroencephalographic changes after hemispherectomy in man. **EEG Clin Neurophysiol 2:**147-156, 1950 (with Marshall)

The neurosurgical treatment of intractable pain. **J Lancet 70:**279-282, 1950

Vascular system. **Prog Neurol Psychiatr 5:**1950 (with Silver)

El sindrome de Ménière. **Arch Neurocir 8:**9-16, 1951

Intracranial abscesses, in Cecil RL and Loeb RF (eds): **Textbook of Medicin. 8th edition.** Philadelphia, Pa: WB Saunders, 1951, pp 1479-1482

Intracranial tumors, in Cecil RL and Loeb RF (eds): **Textbook of Medicin. 8th edition.** Philadelphia, Pa: WB Saunders, 1951, pp 1470-1478

Practical considerations in the treatment of head injuries. **Neurology 1:**75-84, 1951

Review of *Acute Head Injuries*, by JP Evans. **J Neuropathol Exp Neurol 10:**1951

Review of *Electroencephalography in Clinical Practice*, by RS Schwab. **Bull Johns Hopkins Hosp 87:**1951

Rhombencephalic convulsive activity. **Bull Johns Hopkins Hosp 89:**442-467, 1951 (with Markham, Browne, and Johnson)

The surgical treatment of pain and motor disorders. **Prog Neurol Psychiatr 6:**337-350, 1951 (with Harrison)

The treatment of epilepsy by cortical excision. **J Pediatr 1:**75-84, 1951

Cerebral arterial shunt. **Arch Neurol Psychiatr 68:**58-65, 1952 (with Browne and Stern)

Cerebral pedunculotomy for the relief of involuntary movements. II. Parkinsonian tremor. **J Nerv Ment Dis 116:**766-775, 1952

Experimental cerebellar seizures. **Arch Neurol Psychiatr 67:**473-482, 1952 (with Johnson, Browne, and Markham)

General summary of the report of the Committee on Research in Epilepsy. **Epilepsia (3rd ser) 1:**108-110, 1952

Head injuries. **Modern Med 20:**91, 1952

Hemangiomas of the fourth ventricle. **J Neuropathol Exp Neurol 11:**103-115, 1952 (with Johnson and Browne)

Introductory remarks. American League Against Epilepsy Symposium. **Epilepsia (3rd ser) 1:** 50, 1952

Introductory remarks. Symposium on photometrazol activation of the electroencephalogram. **EEG Clin Neurophysiol 4:**263-264, 1952

Neuralgia, trigeminal and glossopharyngeal (tic douloureux). **Curr Ther:**643, 1952

Response of experimental epileptic foci to intravenous and topical metrazol. **EEG Clin Neurophysiol 4:**131-139, 1952 (with Johnson)

Surgical aspects of spinal cord disorders. **Cyclopedia Med Surg Specialties 12:**903-915, 1952 (with Johnson)

Surgical clinic on hydrocephalus. **Surg Clin North Am 32:**1347-1361, 1952 (with Bachs)

The diagnosis of brain tumors by angiography. **Brain Nerve 4:**17-19, 1952 (with Amador, Harrison, and Sugar)

The surgical treatment of involuntary movements. **Texas Rep Biol Med 10:**105-109, 1952

The surgical treatment of postural (intermittent) exophthalmos. **Brain Nerve 4:**3-8, 1952

The vascular system. **Prog Neurol Psychiatr 7:** 361-373, 1952 (with McQueen)

Tratamiento quirurgico de las hidrocefalias no neoplasicas. **Arq Neuro-Psiquiatr 10:** 287-304, 1952 (with Bachs)

Behavior and the temporal rhinencephalon in the monkey. **Bull Johns Hopkins Hosp 93:** 65-93, 1953 (with Thomson and McQueen)

Experimental hydrocephalus. **J Neuropathol Exp Neurol 12:**283-292, 1953 (with Bachs)

Histopathologie et pathogénie des anévrysmes arteriels cérebraux. **Rev Neurol 89:**477-490, 1953 (with Allègre)

Keeping up with advances in medicine. **Md State Med J 2:**55, 1953

Photogenic epilepsy: parameters of activation. Report of case. **Arch Neurol Psychiatr 69:** 760-765, 1953 (with Marshall and Livingston)

Review of *Neurosurgery: an Historical Sketch,* by Horrax. **Bull Hist Med 27:**84-85, 1953

Review of *Stereoencephalotomy: Thalamotomy and Related Procedures. Part I. Methods and Stereotaxic Atlas of the Human Brain,* by EA Spiegel and HT Wycis. **Bull Johns Hopkins Hosp 89:**1953

Simian psychomotor epilepsy. **EEG Clin Neu-**

Problems of posttraumatic epilepsy in an army general hospital. **Assoc Res Nerv Ment Dis Proc 26**:461-515, 1946 (with Quadfasel)
The effect of antibiotic substances on the central nervous system. **Prog Neurol Psychiatr 1**: 205-210, 1946 (with Johnson)
The physiological basis of cerebral concussion. **Assoc Res Nerv Ment Dis Proc 26**:437-466, 1946
The treatment of motor sensory disturbances. **Prog Neurol Psychiatr 1**:540-545, 1946
Activated electroencephalography. **Arch Neurol Psychiatr 58**:533-549, 1947 (with Kaufman and Marshall)
Extraspinal lumbar meningocele. **J Neurosurg 4**: 80-86, 1947 (with Pendergrass and Bond)
Histopathology of thermocoagulation of the cerebral cortex. **J Neuropathol Exp Neurol 6**: 311-322, 1947 (with Silver)
Normal and pathological after-discharge from frontal cortex. **Assoc Res Nerv Ment Dis Proc 27**:460-475, 1947 (with Johnson)
The treatment of the epileptic veteran. **TB 10-28, Veterans Administration.** Washington, DC, 1947 (with Lennox)
Toxic effects of intrathecal administration of penicillin. **Arch Neurol Psychiatr 58**:39-45, 1947
Follow-up report on a series of posttraumatic epileptics. **Am J Psychiatr 104**:781-782, 1948 (with Quadfasel)
Review of *The Neocortex of Macaca Mulatta.* **J Neurophysiol 11**:149-150, 1948
Surgical treatment of epilepsy. **Am J Surg 75**: 200-218, 1948 (with Johnson)
The epileptic veteran. National Veterans Epilepsy Center, Cushing Veterans Administration Hospital, Framingham, Mass, 1948 (with Lennox)
The new look in epilepsy. **Johns Hopkins Nurses Alumnae Mag 47**:43-44, 1948
Vascular system. **Prog Neurol Psychiatr 3**: 397-408, 1948 (with Johnson)
Afferent connections, in Bucy PC (ed): **The Precentral Motor Cortex. 2nd edition.** Urbana, Ill: University of Illinois Press, 1949, pp 112-132
Brain tumors in children. **J Pediatr 35**:617-637, 1949 (with Hopple)
Cerebral pedunculotomy for the relief of involuntary movements. I. Hemiballismus. **Acta Psychiatr Neurol 24**:723-729, 1949
Electrocorticography. **Bull Johns Hopkins Hosp 85**:344-359, 1949 (with Marshall)
Ménière's syndrome. **J Omaha Mid-West Clin Soc 10**:46-51, 1949
Review of *Atlas of Peripheral Nerve Injuries.* **Bull Johns Hopkins Hosp 85**:405, 1949
Spontaneous ventricular rhinorrhea and otorrhea. **J Neuropathol Exp Neurol 8**:171-182, 1949
Thalamocortical relationships—concluding remarks. **EEG Clin Neurophysiol 1**: 451-454, 1949
Thalamocortical relationships—introductory remarks. **EEG Clin Neurophysiol 1**: 389-390, 1949
The electroencephalogram after head injury. **J Nerv Ment Dis 109**:383-395, 1949 (with Kaufman)
The surgical treatment of pain and motor disorders. **Prog Neurol Psychiatr 4**:1949 (with Culbreth)
Water, nitrogen and electrolyte content of brain following cerebral concussion. **Am J Physiol 156**:129-136, 1949 (with Eichelberger and Kollros)
Behavioral alterations following lesions of the medial surface of the temporal lobe. **Fol Psychiatr Neurol Neuro-chir Nederland 53**: 444-452, 1950 (with Thomson)
Angiographic diagnosis of spontaneous thrombosis of the internal and common carotid arteies. **J Neurosurg 8**:631, 1951 (with Johnson)
Cerebral angiography in "brain tumor suspects." **J Neurosurg 7**:127-138, 1950 (with Culbreth and Curry)
Convulsive activity. **QJ Phila Beta Pi 47**: 108-115, 1950
Convulsive patterns in cerebellum and brainstem. **Assoc Res Nerv Ment Dis Proc 30**: 282-298, 1950 (with Markham, Browne, and Johnson)
Diseases of the nervous system. Neurology. **Annu Rev Med 1**:231-250, 1950
Effect of strychnine on the cat's electrocerebellogram. **Proc Soc Exp Biol Med 73**:97-99, 1950 (with Johnson, Browne and Markham)
Epilepsia post-traumatica. **Arch Neurocir 6**: 137-159, 1950
Herniated lumbar nucleus pulposus, its diagnosis and surgical management. **Philippine J Surg 5**:99-110, 1950 (with Gustilo)
Post-traumatic epilepsy. **Surg Gynecol Obstet 91**:110-112, 1950
Recent advances in the treatment of craniocerebral injuries, in: **Advances in Surgery II.** New York, NY: Interscience Publishers, 1950, pp 221-230 (with Fisher)
Review of *Clinical Electroencephalography.* **Bull Johns Hopkins Hosp 86**:183, 1950

Vascular anomalies of the spinal cord in children. **Am J Dis Child 61**:928-932, 1941 (with Buchanan)
Central representation of pain. **Res Publ Assoc Res Nerv Ment Dis 23**:63-85, 1942
Congenital atresia of the foramens of Luschka and Magendie. **Arch Neurol Psychiatr 48**: 583-611, 1942 (with Taggart)
Congenital atresia of the foramina of Luschka and Magendie. **Trans Am Neurol Assoc 58**: 146-151, 1942 (with Taggart)
Effects of intensity and wave length on driving cortical activity in monkeys. **J Neurophysiol 5**:483-486, 1942 (with Halstead, Knox, and Woolf)
Lissencephaly. **Arch Neurol Psychiatr 48**: 13-29, 1942
Mesencephalic tractotomy. **Arch Surg 44**: 953-962, 1942
Modification of cortical activity by means of intermittent photic stimulation in the monkey. **J Neurophysiol 5**:349-356, 1942 (with Knox and Halstead)
Pathogenesis of chorea. **J Pediatr 20**:555-575, 1942 (with Buchanan and Case)
Relief of pain by mesencephalic tractotomy. **Arch Neurol Psychiatr 48**:865-883, 1942
Somatotopic localization of spinothalamic and secondary trigeminal tracts in the mesencephalon. **Arch Neurol Psychiatr 48**: 884-889, 1942
The topical organization and termination of the fibers of the posterior columns in macaca mulatta. **J Comp Neurol 76**:145-158, 1942 (with Weaver)
Treatment of penetrating wounds of the head. **War Med 2**:454-464, 1942
El valor clinico de la electroencefalografia. **Rev Argentino-Norteamericana Ciencias Medicas 1**:472-479, 1943 (with Lambros and Case)
Localization of taste in the thalamus of macaca mulatta. **Yale J Biol Med 16**:175-191, 1943 (with Blue and Ruch)
Mechanism of temporal fusion effect of photic stimulation on electrical activity of visual structures. **J Neurophysiol 6**:213-220, 1943 (with Woolf, Halstead, and Case)
Neurogenic polycythemia. **Ann Int Med 19**: 470-481, 1943 (with Carpenter and Schwartz)
Sciatica. **Bull Winnebago Med Soc 4**:5-14, 1943
The clinical value of electroencephalography. **Dis Nerv Sys 7**:202-206, 1943 (with Case and Lambros)
A case of congenital atresia of the foramina of Luschka and Magendie. **J Neuropathol Exp Neurol 3**:368- 373, 1944
Afferent connections, in Bucy PC (ed): **The Precentral Motor Cortex.** Urbana, Ill: University of Illinois Press, 1944, pp 111-132
Dilatation of the vertebral canal associated with congenital anomalies of the spinal cord. **Am J Roentgenol Radium Ther 52**:571-582, 1944
Electroencephalographic alterations following cerebral concussion. **Trans Am Neurol Assoc 60**:1944
Experimental hypogeusia from Horsley-Clarke lesions of the thalamus in macaca mulatta. **J Neurophysiol 7**:171-184, 1944 (with Patton and Ruch)
Neurogenic polycythemia. **J Neuropathol Exp Neurol 3**:425-426, 1944
Neurological and psychological effects of cerebral injuries in: **Medicine and the War.** Chicago: University of Chicago Press, 1944 (with Halstead)
Photic driving. **Arch Neurol Psychiatr 52**: 117-125, 1944 (with Woolf, Halstead, and Case)
Physiology of concussion. **Soc Trans Arch Neurol Psychiatr 52**:78-79, 1944 (with Kollros and Case)
Psychosurgery. **Surg Gynecol Obstet 78**:1-11, 1944
The physiological basis of concussion. **J Neurosurg 1**:103-116, 1944 (with Case and Kollros)
Convulsive factor in commercial penicillin. **Arch Surg 50**:69-73, 1945 (with Johnson)
Cranioplasty; collective review. **Int Abstr Surg 81**:1-23, 1945 (with Woolf)
Penicillin convulsions. The convulsive effects of penicillin applied to the cerebral cortex of monkey and man. **Surg Gynecol Obstet 81**: 692-701, 1945 (with Johnson and Kollros)
Principles and practice of penicillin therapy in diseases of the nervous system. **Ann Surg 122**:1125-1135, 1945 (with Johnson)
The effects of lesions of the visual system on photic driving. **J Neuropathol Exp Neurol 4**: 59-67, 1945 (with Woolf, Knox, and Halstead)
The relief of facial pain. **Med Clin North Am 29**:73-97, 1945
The syndrome of cerebral conclusion. **Clinics 4**: 361-395, 1945
Convulsive effects of antibiotic agents on the cerebral cortex. **Science 103**:116, 1946 (with Johnson, Case, and Kollros)
Hemilaminectomy. **Surg Clin North Am 26**: 70-77, 1946

Publications

Attachments of the dura mater over base of the skull. **Anat Rec 55**:291-295, 1933

The pathology of spasmodic torticollis with a note on respiratory failure from anesthesia in chronic encephalitis. **J Nerv Ment Dis 78:** 630-637, 1933 (with Grinker)

Congenital dermal sinuses: a source of spinal meningeal infection and subdural abscesses. **Brain 57**:401-421, 1934 (with Bucy)

Encephalography in children. **Am J Roentgenol Radium Ther 32**:437-456, 1934

The thalamic projection to the central gyri in macacus rhesus. **J Comp Neurol 60:** 161-184, 1934

Estudio estadístico de una serie de 230 casos consecutivos de tumor intracraneal. **Rev Circurg Barcelona 10**:197-213, 1935 (with Ley)

Statistical review of two hundred and thirty consecutive cases of intracranial tumor. **Acta Neuropathol Eston 60**:52-67, 1935 (in honorem Ludovici Puusepp) (with Ley)

The retrograde cell degeneration in the thalamus of macacus rhesus following hemidecortication. **J Comp Neurol 62**:407-419, 1935

The thalamic projection to the cortex cerebri in macacus rhesus. **Trans Am Neurol Assoc 61:** 45-48, 1935 (with Bailey and Poljak)

An experimental study of the thalamo-cortical projection of the macaque monkey. **J Comp Neurol 64**:1-39, 1936

Convulsive seizures in adult life. **Arch Int Med 88**:250-268, 1936

Cysticercosis cellulosae in the monkey. **J Comp Pathol Ther 49**:141, 1936

Hypertension and brain tumor: case report. **J Iowa Med Soc 26**:303-307, 1936 (with Abbott, Anderson, and Van Epps)

The external configuration of the cerebral hemispheres of the chimpanzee. **J Anat 71:** 105-116, 1936 (with Fulton)

A note on the thalamic nuclei of macaca mulatta. **J Comp Neurol 66**:145-155, 1937

A study of the cerebello-cerebral relationships by the oscillographic method. **J Physiol 90:** 39-40, 1937

Experimental anatomical studies of the topical localization within the thalamus of the chimpanzee. **Proc Kon Akad Wetensch Amsterdam 40**:1937

The projection of the medial geniculate body to the cerebral cortex in the macaque monkey. **J Anat 71**:319- 331, 1937

The syndrome of the superior cerebellar peduncle in the monkey. **Brain 60**:329-353, 1937 (with Botterell)

The thalamus in relation to the cerebral cortex in Macaque monkey. **J Nerv Ment Dis 85:** 249-261, 1937

Tumors of the posterior cranial fossa. **J Iowa Med Soc 27**:55-61, 1937

An oscillographic study of the cerebello-cerebral relationships. **J Neurophysiol 1**:16-23, 1938

Electrical excitability of the motor face area: a comparative study in primates. **J Neurophysiol 1**:152-165, 1938 (with Green)

Hemidecortication in chimpanzee, baboon, macaque, potto, cat and coati: a study in encephalization. **J Nerv Ment Dis 87:** 676-700, 1938 (with Fulton)

The anatomical basis of the thalamic syndromes. **J Belge Neurol Psychiatr 2**:89-95, 1938

The effects of ablation of the cortical motor face area in monkeys. **J Neurophysiol 1**:252-280, 1938 (with Green)

The thalamus of the chimpanzee. I. Terminations of the somatic afferent systems. **Confin Neurol 1 (Fasc 2)**:99-126, 1938

The thalamus of the chimpanzee. II. Its nuclear structure, normal and following hemidecortication. **J Comp Neurol 69**:487-507, 1938

The thalamus of the chimpanzee. III. Metathalamus, normal structure and cortical connections. **Brain 61**:250-268, 1938 (with Fulton)

The thalamus of the chimpanzee. IV. Thalamic projections to the cerebral cortex. **J Anat 73:** 37-93, 1938

Anatomy, physiology and surgical considerations of the spinal tract of the trigeminal nerve. **J Neurophysiol 2**:234-248, 1939

Astrocytosis arachnoideae cerebelli. **Arch Neurol Psychiatr 45**:520-532, 1941

Early diagnosis of brain tumors. **Ill Med J 80:** 1941

Lipoblastic meningioma. **Arch Surg 48**:371-378, 1941 (with Haverfield)

The immediate and late effects of the intrathecal injection of iodized oil. **JAMA 116**:2247-2254, 1941 (with Marcovich and Jessico)

The myelographic diagnosis of intramedullary spinal cord tumors. **Am J Roentgenol Radium Ther 45**:321-331, 1941 (with Jessico and Marcovich)

Topical arrangement within the spinothalamic tract of the monkey. **Arch Neurol Pyschiatr 46**:877-883, 1941 (with Weaver)

APPENDIX D

Bibliography of Writings by A. Earl Walker

University of Alberta, 1926 (A.B.), 1930 (M.D.), 1952 (LL.D.(Hon.))
The Johns Hopkins University, 1985 (D.H.L.)
University of Chicago, 1931-34 (Resident training)

Instructor to Professor of Neurological Surgery, University of Chicago, 1937-47
Professor of Neurological Surgery, The Johns Hopkins University, and
Neurological Surgeon-in-Charge, The Johns Hopkins Hospital, 1947-72
Visiting Professor, University of New Mexico, 1972-83

Member:

American Academy of Neurological Surgery, Secretary, 1942-45, President, 1946
American Association of Neurological Surgeons, President, 1970
American Association of Neuropathologists, President, 1950
American Board of Neurological Surgery, Chairman 1956-59
American College of Surgeons
American Electroencephalographic Society, President, 1955
American Neurological Association, Vice President, 1952, President, 1966
Congress of Neurological Surgeons, Honored Guest, 1958
Eastern Association of Electroencephalographers, President 1950-51
International League Against Epilepsy, Vice President, 1954, President, 1956
Society of Neurological Surgeons, Historian 1952, President, 1966-67
World Federation of Neurosurgical Societies, President, 1966-69

Books:

The Primate Thalamus. Chicago, Ill: University of Chicago Press, 1938, 321 pp (with HC Johnson)

Penicillin in Neurology. Springfield, Ill: Charles C Thomas, 1946, 201 pp

Post-Traumatic Epilepsy. Springfield, Ill: Charles C Thomas, 1949, 86 pp

A History of Neurological Surgery. Baltimore, Md: Williams and Wilkins, 1951, 583 pp (editor)

A Follow-Up Study of Head Wounds in World War II. Washington, DC: US Government Printing Office (VA Medical Monograph), 1961, 179 pp

Transtentorial Herniation. Springfield, Ill: Charles C Thomas, 1961, 162 pp

Head Injury Conference Proceedings. Philadelphia, Pa: JB Lippincott, 1966, 589 pp (AE Walker and WF Caveness, editors)

The Late Effects of Head Injury. Springfield, Ill: Charles C Thomas, 1969, 560 pp (AE Walker, WF Caveness, and McD Critchley, editors)

Head Injured Men Fifteen Years Later. Springfield, Ill: Charles C Thomas, 1969, 118 pp (with F Erculei)

Manual of Echoencephalography. Baltimore, Md: Williams and Wilkins, 1971, 149 pp (with S Uematsu)

Stereotaxy of the Human Brain, 2nd edition. Stuttgart: Georg Thieme Verlag, 1982 (G Schaltenbrand and AE Walker, editors)

Cerebral Death, 3rd edition. Baltimore/Munich: Urban and Schwarzenberg, 1985, 206 pp

The History of the World Federation of Neurological Societies. Albuquerque, NM: University of New Mexico Press, 1985, 141 pp (AE Walker, historian)

Functional and Stereotactic Surgery. EI Kandel. New York/London: Plenum Medical Books, 1989, 695 pp (translation editor)

Stedman's Medical Dictionary, 25th edition. Baltimore, Md: Williams and Wilkins, 1990, 1784 pp (consultant for neurology, neuropathology, and neurosurgery)

訳者あとがき

A・アール・ウォーカー先生は一九九五年の元旦の朝、心筋梗塞のために突然亡くなられた。奥様をはじめ周囲の人にとってはまさに青天の霹靂《へきれき》だったと思われる。私もその報に接して言葉を失った一人である。八八歳のご高齢とはいえ、矍鑠《かくしゃく》として学生に神経科学の歴史を講義し、それを出版すべく原稿をまとめている最中であった。

先生は二〇世紀における神経科学の領域での巨人であり、その発展に多大な貢献をされたことは万人の知るところであるが、同時に医学の歴史に深い関心をもって長年研究されておられた。その最初の成果は一九五一年に刊行された *A History of Neurological Surgery* である。これはジョンズ・ホプキンス大学脳神経外科教授だった時代に教室の抄読会で教室員に分担して読ませた古い脳神経外科関連の論文を先生がまとめたものであり、一九八三年に秋田大学脳神経外科教授（当時）の古和田正悦先生が翻訳されて、西村書店から『脳神経外科の歴史』として出版されている。先生は一九七二年にジョンズ・ホプキンス大学を定年退職され、その後ニューメキシコ大学に客員教授として招聘された。その後の二三年間、長年の夢であった神経科学の歴史の研究に打ち込まれ、学生に講義し、それを出版すべく準備されていたことはアグネス夫人の序文にある通りである。その出版を目前にしての突然の急逝であった。夫人は原稿を埋もれさせるのを惜しみ、ホプキンズ時代の助教授であったウドヴァハイ先生と、かつてのチーフレジデントであったローズ先生の二人に編集を依頼して本書を完成させた。

私は一九六七年から六九年の間、ウォーカー先生のもとに留学し、日々、謦咳に接する幸運に恵まれた。一九九八年に本書が出版されたことを夫人から知らされ、すぐ取り寄せて読んでみた。ウォーカー夫人の日本語版序文にもある通り、かなり難解な言葉もあったが面白い内容なので、日本の神経科学の関係者にも読んでほしいと翻訳を思い立った次第である。本書は神経科学を専攻している若い医師、あるいは将来神経科学の分野に進もうと思っている医学生を読者に想定して書かれている。とくに後半の部分は、ある程度の基礎知識がないと理解が困難であろう。しかし前半は特別な専門知識がなくとも面白く読めると思われるので、広く一般の方々にも読んでいただきたいと希望している。本書は神経科学全般の歴史を扱っているが、著者が脳外科医であるため、やはり外科的な面に力点が置かれていることは否めない。しかしこれはウドヴァハイ先生が書いているように、この本が分担執筆ではなく、A・アール・ウォーカーという一個人が書いた本だという特徴の表われであろう。また、本書にはウォーカー先生らしからぬ重複した記述が何個所かある。おそらく最終点検をする前に急逝され、編集を依頼されたウドヴァハイ、ローズ両先生が原稿を尊重してそのままの形で出版されたものと思われる。

本書に使われている一般的な医学用語の日本語訳は、医学用語辞典（日本医学会医学用語委員会編、南山堂、一九七五）、脳神経外科学用語集（日本脳神経外科学会用語委員会編、南江堂、一九九五）、神経学用語集（日本神経

学会用語委員会編、第二版、文光堂、一九九三）、臨床神経学辞典（W・プライス・フィリップス著、監訳代表・伊藤直樹、岩崎祐三、田代邦雄、医学書院、一九九九）などによった。古い時代の言葉については、現代のアメリカ人にも分からない言葉が多くて苦労したとウォーカー夫人が述べておられる通りで、訳者も夫人に問い合わせを何回か行った。ちなみに、ウォーカー夫人は国際脳神経外科看護学会の会長を務めた人で、決して脳外科の素人ではない方である。古代史を扱っている第一章については恩師である東大脳神経外科名誉教授の佐野圭司先生にご指導を仰ぎ、校閲していただいた。古和田正悦先生訳の『脳神経外科の歴史』も参照させていただいた。さらに古代の文物や聖書に関しては、その方面の碩学であられる上智大学教授の鈴木宣明師や雨宮慧師のご指導を仰いだ。解剖学用語の一部については、畏友、東大解剖学名誉教授の山内昭雄先生に教えを乞うた。これらの方々のご指導がなければ、この仕事は完成できなかったであろう。心から感謝を申し上げたい。なお、本書に出てくる"leprosy"について、現在の日本では「癩」という語は一般に用いられなくなっているが、本書は歴史を扱っており、その歴史性を鑑みて、あえて「癩」という訳を使っている。このことをここでお断りしておきたい。

また、本書の中の人名、地名などの固有名詞については、できる限り原語の発音に沿った表記で記述するように心がけたが、バビンスキー（ババンスキー）やウィルヒョウ（フィルヒョウ）のように、日本の医学界において慣習的な読み方があるものはその読み方に従った。なお、アラビアその他の馴染みのない地方の言葉の発音は、工学図書株式会社編集部・倉澤哲哉氏の該博な知識と献身的な調査のご努力の結果に従った。

ここで、本書の四六五頁にある挿し絵「サルペトリエール病院におけるシャルコーの臨床講義風景」について一言述べておく必要がある。実は原本にはシャルコーの顔を若い男の顔にすげ替えた絵が載っていた。出版後にある人から指摘されてウォーカー夫人が慌てたという話である。原画の写真はウォーカー先生が持っておられたのだが、どうも、当時の若い教室員がふざけて顔のすげ替えをやったらしい。先生はそれに気づかず保存しておられたのである。日本語版の出版に当たりウォーカー夫人と相談したが、手元には正しい写真がないので、そちらで手に入らないかということであった。そのとき思い出したのが、昔読んだ東京医科歯科大学解剖学名誉教授、萬年甫先生編訳の『神経学の源流一――ババンスキーとともに』という本にこの絵が載っていたということである。早速萬年先生に事情をお話しして、もしその写真をお持ちならお貸しいただけないかとお願いした。萬年先生からのお返事は、原画は見つからないが、東京女子医大神経内科教授の岩田誠先生がお持ちだったと思うから聞いてみるとのことであった。程なくして岩田先生から絵が送られてきて、お陰で正しい挿し絵を本書に載せることができた。萬年先生と岩田先生に心から感謝申し上げる。なお、この絵にまつわる面白い話は、萬年甫編訳『増補神経学の源流一　ババンスキー』(東大出版会、一九九二)に「『サルペトリエール病院の臨床講義』後日譚」として載っているので、興味ある方は一読されたい。

最後に、本書の日本語版刊行が原書の出版から七年もかかってしまった事情について釈明したい。大体の訳出は二年弱で終わったのであるが、現今の日本の出版界の情勢の悪化で出版を引き受けてくれる所がない。困り果てていたところ、東京都立府中療育センター副院長(当時)の沼野藤江先生がお知り合いの工学図書株式会社社長の笠原隆氏を紹介してくださり、笠原氏が採算を度外視して出版を引き受けてくださった。沼野先生、笠原隆氏、ならびに同社編集部の倉澤哲哉氏に深甚な感謝を捧げたい。とくに倉澤氏は会社の仕事という範囲を超えて打ち込んでくださり、国立国会図書館その他に通って資料を確認してくださった。心よりお礼申し上げる次第である。

二〇〇五年八月
石島　武一

■ワ

■ヤ

■マ

■ナ

■ハ

■タ

■サ

■カ

人名索引

■ア

A・アール・ウォーカー（Arthur Earl Walker）
1907年、カナダ生まれ。1947年～72年、米国ジョンズ・ホプキンス大学医学部脳神経外科学教授。1995年、アリゾナ州にて死去。

石島武一（いしじま・ぶいち）

1934年、栃木県足利市生まれ。

1960年、東京大学医学部卒業。脳神経外科。医学博士。

自治医科大学脳神経外科助教授、東京都立神経病院副院長、東京都立府中療育センター院長等を経て、現在、社会福祉法人聖ヨハネ会桜町病院院長。

「脳外科におけるてんかん」「痛みの神経機序」「幻視痛の発生機序と対策」など著書・論文多数。

神経《しんけい》科学《かがく》創世記《そうせいき》
脳《のう》・神経疾患《しんけいしっかん》と人類《じんるい》

平成17年12月1日　初版第一刷発行

著　者　A・アール・ウォーカー
訳　者　石島武一
発行者　笠原　隆
発行所　工学図書株式会社
東京都千代田区麹町2-6-3
郵便番号　102-0083
電　話　03-3262-3772
F A X　03-3261-0983
工学図書ホームページ
http://www.kougakutosho.co.jp/
印刷・製本　倉敷印刷株式会社

ISBN4-7692-0472-8 C3047
定価はカバーに表示してあります。
乱丁・落丁本のお取替は直接読者サービス係までお送り下さい。
送料は小社で負担します。